# ビジュアル実践リハ

## 整形外科リハビリテーション

疾患ごとに最適なリハの手技と根拠がわかる

### 第2版

監修／神野哲也　編集／相澤純也、中丸宏二

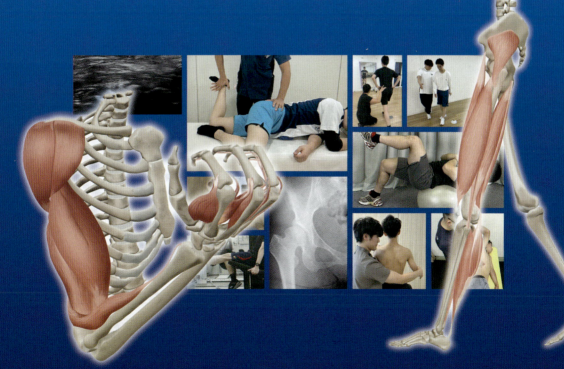

### 謹告

本書に記載されている診断法・治療法に関しては，発行時点における最新の情報に基づき，正確を期するよう，著者ならびに出版社はそれぞれ最善の努力を払っております．しかし，医学，医療の進歩により，記載された内容が正確かつ完全ではなくなる場合もございます．

したがって，実際の診断法・治療法で，熟知していない，あるいは汎用されていない新薬をはじめとする医薬品の使用，検査の実施および判読にあたっては，まず医薬品添付文書や機器および試薬の説明書で確認され，また診療技術に関しては十分考慮されたうえで，常に細心の注意を払われるようお願いいたします．

本書記載の診断法・治療法・医薬品・検査法・疾患への適応などが，その後の医学研究ならびに医療の進歩により本書発行後に変更された場合，その診断法・治療法・医薬品・検査法・疾患への適応などによる不測の事故に対して，著者ならびに出版社はその責を負いかねますのでご了承ください．

❖ **本書関連情報のメール通知サービスをご利用ください**

メール通知サービスにご登録いただいた方には，本書に関する下記情報をメールにてお知らせいたしますので，ご登録ください．

・本書発行後の更新情報や修正情報（正誤表情報）
・本書の改訂情報
・本書に関連した書籍やコンテンツ，セミナーなどに関する情報

※ご登録の際は，羊土社会員のログイン/新規登録が必要です

ご登録はこちらから

# 監修の序

　ビジュアル実践リハ「整形外科リハビリテーション」の初版が発刊されてから12年が経過した．世界第1位であるわが国の健康寿命はさらに約2年延伸したが，高齢化を背景に依然として平均寿命とは10年前後の差が存在する．健康寿命の短縮要因，すなわち要介護の原因として，認知症，脳血管疾患に続くのが骨折・転倒であり，要支援の最多原因でもある関節疾患とともに，運動器障害の問題解決が健康寿命延伸にとって必須であることに変わりはない．

　一方，医学・医療は日々進歩する．運動器領域においても，ロボット支援下の手術や人工知能を利用した診断の試みなど最新技術の応用や，再生医療などが進んだ．また，既存の技術の利用・応用が運動器領域で進んだものもある．一例として運動器エコーがあげられ，視診・触診を補う非侵襲的診断法の1つとして，医師のほか療法士にも広まりつつある．

　これらの状況を勘案し，第2版ではいくつかの項目が追加された．まず，序章に運動器エコーを含めた画像診断の項目が加わった．各論では，手術適応とはなりにくくても日常よく遭遇する疾患（過用やスポーツによる各種の関節周囲疾患）など，数項目が追加された．カラーの図表や写真，箇条書き，「POINT」や「Do！/Don't！」による要点整理といった特徴は踏襲されている．特に「Don't！」には，教科書的な禁忌だけでなく，筆者らの豊富な臨床・指導経験に基づいた，ついやってしまいがちな落とし穴も載せられており，本書の価値を高めていると思う．実用的な書をめざし，手技の感覚的なコツなどもできるだけ含めていただいた．一方で，初版が多くの養成校で教科書として利用していただけているとの状況もふまえ，わかりやすさを損なわない範囲で用語の正確性には極力配慮した．

　本書を見ると，病院では日々手術が行われている整形外科ではあるものの，多くの運動器障害の治療の柱は運動療法であることが改めてわかる．手術後のリハビリテーション治療に限らず，多くの運動器疾患・外傷に対する第一選択としての理学療法の実際が盛り込まれているのが本書である．本書が日常の運動器リハビリテーション診療やその指導の一助となり，ロコモティブシンドロームの治療・予防はもとより，日常的な運動器障害の改善につながり，多くの患者さんの助けになることを願っている．

2024年11月

神野哲也

# 第2版の序

　整形外科分野のリハビリテーション医療に関する膨大な書籍の中で，本書の初版は外傷・障害の原因や病態をまとめたうえで，評価・治療・患者コミュニケーションについて図表やカラー写真を多用してわかりやすく解説した入門書として企画されました．初版発刊から12年，皆様のご愛読のおかげでこのたび第2版の出版に至りました．

　この12年の間，高齢社会を背景に整形外科分野のリハビリテーション医療に対する期待やニーズはさらに高まり，実際の臨床現場ではこれを専門とする医師，理学療法士，作業療法士への依頼・相談件数は着実に増えていることを実感します．これらに応える形でリハビリテーション医療は科学的根拠を蓄積しながら進歩を続け，ICT，AI，遠隔，ロボットなどをキーワードとした先端技術によるリハビリテーション医療が実際の現場に普及してきております．

　一方で，リハビリテーション医療の基本となるクリニカルリーズニングやエキスパート思考，評価・治療技術の重要性がより一層重視されてきています．第2版では，クリニカルリーズニングに関する内容をアップデートし，画像読影・診断に関する項目を追加しました．また，近年のリハビリテーション医療のニーズや根拠をかんがみて，初版で扱った疾患に下記を加えました．さらに，各疾患の稿において近年実用化が進んでいるエコー画像に関する所見を盛り込みました．

　　上肢：肘部管症候群，TFCC損傷，弾発指，ドゥケルバン病
　　下肢：鼠径部痛症候群，膝蓋腱症（ジャンパー膝），鵞足炎，腸脛靱帯炎，
　　　　　足底腱膜炎
　　脊椎，脊髄：頚椎症性神経根症，頚椎症性脊髄症

　第2版の特徴ともいえるこれらの情報が，読者の皆様の明日からの臨床に役立ち，ひいては患者様の症状改善やライフパフォーマンス向上につながることを編集者として願っております．最後に，初版に続いて貴重な執筆・編集の機会を与えていただいた，鈴木様，横内様，大谷様をはじめとする羊土社の関係者の皆様と，ともに編集を担っていただいた親愛なる中丸宏二先生に感謝を申し上げます．そして何より再び監修を快くお引き受けいただいた獨協医科大学埼玉医療センター整形外科主任教授の神野哲也先生に心よりお礼申し上げます．

2024年11月

編者を代表して
相澤純也

# 初版の序

　整形外科が治療の対象とする疾患・外傷は多岐にわたり，保存的治療や観血的治療前後において，リハビリテーションは大きな柱となっております．今後も，高齢者の関節症や骨折の増加を背景とし，整形外科分野でのリハビリテーションのニーズは高まっていくと思われます．このため，整形外科分野のリハビリテーションについては膨大な書籍が既に発行されています．そのなかで，本書は疾患・外傷の原因や病態についてまとめた上で，リハビリテーションにおける評価・治療・患者コミュニケーションについて図表やカラー写真を多用してわかりやすく解説した入門書として企画されました．

　効果的なリハビリテーションを行うための根拠と工夫を随所に盛り込むことで，新人セラピストや学生にも理解しやすく，医療現場や臨床実習ですぐに役立つ実践的なマニュアル書を目指して作成を進めてまいりました．主な特徴としては，以下があげられます．

① 図表やカラー写真を多用してわかりやすく解説
② 患者とのコミュニケーションのとり方や，指示や誘導の方法，意欲の引き出し方なども詳しく解説
③ 手技の感覚的なコツ・工夫を明文化
④ 解説はすべて箇条書きとし，理解を得られやすくした
⑤ 評価や治療について，よい例とともに不適切な例をあげた

　取り上げた疾患は下記の基準を満たすものに絞りました．いずれの章も目を通す価値のある内容であると思われます．

① 学生が臨床実習で遭遇することが多いもの
② セラピストや医師が病院や整形外科クリニックで担当することが多いもの
③ 過去のPT・OT国家試験の出題対象となったもの
④ 国内外の類似の書籍で取り上げられているもの
⑤ 診断名が明らかで，運動器リハビリテーションとして算定が可能と思われるもの

　本書が1人でも多くの臨床家の方々の目に触れ，日々の臨床活動に一役買い，患者に少しでも貢献できることを切に願っております．

　最後に，貴重な執筆・編集の機会を与えていただいた，鈴木様，小野寺様をはじめとする羊土社の関係者の皆様と，監修を快くお引き受けいただいた東京医科歯科大学医学部附属病院の神野哲也先生に心よりお礼申し上げます．

2012年5月

編者を代表して
相澤純也

## ビジュアル実践リハ

# 整形外科 リハビリテーション

### 疾患ごとに最適なリハの手技と根拠がわかる

**第2版**

## contents

● 監修の序 ............................................................ 3

● 第2版の序 ........................................................ 5

● 初版の序 ............................................................ 6

● 略語一覧 ............................................................ 10

## 序 章　整形外科リハビリテーションにおける評価・治療のポイント

1）クリニカルリーズニング ............................................ 相澤純也　16

2）検査・測定に必要な基礎知識 ................................ 中丸宏二　22

3）画像読影・診断 .................................... 鈴木　萌，神野哲也　29

## 第1章　肩

1）肩関節脱臼（外傷性肩関節前方脱臼） .................... 見供　翔　34

2）上腕骨近位部骨折 .............................................. 古谷英孝　52

3）胸郭出口症候群 .................................................. 地神裕史　65

4）投球障害肩 ........................................................ 中村絵美　76

5）肩関節周囲炎（五十肩，凍結肩） ........................ 古谷英孝　91

## 第2章　肘

1）肘関節脱臼 ........................................................ 坂田　淳　102

2）上腕骨顆上骨折 .................................................. 平尾利行　120

3）テニス肘（上腕骨外側上顆炎） ............................ 中村絵美　134

4）投球障害肘 ........................................................ 坂田　淳　147

5）肘部管症候群 .................................................... 中村絵美　169

## 第3章　手，手関節

1）橈骨遠位端骨折 .................................................. 関口貴博　182

2）舟状骨骨折 ........................................................ 関口貴博　196

3）手根管症候群 .................................................... 関口貴博　209

| | | |
|---|---|---|
| 4）TFCC損傷 | 関口貴博 | 221 |
| 5）腱障害（弾発指，ドゥケルバン病） | 関口貴博 | 236 |

## 第4章　股関節

| | | |
|---|---|---|
| 1）大腿骨近位部骨折，骨接合術 | 井原拓哉 | 250 |
| 2）大腿骨近位部骨折，人工骨頭置換術 | 井原拓哉 | 267 |
| 3）変形性股関節症，人工股関節全置換術 | 平尾利行 | 278 |
| 4）大腿骨頭壊死症 | 本間大介 | 296 |
| 5）鼠径部痛症候群 | 平尾利行 | 308 |

## 第5章　膝

| | | |
|---|---|---|
| 1）前十字靱帯損傷，再建術 | 相澤純也 | 324 |
| 2）半月板損傷，切除・修復術 | 木村佳記，中田　研 | 338 |
| 3）変形性膝関節症，人工膝関節全置換術 | 飛山義憲 | 351 |
| 4）膝蓋骨脱臼，大腿膝蓋靱帯再建術 | 川﨑智子 | 365 |
| 5）膝蓋腱症（ジャンパー膝） | 大路駿介 | 379 |
| 6）鵞足炎 | 中田周兵 | 397 |
| 7）腸脛靱帯炎 | 柴田真子 | 410 |

## 第6章　下腿，足関節，足部

| | | |
|---|---|---|
| 1）脛骨高原骨折 | 廣幡健二 | 421 |
| 2）脛骨天蓋，足関節果部骨折 | 廣幡健二 | 430 |
| 3）踵骨骨折 | 大見武弘 | 439 |
| 4）脛骨内側ストレス症候群 | 大見武弘 | 454 |
| 5）アキレス腱障害 | 小林　匠 | 465 |
| 6）足関節捻挫 | 越野裕太 | 479 |
| 7）足底腱膜炎 | 柴田真子 | 494 |

## 第7章　脊椎，脊髄

| | | |
|---|---|---|
| 1）頚椎症性神経根症，頚椎症性脊髄症 | 大坂祐樹 | 507 |
| 2）非特異的頚部痛 | 中丸宏二 | 522 |
| 3）脊椎圧迫骨折（胸椎圧迫骨折，腰椎圧迫骨折） | 大坂祐樹 | 536 |
| 4）腰椎椎間板ヘルニア | 古谷英孝 | 550 |
| 5）腰部脊柱管狭窄症 | 古谷英孝 | 566 |
| 6）非特異的腰部痛 | 小山貴之 | 587 |
| 7）脊柱側弯症（特発性側弯症，変性側弯症） | 古谷英孝 | 604 |

# 第8章　全身

1) 関節リウマチ……………………………………………………………相澤純也　623

● 索引……………………………………………………………647

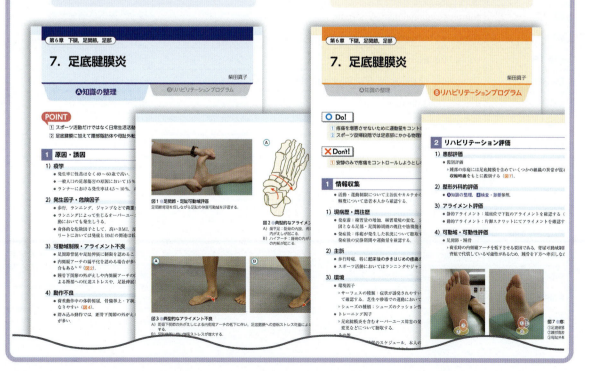

# 略語一覧

| 略語 | 欧文 | 和文 |
|------|------|------|
| Ab | albumin | アルブミン |
| ACL | anterior cruciate ligament | 前十字靱帯 |
| ACR | American College of Rheumatology | 米国リウマチ学会 |
| ADL | activities of daily living | 日常生活動作 |
| AHI | acetabular-head index | |
| AIGHL | anterior inferior glenohumeral ligament | 前下関節上腕靱帯 |
| AMB | anteromedial band | 前内側線維束 |
| ASLR test | active straight leg raising test | |
| BESS | balance error scoring system | |
| BI | Barthel index | |
| BKP | balloon kyphoplasty | 経皮的椎体形成術 |
| BMI | body mass index | |
| BTB | bone-patellar tendon-bone | 骨付き膝蓋腱 |
| CCFT | cranio-cervical flexion test | |
| CKC | closed kinetic chain | 閉鎖運動連鎖 |
| CKCUES | closed kinetic chain upper extremity stability test | |
| CPM | continuous passive motion | 持続的関節他動運動装置 |
| CR | clinical reasoning | クリニカルリーズニング |
| CRP | C-reactive protein | C 反応性タンパク |
| CRPS | complex regional pain syndrome | 複合性局所疼痛症候群 |
| CT | computed tomography | コンピューター断層撮影法 |
| CubTS | cubital tunnel syndrome | 肘部管症候群 |
| DASH | Disabilities of the Arm, Shoulder and Hand | |
| DCF | deep cervical flexors | 頚部深層屈筋群 |
| DISI | dorsal intercalary segment instability | |
| DVT | deep vein thrombosis | 深部静脈血栓症 |
| ECRB | extensor carpi radialis brevis | 短橈側手根伸筋 |
| ECRL | extensor carpi radialis longus | 長橈側手根伸筋 |
| ESR | erythrocyte sedimentation rate | 赤血球沈降速度 |
| FABER test | flexion abduction external rotation test | |
| FAI | femoroacetabular impingement | 大腿骨寛骨臼インピンジメント |
| FIM | functional independence measure | 機能的自立度評価表 |
| FNST | femoral nerve stretch test | 大腿神経伸張テスト |
| FPI-6 | foot posture index-6 item version | |

| 略語 | 欧文 | 和文 |
|---|---|---|
| FRS | face rating scale | |
| FTT | foot tapping test | |
| HAQ | Health Assessment Questionnaire | |
| Hb | hemoglobin | 血色素量 |
| HTO | high tibial osteotomy | 高位脛骨骨切り術 |
| ICC | intraclass correlation coefficients | 級内相関係数 |
| ICF | International Classification of Functioning, Disability and Health | 国際生活機能分類 |
| ISD | inter-scalene distance | 前中斜角筋三角底辺間距離 |
| JHEQ | Japanese Orthopaedic Association Hip-Disease Evaluation Questionnaire | 日本整形外科学会股関節疾患評価質問票 |
| JKOM | Japanese Knee Osteoarthritis Measure | |
| JLEQ | Japan Low Back Pain Evaluation Questionnaire | |
| JOABPEQ | Japanese Orthopaedic Association Back Pain Evaluation Questionnaire | |
| JOACMEQ | JOA Cervical Myelopathy Evaluation Questionnaire | |
| KOOS | Knee Injury and Osteoarthritis Outcome Score | |
| LCL | lateral collateral ligament | 外側側副靱帯 |
| LHA | leg-heel alignment | |
| LSDI | Lumbar Stiffness Disability Index | |
| LSI | limb symmetry index | 下肢対称性指数 |
| MCL | medial collateral ligament | 内側側副靱帯 |
| MCR | micro current | 微弱電流 |
| MDC | minimal detectable change | 最小可検変化量 |
| MDS | modified drop squat | |
| MHQ | Michigan Hand Outcomes Questionnaire | |
| MIS | minimally invasive surgery | 最小侵襲手術 |
| MMT | manual muscle testing | 徒手筋力検査 |
| MPFL | medial patellofemoral ligament | 内側膝蓋大腿靱帯 |
| MRI | magnetic resonance imaging | 磁気共鳴画像 |
| MTSS | medial tibial stress syndrome | 脛骨内側ストレス症候群 |
| NDI | Neck Disability Index | |
| NFME test | neck flexor muscle endurance test | |
| NMES | neuromuscular electrical stimulation | 神経筋電気刺激 |
| NPRS | numerical pain rating scale | |
| NRS | numerical rating scale | |
| ODI | Oswestry disability index | |
| OKC | open kinetic chain | 開放運動連鎖 |
| OMAS | The Olerud-Molander Ankle Score | |

## 略語一覧

| 略語 | 欧文 | 和文 |
|---|---|---|
| ORIF | open reduction and internal fixation | 観血的整復固定術 |
| PET | positron emission tomography | |
| PFBT | plantar flexion break test | |
| PIR | post isometric relax | 等尺性収縮後弛緩 |
| PLB | posterolateral band | 後外側線維束 |
| PRP | platelet-rich plasma | 多血小板血漿 |
| PSFS | Patient-Specific Functional Scale | |
| PT-INR | prothrombin time-international normalized ratio | プロトロンビン時間 |
| PWB | partial weight bearing | |
| QM 法 | quantitative measurement | 定量的評価法 |
| QOL | quality of life | 生活の質 |
| RA | rheumatoid arthritis | 関節リウマチ |
| RDQ | Roland-Morris disability questionnaire | |
| RI | radioisotope | 放射性同位体 |
| ROM | range of motion | 関節可動域 |
| RSI | reactive strength index | |
| RSLR test | resisted straight leg raising test | |
| SAFE-Q | Self-Administered Foot Evaluation Questionnaire | |
| SCKC | semi closed kinetic chain | 半閉鎖性運動連鎖 |
| SER | supination-external rotation | 回外-外旋 |
| SF-36 | Medical Outcome 36-Items Short Form | |
| SHS | sliding hip screw | |
| SLAP | superior labrum anterior and posterior | 肩関節上方関節唇 |
| SLR | straight leg raising | |
| SMD | spina malleolar distance | 棘果長 |
| SNAC wrist | scaphoid nonunion advanced collapse wrist | |
| SNAGS | sustained natural apophyseal glides | |
| SQ 法 | semiquantitative method | 半定量的評価法 |
| SRS-22 | Scoliosis Research Society-22 | |
| ST | semitendinosus tendon | 半腱様筋腱 |
| STEF | simple test for evaluating hand function | |
| TENDINS-A | TENDINopathy Severity Assessment-Achilles | |
| TENS | transcutaneous electrical nerve stimulation | 経皮的電気神経刺激 |
| TFCC | triangular fibrocartilage complex | 三角線維軟骨複合体 |
| THA | total hip arthroplasty | 人工股関節全置換術 |
| TKA | total knee arthroplasty | 人工膝関節全置換術 |
| TLS | timed loaded standing | |

| 略語 | 欧文 | 和文 |
|---|---|---|
| TMD | trochanter malleolar distance | 転子下長 |
| TOS | thoracic outlet syndrome | 胸郭出口症候群 |
| TP | total protein | 総蛋白 |
| TT-TG distance | tibial tuberosity-trochlear groove distance | 脛骨結節－滑車溝距離 |
| UCL | ulnar collateral ligament | 尺側側副靱帯 |
| UKA | unicompartmental knee arthroplasty | 人工膝関節単顆置換術 |
| VAS | visual analogue scale | |
| VISA-A | Victorian Institute of Sport Assessment-Achilles | |
| VISA-P | The Victorian Institute of Sport Assessment Scale for Patellar Tendinopathy questionnaire | |
| WBC | white blood cell | 白血球数 |
| WBLT | weight-bearing lunge test | |
| WOMAC | Western Ontario and McMaster Universities Osteoarthritis Index | |
| WOSI | Western Ontario Shoulder Instability Index | |
| 膝OA | knee osteoarthritis | 変形性膝関節症 |

# 執筆者一覧

## ● 監修

神野哲也　獨協医科大学埼玉医療センター整形外科

## ● 編集

相澤純也　順天堂大学大学院保健医療学研究科理学療法学専攻

中丸宏二　日本電気株式会社ヘルスケア・ライフサイエンス事業部門

## ● 執筆者 (掲載順)

鈴木　萌　獨協医科大学埼玉医療センター整形外科

見供　翔　スポーツ庁健康スポーツ課

古谷英孝　苑田第三病院・苑田会東京脊椎脊髄病センターリハビリテーション部

地神裕史　国士舘大学理工学部人間情報学系

中村絵美　順天堂大学保健医療学部理学療法学科

坂田　淳　トヨタ記念病院トヨタアスリートサポートセンター

平尾利行　船橋整形外科病院理学診療部

関口貴博　船橋整形外科クリニック理学診療部

井原拓哉　東京科学大学新産業創成研究院医療工学研究所運動器機能形態学講座

本間大介　新潟万代病院リハビリテーション科

木村佳記　大阪電気通信大学医療健康科学部理学療法学科

中田　研　大阪大学大学院医学系研究科健康スポーツ科学講座（スポーツ医学）

飛山義憲　順天堂大学保健医療学部理学療法学科

川﨑智子　東京科学大学スポーツ医歯学診療センター

大路駿介　順天堂大学保健医療学部理学療法学科

中田周兵　湘南鎌倉総合病院スポーツ総合診療センター

柴田真子　横浜市スポーツ医科学センター

廣幡健二　東京科学大学スポーツ医歯学診療センター

大見武弘　東京科学大学スポーツサイエンスセンター

小林　匠　群馬大学大学院保健学研究科リハビリテーション学講座

越野裕太　北海道大学大学院保健科学研究院リハビリテーション科学分野

大坂祐樹　苑田第三病院・苑田会東京脊椎脊髄病センターリハビリテーション部

小山貴之　日本大学文理学部体育学科

**ビジュアル実践リハ**

# 整形外科 リハビリテーション

疾患ごとに最適なリハの手技と根拠がわかる

**第2版**

| 序　章 | 整形外科リハビリテーションにおける評価・治療のポイント | 16 |
|---|---|---|
| 第1章 | 肩 | 34 |
| 第2章 | 肘 | 102 |
| 第3章 | 手，手関節 | 182 |
| 第4章 | 股関節 | 250 |
| 第5章 | 膝 | 324 |
| 第6章 | 下腿，足関節，足部 | 421 |
| 第7章 | 脊椎，脊髄 | 507 |
| 第8章 | 全身 | 623 |

序章　整形外科リハビリテーションにおける評価・治療のポイント

# 1. クリニカルリーズニング

相澤純也

## POINT

1. クリニカルリーズニング（CR）はミスを減らし，治療効果を高めることに役立つ
2. CRはデータの入手，実際のリーズニング，意思決定の過程からなる
3. クリニカルパターンの認識によってCRをスムーズに進めることができる
4. 経験を積み重ねて，知識，CR，道徳，行動を統合する能力を高めよう

## 1　クリニカルリーズニングとは

- クリニカルリーズニング（clinical reasoning：CR）の意味は**臨床推論**である．
- CRは学生や経験の乏しい治療者において意思決定の手助けとなる．
- 臨床における意思決定のミスは，単なる専門的な知識の不足よりも，認知・推論能力の未熟さによって生じやすい[1]．適切なCRはミスを減らすだけでなく，治療効果を高めることに役立つ[2~5]．
- CRの定義は「クライアントとその家族，および他の医療チームメンバーと共同し，臨床データやクライアントの意志／希望，専門的知識から導き出された判断などをもとに，治療の意義，到達目標，治療方針などを構築する過程」[6,7]とされる．
  - ▶ この定義はシンプルにまとめられているが，実際のCRの過程は，患者や治療者，その他の複数の要因が複雑に関与し合うためにシンプルとはいいがたい．
- 疾患や障害が異なる場合は当然であるが，同様の疾患であっても詳細な病態・臨床経過や，年齢，性別，社会的背景，理解力，価値観などによって適切なCRの過程は変わる．治療者の知識，経験，技術，人格なども影響する．
- 例えば，診断名が大腿骨頚部骨折と同じであっても，受傷機序，詳細な骨折部位・転位，術式，骨脆弱性，既往疾患，生活環境，認知機能，治療環境などによって最適なCRの過程は異なる．
- 治療者の経験や知識・技術が豊富であれば，重要な問題をより迅速に抽出できる．初心者ではデータを一通り収集した後に問題点を把握することになるためCRにかかる時間が長くなり，治療効果が得られにくい．CRの能力を高め，問題を迅速に抽出できるようになることが，治療効果を高めることにもつながる．

## 2　クリニカルリーズニングの実際

### 1）クリニカルリーズニングに必要なこと

- CRの過程はデータの入手，実際のリーズニング，意思決定などで構成される（図1）．
- データの入手では，患者の状態や環境などに関する詳しい情報をいくつかの情報源から集める（表1）．
- 治療者の過去の学習や経験に基づいて蓄積されたメモリーバンク（予備知識）も大切な情報源である（表2）．
- 忙しい臨床場面では，患者からの情報聴取に割ける時間は限られている．しかし，できるだけ話を遮らずに時間を確保することで，重要なデータを示唆する発言・表情・ボディランゲージなどを逃さずにすむ[9]．

16　整形外科リハビリテーション　第2版

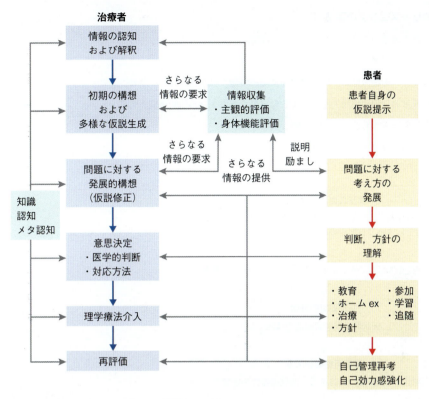

**図1 ● クリニカルリーズニング過程の一例**
文献8より引用.

| 表1 ● クリニカルリーズニングにおけるデータの入手 |
|---|
| 患者や専門家からの聴取 |
| データベースからの収集 |
| 計測・テストによる身体的検査 |
| 運動パターンやボディランゲージの観察 |
| 治療者の過去の学習・経験に基づくメモリーバンクからの想起 |

| 表2 ● 治療者の過去の学習・経験に基づく予備知識 |
|---|
| 疾患・外傷の原因，病態の特徴 |
| 疫学的特徴（好発年齢，性差，自然経過など） |
| 医師による一般的な診断学的推論法 |
| 身体機能・能力の記述統計値（平均値など） |
| 整形外科的治療の適応と術式の概要 |
| 信頼性，妥当性，感度，特異度に優れた計測・分析法 |
| 理学療法効果に関する病態生理学的かつ疫学的な根拠 |
| クリニカルパターン |

- 実際のリーズニングとは患者の問題点を統合し，治療を選択する意思決定までの認知過程である．
- CRでは所見，仮説，意思決定の因果関係を明らかにするために客観的な計測が利用され，意思決定に至るまでの思考過程はデータの蓄積のうえに成り立つ．
- CRについての研究は，最初は**演繹的手法**（memo）を中心に展開されていたが，これだけでは介入に対する反応のばらつきを説明しきれない．また，リーズニングに長い時間を要するため，忙しい臨床現場には不向きな面がある．
- 整形外科疾患に対するリーズニングでは，短時間でメモリーバンクの情報にアクセスし，意思決定までの時間を短縮するために，姿勢・動作障害のクリニカルパターンをより早い段階で認識することや，トップダウン思考や前方推論などを用いることが重要である（表3）.

**表 3 ● リーズニングの手法**

| |
|---|
| 姿勢・動作障害のクリニカルパターンの認識 |
| トップダウン思考，前方推論 |
| 複雑な問題への後方推論，仮説演繹的推論の併用 |
| 主観的尺度の使用や物語的推論による自己効力感および自己管理能力の向上 |
| 情報や評価結果をもとにした試行的な治療 |
| 治療直後のスクリーニングテスト |

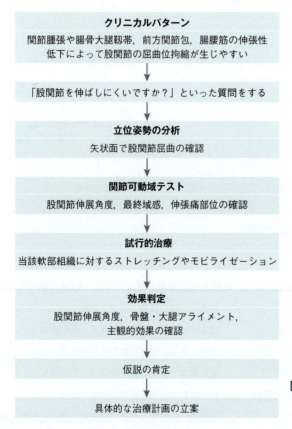

図2 ● 股関節症患者におけるクリニカルパターンに基づくクリニカルリーズニングの一例

## 2) クリニカルパターンとは

- 整形外科疾患を有する患者の**クリニカルパターン**とは身体機能・能力障害の傾向を示すものであり，よく遭遇する姿勢・動作の異常や，その原因となりやすい機能障害の特徴を意味する．
- 例えば，変形性股関節症患者のクリニカルパターンとして股関節の屈曲位拘縮がある．セラピストが患者に対面する前に「股関節の屈曲位拘縮が生じやすく，関節腫張や腸骨大腿靱帯・前方関節包・腸腰筋の伸張性低下が原因になりやすい」という仮説ともいえるパターンを認識しておくことによって，その後のCRを効率的に進められる（図2）．さらに，情報を効率的に集めて早い段階で試行的な治療を行うことが可能となり，トップダウン思考や前方推論をスムーズに進めることができる．
- クリニカルパターンはあくまで機能・能力障害の傾向を示すものであるため，各種の計測値や医学的データを随時確認しながら，推論の整合性を確かめることを忘れてはならない．
- 機能的診断・評価によって得られた情報を治療の選択へと効率的に結びつけるためには，1つのクリニカルパターンに対して原因となりうる複数の構造・機能障害を仮説としてあげながら，いくつかの問題

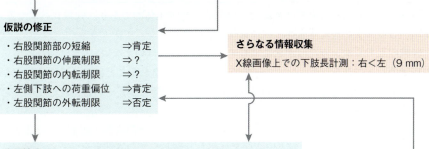

図3 ● 変形性股関節症患者における立位でのアライメント異常（骨盤傾斜）に対する循環的なリーズニング過程の一例

文献11を参考に作成.

点を統合し整理していく過程が必要になる．そのため，実際のCRにおいて問題点を整理し意思決定に至るまでの思考では**循環的な手法**[10]が用いられることが多い（図3）．
- 最適な思考・作業パターンは患者の病態やセラピストの推論能力などによって変化することはいうまでもない．
- クリニカルパターンとして，身体的・病理的因子のほかに心理的因子や環境的因子を包括的に捉えておくと，はじめに立てた仮説が否定された場合に別の視点からの推論にスムーズに移行しやすい．

> **memo 演繹的手法とは**
> 一般的な命題から特殊な命題を，また，抽象的な命題から具体的な命題を，経験に頼らずに論理によって導く方法.

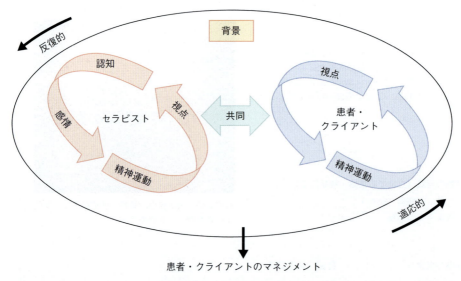

図4 ● クリニカルリーズニングの概念
文献15より引用.

## 3 エキスパートに近づくために

- エキスパートといわれる治療者は革新的,協力的,患者主体的であり,知識レベルや思考能力が高く,両者を組み合わせながら正確な臨床像をより迅速に把握することができる[12].
- 知識と経験のどちらか一方だけが豊富でもエキスパートとはいえない.
- 障害や病気のクリニカルパターンはリーズニングの経験を重ねることによって発展させることができる.
- エキスパートは専門的な技術として知識・CR・道徳・行動を備えているだけでなく,これらを円滑に統合することができる[13].
  - 例えば,エキスパートは問診時の態度,言葉遣い,抑揚や質問内容・順番などを患者ごとに巧みに使い分けて,患者にとって心地のよい空間を演出し,話しやすい雰囲気をつくる.
  - 実際の問診ではopen questionから開始し,患者自ら自覚症状やその誘因について述べてもらうように配慮する.
  - エキスパートは患者とともに目標を共有し発展させることができる[14].
  - メタ認知は自身の思考過程への気づきや理解のことであり,エキスパートには不可欠な要素である.
  - 統合やメタ認知の能力は,思考や情報処理の過程を数多く経験することで高めることが可能である.
- CRに関する近年の分析では,**生物心理社会モデル**（biopsychosocial model）を念頭におくことが重視されており,認知スキル,精神運動スキル,感情スキルが統合された概念が報告されている（図4）[15].
  - この概念では本質的な状況に応じて,生物心理社会的アプローチのために治療者と患者の適応的,反復的,共同的な視点が含まれている.

> **memo** 生物心理社会モデル（biopsychosocial model）とは
> 社会生活を営む「人」としての一連の反応.

〈文献〉
1) Shacklock MO：The clinical application of central pain mechanisms in manual therapy. Aust J Physiother, 45：215-221, 1999
2) Crandall B & Wears RL：Expanding perspectives on misdiagnosis. Am J Med, 121：S30-S33, 2008
3) Graber ML, et al：Diagnostic error in internal medicine. Arch Intern Med, 165：1493-1499, 2005
4) Jensen GM, et al：Expert practice in physical therapy. Phys Ther, 80：28-43; discussion 44, 2000
5) Sandhu H, et al：Clinical decisionmaking: opening the black box of cognitive reasoning. Ann Emerg Med, 48：713-719, 2006

6) 「Clinical Reasoning for Manual Therapists」(Jones MA & Rivett DA, eds), pp24, Butterworth Heinemann, 2003

7) Higgs J & Jones MA：Clinical Reasoning in the Health Professions.「Clinical Reasoning in the Health Professions 2nd ed.」(Higgs J & Jones MA, eds), pp3-14, Butterworth Heinemann, 2000

8) 「Clinical Reasoning for Manual Therapists」(Jones MA & Rivett DA, eds), Butterworth Heinemann, 2003

9) Travaline JM, et al：Patient-physician communication: why and how. J Am Osteopath Assoc, 105：13-18, 2005

10) Jones M, et al：Clinical reasoning in physiotherapy.「Clinical Reasoning in the Health Professions」(Higgs J & Jones MA, eds), pp72-87, Butterworth Heinemann, 1995

11) 相澤純也, 他：変形性股関節症に対する的確・迅速な臨床推論のポイント. 理学療法, 28：176-189, 2011

12) Barrows HS & Feltovich PJ：The clinical reasoning process. Med Educ, 21：86-91, 1987

13) Elstein AS：Clinical reasoning in medicine.「Clinical Reasoning in the Health Professions」(Higgs J & Jones MA, eds), pp49-87, Butterworth Heinemann, 1995

14) Ajjawi R & Higgs J：Core components of communication of clinical reasoning: a qualitative study with experienced Australian physiotherapists. Adv Health Sci Educ Theory Pract, 17：107-119, 2012

15) Huhn K, et al：Clinical Reasoning in Physical Therapy: A Concept Analysis. Phys Ther, 99：440-456, 2019

序章　整形外科リハビリテーションにおける評価・治療のポイント

# 2. 検査・測定に必要な基礎知識

中丸宏二

## POINT

1. 整形外科疾患に対する検査・測定法の結果を解釈するためには，検査・測定の精度，つまり信頼性・妥当性に関する知識が必要となる

2. 整形外科疾患に対する臨床検査の結果が診断にどの程度有用であるかを知ることは，EBP（evidence-based practice：根拠に基づく診療・検査法）を実践するために必要である

3. 近年，医療関係者がよく用いる客観的な評価（関節可動域，筋力，歩行スピードなど）だけではなく，患者自身が自分の状態を評価する患者立脚型アウトカムを用いることが重要視されている

## 1 信頼性・妥当性

### 1) 信頼性

- ここで述べる信頼性とは，「状態が同じ患者に対して，何度測定しても同じ結果が得られるか」という再現性のことを指す．
- 信頼性には**検者内信頼性**（intra-rater reliability）と**検者間信頼性**（inter-rater reliability）がある．
  - ▶検者内信頼性とは，同じ検者が同じ患者をくり返し測定したときの結果の一致度のことであり，検者間信頼性とは，複数の検者が同じ患者を測定したときの結果の一致度のことである．
- 信頼性をあらわす指標に，級内相関係数（intraclass correlation coefficients：ICC）やカッパ係数（kappa coefficient）がある．
  - ▶ICCとカッパ係数は，ともに0〜1の範囲をとり，1に近いほど信頼性が高くなる．各臨床検査の信頼性の程度については，成書[1]を参考にされたい．
- 信頼性の低い検査・測定法の場合，正確な診断・治療法の選択や治療効果の評価を行うことが難しくなる．
- 信頼性の高い検査・測定法を用いれば，時間経過とともに起こった測定結果の変化は，患者の状態が実際に変化したと考えることができる．

### 2) 妥当性

- ここで述べる妥当性とは，「測定したいものをどの程度正確に測っているか」ということを指す．妥当性の種類を**表1**に示す．

## 2 感度・特異度・尤度比 [1, 5, 6]

- 臨床検査の精度と正確性（参照基準と検査所見の一致度）をあらわすため，最も一般的に使用されているものに**感度**と**特異度**がある．
- 感度は**疾患が存在する場合**にどの程度それを検出できるかを知る尺度で，特異度は**疾患が存在しない場合**に検査で異常が認められないのはどの程度かを知る尺度であるが，感度と特異度だけを用いて臨床検査の正確性を示すのには限界がある．
- 感度と特異度を組み合わせた**尤度比**を利用することは，臨床的意思決定を導くために有効な手段である．

序章　2. 検査・測定に必要な基礎知識

**表1● 妥当性の種類**

**①内容妥当性**

- ある測定尺度を構成している項目数や内容が十分なものであるか，また問題となる領域全体を適切に網羅しているかということ．これはアンケート調査などに有効なものである．
- 内容妥当性を検討するには，尺度の基本的な構造についての批判的吟味，質問票の作成過程の見直し，研究目的への適用の可能性についての検討などを含めた作業を行う．厳密に規定された作成過程に準拠して尺度を作成することにより，内容妥当性を主張できる．

**②表面的妥当性**

- 測定しようとしているものを測定しているようにみえるかどうか，つまり測定するのにふさわしいかどうかということ．計器を使用する場合，その計器が対象となるものを計測していると思われること．
- 例えば質問票などの測定尺度でいうと，下肢機能を評価する質問票の項目には通常は歩行や階段昇降などが含まれるが，上肢機能や心理状態などの項目が並んでいる場合，その質問票の表面的妥当性は疑わしいものになる．
- 質問票に関する表面的妥当性は，内容妥当性の一部と見なされることも多い．内容妥当性は尺度の作成過程で厳密な手順に従って明文化することであるが，表面的妥当性は測定尺度を作成した後に批判的吟味を行うことである．
- 質問票の表面的妥当性を高めるためには，専門家〔医療関係者，社会科学者，翻訳版の場合には開発者（原筆者）など〕に意見を求めたり，実際の患者に使用して感想を聞いたりする作業を行う．

**③基準関連妥当性**

- ある臨床検査の結果をゴールドスタンダードといわれる参照基準の結果と比較することをいう．整形外科に関連する参照基準には，X線，CT，MRI，造影検査，関節鏡検査，それ以外の手術，三次元動作解析装置などがある．
- 例えば脊柱の可動域を測定するのに優れた参照基準がX線検査である場合，傾斜計を使用した測定結果とX線による結果を比較し，一致すれば傾斜計による測定の妥当性が確認されたことになる．

**④構成概念妥当性**

- ある尺度を構成している概念が，仮説としての理論的概念（構成概念）とどの程度一致するかを知るために用いる．
- 疼痛や健康関連QOLなど，絶対的な基準が存在しない場合に構成概念妥当性が検討される．
- 構成概念妥当性の評価には，相関，経時的変化，患者の群間差などを用いる．
- 構成概念妥当性の一部として収束的妥当性・弁別的妥当性がある．
1) 収束的妥当性
　- 2つの尺度の結果が同じように増減するときなど，関連する2つの変数の間に相関があると思われるときに用いる．例えば身体機能を評価する疾患特異的測定尺度はSF-36の身体的健康度（physical component summary）との相関が高いなどである．
2) 弁別的妥当性
　- 関連のない2つ以上の変数を調べる場合にテストする．関連のない2つの測定間に相関がなければ，弁別的妥当性が高いことになる．例えば，精神的な内容の尺度は，SF-36の身体的健康度との相関が低いなどである．

文献2〜4を参考に作成．

- 尤度比は検査性能の比較などに用いられる指標であり，感度÷（1−特異度）などの計算式によって求められる．感度と特異度は尤度比を算出するための必要事項なので，図1Aのような患者群を例にして以下に簡単な説明を述べる．

## 1）感度

- 実際に疾患を有する患者が検査で陽性になる割合（どの程度正確に異常を検出できるか）を指す（図1B）．
- 感度が100％の場合，検査結果が陽性であれば異常のあるすべての患者を検出できるが，異常がない患者も含まれる可能性がある（偽陽性）．しかし，陰性であればその患者は確実に異常がないといえる．
  ▷ 感度の高い臨床検査は，検査結果が陰性の場合に異常を除外（除外診断）するのに有効である．

## 2）特異度

- 疾患を有していない患者が検査で陰性になる割合（どの程度正確に異常なしを検出できるか）である（図1C）．
- 特異度が100％の場合，検査結果が陰性であれば異常のない患者をすべて除外できるが，異常がある患

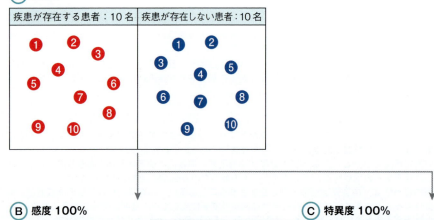

**図1●感度と特異度**

者も含まれる可能性がある（偽陰性）．しかし，陽性であればその患者は確実に異常ありといえる．
▶特異度の高い臨床検査は，検査結果が陽性の場合に異常を検出（確定診断）するのに有効である．

## 3）尤度比

- 尤度比は診断検査の正確性について別の方法で示すものである．検査が陽性であった場合に実際に疾患を有する確率を**陽性尤度比**といい，陰性であった場合に実際に疾患を有していない確率を**陰性尤度比**という．
- 尤度比を算出する計算方法などについて表2，3を用いて説明する．
- 患者を診察する際，検査の初期に可能性のある診断について仮説を形成する．この仮説を支持あるいは否定するために大部分の検査・測定が行われる．付加的な情報は診断を証明あるいは否定する目的で集める．つまり，検査・測定は診断の確率を高める過程である．
- 尤度比の真の価値は，推測する診断の確率が検査所見によってどの程度変化するかを判断するのに役立つことである．
- 推測した診断の確率を高めるために尤度比を使用する場合，最初に確率を定量化する（検査前確率）．この検査前確率が，検査特性を臨床的に利用するための出発点となる．検査前確率は有病率に基づいて決定することが理想的であるが，この情報は常に入手できるとは限らない．大部分の検査前確率は臨床経験に基づいて見積もることが多い．
- 各臨床検査の尤度比の値については，成書[1]を参考にされたい．

## 4）ケーススタディ

- 以下の情報から尤度比を用いて特定診断を有している確率を算出してみる．

序章 2. 検査・測定に必要な基礎知識

**表2●臨床検査の結果と参照基準の比較（2×2分割表）**

| | 参照基準：陽性 | 参照基準：陰性 |
|---|---|---|
| 臨床検査：陽性 | 真陽性＝a | 偽陽性＝b |
| 臨床検査：陰性 | 偽陰性＝c | 真陰性＝d |

参照基準：陽性とは"実際に疾患を有している"ということであり，陰性とは"実際に疾患を有していない"ということである.

**表3●指標の解説と計算方法**

| 検査指標 | 解説 | 計算方法 |
|---|---|---|
| 感度 | **疾患を有する場合**において検査が陽性になる割合 | $a/(a+c)$ |
| 特異度 | **疾患を有さない場合**において検査が陰性になる割合 | $d/(b+d)$ |
| 陽性尤度比 | 陽性尤度比が1以上の検査で陽性になれば，疾患を有する確率が高まる | 感度／（1－特異度） |
| 陰性尤度比 | 陰性尤度比が1以下の検査で陰性になれば，疾患を有さない確率が高まる | （1－感度）／特異度 |

＊尤度比が1に近い場合には，疾患の有無の確率は変化しない.

---

【患者情報】
21歳，男性，大学バスケットボール選手．3週間前の試合中，ジャンプの着地時に左膝を捻った．受傷後，左膝に痛みと腫張がみられた．受傷後3週間経って徐々に腫張は軽減してきたが，歩行時に膝くずれが認められた．左膝前十字靱帯断裂の疑いでチームドクターからA大学病院を受診するように勧められた.

**Q. この患者に前方引き出しテストを行った場合，前十字靱帯断裂の確率は？**

● A大学病院では，過去に前十字靱帯損傷の疑いで受診した患者800名中，関節鏡検査で実際に断裂が認められたものが680名であった．この情報をもとにして，ケースの患者の検査前確率（有病率：680名/800名）は85％と見積もった.

● 膝関節外傷の**システマティックレビュー**によると，前方引き出しテスト（**第5章-1 図3**参照）の陽性尤度比は3.8であった．これは1より大きいことから，診断を十分に下すことのできる値である．また，陰性尤度比は0.3であったことから，陰性の場合にも適応可能である[5].

● ケースの患者は前方引き出しテストが陽性であったことから，3つの情報（検査前確率，前方引き出しテスト陽性，前方引き出しテストの陽性尤度比）を組み合わせて診断の確率（検査後確率）を求める．**ノモグラム**（**図2**）を利用する場合，左列で検査前確率85％のところに定規をあて，中央の列上で前方引き出しテストの陽性尤度比3.8と交差させると，右列の検査後確率はおよそ95％の直上で交差する．このことから，検査後確率は約96％となる.

● 検査後確率を正確に算出したい場合は以下の公式を用いる[1]：

**第1段階：検査前確率／（1－検査前確率）＝検査前オッズ**

**第2段階：検査前オッズ×尤度比＝検査後オッズ**

**第3段階：検査後オッズ／（検査後オッズ＋1）＝検査後確率**

● この公式をもとに正確な検査後確率を計算すると，テストが陽性の場合は95.6％，陰性の場合は62.9％となる.

● 尤度比を利用する利点として，最初に行った検査の検査後確率が次に行う検査の検査前確率になることがあげられる.

● 検査後確率が十分に高くない場合には，このような作業をくり返して疾患が存在する確率が十分に高い検査を選別できるようになると，疾患に対する適切な治療法を選択できるようになる.

25

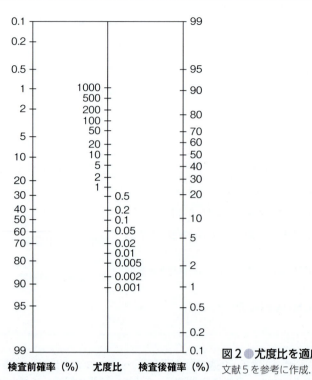

**図2●尤度比を適応するためのノモグラム**
文献5を参考に作成.

> **memo 知っておきたい統計用語**
> - システマティックレビュー：ある医学的介入についてのエビデンス（科学的根拠）を明らかにするために，世界中の論文を体系的に収集・評価し，それを要約した総説のこと．代表的なものにCochrane Libraryがある．
> - 検査後確率：尤度比により疾病を有する検査前確率が変化した値．公式を用いて算出するが，ノモグラムを利用することで計算を省くことができる．
> - ノモグラム：検査後確率を簡便に算出するための計算図表．ノモグラムの左列（検査前確率）に定規を固定して中央の列（尤度比）で交差させると，右列での交点が検査後確率を示す．
> - オッズ：ある事象が起こる確率をそれが起こらない確率で割ったもの．1よりも大きいほど事象が起こる可能性が起こらない可能性よりも高くなり，1より小さいほど事象が起こらない可能性が起こる可能性よりも高くなる．1の場合には2群を判別する指標としては役に立たない．

# 3 アウトカム評価

- アウトカムとは，医療の最終的な結果・転帰を意味するが，医療介入による患者の健康状態の変化を比較するもので，医療評価のなかでも重要な要素として位置づけられている．
- 近年，医師や理学療法士などの医療関係者がよく用いる客観的な評価（関節可動域，筋力，歩行スピードなど）だけではなく，患者自身が自分の状態を評価する**患者立脚型アウトカム**を用いることが重要視されてきている．患者立脚型アウトカムの代表的な尺度として，自己記入式の質問票がある．
- 整形外科疾患のリハビリテーションにおいて患者立脚型アウトカムである自己記入式の質問票を用いることで，治療効果の評価指標，患者とのコミュニケーションの促進や臨床的意思決定を行う際の情報源などとして活用することができる．
- 患者立脚型アウトカムには，**包括的評価尺度**と**疾患特異的評価尺度**がある．
  ▶ 包括的評価尺度は，健康な人にも疾患を有している人にも適応できる．このことから，患者を対象とした医療評価だけでなく，健康増進や予防に関する評価にも使用可能となっている．代表的なものと

序章　2. 検査・測定に必要な基礎知識

表4 ● 主な整形外科疾患用の自己記入式質問票

| 頚部痛 | ● Neck Disability Index（NDI）<br>● Patient-Specific Functional Scale（PSFS） |
|---|---|
| 上肢・肩 | ● The Quick Disability of the Arm, Shoulder, and Hand Questionnaire（QuickDASH）<br>● Shoulder 36 |
| 変形性股関節症<br>変形性膝関節症 | ● Western Ontario and McMaster Universities Osteoarthritis Index（WOMAC）<br>● Japanese Orthopaedic Association Hip-Disease Evaluation Questionnaire（JHEQ）<br>● Japanese Knee Osteoarthritis Measure（JKOM） |
| 足部・足関節 | ● The Self-Administered Foot Evaluation Questionnaire（SAFE-Q） |
| 腰痛 | ● Oswestry Low Back Pain Disability Index（ODI）<br>● Roland-Morris Disability Questionnaire（RDQ）<br>● Japan Low Back Pain Evaluation Questionnaire（JLEQ） |
| 関節リウマチ | ● Arthritis Impact Measurement Scales version 2（AIMS2）<br>● Stanford Health Assessment Questionnaire（HAQ） |

文献7を参考に作成.

して，Medical Outcome 36-Items Short Form（SF-36）がある.

▶ SF-36には8つの健康の概念をあらわす下位尺度（身体機能／日常役割機能：身体／体の痛み／全般的健康観／心の健康／日常役割機能：精神／社会生活／活力）があり，合計36項で構成されている.

▶ 日本語版も作成されており，その信頼性・妥当性も確認されている[7]. 日本語版の使用は使用登録とライセンスの取得が必要となっている. 詳細は日本語版を提供しているQualitest株式会社のWebサイト（https://www.qualitest.jp）を参照されたい.

▶ 疾患特異的評価尺度は，特定の疾患による症状が患者の日常生活に及ぼす影響などを測定するための尺度である. 特定の疾患を測定対象としていることから，疾患の改善や悪化による影響を感度よく評価することができる. 現在，日本において整形外科疾患に使用可能な自己記入式の質問票で代表的なものを表4に示す.

● 整形外科疾患のリハビリテーションにおいて，最適な自己記入式の質問票を選択する基準[8]を以下にあげる.

## 1）測定尺度の概念モデルが作成されているか

● 使用する尺度が「何を測定しようとしているのか」「どのような概念構造をしているのか」について，パイロットテストなどの質的な研究によって検討され，概念モデルが設定されていることが重要である.

## 2）回答者の負担が少ないか

● 質問項目が多い，回答に時間がかかる，回答しにくいなど，回答者の負担が大きい尺度は使いにくい. 負担の少ない尺度を選ぶことも重要な要素の一部となる.

## 3）信頼性・再現性が検証されているか

● 質問票における信頼性には，内的整合性（internal consistency）と再テスト信頼性（test-retest reliability）がある.

● 内的整合性とは，質問票に含まれる項目すべてが同じものを測定しているかということである. この検証にはクロンバックα係数（Cronbach's alpha）が用いられる. α係数は0〜1の範囲をとり，通常0.7以上あるとよいとされている.

● 再テスト信頼性は再現性ともいわれており，対象者の状態が変化していないと思われる期間に再度測定

を行って評価する．この検証にはICCが用いられる．ICCは0〜1の範囲をとり，0.7以上あればよいとされる．通常，ICCは比率尺度や間隔尺度に適応するが，質問票のような段階数の多い順序尺度にも適応することができる[9]．

## 4) 妥当性が検討されているか

● 主観的な特性を測定する自己記入式の質問票は，ゴールドスタンダードとなる参照基準がないことから，「測定したいものを測定できているか」という妥当性を検討することは難しい．このような場合，1つの方法だけではなく数種類の方法を用いて妥当性を検証する．内容妥当性，構成概念妥当性（因子分析や収束的・弁別的妥当性など）などを組み合わせる．

## 5) 測定範囲が回答データの分布に適しているか

● 有用な尺度は，状態の改善と悪化を示すことができる範囲となっている必要がある．例えば，回答が尺度の低い部分に集中すると状態の悪化を感知できない．これを**床効果**（floor effect）という．また，尺度の高い部分に集中すると状態の改善を感知できず，これを**天井効果**（ceiling effect）とよぶ．臨床的に役立つ尺度は天井・床効果を示してはいけない．

## 6) 反応性は良好であるか

● 反応性とは，継時的な変化（例えば治療前後など）を検出する能力を指す．有用な尺度は臨床的に意味のある差を感知できなければならない．

● 反応性を評価する指標として，最小可検変化量（minimal detectable change：MDC），臨床的に重要な変化の最小量（minimal clinically important difference：MCID），効果量（effect size：ES），標準化応答平均（standardized response mean：SRM）などがある．

## 7) 翻訳版では，異文化適応（異文化間の調整）が行われているか

● 日本では整形外科疾患に使用可能な自己記入式の質問票が少ないことから，他国で開発された尺度の日本語版が作成されている．日本語版の尺度を使用する場合，その尺度の概念が日本においても同様であるか，翻訳された表現がオリジナル版と同じ意味となっているかなどが検討されているかを確認しなければならない．

● 翻訳版を作成するには，標準化された手順として推奨されているガイドラインがあり，これによって翻訳され，翻訳版の信頼性・妥当性が検討されている必要がある．このような過程を経ることにより，日本で翻訳版を使用する条件が満たされ，オリジナル版と日本語版との測定値の比較ができるようになる．

〈文献〉
1) 「エビデンスに基づく整形外科徒手検査法」（Cleland J／著，柳澤 健，赤坂清和／監訳），エルゼビア・ジャパン，2007
2) 「リハビリテーション評価ガイドブック」（Finch E, et al／著，望月 久，新田 收／監訳），ナップ，2004
3) 「QOL評価学 測定，解析，解釈のすべて」（Fayers PM & Machin D／著，福原俊一，数間恵子／監訳），中山書店，2005
4) 「関節可動域・筋長検査法」（Reese NB & Bandy WD／著，奈良 勲／監訳），医歯薬出版，2005
5) 「JAMA版 論理的診察の技術」（Simel DL & Rennie D／編，竹本 毅／訳），日経BP，2010
6) 「Musculoskeletal Physiotherapy. Clinical Science and Evidence-Based Practice 2nd」（Refshauge K & Gass E, eds），Butterworth Heinemann，2004
7) 「PT臨床評価ガイド」（畠 昌史，他／編），医学書院，2022
8) 「誰も教えてくれなかったQOL活用法」（竹上美紗，福原俊一／著），健康医療評価研究機構，2012
9) 「SPSSで学ぶ医療系データ解析」（対馬栄輝／著），東京図書，2016

序章 整形外科リハビリテーションにおける評価・治療のポイント

# 3. 画像読影・診断

鈴木 萌, 神野哲也

## POINT

1. 疑う疾患に応じて,必要な画像検査が選択される
2. 正常組織における解剖学的・生理学的知識をもとに,画像所見から疾患や異常を推察する

## 1 単純X線検査

- 対象物にX線を照射し,透過したX線を検出器によって情報を可視化して画像を得る検査である.骨の描出に優れ,簡便性と高い普及率から,整形外科診療において,関節・骨疾患の診断に必要不可欠な検査となっている.コンピュータで画像を処理するコンピュータX線撮影(computed radiography:CR)が主流になっているため,モニター上で読影するフィルムレス化が一般化しており,コントラスト調整や種々の計測が可能になっている.
- 1枚のX線画像からは二次元情報しか得られないため,通常は**2方向以上での撮影が原則**である.疑われる疾患や撮影する部位によって,斜位・軸位や機能撮影・ストレス撮影などを行う[1](図1).しかし,同じ正面像・側面像でも複数の撮影方法がある場合や施設によって撮影方法が異なる場合があり,読影の際には注意が必要である.
- 一定の被曝量があるため,妊娠の可能性がある女性では特に必要以上の検査による被曝を避けるよう配慮する.また,重症外傷などで撮影体位による損傷リスクがある場合には1方向のみ撮影する場合がある[2].
- **X線の透過性が低いほど白く写り,透過性が高いほど黒く写る**.正常組織では,骨組織>水・結合組織>脂肪組織>空気の順で透過性が低い.通常よりも白く写っていれば「透過性低下」,通常より黒く写っていれば「透過性亢進」などと表現される[2].
- 読影に際し,**正常な骨格構造の知識は必須**である.小児では,特に年齢による特徴を考慮する必要がある(図2).成長期には長管骨の骨端と骨幹端の間に成長軟骨板が存在し,単純X線上では骨端線とよば

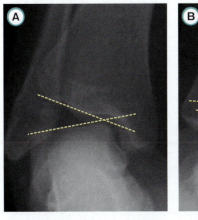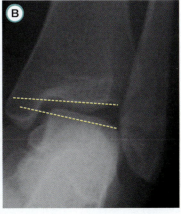

**図1 ● 足関節内反ストレス撮影**
右足関節(A)は左足関節(B)と比較し,内反ストレスにより関節裂隙が開いていることがわかり,関節動揺性が認められる.

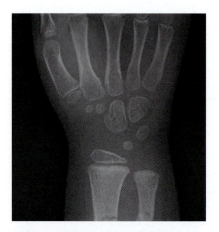

図2 ● 3歳の手関節単純X線画像
手根骨は有頭骨・有鉤骨・三角骨・月状骨・大菱形骨・小菱形骨・舟状骨・豆状骨の順に骨化してくる.

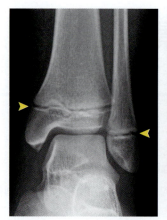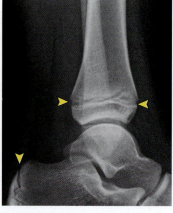

図3 ● 12歳の足関節単純X線画像
まだ長軸方向に骨が成長しているため, 骨端線が残存している.

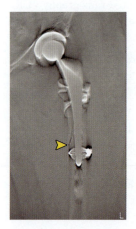

図4 ● 人工股関節置換術後のトモシンセシス画像
▷部にインプラント周囲骨折を認める. 金属アーチファクトが少なく, 骨折線がどのように入っているのかわかりやすい.

れており, 低年齢であるほど骨端線の幅は広い (図3).

▶骨端線の存在は, まだ骨が成長過程にあることを意味し, 成長に伴い徐々に骨端線は閉鎖して, 成人の骨と同じ様相を呈してくる. 骨端線損傷の診断においては, **健側と比較**することも重要である.

## 2　トモシンセシス

- 観察したい断面を中心にX線照射角度を少しずつずらして撮影し, 再構築することで断層画像が得られる[3]. CTと比較して低被曝で撮影でき, 金属アーチファクト (X線を透過しづらい金属を撮影したときにX線が散乱して生じるノイズ) が少ないなどの利点があるため, 人工関節などの**金属インプラントが入っている部位の評価**や, **骨折後の経過観察の評価に活用できる** (図4).

## 3　エコー検査

- 生体に超音波を照射し, 組織などの境界面で反射されて戻ってくる反射波 (エコー) を分析し画像化する検査である. 組織によって音響特性が異なっており, 異なる境界でその一部が反射する. エコーが返ってくるまでの時間を計測することで体表からの距離を知ることができる[4].

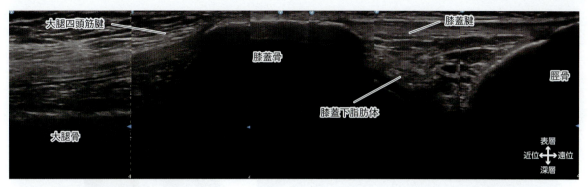

**図5●膝蓋骨周囲超音波画像**
膝蓋骨中央を通る長軸像.

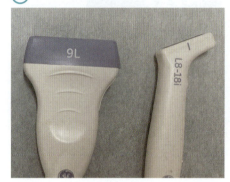

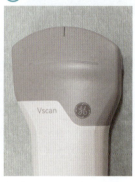

**図6●エコープローブ各種**
同じリニアプローブでも（A）左は深部にフォーカスがあり，（A）右は浅部にフォーカスがあるため，使用部位などに合わせて使用する.

- 検査で使用される超音波は弱いパワーであるため人体に無害であり，被曝のリスクがなく，**非侵襲的にくり返し検査ができる**．また，リアルタイムに生体内を観察できるため，組織の形だけではなく動きをみることができる．近年では装置の小型化に伴い，院外にも持ち運ぶことが可能になり，スポーツの現場でも活躍している.
- 骨・靱帯・腱・筋膜は白く見える高エコー像を示し，軟骨・筋・脂肪・血液は黒く見える低エコー像を示す[5]（図5）.
- プローブの先端にはトランデューサーがあり，ここで超音波の送受信を行っている．運動器領域では，リニアプローブやコンベックスプローブを使うことが多い．
  ▶ リニアプローブでは，振動子が直線状に配列しており，ビームを直線状に走査する．近距離でも広視野が得られ，小型形状に作成しやすい．コンベックスプローブでは，振動子が凸状に配列しており，ビームが扇状に広がるため深部で広視野が得られる（図6）.
- 超音波は周波数が高くなるに従い解像度がよくなる反面，体内での減衰が激しくなるので，通常体表に近い場所（深度5 cm以下）では7〜15 MHz，体表から遠い場所（深度10 cm以上）では5〜6 MHzの周波数が適している．見たい組織に応じて，プローブの特徴を理解して切り替える必要がある．
- 受信した反射波の反射強度を明るさ（brightness）に変換し，モニターに断層画像を表示する検査法をBモードという．運動器をエコーで観察する際に一般的に使用されている．
- 血流の有無はパワードプラーで評価し，血流の方向と流速を確認したいときは**カラードプラー法**で評価する（図7）．関節炎や活動性の炎症部位などは血管増生所見がみられるため，関節リウマチにおける滑膜炎など軟部組織の炎症の評価にカラードプラー法が有用である[6]．整形外科手術の合併症で多い深部静脈血栓症の診断にも用いられる．

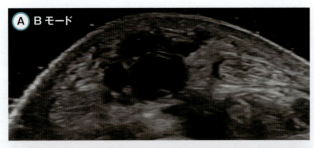
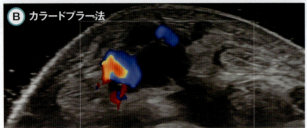
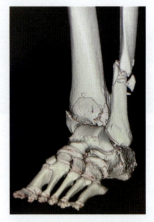

図7 ● 手関節部ガングリオン症例
Bモードでの画像では血管もガングリオンも同様の低エコーだが，カラードプラー法では血管内に血流があることが確認できる．

図8 ● 脛骨腓骨骨折の3DCT画像
骨折部の骨片や位置関係が一目でわかる．

## 4 CT

- CT（computed tomography）は，被検者の周囲からX線管球と検出器を回転させて撮影を行うことでX線吸収量を測定し，それによって得られたデータをコンピュータ処理することで断層像を得る方法である[2]．
- 画像上白い部分がX線吸収率の高い部分であり，「高吸収域」と表現される．反対に，吸収率が低く，画像上黒く見える部分は「低吸収域」と表現される．このX線吸収率をCT値といい，水を0 HU（Hounsfield Unit），空気は−1,000 HUとし，数値が大きいほど高吸収域となる．骨や石灰性病変は400〜1,000 HUと高く，脂肪組織は−50 HU程と低い．
- 横断像・冠状断像・矢状断像などの多断面再構成像（multi-planar reconstruction：MPR）や三次元再構成像（3DCT）により，より複雑な形態変化を視覚的にわかりやすく捉えることができる（図8）．
- 造影剤を静脈内に投与した後に行う造影CTは，外傷後などに合併する**血管損傷**や，整形外科手術で重要な合併症である**深部静脈血栓症・肺塞栓症**などの診断に有用である．しかし造影剤アレルギーや腎障害のある患者には安易に行ってはいけない．

## 5 MRI

- 生体に変動磁場を作用させ，生体組織を構成する物質の水素原子核（プロトン）の共鳴状態から画像を構成する．
- 電磁波を使用するため，**単純X線やCTのような放射線被曝がない**．しかし，原則的に体内に磁性金属や電子機器（人工内耳，脳動脈瘤クリップ，ペースメーカーなど）がある患者には使用できない．近年はMRI対応の電子機器の開発が進んでいるため，検査前に対応の診療科に確認のうえで施行されることもある．また検査に10分以上の時間がかかるため，検査中に安静指示が保てない幼児や閉所恐怖症の患者などでは鎮静薬を使用するなど，検査に工夫が必要である．
- 撮像法により同一組織でも異なる信号で描出される．正常組織のMRIでは骨髄（脂肪髄）・脂肪組織はT1強調像・T2強調像ともに高信号で白く描出され，空気・骨皮質・石灰化組織・腱・半月板・関節唇は低信号で黒く描出される．T1で低信号，T2で高信号を示すのは，関節液・脳脊髄液・浮腫といった水と炎症などである[1]（表1，図9）．関節軟骨もMRIで評価されるが，信号強度は撮像条件により異なる．

表1 ●各種撮像条件における種々の組織の信号強度

| T1強調像 | T2強調像 | 脂肪抑制像 | 組織 |
|---|---|---|---|
| 低 | 低 | 低 | 空気，骨皮質，石灰化組織，腱，半月板，関節唇 |
| 低 | 高 | 極高 | 水（関節液，脳脊髄液，浮腫） |
| 中間 | 中間 | 中間 | 筋肉 |
| 高 | 高 | 低 | 骨髄（黄色髄），脂肪 |

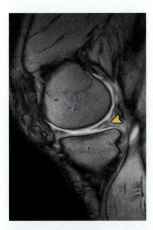

図9 ●内側半月板水平断裂（T2強調像）
半月板の断裂部が線状の高信号域▷を示している．

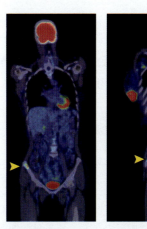

図10 ●右腸骨転移を伴う右乳がんのPET-CT画像
脳・心筋は糖代謝が多いので集積を認めるのが正常である．膀胱は排出される薬剤が貯留されているので尿が集積されている．原発巣である右乳房が顕著に集積されており，右腸骨も骨転移により一部異常集積されている．

## 6 核医学検査

- 放射性同位体（radioisotope：RI）を用いた検査方法の総称で，RI検査・シンチグラフィとほぼ同義である．X線検査やCTが形態評価を主目的に行われるのに対し，核医学検査は**代謝や血流の状態の機能的評価**を主目的に行われる[1]．RI製剤を体内に投与し，RIから発するγ線を検出することで骨代謝疾患・骨髄炎・腫瘍の拡がり・骨転移の有無などを調べることができる．
- PET（positron emission tomography）は，陽電子（ポジトロン）を含む放射性薬剤を投与し，電子線を検出する．CTと組み合わせることでより詳細に病変が評価できる．**FDG**（fluorodeoxyglucose）-PETでは糖代謝亢進部位に集積を認め，骨・軟部腫瘍でも腫瘍巣の細胞の代謝亢進により病変部位に集積を認める[7,8]（図10）．

〈文献〉
1) 今釜史郎：画像検査．「標準整形外科学 第15版」（井樋栄二，津村 弘／監，田中 栄，他／編），pp133-152，医学書院，2023
2) 神野哲也：運動器疾患における画像診断．理学療法，32：661-668，2015
3) 南部恭二郎：医学におけるトモグラフィー．地学雑誌，104：941-951，1995
4) 「超音波の基礎と装置」（甲子乃人／著），pp60-61，pp156-157，メディフレックス，2021
5) 「超音波でわかる運動器疾患」（皆川洋至／著），pp12-20，メジカルビュー，2010
6) 元村 拓，他：滑膜組織における病理学的所見と超音波パワードプラー信号．臨床リウマチ，27：45-50，2015
7) 川端佑介，他：骨・軟部腫瘍におけるpositron emission tomography/CT検査の有用性．臨床雑誌整形外科，73：686-689，2022
8) 柳川天志：Positron emission tomographyによるがん治療効果判定．臨床雑誌整形外科，73：690-693，2022

第1章　肩

# 1. 肩関節脱臼（外傷性肩関節前方脱臼）

見供　翔

**Ⓐ知識の整理**　　　　　　　Ⓑリハビリテーションプログラム

## POINT

1. 外傷性肩関節前方脱臼の発生機序と病態を理解する
2. 外傷性肩関節前方脱臼の合併症を理解する
3. 画像診断方法を理解する
4. 肩関節脱臼に対する手術療法を理解する

## 1　原因・誘因

- 肩関節は人体において最も可動範囲が大きく，最も脱臼しやすい関節である．
- すべての関節外傷性脱臼のうち，45％は肩関節外傷性脱臼であり[1]，その97〜98％は前方脱臼が占める[2]．
- アスリートなど活動性の高い若年者に生じやすく[3]，何度も脱臼をくり返す反復性脱臼に移行することがある．反復性脱臼への移行は，20歳以下では66〜100％，20〜40歳では13〜63％，40歳以上では0〜16％と，初回脱臼年齢が低いほど確率が高くなる[4]．
- 肩関節前方脱臼は肩関節外転・外旋・水平伸展の強制によって介達外力が加わり脱臼する場合と，後方から前方へ直達外力が加わり脱臼する場合があるが，**75％は介達外力による脱臼**である[5]．
- 本稿では最も一般的な病態である**外傷性肩関節前方脱臼**について述べる．

## 2　病態

### 1）Bankart病変

- 関節唇−前下関節上腕靱帯（anterior inferior glenohumeral ligament：**AIGHL**）複合体が関節窩から剥離して内下方に偏位した状態をさし，AIGHLの緊張低下がみられる[6]（図1）．
- 発生頻度は80〜100％と非常に高く[5,7,8]，前下方関節唇剥離に関節窩の骨折を伴うことがある（bony Bankart病変，図2）．

### 2）Hill-Sachs病変

- 上腕骨頭後上方に生じた骨軟骨欠損のことをさし，一度脱臼した上腕骨頭が整復される際に関節窩に衝突することにより生じると考えられている（図3）．
- 大きなHill-Sachs病変（engaging Hill-Sachs病変）は関節窩と咬み合い，再脱臼のリスクの1つと考えられている[3,9]．発生頻度は47〜100％である[7,8,10]．

### 3）HAGL（humeral avulsion of glenohumeral ligament）損傷

- AIGHLが上腕骨側から剥離した状態をさし，発生頻度は7〜9％程度である[11,12]（図4）．

34　整形外科リハビリテーション　第2版

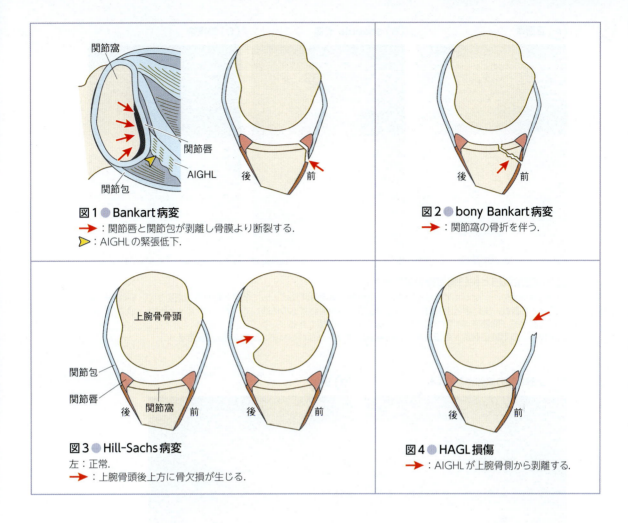

図1 ● Bankart病変
→：関節唇と関節包が剥離し骨膜より断裂する．
▷：AIGHLの緊張低下．

図2 ● bony Bankart病変
→：関節窩の骨折を伴う．

図3 ● Hill-Sachs病変
左：正常．
→：上腕骨頭後上方に骨欠損が生じる．

図4 ● HAGL損傷
→：AIGHLが上腕骨側から剥離する．

### 4）合併症

- 前方脱臼は，脱臼方向に腋窩動静脈，腕神経叢が存在し，脱臼位の骨頭によって強く圧迫，伸展される．
- すみやかな整復によって神経や血管の圧迫，伸展は除去されるが，神経麻痺は約50％と高率に合併する．
  ▶麻痺は高齢者に生じやすく，特に**腋窩神経麻痺が多い**[13]．

## 3 症状・障害

- 急性期の場合は，急性炎症による腫脹，熱感，疼痛，関節可動域制限を伴う．
- 炎症が治まると，肩関節外転，外旋，水平伸展を伴う日常生活活動（activities of daily living：ADL）動作，スポーツ動作において疼痛，脱臼の不安感を訴える．
- 再脱臼を生じ反復性に移行した場合，寝返り，後方のものをとる，くしゃみをするなどで頻回に脱臼するケースも少なくない[14]．

## 4 診断学的検査

- 画像診断は，X線画像，造影MRI（magnetic resonance imaging：磁気共鳴画像），3DCT（computed tomography：コンピューター断層撮影法）により行われる[15]．

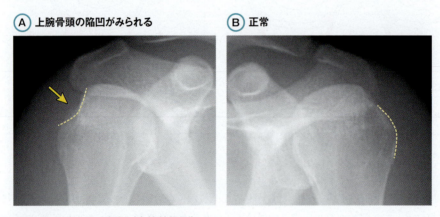

**図5 ● 完全脱臼と脱臼整復後のアライメント**
⇒は脱臼部位．scapula Y像は烏口突起，肩甲棘，肩甲骨体部によってY字が描かれる撮影法で，肩峰の形態と肩峰下関節腔，関節窩と上腕骨骨頭の前後の位置関係を観察するのに適している．(B)のscapula Y像では，完全に上腕骨頭が関節窩より前方に脱臼していることが確認できる．
画像提供：苑田第三病院・苑田会東京脊椎脊髄病センターリハビリテーション部 古谷英孝．

**図6 ● Hill-Sachs病変（内旋位撮影）**
画像提供：苑田第三病院・苑田会東京脊椎脊髄病センターリハビリテーション部 古谷英孝．

### 1) X線画像

- X線画像では正面画像とscapula Y像（体幹を斜め45°にし，肩甲骨がY字に描出される画像）または肩関節内旋位，外旋位を撮影し，完全脱臼，整復後のアライメント（図5），Hill-Sachs病変（図6），関節窩の骨損傷などを確認する．

### 2) 造影MRI

- 肩甲上腕関節に造影剤を注射にて注入し，関節腔内を膨張させて撮影する．
- 関節腔内を膨張させることで，Bankart病変の程度，AIGHLの状態などが把握できる（図7）．

### 3) 3DCT

- 上腕骨頭を除去した関節窩の3DCTは，関節窩の欠損部位や欠損率および欠損方向など立体的にイメージすることができる（図8）．

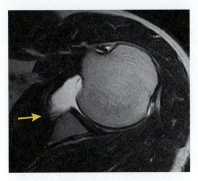 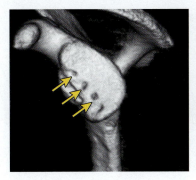 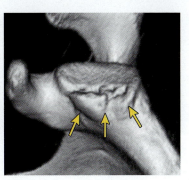

図7 ● Bankart病変（造影MRI：水平断面像）
⇒：関節包が関節窩より剥離している．
画像提供：苑田第三病院・苑田会東京脊椎脊髄病センターリハビリテーション部 古谷英孝．

図8 ● bony Bankart病変
⇒：関節窩に骨欠損が確認できる．
画像提供：苑田第三病院・苑田会東京脊椎脊髄病センターリハビリテーション部 古谷英孝．

## 5 医学的治療

### 1) 保存療法

- 脱臼直後は，**疼痛抑制**と**再脱臼予防**が必要となる．
- 一般的には内旋位での三角筋固定が用いられているが，外旋固定が用いられることもある．
- スポーツ復帰時に脱臼予防装具が用いられることもあるが，脱臼予防効果は低く，装着させても再脱臼率は37％[16]と高い．
- 保存療法後の再脱臼率は若年で高く[17]，受傷後18カ月以内の再脱臼率は85〜90％[18]と高値であり，手術療法が選択されることが多い．

### 2) 手術療法

- 保存療法を行っても，初回脱臼から再脱臼する率は高く，反復性肩関節脱臼へ移行することが多い．初回脱臼において，保存療法か手術療法を選択する場合，手術療法を施行した方が再脱臼率が低く，スポーツ復帰率も高いため，積極的に手術療法を勧める報告が多い[19, 20]．
- 手術療法は鏡視下または直視下で行われる．

#### A. Bankart修復術

- 関節鏡を使用した**鏡視下Bankart修復術**が最も一般的である[21, 22]．
- 再脱臼率は観血的手術で6.7％，鏡視下手術で6％であり差がないとされている[23]．
- bony Bankart病変に対する鏡視下手術も良好な成績が報告されている[24]．
- 鏡視下Bankart修復術は関節窩前縁に3ないし4個のスーチャーアンカーを打ち込み，このアンカーに通した縫合糸を用い，剥離して下方へ転位した前方関節唇を下上腕関節靱帯と一緒に上方にもち上げて関節窩前縁に固定する方法である（図9）．
- 再脱臼率の高いコンタクトアスリート，オーバーヘッドアスリートにおいてBankart修復術に加えて腱板疎部縫合術を行った場合，スポーツ復帰率が良好で，再脱臼率が減少するとの報告もある[25, 26]（図10）．

#### B. Bristow法，Bankart & Bristow法

- 外傷性肩関節前方不安定症例のうち，コリジョン・コンタクトスポーツ症例，関節窩骨折が大きく骨片のない症例，関節弛緩を有する症例などが主な適応となる．
- コリジョン，コンタクトスポーツ症例の再発率は1.2％[27]であり，術後成績は良好である．
- Bristow法は烏口突起を共同腱（烏口腕筋と上腕二頭筋短頭の合同腱）ごと切離して，関節窩前面に移行する方法である（図11）．近年は鏡視下で行われることも多い．

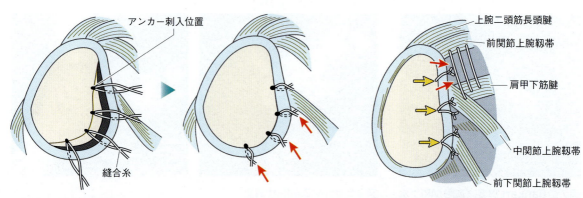

図9 ● Bankart修復術
→：縫合糸により関節窩前縁に固定する．

図10 ● Bankart修復術＋腱板疎部縫合術
→：前関節上腕靱帯，中関節上腕靱帯，肩甲下筋腱を縫縮する．
→：Bankart修復術．

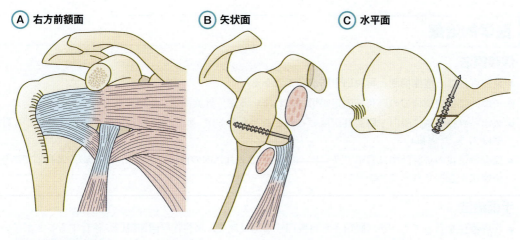

図11 ● Bristow法

- Bankart & Bristow法は，Bankart法とBristow法を同時に行う術式である．
- 烏口突起の骨癒合が確認されるまでは積極的な肘屈曲運動を禁止とするため，主治医の指示と画像所見を十分に確認する．

> **memo　競技の分類について**
> - 非コンタクトスポーツ：スプリント競技，マラソンなど
> - オーバーヘッドスポーツ：野球，バレーボール，テニス，バドミントン，水泳など
> - コンタクトスポーツ：アメリカンフットボール，ラグビー，ラクロス，レスリングなど

第1章 肩

# 1. 肩関節脱臼
# （外傷性肩関節前方脱臼）

見供 翔

Ⓐ知識の整理　　Ⓑリハビリテーションプログラム

## 🔵 Do!

1 評価の方法を把握する
2 肩関節不安定性の分類を理解する
3 種目ごとの競技復帰時期を含め，保存療法と手術療法後のリハビリテーションスケジュールを把握する
4 エクササイズ中の代償動作や不良なアライメントを把握して，正しいエクササイズの方法を指導する

## ❌ Don't!

1 保存療法の急性期は外転・外旋・水平伸展肢位の強制は行わない
2 術後早期は外旋可動域エクササイズを積極的に行わない
3 術後早期は外旋を強制するようなADL動作は行わない

## 1 情報収集

- 主治医，看護師，カルテ，診断画像から情報を収集する．
  ①受傷機転，現病歴，神経損傷などの合併症を確認する．
  ②術後であれば術式と術後スケジュールを主治医に確認する．
  ③診断画像より損傷の程度を確認する（Ⓐ知識の整理参照）．
  ④現状の生活の自立度，スポーツ活動度を把握する．
  ⑤薬物の投与の有無，量を確認する．

## 2 患者を前にしてまず行うこと

- 問診，視診，触診，疼痛評価，感覚検査より重症度，受傷後の経過をおおまかに把握する．

### 1）問診

- 利き手，初回脱臼時の年齢，現在までの脱臼の回数，スポーツ活動歴（コンタクトスポーツ，オーバーヘッドスポーツなど），スポーツ復帰希望種目などを聴取し，スポーツ種目によってはポジションも確認する．

### 2）視診，触診

- 肩関節は固定されているかを確認する．固定されている場合，固定方法は三角巾やバストバンドによる内旋位固定か，外旋固定装具による外旋位固定か，さらに固定方法は適切かを確認する．

Ⓑリハビリテーションプログラム　　39

- 腫脹，熱感，発赤，患部および患部外の浮腫の程度，筋腹の膨隆の程度や弾力性などを確認する．

### 3) 疼痛評価，感覚検査

- 安静時痛と動作時痛に分けて評価し，疼痛の部位，量，性質，程度などを確認する．
- 術直後（急性期）に夜間時痛を認める患者は多い．疼痛が出現する時間帯やその変動の有無（日差，日内）も聴取する．
- 疼痛の強さはvisual analogue scale（VAS）やnumerical rating scale（NRS）を用いて量的に評価する．
- 末梢神経損傷を合併している可能性があるため支配神経領域の感覚検査を行う．

> **memo** 疼痛評価の活用について
> - 疼痛評価は症状改善の程度を把握するためだけでなく，治療効果判定に用いる．
> - エクササイズ負荷量の調整やスポーツ活動の許可，競技への復帰判断に役立てる．

## 3 リハビリテーション評価

### 1) 肩の不安定性テスト[28, 29]

- **sulcus sign**：患者は座位にて上肢下垂位とし，検者は肘を保持して他動的に肘90°屈曲位を保持したまま，上腕長軸方向に牽引を加える．肩峰と上腕の間に溝が出現し，疼痛や不安定感が生じたら陽性とする（図12A）．
- **apprehension test**：患者は臥位にて肩外転90°で外旋位とし，検者は上腕骨頭を後方から前方に押し上げる．肩に疼痛あるいは不安感が出現したら陽性とする（図12B）．
- **relocation test**：apprehension testに続き，検者は患者の上腕骨頭を後方に押す．疼痛や不安感の改善がみられたら陽性とする（図12C）．

> ⚠️ **注意** 不安定性テストは脱臼を誘発するため，肩の不安定性に応じて実施するテストを取捨選択し，実施する場合には慎重かつ愛護的に実施する．

> **memo** 不安定性テストを実施するときのポイントについて
> - 不安感や脱臼に対する恐怖心，疼痛によって肩関節周囲筋は過剰な防御性収縮を認めることがある．不安定性テスト中は患者に極力脱力するように指示する．
> - テストは愛護的に行い，左右差を確認するとともに，恐怖心や不安定感，疼痛といった主観的な評価を同時に行う．

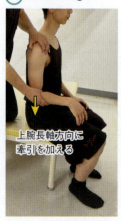
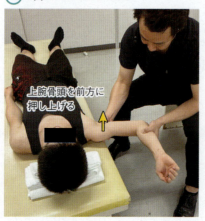
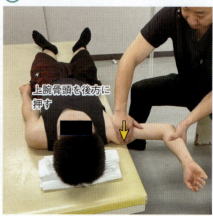

図12● 肩の不安定性テスト

## 2) 関節可動域（range of motion：ROM）

- 主治医に許可された可動範囲内で，自動運動と他動運動に分けて測定する．
- ROM測定には，一般的に日本整形外科学会・日本リハビリテーション医学会の方法を用いる．
- 装具固定期であれば，肘・手・手指関節，肩甲骨，体幹の可動域を確認する．

⚠️**注意** 初回脱臼後早期や反復性肩関節脱臼症例では，肩外転・外旋の複合運動，水平伸展運動は脱臼を誘発するため，慎重に操作する．

**memo** 関節可動域を評価するポイントについて
- 関節可動域の評価中は，疼痛に加えて不安定感や恐怖心といった主観的な評価も同時に行う．
- 肩関節自動運動中に代償的な肩甲骨の挙上運動（shrug sign）や過度な上方回旋運動の有無を確認する（図13A）．
- 肩関節運動中は，体幹のアライメント不良も併せて評価する（図13B）．

## 3) 筋力

- それぞれの関節運動に作用する筋力テストや徒手筋力検査（manual muscle testing：MMT）を行う．特に**回旋筋腱板**と**肩甲骨周囲筋**の発揮できる力の大きさを把握する．

### A. 肩回旋筋腱板の筋力テスト[30]

【❶棘上筋テスト】
- full can test：母指を上方に向けるように肩45°外旋位かつ肩甲骨面上90°外転位とし，外転運動に対して抵抗をかける（図14A）．
- empty can test：母指を下方に向けるように肩内旋位かつ肩甲骨面上90°外転位とし，外転運動に対して抵抗をかける（図14B）．

【❷棘下筋テスト】
- 肩下垂・内外旋0°位，肘90°屈曲位とし，外旋運動に対して抵抗をかける（図14C）．

【❸肩甲下筋テスト】
- lift-off test：手背を腰椎下部に当てた肢位をとり，手を身体の後方に浮かせ，肩内旋に対して抵抗をかける（図14D）．手を背中から離すことができない場合は，肩甲下筋の筋力低下を疑う．
- belly-press test：手掌を腹部にあて，肘を前額面上に置いたまま腹部を押すように指示する（図14E-1）．肘が同じ位置に保持できず，肩を伸展させることで腹部を押す場合には肩甲下筋の筋力低下を疑う（図14E-2）．

⚠️**注意** lift-off testは肩を伸展方向に強制し脱臼を誘発させる可能性があるため，肩の不安定性や関節可動域に応じてテスト実施の可否を適切に判断する．

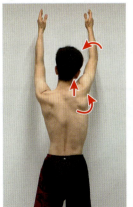 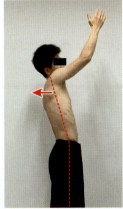

図13 ● 自動肩運動中の上肢・体幹アライメントの評価
A）肩屈曲運動に伴う肩内旋運動量や肩甲骨の挙上運動量（shrug sign），上方回旋量，肘屈曲運動量の増大を呈しやすい．
B）肩屈曲運動に伴う体幹伸展運動量の増大を呈しやすい．

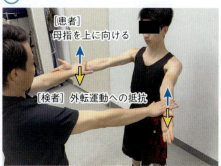
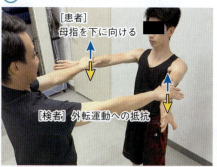
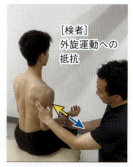
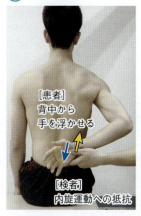
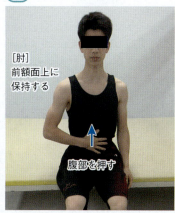
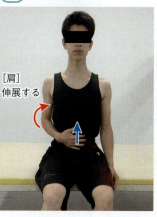

**図14** 肩回旋筋腱板の筋力テスト
①棘上筋テスト：full can test（A），empty can test（B）．
②棘下筋テスト（C）．
③肩甲下筋テスト：lift-off test（D），belly-press test（E-1），肩伸展の代償（E-2）．

> **memo** 肩関節周囲筋の筋力を評価するときのポイントについて
> - テスト中に肩甲骨のwinging（翼状肩甲：肩甲骨下角や内側縁の浮き上がり）の有無についても観察する．
> - テスト中に発揮される力の大きさに加えて，肩の不安定感や疼痛の有無についても聴取する．
> - 他動的な肩甲骨の固定によって発揮される力に変化があるかも評価する．他動的な肩甲骨の固定によって発揮される力の大きさが増す場合には，肩甲胸郭関節の機能不全が示唆される．

### B. 肩甲骨周囲筋の筋力テスト
【❶僧帽筋】
- 患者は腹臥位で肩90°外転位（図15A，僧帽筋中部線維），145°外転位（図15B，僧帽筋下部線維）にてそれぞれ肩甲骨の自動内転運動を行う．
- テスト中に代償的な肩甲骨挙上運動が認められる場合は，僧帽筋上部線維や肩甲挙筋の過剰収縮を疑う．
- 腰椎の伸展運動量や肩水平伸展運動量の増大といった代償動作も確認する．

【❷前鋸筋】
- 患者は座位で肩90°屈曲・肘90°屈曲位を保持し，肩甲帯を前方突出させ，検者は肘を介して抵抗を加える（図15C）．
- テスト中のwingingの有無を確認する．

## 4）ADL評価
- Western Ontario Shoulder Instability Index（**WOSI**）は身体症状，スポーツ・レクリエーション・仕

第1章 1. 肩関節脱臼（外傷性肩関節前方脱臼）

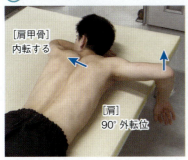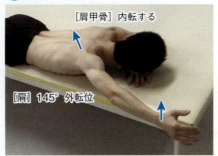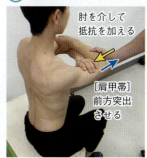

図15●肩甲骨周囲筋の筋力テスト

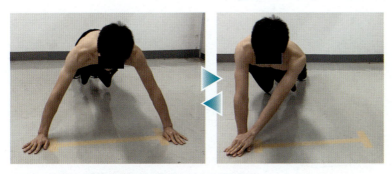

図16●上肢の荷重支持能力のテスト（CKCUES）
91.4 cm 間隔にテープを貼り，腕立て肢位を保持する．15秒間に一方の手をもう一方の手にタッチする課題を交互に行える最大回数を計測する．

事，生活様式，感情の4つのカテゴリーからなる自己記入式評価表である．
▶ 長さ100 mmの線を引いたものに，各質問に対する状態の程度を鉛筆などで示してもらう．
▶ 左端を良い，右端を悪いとし，2,100から総得点を引いた数値を21で割った値を評価得点とする方法で，再現性，反応性がよいとされている[31]．
- 日本語版のWOSI[32]も開発されており，その再現性と妥当性も確認されている．

### 5) 神経筋コントロール評価
- プランク肢位などの荷重位での姿勢保持における肩甲帯周囲の筋収縮の量とタイミングを触知し，保持中のwingingや上腕骨頭の前方偏位の有無を観察する．
- 上肢の荷重支持能力はclosed kinetic chain upper extremity stability test（CKCUES[33]，図16）やY-balance test[34]を用いて数値化する．

## 4 リハビリテーション治療の全体的な流れ

- 主治医からの指示に従いリハビリテーションプログラムを進める．

### 1) 保存療法（固定期間と固定方法）
- 初回脱臼では保存療法が選択される場合が多い．
- 固定期間は3週間程度とする報告が多いが，1週間以下と3週間以上では再脱臼率に差がない．なお，内旋固定よりも外旋固定を行った方が，再脱臼率を低下させるのに有効かもしれないとの報告がある[35]が一定のコンセンサスは得られていない（図17）．

## 2) 保存療法リハビリテーションプログラム（例）[36〜38]

- 保存療法のリハビリテーションプログラム（例）を表1に示す．

### stageⅠ：装具固定期（〜3週）
- 炎症，疼痛のコントロールを行う時期である．
- 受傷後は積極的にアイシングを行う．
- 手関節，肘関節の拘縮に対するROM exercise（以下ex）を行う．肩甲骨を前後傾・内外転・挙上下制させることで肩甲骨の可動性を確保する（図18）．

### stageⅡ：メディカルリハビリテーション期（4〜8週）
- 腫脹，熱感がある場合はエクササイズ後にアイシングを行う．
- 肩関節のROM exやストレッチング（図19）を開始し，回旋筋腱板や三角筋の等尺性exを行う（図20）．
- 7週以降は壁などを利用した前鋸筋exを開始する（図22A）．

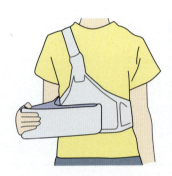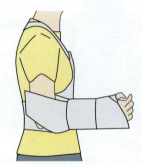

図17 ● 肩外旋固定

表1 ● 保存療法リハビリテーションプログラム（例）

| | 期間 | エクササイズ | 目的 |
|---|---|---|---|
| StageⅠ（装具固定期） | 〜3週 | アイシング | 炎症コントロール |
| | | | 疼痛コントロール |
| | | 肩甲骨前後傾ex | 患部外トレーニング |
| | | 肘関節，手関節のROM ex | |
| StageⅡ（メディカルリハビリテーション期） | 4〜6週 | アイシング | 炎症コントロール |
| | | | 疼痛コントロール |
| | | 自動介助運動でのROM ex | 可動域拡大 |
| | | 肩甲骨前後傾ex | 患部外トレーニング |
| | 7〜8週 | 自動運動でのROM ex | 可動域拡大 |
| | | 回旋筋腱板，三角筋の等尺性ex | 筋力トレーニング |
| | | 肩甲骨スタビリティex | |
| StageⅢ（アスレチックリハビリテーション期） | 9〜12週 | 最終可動域でのストレッチ | 可動域拡大 |
| | | 回旋筋腱板レジスタンスex | 筋力トレーニング |
| | | 積極的な肩甲骨スタビリティex | |
| | 12〜17週 | 非コンタクトスポーツ開始 | 全身的な筋力の強化 |
| | 17週〜 | コンタクトスポーツ，オーバーヘッドスポーツ開始 | 競技特異的能力向上 |

- この時期は脱臼肢位である**肩外転・外旋・水平伸展は避ける**.

### stage III：アスレティックリハビリテーション期（9週〜）

- チューブを利用した回旋筋腱板レジスタンスex（**図21**），僧帽筋ex（**図23**），荷重下での前鋸筋ex（**図22B**），神経筋コントロールex（**図24**）を行い，積極的な筋力トレーニングを行う.
- 12週以降はスポーツ特性にあったトレーニングを行い，17週以降にコンタクトスポーツやオーバーヘッドスポーツの復帰をめざす.

## 3) 術後リハビリテーションプログラム（例）[22, 25, 39]

- 術後リハビリテーションプログラム（例）を**表2**に示す.

### stage I：装具固定期（術後〜3週）

- 積極的にアイシングを行い，許可された可動域かつ疼痛のない範囲内で他動・自動介助でのROM ex，回旋筋腱板の等尺性ex（**図20**）を行う.
- この時期は下垂位外旋20°までとする.

### stage II：メディカルリハビリテーション期（術後4週〜8週）

- ADL動作において外旋が強制されるような動作は避けるよう指導する.
- 7週以降は自動運動でのROM ex，回旋筋腱板レジスタンスex（**図21**），壁などを利用した前鋸筋ex（**図22A**）を開始する.
- この時期は下垂位外旋45°までとする.

表2 ●術後リハビリテーションプログラム（例）

| | 期間 | エクササイズ | 目的 |
|---|---|---|---|
| Stage I<br>（装具固定期） | 〜3週 | アイシング | 炎症コントロール<br>疼痛の軽減 |
| | | 他動，自動介助運動でのROM ex | 可動域拡大 |
| | | 回旋筋腱板，三角筋の等尺性ex | 筋力トレーニング |
| | | 肩甲骨前後傾ex<br>※下垂位外旋は20°まで | 患部外トレーニング |
| Stage II<br>（メディカル<br>リハビリテーション期） | 4〜6週 | アイシング | 炎症コントロール<br>疼痛の軽減 |
| | | 自動介助運動でのROM ex | 可動域拡大 |
| | | 回旋筋腱板ex<br>※下垂位外旋は20°まで | 筋力トレーニング |
| | 7〜8週 | 自動運動でのROM ex | 可動域拡大 |
| | | 回旋筋腱板レジスタンスex<br>肩甲骨スタビリティex<br>※下垂位外旋は45°まで | 筋力トレーニング |
| Stage III<br>（アスレチック<br>リハビリテーション期） | 9〜12週 | 最終可動域でのストレッチ | 可動域拡大 |
| | | 回旋筋腱板レジスタンスex<br>積極的な肩甲骨スタビリティex<br>※下垂位外旋制限なし | 筋力トレーニング |
| | 12〜24週 | 非コンタクトスポーツ開始 | 全身的な筋力の強化 |
| | 24週〜 | コンタクトスポーツ，オーバーヘッドスポーツ開始 | 競技特異的能力向上 |
| | | 完全復帰 | |

**B リハビリテーションプログラム**　45

**stage Ⅲ：アスレティックリハビリテーション期（術後9週〜）**
- 回旋筋腱板レジスタンスex（図21），僧帽筋ex（図23），荷重下での前鋸筋ex（図22B），神経筋コントロールex（図24）を行い，積極的な筋力トレーニングを行う．
- 外旋可動域も積極的に拡大していく．
- 12週以降は外旋強制のない非コンタクトスポーツを，25週以降はコンタクトスポーツやオーバーヘッドスポーツを開始し，10〜12カ月でスポーツ完全復帰をめざす．

⚠️**注意** 手術方法によって注意点や禁忌が異なるため，主治医とコミュニケーションを密にとりながらリハビリテーションを進める．

## 5 リハビリテーション治療の実施

### 1) 肩甲骨前傾外転，後傾内転，挙上下制ex
- 胸椎を屈曲させながら，肩甲骨をゆっくりと前傾外転させる（図18A，B）．
- 次に胸椎が伸展するように肩甲骨を後傾内転させる（図18C，D）．このときは，肩甲骨が過度に挙上しないようにする．
- 肩甲骨を挙上，下制させる（図18E，F）．

### 2) ストレッチング
- **頸部筋群のストレッチング**は反対側に頸部を側屈させて行う（図19A，B）．頸部筋群のストレッチングは疼痛による防御性収縮が起こる術後早期より開始する．
  ▸ 頸部回旋中間位でのストレッチングは主に僧帽筋上部線維が，頸部対側回旋位でのストレッチングは主に肩甲挙筋が伸張される．

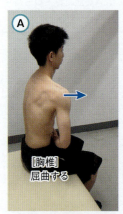 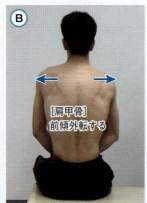 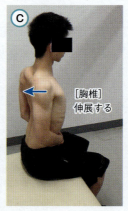 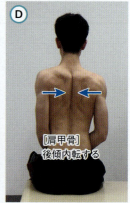

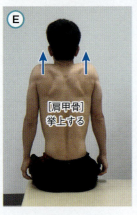 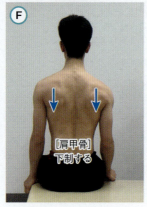

**図18 ● 肩甲骨の前後傾・内外転，挙上下制ex**
A，B）肩甲骨前傾外転ex．
C，D）肩甲骨後傾内転ex．
E，F）肩甲骨挙上下制ex．

▶ベッドや椅子などを把持した状態で行うとより効果的である（図19A，B）．
- cross-body stretchは健側の前腕で患側の上腕遠位部を固定し，肩関節を水平内転方向に誘導して肩後面の軟部組織の伸張性改善を図る（図19C）．
- sleeper stretchは側臥位にて，肩90°屈曲，肘90°屈曲位より健側上肢を利用し肩を内旋させる（図19D）．
- 側臥位で行うmodified cross-body horizontal adduction stretch（図19E）は，ベッドで肩甲骨を固定でき，肩後面の軟部組織の伸張性の改善に効果的である．
- ストレッチングは30秒を3～5回くり返し，筋を痛めるようなオーバーストレッチにならないように指導する．

### 3）等尺性回旋筋腱板，三角筋ex
- 健側で患側に対して抵抗をかけ，等尺性での外旋，内旋，外転運動を行う（図20）．

### 4）回旋筋腱板レジスタンスex（図21）
- チューブや重錘を使用し，肩甲骨の代償運動に注意して行う．
- 棘上筋exは三角筋の関与を防ぐため，肩甲骨面上0～30°外転の範囲で行う．
- 内旋筋，外旋筋は肘90°屈曲位とし，体幹から上腕を離さぬように内・外旋させる．内外旋exは上腕が外転しないよう脇にタオルなどを挟むとよい．
- いずれの運動も軽い負荷で反復して行う．

### 5）肩甲骨周囲筋ex
- 肩甲骨周囲筋の機能を高めることは再脱臼を予防し，安全に競技復帰をさせる点で重要である．

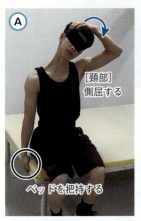
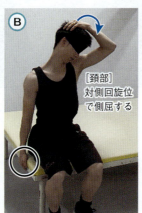
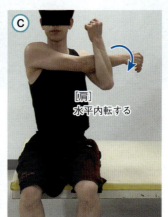
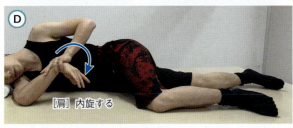
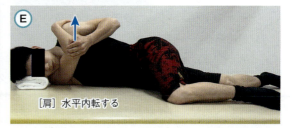

図19 ●ストレッチング
A) 頚部筋群のストレッチング（頚部回旋中間位）
B) 頚部筋群のストレッチング（頚部対側回旋位）
C) cross-body stretch
D) sleeper stretch
E) modified cross-body horizontal adduction stretch

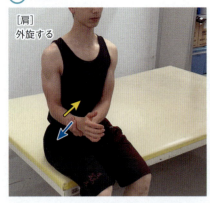
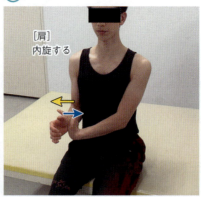
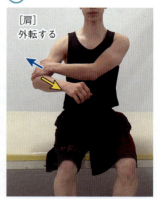

図20 ● 等尺性回旋筋腱板，三角筋ex
健側で患側に対して抵抗（➡）をかけながら行う．

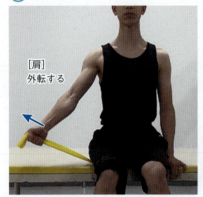
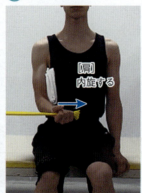
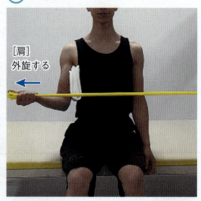

図21 ● 回旋筋腱板レジスタンスex

### A. 前鋸筋ex
- ボールを用い壁にボールを押し付けるように行う．その際，肩甲骨を前方突出させるように指導する（図22A）．
- はじめは直接壁を押す動作からはじめ，次にボールを使用することで段階的にエクササイズの難度を高める．
- 荷重が可能となった段階で，四つ這い位で肩甲骨を内転・外転させる（図22B）．

### B. 僧帽筋ex
- 四つ這い位かつ肩145°外転位での上肢挙上を伴う肩甲骨内転exを行う（図23A）．
- 壁に後頭部・肩甲骨・背部・腰部が接したスクワット肢位にて，肘90°屈曲位で手背が壁に沿うようにして肩を外転するwall angels exを行う（図23B）．肩を外転する範囲は，壁と接している後頭部・腰部・手背・肘が壁から離れない範囲とする．
- いずれのエクササイズにおいても肩甲骨を後傾・内転させ，運動中の僧帽筋中部・後部線維の活動の高まりを意識させる．

> **memo** 肩甲骨周囲筋exを実施するポイントについて
> - エクササイズ中は腰椎の過度な伸展運動が出現しないように腹部の収縮を意識するよう指導する．

第1章　1. 肩関節脱臼（外傷性肩関節前方脱臼）

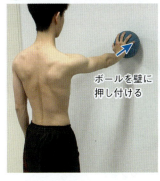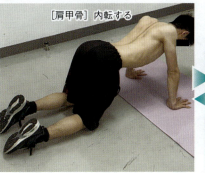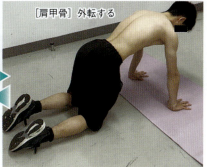

図22 ●前鋸筋ex

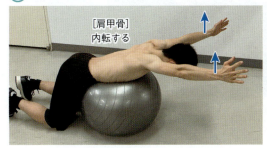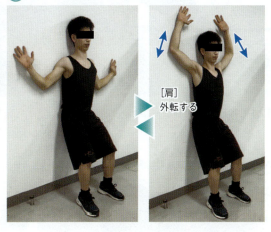

図23 ●僧帽筋ex

## 6）神経筋コントロールex

- サイドプランクexやプランクex，プッシュアップexを行う（図24）．
- ボールなどを用いて不安定な環境下で荷重exを実施し，段階的に難度を上げる（図24C，D）．

> **memo** 神経筋コントロールexを実施するポイントについて
> - 神経筋コントロールexは，荷重が可能となる時期から開始する．
> - 神経筋コントロールex中に，頭位前方突出，胸椎後弯増大，上腕骨頭前方偏位といった不良アライメントが観察されやすい（図25）．
> - 単関節でのエクササイズから開始し，不良アライメントが出現しないようであれば，下肢・体幹を含めた多関節を複合させたエクササイズへと段階的に難度を上げる．

> ⚠️ **注意** 代償動作を認める場合には，鏡や動画等を用いた視覚的フィードバックを用いて不良アライメントへの理解・修正を促す．視覚的なフィードバックを用いても不良アライメントが修正困難な場合は，エクササイズの難度を下げる．

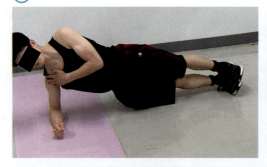
A サイドプランク ex

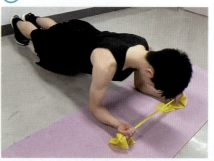
B プランク ex（肩外旋 ex 複合）

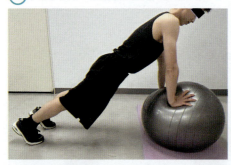
C バランスボール上でのプッシュアップ ex

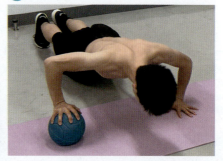
D メディシンボール上でのプッシュアップ ex

図24 ●神経筋コントロール ex

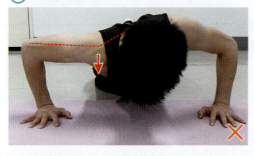
A 上腕骨頭前方偏位量の増大

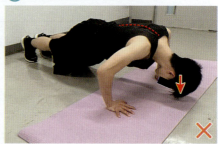
B 頭部前方突出，胸椎後弯増大

図25 ●神経筋コントロール ex（プッシュアップ ex）中の不良アライメント例

〈文献〉

1) Kazár B & Relovszky E：Prognosis of primary dislocation of the shoulder. Acta Orthop Scand, 40：216-224, 1969
2) Goss TP：Anterior glenohumeral instability. Orthopedics, 11：87-95, 1988
3) Hovelius L, et al：Primary anterior dislocation of the shoulder in young patients. A ten-year prospective study. J Bone Joint Surg Am, 78：1677-1684, 1996
4) Hayes K, et al：Shoulder instability: management and rehabilitation. J Orthop Sports Phys Ther, 32：497-509, 2002
5) Baker CL, et al：Arthroscopic evaluation of acute initial anterior shoulder dislocations. Am J Sports Med, 18：25-28, 1990
6) Bankart AS & Cantab MC：Recurrent or habitual dislocation of the shoulder-joint. 1923. Clin Orthop Relat Res：3-6, 1993
7) Norlin R：Intraarticular pathology in acute, first-time anterior shoulder dislocation: an arthroscopic study. Arthroscopy, 9：546-549, 1993
8) Calandra JJ, et al：The incidence of Hill-Sachs lesions in initial anterior shoulder dislocations. Arthroscopy, 5：254-257, 1989
9) Burkhart SS & De Beer JF：Traumatic glenohumeral bone defects and their relationship to failure of arthroscopic Bankart repairs: significance of the inverted-pear glenoid and the humeral engaging Hill-Sachs lesion. Arthroscopy, 16：677-694, 2000
10) Taylor DC & Arciero RA：Pathologic changes associated with shoulder dislocations. Arthroscopic and physical examination findings in first-time, traumatic anterior dislocations. Am J Sports Med, 25：306-311, 1997

第1章　1. 肩関節脱臼（外傷性肩関節前方脱臼）

11) Wolf EM, et al：Humeral avulsion of glenohumeral ligaments as a cause of anterior shoulder instability. Arthroscopy, 11：600-607, 1995

12) Bokor DJ, et al：Anterior instability of the glenohumeral joint with humeral avulsion of the glenohumeral ligament. A review of 41 cases. J Bone Joint Surg Br, 81：93-96, 1999

13) Visser CP, et al：The incidence of nerve injury in anterior dislocation of the shoulder and its influence on functional recovery. A prospective clinical and EMG study. J Bone Joint Surg Br, 81：679-685, 1999

14) Wahl S：An operative treatment for recurrent dislocation of the shoulder. Ann Surg, 115：441-444, 1942

15) Woertler K & Waldt S：MR imaging in sports-related glenohumeral instability. Eur Radiol, 16：2622-2636, 2006

16) Buss DD, et al：Nonoperative management for in-season athletes with anterior shoulder instability. Am J Sports Med, 32：1430-1433, 2004

17) Hoelen MA, et al：Prognosis of primary anterior shoulder dislocation in young adults. Arch Orthop Trauma Surg, 110：51-54, 1990

18) Henry JH & Genung JA：Natural history of glenohumeral dislocation--revisited. Am J Sports Med, 10：135-137, 1982

19) Handoll HH, et al：Surgical versus non-surgical treatment for acute anterior shoulder dislocation. Cochrane Database Syst Rev, 2004：CD004325, 2004

20) Jakobsen BW, et al：Primary repair versus conservative treatment of first-time traumatic anterior dislocation of the shoulder: a randomized study with 10-year follow-up. Arthroscopy, 23：118-123, 2007

21) Benedetto KP & Glötzer W：Arthroscopic Bankart procedure by suture technique: indications, technique, and results. Arthroscopy, 8：111-115, 1992

22) Cole BJ, et al：Comparison of arthroscopic and open anterior shoulder stabilization. A two to six-year follow-up study. J Bone Joint Surg Am, 82：1108-1114, 2000

23) Petrera M, et al：A meta-analysis of open versus arthroscopic Bankart repair using suture anchors. Knee Surg Sports Traumatol Arthrosc, 18：1742-1747, 2010

24) Porcellini G, et al：Long-term outcome of acute versus chronic bony Bankart lesions managed arthroscopically. Am J Sports Med, 35：2067-2072, 2007

25) Chiang ER, et al：Arthroscopic posteroinferior capsular plication and rotator interval closure after Bankart repair in patients with traumatic anterior glenohumeral instability—A minimum follow-up of 5 years. Injury, 41：1075-1078, 2010

26) Lino W Jr & Belangero WD：Labrum repair combined with arthroscopic reduction of capsular volume in shoulder instability. Int Orthop, 30：219-223, 2006

27) Yoneda M, et al：Bankart procedure augmented by coracoid transfer for contact athletes with traumatic anterior shoulder instability. Am J Sports Med, 27：21-26, 1999

28) Lizzio VA, et al：Clinical Evaluation and Physical Exam Findings in Patients with Anterior Shoulder Instability. Curr Rev Musculoskelet Med, 10：434-441, 2017

29) Hegedus EJ, et al：Physical examination tests of the shoulder: a systematic review with meta-analysis of individual tests. Br J Sports Med, 42：80-92; discussion 92, 2008

30) Beaudreuil J, et al：Contribution of clinical tests to the diagnosis of rotator cuff disease: a systematic literature review. Joint Bone Spine, 76：15-19, 2009

31) Kirkley A, et al：The development and evaluation of a disease-specific quality of life measurement tool for shoulder instability. The Western Ontario Shoulder Instability Index（WOSI）. Am J Sports Med, 26：764-772, 1998

32) Hatta T, et al：Reliability and validity of the Western Ontario Shoulder Instability Index（WOSI）in the Japanese population. J Orthop Sci, 16：732-736, 2011

33) de Oliveira VM, et al：Test-retest reliability of the closed kinetic chain upper extremity stability test（ckcuest）in adolescents: reliability of ckcuest in adolescents. Int J Sports Phys Ther, 12：125-132, 2017

34) Westrick RB, et al：Exploration of the y-balance test for assessment of upper quarter closed kinetic chain performance. Int J Sports Phys Ther, 7：139-147, 2012

35) Paterson WH, et al：Position and duration of immobilization after primary anterior shoulder dislocation: a systematic review and meta-analysis of the literature. J Bone Joint Surg Am, 92：2924-2933, 2010

36) Hess SA：Functional stability of the glenohumeral joint. Man Ther, 5：63-71, 2000

37) Edmonds G, et al：The effect of early arthroscopic stabilization compared to nonsurgical treatment on proprioception after primary traumatic anterior dislocation of the shoulder. Knee Surg Sports Traumatol Arthrosc, 11：116-121, 2003

38) Kirkley A, et al：Prospective randomized clinical trial comparing the effectiveness of immediate arthroscopic stabilization versus immobilization and rehabilitation in first traumatic anterior dislocations of the shoulder: long-term evaluation. Arthroscopy, 21：55-63, 2005

39) Kirkley A, et al：Prospective randomized clinical trial comparing the effectiveness of immediate arthroscopic stabilization versus immobilization and rehabilitation in first traumatic anterior dislocations of the shoulder: long-term evaluation. Arthroscopy, 21：55-63, 2005

Ⓑ リハビリテーションプログラム　51

第1章　肩

# 2. 上腕骨近位部骨折

古谷英孝

## Ⓐ知識の整理

Ⓑリハビリテーションプログラム

### POINT

① 上腕骨近位部骨折の発生機序について理解する

② 骨片の転位の分類，程度による合併症について理解する

③ 画像診断の方法について理解する

④ 骨折の程度による治療方針について理解する

## 1 原因・誘因

● **上腕骨近位部骨折**は大腿骨近位部骨折，橈骨遠位端骨折に次いで多い骨折で，全身の骨折のなかで4～5％に相当する．

● 上腕骨近位部骨折の87％は，**転倒により直接肩を強打することや上肢を伸展した状態で手をつくこと**で発症する骨折である．上腕骨近位部骨折のうち，約70％は**60歳以上の骨粗鬆症を伴う高齢者**であり，約75％は**女性**である[1]．

## 2 病態

● 骨片の転位がある場合は**血行障害，骨頭壊死，偽関節，肩関節機能障害**を合併する危険性がある[2]．

● 骨片の転位の程度には**Neerの分類**が用いられる（**図1**）[2]．骨頭，骨幹，大結節，小結節の4つの部分について相互に**1cm以上離開**するか，**45°以上回旋転位**した場合に限って**転位骨片**として認める．

  ▸1つの骨片が転位していれば2-part骨折，2つが転位すれば3-part骨折，3つが転位すれば4-part骨折とし，1-part，2-part，3-part，4-part骨折に分類される．

  ▸転位が前述した規定以下の場合は，骨片の数にかかわりなく1-part骨折として一括して扱う．

● 骨片の転位の少ない1-part骨折は，上腕骨近位部骨折の49～85％に及ぶ[1, 2]．

## 3 症状・障害

● 骨折による**疼痛**や**可動域制限**が発生し，**上肢を使用した日常生活動作**（activities of daily living：**ADL**）が障害される．特に，肩関節屈曲，外転，外旋の可動域制限が起こりやすく，転位の程度が大きいほど遷延する[3]．

## 4 診断学的検査

● 画像診断はX線およびCT，3DCTによる撮影を行い，Neerの分類より骨片の転位の状態を診断する．X線画像では正面画像とscapula Y像が撮影される．

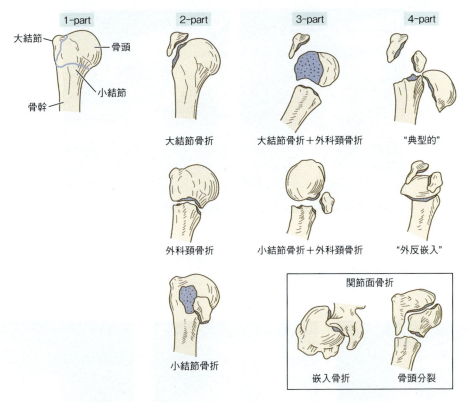

#### 図1 ● Neerの分類
骨頭，骨幹，大結節，小結節の4つの部分についての骨折部位，骨片の転位の状態を把握する．2-part 骨折の小結節骨折，3-part骨折の小結節＋外科頸骨折は稀である．文献2を参考に作成．

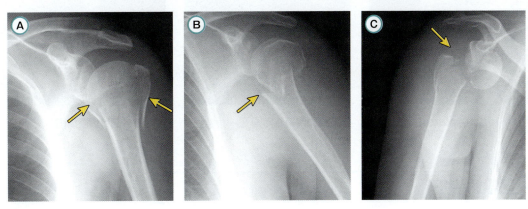

#### 図2 ● X線画像
⇒：骨折部位．
A) 大結節と小結節の骨折．
B) 外科頸骨折，1cm以上の骨片の転位が確認できる．
C) 大結節骨折と外科頸骨折，骨頭の45°以上の骨片の転位が確認できる．

- X線のみでは，3-part，4-part骨折を判別することは難しい場合があり，その場合，CTや3DCTを使用する．画像診断によって，上腕骨近位端の**外科頸，大結節，小結節部の骨折線の確認**，ならびに骨片の離散による **3-part，4-part骨折の状態**を把握する．また，健側と比較することで，**形態および転位の状態**，肩甲骨との位置関係による**脱臼の有無**にも着目する（図2，3）．

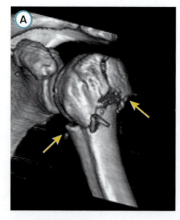
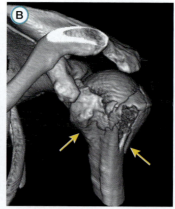

図3 ● 3DCT画像
⇒：骨折部位．
3DCTはX線と比べて骨折線，骨片の転位の程度を把握しやすい．
A）大結節骨折＋外科頚骨折．
B）小結節骨折と大結節骨折．

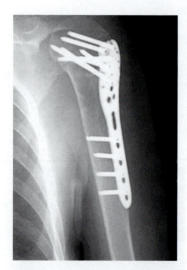
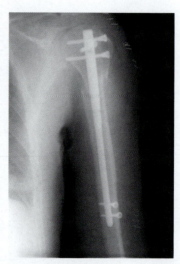
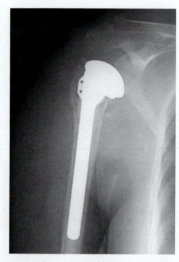

図4 ● locking plateによるプレート固定術

図5 ● 髄内釘固定術

図6 ● 人工骨頭置換術

## 5 医学的治療

- 1-part骨折は保存療法が選択され予後も良好である[4]．
- 2-part，3-part骨折にはlocking plateなどの**プレート固定術**（図4）や**髄内釘固定術**（図5）が選択される．
- また4-part骨折のような骨頭が粉砕状で整復が困難な場合には**人工骨頭置換術**（図6）が選択される[5]．

第1章　肩

# 2. 上腕骨近位部骨折

古谷英孝

Ⓐ知識の整理　　　Ⓑリハビリテーションプログラム

## ⭕ Do!

1. 骨癒合に応じた評価方法を選択する
2. 手術方法の違いによる術後リハビリテーションスケジュールを把握する
3. 運動療法の方法を把握する

## ❌ Don't!

1. 骨癒合していない状態での過度な可動域エクササイズは行わない
2. 骨折・手術直後の装具固定期には不良姿勢をとらせない

## 1　情報収集

- 主治医，看護師，カルテ，診断画像から情報を収集する.
  ①受傷機序，現病歴，神経損傷などの合併症を確認する.
  ②術後であれば術式と術後スケジュールを主治医に確認する.
  ③X線，CT，3DCTの画像より骨折の重症度はどの程度かを確認する（Ⓐ知識の整理参照）.
  ④家族構成（介助者の有無，介助者の介助能力の程度など）を確認する.
  ⑤高血圧，心疾患に代表される循環器疾患，糖尿病などの内部疾患，骨粗鬆症などの合併症の有無を把握する.
  ⑥薬物の投与の種類，量を確認する.

## 2　患者を前にまず行うこと

- 問診，視診，触診，疼痛，感覚検査により重症度，受傷後の経過をおおまかに把握する.

### 1）問診

- 利き手，受傷前の家庭での役割，趣味，仕事の内容などを聴取し，上肢の使用頻度を把握する（予後や生活目標設定に有用となる）.

### 2）視診，触診

- 三角巾やバストバンドにより固定されているか，さらに固定方法は適切かを確認する.
- 可能な限り肌を露出してもらい，腫脹，熱感，発赤，患部および患部外の浮腫の程度を確認する.
- 装具固定期では，関節が不動となり筋萎縮をきたしやすいため，筋腹の膨隆の程度，弾力性などを視診，触診する.

### 3) 疼痛評価，感覚検査

- **安静時痛**と**動作時痛**に分けて評価し，疼痛の部位，性質，程度などを確認する．疼痛の強さはvisual analogue scale（VAS）やnumerical rating scale（NRS）を用いて数値化し，回復過程や治療の効果判定に役立てる.
- 骨折後は**末梢神経損傷**を合併している可能性があり，骨折部周辺や遠位部の**感覚検査**を行う.

⚠️**注意** 三角巾やバストバンドは痛みが軽減する位置，かつ不良姿勢とならない位置に装着する.

## 3 リハビリテーション評価

### 1）関節可動域（ROM）

- 装具固定期では，**肘・手・手指関節**，**肩甲骨**，**体幹**の可動域を肩の疼痛のない**範囲**で確認する．装具固定期を過ぎ，骨癒合の状況により関節運動が可能であれば，**主治医に確認のうえ肩関節可動域を測定する**．ROM測定には，一般的に日本整形外科学会・日本リハビリテーション医学会が定めた測定法を用いる[6].
- 結帯動作が可能であれば，**母指と第7頸椎棘突起間の距離（指椎間距離）**をテープメジャーにより測定する.
- 自動運動が可能となったら肩甲上腕リズムや臼蓋上腕リズムに着目して，自動挙上運動時の過度な肩甲骨挙上や，体幹伸展などの代償動作についても観察する.

### 2）筋力

- 装具固定期では，肩関節に負荷のかかる徒手筋力検査（MMT）は行わない．肩関節MMTの施行は骨癒合の確認後に行う.
- 手指筋力の評価として**握力計**による測定を行い，**左右差を確認**する.

### 3）ADL評価

- 上肢骨折患者の機能障害・能力障害評価としてDisabilities of the Arm, Shoulder and Hand（**DASH**）を用いる.
  - ▸ DASHは，**ADL・レクリエーション活動・社会生活・性生活・疼痛・こわばり感**などの項目で構成される自己記入式質問表である[7].
  - ▸ 各項目について良い方から悪い方へ1〜5点の5段階で評価する．最高が30点，最低が100点となる.
- **日本語版 Quick DASH** はDASHよりも評価項目が少なく，短時間での評価が可能である（**表1**）[8].
  - ▸ 日本語版 Quick DASH の評価方法は，第一部では11項目を合計し平均した値より1を引き，25をかけて100点満点に換算する．11項目中2項目以上欠損がある場合は計算できない.
- 第二部では仕事とスポーツ／芸術活動のどちらかを選択して回答に対応する点数を合計し，4で割った値を平均値とする．この平均値から1を引き25をかけて100点満点に換算する．各選択項目で欠損値がある場合は計算できない.

## *Quick* DASH

先週1週間に次にあげる動作ができたかどうか、該当する状態の番号を○で囲んで下さい。

**1. きつめのまたは新しいビンのフタを開ける**
1：全く困難なし 2：やや困難 3：中等度困難 4：かなり困難 5：できなかった

**2. 重労働の家事をする（壁ふきや床掃除など）**
1：全く困難なし 2：やや困難 3：中等度困難 4：かなり困難 5：できなかった

**3. 買い物バッグや書類かばんを持ち運ぶ**
1：全く困難なし 2：やや困難 3：中等度困難 4：かなり困難 5：できなかった

**4. 背中を洗う**
1：全く困難なし 2：やや困難 3：中等度困難 4：かなり困難 5：できなかった

**5. 食事でナイフを使う**
1：全く困難なし 2：やや困難 3：中等度困難 4：かなり困難 5：できなかった

**6. 軽いレクリエーションをする（例：トランプ、編み物、碁、将棋など）**
1：全く困難なし 2：やや困難 3：中等度困難 4：かなり困難 5：できなかった

**7. 腕・肩・手の障害が、家族、隣人、友人、あるいは仲間との正常な社会生活をどの程度妨げましたか**
1：まったくなかった 2：ややあった 3：中等度あった 4：かなりあった 5：極度にあった

**8. 腕・肩・手の障害によって先週の仕事・日常生活に制限がありましたか**
1：制限なし 2：やや制限 3：中等度制限 4：かなり制限 5：極度に制限

先週1週間の症状について、該当する番号を○で囲んで下さい。

**9. 腕・肩・手に痛みがある**
1：まったくなかった 2：ややあった 3：中等度あった 4：かなりあった 5：何もできないほど

**10. 腕・肩・手がチクチク痛む（ピンや針を刺したような痛み）**
1：まったくなかった 2：ややあった 3：中等度あった 4：かなりあった 5：何もできないほど

**11. 腕・肩・手の痛みによって眠れないときがありましたか**
1：まったくなかった 2：ややあった 3：中等度あった 4：かなりあった 5：眠れないほど

*Quick* DASH 機能障害/症状 スコア＝（[加算点数/n]-1）×25、n は回答のあった項目数
*Quick* DASH score は2項目以上欠損があると計算できません

---

## *Quick* DASH

**仕事（選択項目）**
あなたの仕事（家事を含む）をするにあたって、あなたの腕・肩・手の障害がどの程度影響しているか以下の質問に答えて下さい。

あなたの仕事は：
□ 私は働いていません。（以下の質問には答える必要はありません）

**1. 仕事において、いつもの活動ができましたか**
1：全く困難なし 2：やや困難 3：中等度困難 4：かなり困難 5：できなかった

**2. 腕・肩・手の痛みのために仕事が制限されましたか**
1：全く困難なし 2：やや困難 3：中等度困難 4：かなり困難 5：できなかった

**3. 自分の思うように仕事ができましたか**
1：全く困難なし 2：やや困難 3：中等度困難 4：かなり困難 5：できなかった

**4. いつもと同じ時間仕事ができましたか**
1：全く困難なし 2：やや困難 3：中等度困難 4：かなり困難 5：できなかった

**スポーツ／芸術活動（選択項目）**
楽器の演奏やスポーツをするにあたって、あなたの腕・肩・手の障害もしくは楽器演奏などがどの程度影響しているか以下の質問に答えて下さい。もしあなたが2つ以上のスポーツもしくは楽器演奏だと考えている活動についてお答えて下さい。

その活動は：
□ 私は楽器の演奏やスポーツをしません。（以下の質問には答える必要はありません）

先週1週間で、あなたの状態を最も示している番号を○で囲んで下さい。

**1. スポーツ、もしくは楽器演奏においていつもの活動ができましたか**
1：全く困難なし 2：やや困難 3：中等度困難 4：かなり困難 5：できなかった

**2. 腕、手の痛みのために活動がどの程度制限されましたか**
1：全く困難なし 2：やや困難 3：中等度困難 4：かなり困難 5：できなかった

**3. 自分の思うように活動ができましたか**
1：全く困難なし 2：やや困難 3：中等度困難 4：かなり困難 5：できなかった

**4. いつもと同じ時間できましたか**
1：全く困難なし 2：やや困難 3：中等度困難 4：かなり困難 5：できなかった

選択項目スコア＝（[加算点数/4]-1）×25
選択項目スコアは1項目でも欠損があると計算できません

---

**表1 ● 日本語版 Quick DASH 質問表**
文献8より転載。

## 4　リハビリテーション治療の全体的な流れ

- 主治医からの指示に従いリハビリテーションプログラムを進める.

### 1）保存療法リハビリテーションプログラム[9]

- 保存療法のリハビリテーション例を**表2**に示す. エクササイズの詳細は「**5**リハビリテーション治療の実際」を参照されたい.

表2●保存療法リハビリテーションプログラム（例）

| Stage | 期間 | エクササイズ | 目的 |
|---|---|---|---|
| Stage Ⅰ<br>（装具固定期） | ～4週 | アイシング | 炎症コントロール<br>疼痛の軽減 |
| | | stooping ex（1週～）<br>他動運動でのROM ex（2週～） | 可動域拡大 |
| | | 肩甲骨前後傾ex<br>肘関節，手関節，手指ex | 患部外トレーニング |
| Stage Ⅱ<br>（装具除去期） | 5～6週 | アイシング | 炎症コントロール<br>疼痛の軽減 |
| | | 自動介助運動でのROM ex<br>wiping ex | 可動域拡大 |
| | | 肩甲骨前後傾ex | 患部外トレーニング |
| | 7～8週 | 自動運動でのROM ex | 可動域拡大 |
| | | 等尺性筋力ex<br>肩甲骨スタビリティex | 筋力トレーニング |
| Stage Ⅲ<br>（抵抗運動期） | 9週～ | 最終可動域でのストレッチング | 可動域拡大 |
| | | 回旋筋腱板レジスタンスex<br>肩甲骨スタビリティex | 筋力トレーニング |

### Stage Ⅰ

- 保存療法では受傷1週後，**早期よりリハビリテーションを開始**することで**疼痛の軽減**と**早期回復**が得られる. 拘縮・浮腫予防目的で手関節，手指の自動運動を実施する.
- 炎症による疼痛が強いため，**アイシングの指導**，就寝時のポジショニング（図7）にも配慮する.
- 受傷後1週よりstooping exercise（以下ex，図8）を開始し，受傷後2～4週より疼痛のない範囲でROM exを行う. この時期は，骨折部にストレスが加わらないように**屈曲は90°，外転は90°まで**とする.

### Stage Ⅱ

- 受傷後5週より骨癒合を確認しながら主治医の指示のもと，自動介助運動（図10A）を開始し，三角巾やバストバンドを外していく. テーブルを拭くような動作（wiping ex，図9）も行う.
- 一般的に**受傷後6週で骨癒合が獲得される**. 7～8週で全可動域での自動運動，等尺性筋力ex（図11）を行う. 自動運動で肩関節が挙上できない場合，杖などを用いた棒体操を行う（図10B）.

### Stage Ⅲ

- 受傷後9週より最終可動域でのストレッチング，チューブを利用した回旋筋腱板レジスタンスex（図12B）を行う. 肩甲骨スタビリティexも積極的に行う（図13）.

第1章　2. 上腕骨近位部骨折

## 2) プレート・髄内釘固定術の術後リハビリテーションプログラム[10]

- プレート・髄内釘固定術の術後リハビリテーション例を**表3**に示す．エクササイズの詳細は「**5 リハビリテーション治療の実際**」を参照されたい．

**表3 ● プレート・髄内釘固定術の術後リハビリテーションプログラム（例）**

| Stage | 期間 | エクササイズ | 目的 |
|---|---|---|---|
| Stage Ⅰ<br>（装具固定期） | ～3週 | アイシング | 炎症コントロール<br>疼痛の軽減 |
| | | 他動運動でのROM ex（術後3日～）<br>stooping ex（術後3日～） | 可動域拡大 |
| | | 肩甲骨前後傾ex<br>肘関節，手関節，手指ex | 患部外トレーニング |
| Stage Ⅱ<br>（装具除去期） | 4～6週 | アイシング | 炎症コントロール<br>疼痛の軽減 |
| | | 自動介助・自動運動でのROM ex<br>wiping ex | 可動域拡大 |
| | | 等尺性筋力ex | 筋力トレーニング |
| | | 肩甲骨前後傾ex | 患部外トレーニング |
| | 7～9週 | 自動運動でのROM ex<br>段階的なストレッチング | 可動域拡大 |
| | | 回旋筋腱板ex<br>肩甲骨スタビリティex | 筋力トレーニング |
| Stage Ⅲ<br>（抵抗運動期） | 10～25週 | 最終可動域でのストレッチング | 可動域拡大 |
| | | 回旋筋腱板レジスタンスex<br>肩甲骨スタビリティex | 筋力トレーニング |

### Stage Ⅰ

- 術後翌日より拘縮・浮腫予防目的で手関節，手指の自動運動を実施する．
- 炎症による疼痛が強いため，**アイシングの指導，就寝時のポジショニング**（**図7**）にも配慮する．
- 受傷後1週より三角巾着用下でのstooping ex（**図8A**）と，疼痛のない範囲でROM exを行う．

### Stage Ⅱ

- 術後4週より骨癒合を確認しながら主治医の指示のもと，自動介助運動（**図10A**）から自動運動へと段階的にROM exを開始し，疼痛に合わせ三角巾を外していく．この時期にwiping ex（**図9**）も行う．
- 術後7～8週で全可動域での自動運動，等尺性筋力ex（**図11**），回旋筋腱板ex（**図12A**），棒体操（**図10B**）を行う．

### Stage Ⅲ

- 術後10週より最終可動域でのストレッチング，回旋筋腱板レジスタンスex（**図12B**），肩甲骨スタビリティex（**図13**）も積極的に行う．

## 3) 人工骨頭置換術の術後リハビリテーションプログラム[11]

- 人工骨頭置換術の術後リハビリテーション例を**表4**に示す．エクササイズの詳細は「**5 リハビリテーション治療の実際**」を参照されたい．

B リハビリテーションプログラム　59

表4 ● 人工骨頭置換術の術後リハビリテーションプログラム（例）

| Stage | 期間 | エクササイズ | 目的 |
|---|---|---|---|
| Stage I<br>（装具固定期） | 〜5週 | アイシング | 炎症コントロール<br>疼痛の軽減 |
| | | 他動運動でのROM ex<br>stooping ex | 可動域拡大 |
| | | 肩甲骨前後傾ex<br>肘関節，手関節，手指ex | 患部外トレーニング |
| Stage II<br>（装具除去期） | 6〜7週 | アイシング | 炎症コントロール<br>疼痛の軽減 |
| | | 自動介助運動でのROM ex<br>wiping ex | 可動域拡大 |
| | | 等尺性筋力ex | 筋力トレーニング |
| | | 肩甲骨前後傾ex | 患部外トレーニング |
| | 8〜12週 | 自動運動でのROM ex<br>段階的なストレッチング | 可動域拡大 |
| | | 回旋筋腱板ex<br>肩甲骨スタビリティex | 筋力トレーニング |
| Stage III<br>（抵抗運動期） | 13〜25週 | 最終可動域でのストレッチング | 可動域拡大 |
| | | 回旋筋腱板レジスタンスex<br>肩甲骨スタビリティex | 筋力トレーニング |

## Stage I

- 術後のこわばりを避けるために**受動的なROM exは早期より行い**，リハビリテーション以外では4〜6週間三角巾を着用する．術後6週間，肩関節においては**他動運動でのROM exを行い**，疼痛に応じて進めていく．また，三角巾着用下でstooping exを行う（図8A）.
- 炎症による疼痛が強いため，**アイシングの指導，就寝時のポジショニング**（図7）にも配慮する．

## Stage II

- 術後6週より骨癒合を確認しながら主治医の指示のもと，等尺性筋力exを行う（図11）.
- 術後8週より，段階的なストレッチング，自動介助運動（図10A），wiping ex（図9）を行い，可動域拡大と筋力増強をめざす．この時期より，ADL上での自動運動を許可する．

## Stage III

- 術後13週より最終可動域でのストレッチング，回旋筋腱板レジスタンスex（図12B），肩甲骨スタビリティex（図13）も積極的に行う．

# 5 リハビリテーション治療の実際

## 1）装具固定期のポジショニング

- 装具固定期では，就寝時，臥位でのROM ex時のポジショニングに注意する．肩と肘の下に枕を入れて患肢を少し上げておくと，比較的疼痛は軽減される（図7）.

## 2）stooping ex

- 体幹を床面に対して平行になるように前傾させ，上肢を脱力する．下肢と体幹，上肢の重みを利用して振り子のように振る[12]（図8）.このときに上肢の力で振らないように注意する．stooping exは骨折部に直接的な外力が加わりにくい．

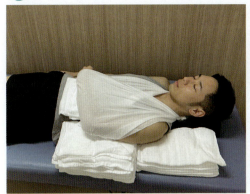
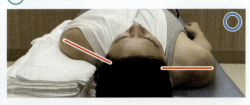
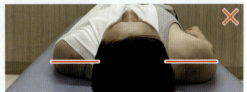

図7 ● 装具固定期のポジショニング

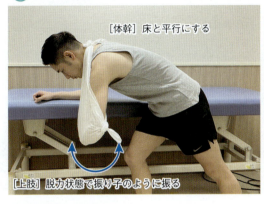
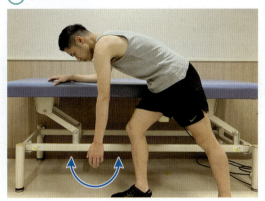

図8 ● stooping ex
1日2～3回，1回につき10～20分程度行う．

### 3) wiping ex
- テーブルや昇降式治療ベッドなどを利用して行う．テーブルを拭くようにゆっくりと肩関節屈曲，伸展，外転，内転をくり返す（図9）．

### 4) 自動介助運動，棒体操
- まずは背臥位から行い，座位へと移行していく．最初は健側の手で介助しながら腕を挙上するように指導する（図10A）．また，座位にて肩幅程度の長さの棒や杖を用いた挙上運動を行う（図10B）．この運動で拘縮予防と筋，靱帯，関節包などの軟部組織の伸張性増加を期待する．

### 5) 等尺性筋力ex
- 健側で患側に対して抵抗をかけ，等尺性での肩関節外転運動を行う．また，肘を支点として肩関節内外旋運動を行う（図11）．疼痛のない範囲でゆっくりと動かす．上腕骨頭が前方変位した肢位で内外旋運動を行うと，前方の軟部組織，特に上腕二頭筋長頭腱に負荷がかかる可能性があるため，肘が肩より前方に位置するように指導する．

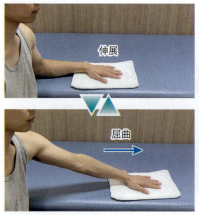
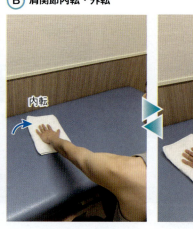

**図9 ● wiping ex**
1日2〜3回，1回につき10〜20分程度行う．

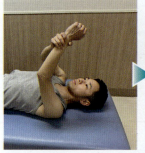
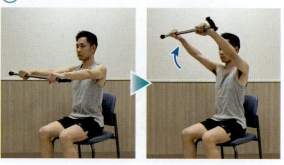

**図10 ● 自動介助運動，棒体操**
1日2〜3回，1回につき20〜30回程度行う．

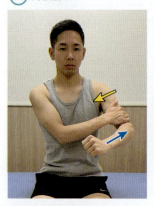
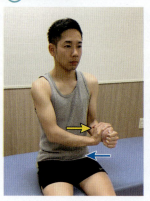
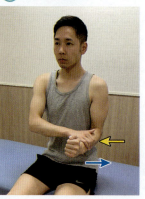

**図11 ● 等尺性筋力ex**
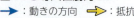
1日2〜3回，1回につき20〜30回程度行う．

## 6）回旋筋腱板 ex・回旋筋腱板レジスタンス ex

- 回旋筋腱板 ex は肘を支点とし，肩関節内外旋運動を行う（図12A）．疼痛のない範囲でゆっくりと動かす．上腕骨頭が前方変位した肢位で内外旋運動を行うと，前方の軟部組織，特に上腕二頭筋長頭腱に負荷がかかる可能性があるため，肘が肩より前方に位置するように指導する．
- 回旋筋腱板レジスタンス ex はチューブや重錘を使用し，**肩甲骨の代償運動**に注意して行う．棘上筋 ex は三角筋の関与を防ぐため，肩甲骨面上 0～30°外転の範囲で行う（図12B）．
- 外旋筋，内旋筋に対するレジスタンス ex は肘関節 90°屈曲位とし，体幹から上腕を離さないように内外旋させる．内外旋の際には上腕が外転しないよう脇にタオルなどを挟むとよい．いずれの運動も軽い負荷で反復させる（図12B）．

## 7）肩甲骨スタビリティ ex

- はじめはボールを使用せずに，直接壁を押す動作からはじめる．次にボールを用いて壁に押し付けるようにし，力を入れた状態で5秒間保持する．その際，**肩甲骨を前方突出させるように指導する**（図13A）．
- 椅子やベッドなどに手を置き，肩甲骨が下制するように押し付け，力を入れた状態で5秒間保持する（図13B）．
- 腹臥位にて両肘で支持し，肩甲骨の前方突出運動を行う．腹部を浮かせて**腹筋群も同時に筋収縮を促す**（図13C）．腰椎が過度に伸展・屈曲しないように腹部を意識するよう指導する．

**A** 回旋筋腱板 ex

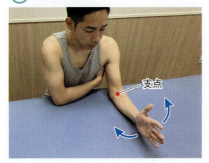

**B** 回旋筋腱板レジスタンス ex

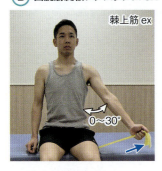
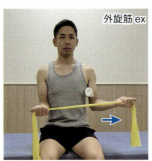
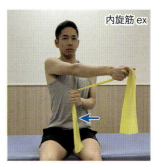

**図12** 回旋筋腱板 ex
1日2～3回，1回につき20～30回を2～3セット程度行う．

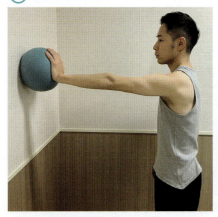
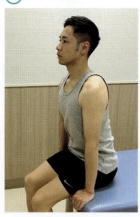
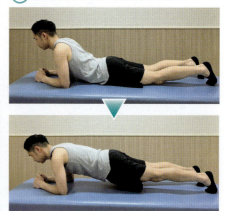

図13 ● 肩甲骨スタビリティex
A,B,Cの順に段階的に肩甲骨のスタビリティexを行っていく．
1日2～3回，1回につき20～30回を2～3セット程度行う．

〈文献〉
1) Court-Brown CM, et al：The epidemiology of proximal humeral fractures. Acta Orthop Scand, 72：365-371, 2001
2) Neer CS 2nd：Displaced proximal humeral fractures. I. Classification and evaluation. J Bone Joint Surg Am, 52：1077-1089, 1970
3) Lanting B, et al：Proximal humeral fractures：a systematic review of treatment modalities. J Shoulder Elbow Surg, 17：42-54, 2008
4) Gaebler C, et al：Minimally displaced proximal humeral fractures：epidemiology and outcome in 507 cases. Acta Orthop Scand, 74：580-585, 2003
5) Resch H, et al：Percutaneous fixation of three- and four-part fractures of the proximal humerus. J Bone Joint Surg Br, 79：295-300, 1997
6) 「標準整形外科学　第15版」（井樋栄二，津村 弘／監，田中 栄，他／編），医学書院，2023
7) Atroshi I, et al：The disabilities of the arm, shoulder and hand（DASH）outcome questionnaire：reliability and validity of the Swedish version evaluated in 176 patients. Acta Orthop Scand, 71：613-618, 2000
8) 日本手外科学会：quickDASH　JSSHバージョン．
https://www.jssh.or.jp/doctor/jp/publication/kinouhyouka.html（2024年9月閲覧）
9) Handoll HH, et al：Interventions for treating proximal humeral fractures in adults. Cochrane Database Syst Rev, 6：CD000434, 2022
10) Sproul RC, et al：A systematic review of locking plate fixation of proximal humerus fractures. Injury, 42：408-413, 2011
11) Robinson CM, et al：Primary hemiarthroplasty for treatment of proximal humeral fractures. J Bone Joint Surg Am, 85：1215-1223, 2003
12) 「The shoulder：rupture of the supraspinatus tendon and other lesions in or about the subacromial bursa」（Codman EA, et al, eds），R. E. Kreiger, 1934

第1章　肩

# 3. 胸郭出口症候群

地神裕史

**Ⓐ知識の整理**　　　Ⓑリハビリテーションプログラム

## POINT

1 胸郭出口症候群の病態・分類について理解する
2 症状が類似する頚肩腕症候群との違い・鑑別診断の方法を理解する
3 治療内容を理解する

## 1 病態

● **胸郭出口症候群**（thoracic outlet syndrome：**TOS**）は，**頚肋**，鎖骨，第1肋骨や前斜角筋，中斜角筋，小胸筋などによって腕神経叢と鎖骨下動脈，鎖骨下静脈が，胸郭出口付近において圧迫・牽引されることで起きる症状の総称である．その発生要因は大きく先天性と後天性に分類できる．

● 本邦では腕神経叢の刺激状況により，圧迫と牽引が混在する混在型が全体の74％と大部分を占め，神経性TOSと圧迫型が18％，牽引型が8％との報告もある[1]．TOSの発症要因を**表1**に示す．

> **memo** 頚肋
> 　第7頚椎から出た肋骨の一種で，その大きさや形状は人によって異なる．この頚肋と鎖骨により神経や動脈が圧迫されると前腕や手指のしびれ，痛みが生じる．

## 2 症状・理学所見

● TOSの症状として**首や肩の筋硬結**，**腕から手にかけてのしびれ**，**腕のだるさ**，**肩周囲の圧痛**などがあげられる．

● 症状が発生する部位や要因が異なるために，現れる症状は多岐にわたる．後述するさまざまな鑑別検査

表1 ●発症要因分類

| 骨や血管の異常 | 外傷や障害 | その他 |
| --- | --- | --- |
| ● 頚肋<br>● 第1肋骨や鎖骨の形状異常<br>● 頚肋と第1肋骨の癒合<br>● 第1肋骨と第2肋骨の癒合<br>● 鎖骨下動脈の形状異常 | ● 斜角筋損傷<br>● 腕神経叢の損傷<br>● 鎖骨・肋骨の骨折<br>● 頚椎捻挫<br>● 上肢や脊椎への外傷<br>● スポーツ外傷・障害 | ● 腫瘍・炎症<br>● 胸郭や上肢の手術<br>● 中心静脈栄養（IVH）による血栓<br>● 肩甲上腕関節の不安定性 |
| **筋などの軟部組織の異常** | **姿勢や生活・労働環境** | |
| ● 前斜角筋の肥厚やタイトネス<br>● 中斜角筋の肥厚やタイトネス<br>● 小胸筋の肥厚やタイトネス<br>● 鎖骨下筋の肥厚やタイトネス<br>● 斜角筋と腕神経叢との癒着 | ● 不良姿勢（図1）<br>● 上肢頭上挙上労働<br>● 重量物挙上 | |

**Ⓐ知識の整理　65**

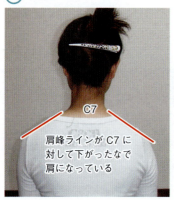
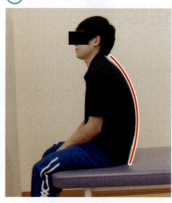

図1 ● TOSの要因となる不良姿勢
牽引型TOS（A）は女性に多い．

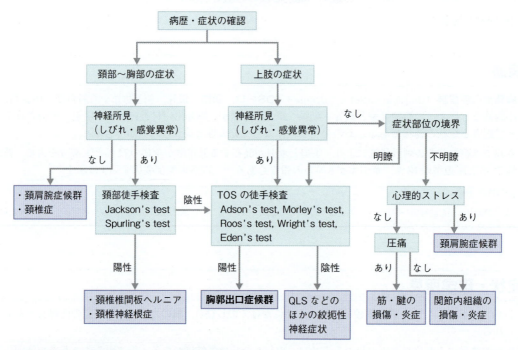

図2 ● 胸郭出口症候群（TOS）の機能診断フローチャート
文献2より引用．
QLS（quadrilateral space）：上腕骨，上腕三頭筋長頭，大円筋，小円筋との間で囲まれたスペース．

によって誘発される症状もあるため，丁寧な問診といくつかの検査を組み合わせる必要がある．
- 症状の特徴として，自覚症状が強い反面それを裏付ける他覚所見に乏しいことがあげられる．類似する症候群との鑑別診断におけるフローチャートを図2に示す．

## 3 検査・診断

### 1）画像診断

#### A. 頚椎・上位胸椎部正面像
- 頚肋が確認できれば腕神経叢部の線維性索状物の存在が示唆される（図3）．
- また，頚椎横突起の肥大，第1肋骨の形態異常（図3），なで肩の特徴的所見である鎖骨の水平化，ハの

第1章 3．胸郭出口症候群

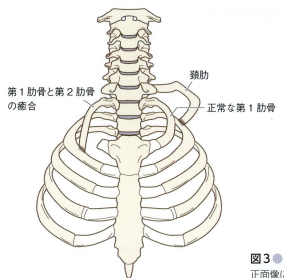

図3● X線で確認できる異常所見
正面像にて頸肋や第1肋骨の形態異常を確認する．

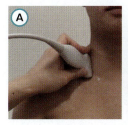
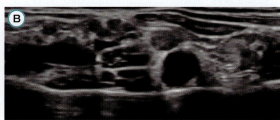
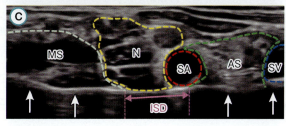

図4● Bモード法によるISD計測の実際
A）鎖骨上アプローチで鎖骨上窩にプローブを設置し，長軸方向へ第1肋骨を描出できるようにプローブ操作を行う．
B）Aのプローブ操作で得られた画像．
C）Bの解説．ランドマークは第1肋骨（⇨）と鎖骨下動脈（SA）とし，第1肋骨は最もhigh echo像になるよう描出し，SAは円形になるように描出する．
MS：中斜角筋，N：腕神経叢，SA：鎖骨下動脈，AS：前斜角筋，SV：鎖骨下静脈，ISD：斜角筋三角底辺距離
文献3より転載．

字型化した鎖骨，相対的に隆起している上位肋骨などの所見がある．

**B．頸椎側面撮像**

- なで肩のため上位胸椎部まで撮像されることも多く，また前・中斜角筋の緊張・攣縮状態があると，頸椎前弯の減少・消失あるいは後弯が示唆される．

**C．エコー画像**

- 近年，TOSの画像診断には積極的にエコーが用いられるようになっている．鎖骨遠位部の腋窩動脈2nd partにて，上肢下垂位，外転外旋位，最大挙上位の3肢位における収縮期最大血流速度の違いを計測する．これにより，下垂位に対して外転外旋位や挙上位時にどの程度血流が阻害されているかの診断が可能である．

- また，第一肋骨上の前斜角筋と中斜角筋停止部間の**前中斜角筋三角底辺距離**（inter-scalene distance：ISD）を計測することで，斜角筋三角部での絞扼の可能性を客観的に評価することが可能である（図4）．
  ▶ISDは12 mm前後が一般的とされているが，手術適応患者の場合は5 mm前後となっていることが報告されている[1]．

**D．3DCT血管造影**

- 上肢挙上位での鎖骨下動脈の3DCT血管造影を実施する方法も推奨されている．

表2 ●胸郭出口症候群（TOS）とその他の頚肩腕症候群の鑑別

| | 発症要因 | 神経症状 | 検査所見 | 誘発テスト |
|---|---|---|---|---|
| 胸郭出口症候群 | ● 鎖骨，胸郭変形<br>● なで肩 | ● 高度の例では上肢尺側の神経麻痺を伴う | ● 頚肋，鎖骨や胸郭の変形<br>● 血管造影の動脈狭窄所見 | ● Wright test, Eden test陽性<br>● 頚肋では同部にTinel sign陽性 |
| その他の頚肩腕症候群 | ● 長時間精神的緊張を要する上肢作業に従事 | ● 境界不明瞭な軽度の知覚障害 | ● 検査所見での明白な異常がないこと | ● 圧痛点多数<br>● 過労，心理的ストレスによって増悪<br>● 易再発性 |

## 2) TOS とその他の疾患との鑑別検査と診断

- TOSは広義の頚肩腕症候群のうちの1つである.
- TOSとその他の頚肩腕症候群との鑑別のポイントを表2に示す. これらの項目の所見や後述する図5の徒手的な鑑別検査によりTOSの機能的な診断が行われる.
- TOSは斜角筋症候群（scalenus syndrome），過外転症候群（hyperabduction syndrome），頚肋症候群（cervical rib syndrome），肋鎖症候群（costoclavicular syndrome）という4つの症候群の総称である. 各症候群の鑑別方法を図5に示す.
- TOSに対する整形外科疾患テストは，頚椎や肩関節疾患を除外し，事前に収集した病歴や身体機能評価などと併せてさらに強固にTOSと判断することを目的としている. また，その症状の原因やアプローチすべき対象を明確にするために各手技を組み合わせて評価する必要がある.
- 各手技の信頼性・妥当性に関しては，Wright testやRoos test，Morley testなどは陽性率が高く，信頼性が高いので優先して行うとよい. Wright test陽性の場合は過外転症候群が疑われるため，小胸筋に対するアプローチが有効である. Roos test陽性は頚肋症候群が疑われる. また，Morley test陽性では斜角筋症候群が疑われるが，さらにAdson test，Halstead testなどを行い，どの部位の斜角筋が主に原因となっているのか診断を進める. Halstead test陽性は斜角筋症候群と肋鎖症候群が疑われるが，Morley testやAdson testにより斜角筋症候群が否定され，Eden testが陽性であった場合には肋鎖症候群を疑う.

## 4 治療

### 1) 保存療法

#### A. 理学療法

- 肋鎖間隙における神経血管束の圧迫を最小限にするための理学療法（Ｂリハビリテーションプログラム参照）が効果的とされている. 加えて，Tinel徴候が生じる局所に対して超音波治療を行うことで効果があるという報告もある.

#### B. 薬物療法

- 一般的なステロイド系消炎鎮痛剤はあまり効果がないが，抗うつ薬，抗不安薬，自律神経調整剤が一定の効果を示す場合もある.

#### C. 装具療法

- 肩甲骨挙上位の保持を目的とした熊本大学式肩甲骨装具（Kumamoto University scapular band：KSバンド）を用いて姿勢矯正を行うことで症状が改善される場合がある. 通常3〜4週で離脱が可能である.

#### D. ブロック注射

- エコーガイド下における斜角筋ブロックや腕神経叢ブロック，星状神経節ブロックなども効果的である.

### 2) 手術療法

- 保存療法が無効なときにはじめて手術療法を行う. 手術が必要となるのは全体の約5〜6％であり，経腋窩第1肋骨切除術や前斜角筋部分切除術および神経剥離術などが行われる.

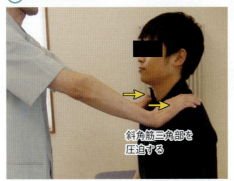
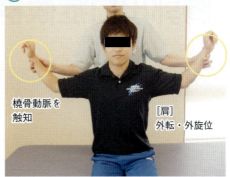
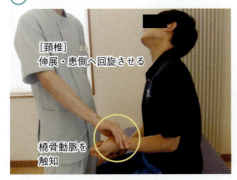
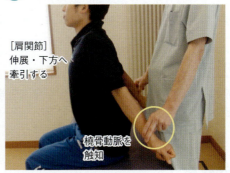
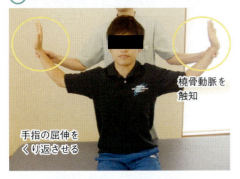
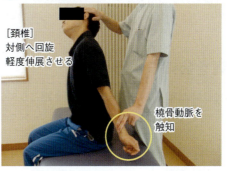

**図5 ● 各症候群に対する整形外科疾患テスト**

A) 斜角筋三角部を母指で圧迫．左右の変化を比較する．圧痛・放散痛がある場合，斜角筋症候群が疑われる．
B) 肩関節外転外旋位で橈骨動脈を触知する．橈骨動脈の拍動に変化がある場合，過外転症候群が疑われる．
C) 橈骨動脈を触知した状態で，呼吸を止めたまま頚椎を伸展・患側へ回旋させる．橈骨動脈の拍動に変化がある場合，斜角筋症候群，頚肋症候群が疑われる．
D) 肩関節を伸展させ下方へ牽引する．その肢位で橈骨動脈を触知する．橈骨動脈の拍動に変化がある場合，肋鎖症候群が疑われる．
E) 肩関節外転・肘関節屈曲位で3分間，手指の屈伸をくり返し行わせる．上肢のしびれ，痛みがあり，3分間継続できない場合，斜角筋症候群が疑われる．
F) 上肢を体側に下げた肢位で橈骨動脈を触知したまま，頚椎を対側へ回旋・軽度伸展させる．橈骨動脈の拍動に変化がある場合，肋鎖症候群が疑われる．

第1章　肩

# 3. 胸郭出口症候群

地神裕史

Ⓐ知識の整理　　　　Ⓑリハビリテーションプログラム

## O Do!

1. 症状を引き起こしている要因を詳細に鑑別し，局所に適切にアプローチする
2. ホームエクササイズを積極的に指導する
3. 心理社会的要因に対して適切にアプローチする

## ✕ Don't!

1. 他の頚肩腕症候群との鑑別なしに理学療法を開始しない
2. 必要以上の徒手的アプローチを行わない

## 1 情報収集

● 医師からの診察所見をもとに自覚症状をより詳細に把握する．局所的な身体所見のみでなく，別の疾患の症状の訴えはないか，慢性化している場合は症状の変化を詳細に把握することが大切である（表3，4）．

## 2 患者を前にまず行うこと

● 本疾患はADLそのものが症状を引き起こしていることが少なくない．よって患者自身がその原因を理解することで自ら意識的に治療にかかわってもらう必要がある．特に姿勢はマルアライメントのポイント

表3●問診での質問事項

| 基本情報 | 性別，年齢 | 痛みやしびれ | 部位（片側性・両側性），性質（安静時・夜間時・動作時） |
| --- | --- | --- | --- |
| 体型 | 身長，体重，BMI | 姿勢変化による症状 | 増悪・緩解の有無，増悪・緩解する際の肢位 |
| 社会的状況 | 職業，スポーツ歴 | 既往歴 | 特に内臓疾患の有無 |
| 発症状況 | 急性，慢性 | 中枢神経症状 | 頭痛，眩暈，嘔気 |
| 外傷 | 現在・過去の外傷の有無 | | |

表4●問診のポイント

① 発症要因（外傷歴・職業など）

② 症状は持続的か間欠的か？

③ 1日のなかで症状の強さ，場所に変化がみられるか？　夜間にも症状があるか？

④ どのような動作・姿勢が症状を悪化させるか？

⑤ どのような動作・姿勢が症状を軽減させるか？

70　整形外科リハビリテーション　第2版

第1章　3. 胸郭出口症候群

に重点をおき，生活習慣の改善が治療につながることを説明する.
- 神経組織の圧迫や不可逆的変化が起こり，症状の増悪と緩解が起こることを説明する.
- 視診では衣服の着脱，皮膚状態，姿勢を注意して観察する.
  - ▶ 衣服の着脱にて疼痛，麻痺，巧緻運動障害の程度が推察できる.
  - ▶ 皮膚からは外傷の部位により神経損傷のレベルや受傷機序を推察できる.
  - ▶ 姿勢においてはなで肩や不均衡肩（肩甲骨回旋，上肢の内旋），鎖骨の変形治癒や側弯症による絞扼性障害，翼状肩甲から，長胸神経麻痺に伴う引き抜き型腕神経叢麻痺のほか，三角筋拘縮症が推察できる.

---

**memo** マルアライメント

ADLの癖や構造的な異常により，正常なアライメント（配列）ではない状態.

---

## 3　リハビリテーション評価

- 理学療法評価の項目を**表5**に示す.
- 特にTOSにおいては不良姿勢が症状を引き起こすことも考慮する. 前述したような**頭部前方偏位姿勢**（**図1B**）が上部交差姿勢症候群を引き起こし，頭部，頚，肩に影響を及ぼす.
- この**上部交差姿勢症候群はデスクワークの方に多く，特徴は胸椎後弯，頭部前方偏位，そして頚部前弯の減少である**. このことより絞扼性障害や神経症状を引き起こす.
- TOSは上肢のさまざまな肢位で症状が現れ，その症状は多岐にわたる. そのため，前述した鑑別のための徒手評価のみならず，上肢の挙上角度や負荷のかけ方を工夫することで症状の再現が可能となることが少なくない. **図6**のように90°外転位を30秒保持させた際，重りがなければ症状は出ないが，2kgの重りを持たせると症状が現れる場合がある.
- このように症状を再現できた際の体幹・肩甲帯のアライメントや筋の活動状態を，触診や視診から評価することは臨床上非常に重要であり，ストレッチングや筋力強化が必要な部位を判断する際に役立つ.

---

## 4　リハビリテーションプログラムの実際

### 1）徒手的アプローチ

- TOSにおいては頚部～背部筋群の疼痛・硬結の改善，短縮した筋群のストレッチングが目標となる.
- TOS発生の根本的な素因として，**姿勢や肩甲胸郭関節機能障害を基盤とした上肢懸垂機能の低下**があげられ，これによって過剰な牽引刺激や圧迫刺激が加わっているという観点より，ここでは3つの筋肉に対するストレッチング（**図7～9**）やマッサージ（**図10～12**）を解説する.

---

**表5 ● 理学療法評価一覧**

| 筋・骨格系の触診 | 圧痛を含める |
| --- | --- |
| 筋力検査 | 肩甲帯の筋力を中心に行う |
| 関節可動域テスト | 頚部・肩関節を中心に行う |
| 感覚検査 | 表在感覚・深部感覚を中心に検査する |
| 疼痛検査 | 安静時痛・夜間時痛・動作時痛などの有無を確認する |
| 整形外科疾患テスト | 図5参照 |
| 姿勢観察・分析 | 座位や立位時（特に長時間の際）の頭部前方偏位姿勢やなで肩を評価する |
| ADL検査 | 衣服の着脱などを評価する |

Ⓑリハビリテーションプログラム　71

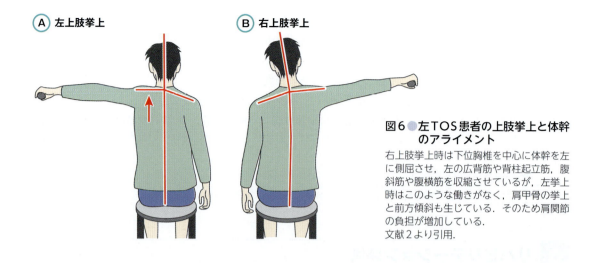

**図6 ● 左TOS患者の上肢挙上と体幹のアライメント**

右上肢挙上時は下位胸椎を中心に体幹を左に側屈させ、左の広背筋や背柱起立筋、腹斜筋や腹横筋を収縮させているが、左挙上時はこのような働きがなく、肩甲骨の挙上と前方傾斜も生じている。そのため肩関節の負担が増加している。
文献2より引用.

## 2) セルフエクササイズ

### A. 生活指導

- TOS患者へのアプローチの基本となるのは生活指導である。ADLでは自覚症状が軽減する肢位をとらせるようにすることが重要である。重量物の挙上や荷物を下げる動作を控えるなど、環境設定の観点から症状改善のためのアドバイスを実施する。

### B. 姿勢指導

- 生活指導に次いで簡易かつ重要な指導として不良姿勢の改善がある。特に長時間の同一姿勢は頸部から両肩にかけての血流低下を引き起こし、筋疲労を生じる原因である。自覚症状が出現する前に姿勢を変化させ、肩回しなどの簡易な運動を行うことを指示する。

---

**ストレッチング** 図7〜9は30秒程度、2〜3回に分けて筋が徐々に伸張されるのを感じながら行う.

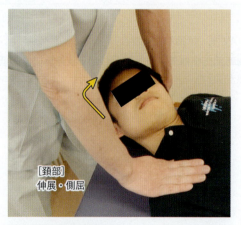

**図7 ● 前斜角筋伸張法**
頸部を伸展・側屈方向に動かす。検者は患者の鎖骨をしっかり固定して行う。また伸張時は手の操作だけではなく体を移動しながら行う.

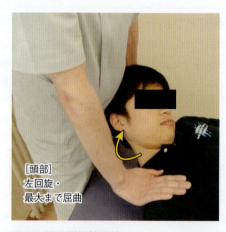

**図8 ● 肩甲挙筋伸張法**
頭部左回旋・側屈位から最大まで屈曲する。検者は患者の右肩関節上部をしっかり固定する。また伸張時は手の操作だけではなく体を移動しながら行う.

第1章 3. 胸郭出口症候群

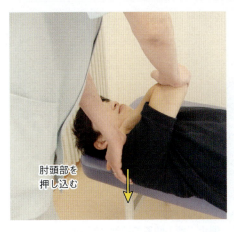

肘頭部を
押し込む

図9●小胸筋伸張法
被検者肩関節は約60°屈曲・内転位，肘関節は130°屈曲位とする．検者は肘頭部を圧迫する際，肩甲骨背面を保持する．肘頭部を上腕骨長軸延長線に平行に，斜め下外側上方に押し込む．

**マッサージ** 局所のマッサージにより筋のタイトネスを改善させる．その際，筋の起始停止や走行を理解したうえで，筋全体に対して痛みの出ない強さでマッサージを行う．マッサージは指腹や手掌でくり返し圧を加える「圧迫法」や，筋をくり返しもみほぐす「揉捏法」などが有効で，患者自身が行うセルフマッサージも可能である．目的とする筋のタイトネスが改善していることを確認し，徐々に圧を強めながら行う．

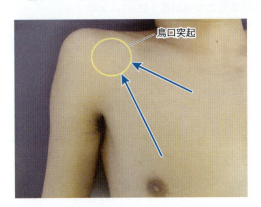 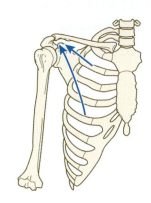

図10●小胸筋の走行とマッサージ部位
（起始：第2～5肋骨前面，停止：肩甲骨の烏口突起）

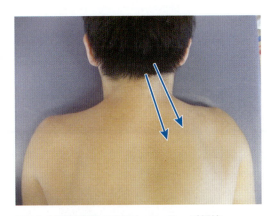 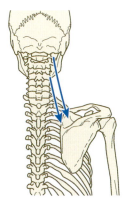

図11●肩甲挙筋の走行とマッサージ部位
（起始：C1～C4の横突起，停止：肩甲骨上角の内側縁）

B リハビリテーションプログラム 73

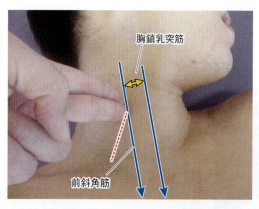
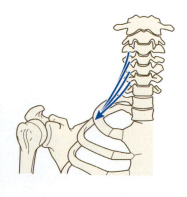

図12 ● 前斜角筋の走行とマッサージ部位
（起始：C3〜C6の横突起前結節，停止：第1肋骨の前斜角筋結節）

## C. 運動療法

- 運動療法は頸部から背部筋群の疼痛・筋硬結の改善を行う．短縮した筋に対してはストレッチングを指導する．肩甲帯の下垂を防止するために僧帽筋中部・下部線維，肩甲挙筋などの筋力増強訓練を行う．
- 頸部から肩甲骨周囲，肩関節に対しての**肩甲帯筋力増強訓練**を図13に記載する．

> **memo 肩甲帯筋力増強訓練**
> 肩甲帯の筋硬結や姿勢の改善を目的とした運動．ホームエクササイズとして指導されることが多い．

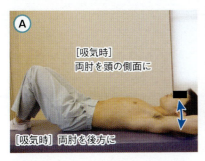
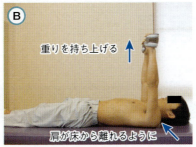
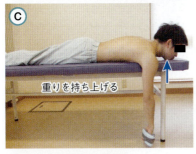
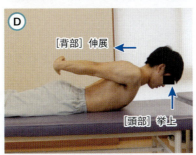
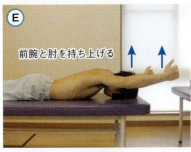
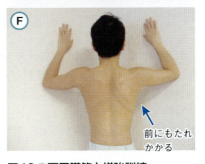
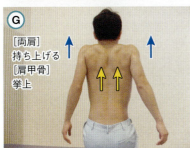

**図13 ● 肩甲帯筋力増強訓練**

すべて10回1セットを1日3回程度行う.
A) 深呼吸運動：両手を頭の後ろで組み，両肘を吸気時には頭の側面に，呼気時には後方へ持っていく.
B) 前鋸筋に対する運動：1〜2.5 kgの重りを肩が床から離れるように上へ持ち上げる.
C) 中部僧帽筋に対する運動：1〜2.5 kgの重りを手に持ち，左右の肩甲骨が近づくようにまっすぐ持ち上げる.
D) 脊柱起立筋に対する運動：頭を挙上し，背部を伸展させ肩をテーブルより離す.
E) 下部僧帽筋に対する運動：腹臥位で，前腕と肘を持ち上げる.
F) 胸筋に対する運動：部屋の角に向かい，足関節から前方にもたれかかる．肩関節を90°程度外転・外旋させた状態で行う.
G) 上部僧帽筋に対する運動：両肩を持ち上げ，肩甲骨を持ち上げる.

〈文献〉
1) 片岡泰文：胸郭出口症候群の病態-腕神経叢造影を用いて-. 日整会誌，68：357-366，1994
2) 地神裕史：胸郭出口症候群.「上肢の理学療法」（地神裕史，斉藤秀之／編），pp180-191，三輪書店，2016
3) 古島弘三，井上 彰：胸郭出口症候群の診療における超音波診断装置の活用. 関節外科 38：1032-1040，2019
4) Povlsen B, et al：Treatment for thoracic outlet syndrome. Cochrane Database Syst Rev, 2014：CD007218, 2014
5) Lo CC, et al：Systematic review: the effectiveness of physical treatments on thoracic outlet syndrome in reducing clinical symptoms. Hong Kong Physiotherapy Journal, 29：53-63, 2011
6) 地神裕史：胸郭出口症候群.「疾患別整形外科理学療法ベストガイド 上肢・脊椎編」（相澤純也，他／編著），pp2-32，中外医学社，2018
7) 村山俊樹，古島弘三：胸郭出口症候群の診断と治療. 関節外科，41：501-511，2022

第1章　肩

# 4. 投球障害肩

中村絵美

**Ⓐ知識の整理**　　　　Ⓑリハビリテーションプログラム

## POINT

1. 投球動作は肩にさまざまな方向・種類のストレスが加わるため，投球動作の運動学・運動力学的な特徴を理解することが必要である
2. 投球障害肩はさまざまな病態の総称であり，それぞれ特徴が異なる
3. 投球障害肩の原因として，上腕骨頭の異常運動，腱板機能低下，不良姿勢，肩甲骨機能低下，投球動作の不良があげられる

## 1 原因・誘因

- 投球動作は1秒前後で完了する動作であり，下肢・体幹から上肢へつながる運動連鎖によって行われる全身運動である[1]．その動作は一般的に6つの位相に分けられる[2]（図1）．
- 投球による肩障害の多くが過度の使用（オーバーユース）による炎症，またその積み重ねによって障害された器質的なものと考えられている（図2）[3]．
- 不適切なフォームや肩の動的安定性の低下，**筋疲労**などが関与し，下記に示す要因が特徴的である．

### 1）上腕骨頭の異常運動

- 肩最大外旋が生じる後期コッキング期には，肩前方剪断力が増大し，肩前方組織への牽引力や後方組織への圧迫力が増大する．またボールリリース後，フォロースルー期にかけて肩の急激な内旋，水平内転が生じ，肩後方への遠心性収縮を伴う伸長ストレスが増大し，後方タイトネスの原因となる．
- 前方組織の弛緩性増大により肩外旋時に骨頭は前方偏位が増大し，上腕骨頭と関節窩の間への腱板の挟み込みが生じる[4]（図3）．同様に後方タイトネスは外旋時に後上方，内旋時に前方へ骨頭が偏位する異常運動が生じ[6〜8]，**肩峰下インピンジメント**の原因となる（図4）[9]．

### 2）腱板機能の低下

- くり返しの投球動作により**腱板の微細損傷や疲労の蓄積**が引き起こされ，筋機能が低下する．
- 棘上筋の機能低下によって肩外転時のフォースカップルが破綻し，三角筋の過剰収縮による**上腕骨頭の挙上**が引き起こされる（図5）[9]．
- また，肩甲下筋の機能低下は肩外旋時における骨頭の前方制動力の低下につながり，棘下筋・小円筋機能低下はリリース後からフォロースルーにかけての骨頭の求心位保持能力の低下につながる．

### 3）不良姿勢・肩甲骨機能の低下

- 投球動作中，関節窩に対して骨頭を求心位に保つためには肩甲骨アライメントや可動性が重要となる．
- 頭部前突・胸椎後弯の円背姿勢や肩甲骨周囲筋の柔軟性低下は，肩甲上腕関節に加わる負担が増大する．

第1章 4. 投球障害肩

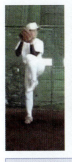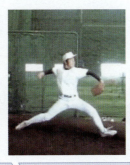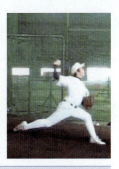

| ワインドアップ期 | 早期コッキング期 | 後期コッキング期 |
|---|---|---|
| 投球の始動から踏み込み足が最大挙上するまで | 踏み込み足が最大挙上してから接地するまで | 足接地から，肩最大外旋まで |

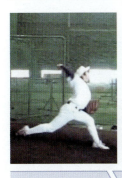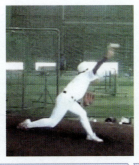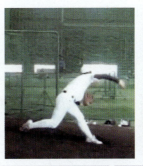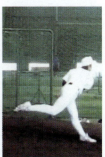

| 加速期 | 減速期 | フォロースルー期 |
|---|---|---|
| 肩最大外旋から，リリースまで | リリースから肩回旋中間位まで | 減速期以降，振り切るまで |

**図1 ● 投球動作の期分け**

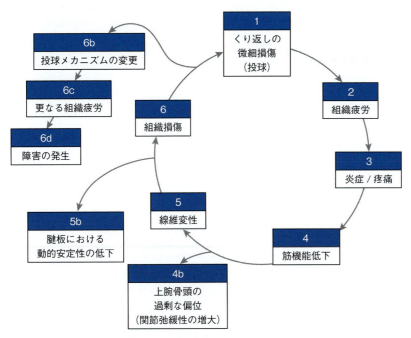

**図2 ● 投球動作のくり返しによる変化**
文献3より引用.

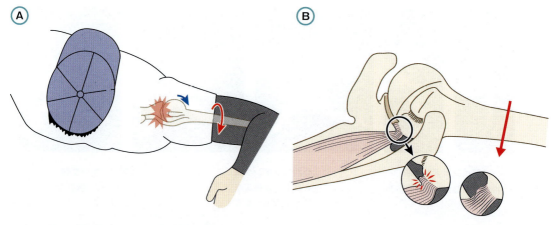

**図3 ● 肩前方弛緩性と上腕骨頭の異常運動**
Bは文献5より引用.

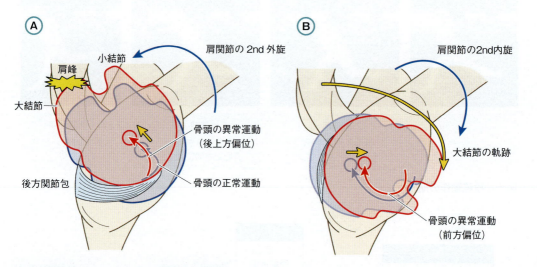

**図4 ● 肩後方のタイトネスと骨頭の異常運動**
文献9より引用.

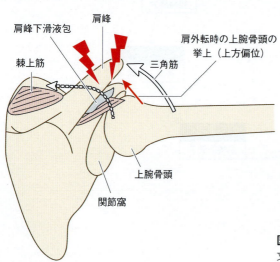

**図5 ● 腱板機能低下**
文献9を参考に作成.

## 2 病態および症状・障害の特徴

● 投球障害肩はさまざまな病態が複雑に存在し，その責任病巣はさまざまである．
● 障害の特徴やストレスの加わる部位について表1にまとめた．

**表1 ●ストレスが加わる部位と起こりやすい障害**

| ストレスが加わる部位 | | 起こりやすい障害 | 評価ポイント[10] | | |
| --- | --- | --- | --- | --- | --- |
| | | | 上肢 | 体幹 | 骨盤・下肢 |
| **早期コッキング期〜後期コッキング期** | | | （早期コッキング期）<br>● 投球側肩の早期外旋<br>● グローブの高さ<br>● グローブの早期運動開始 | ● 体幹伸展<br>● 身体の開き<br><br>● 非投球側への過剰な側屈<br>● 上体の突っ込み | ● 骨盤後傾<br>● インステップ<br>● アウトステップ<br><br>● 骨盤の早期の前方移動（早期の重心移動） |
| 前方 | 上腕二頭筋長頭腱・前方関節包の伸張，腱板疎部の緩み | ● 上腕二頭筋長頭腱炎<br>● 肩関節前方不安定症<br>● 腱板疎部損傷 | | | |
| 上方 | 上方関節唇の剥離（peel-back mechanism）[10] | ● SLAP損傷 | （後期コッキング期）<br>● hyper angulation<br>● 肘下がり | | |
| 後方 | 腱板の大結節付着部と関節窩の後上方部との衝突 | ● 関節内インピンジメント（インターナルインピンジメント） | | | |
| **加速期** | | | ● 肩甲平面からの逸脱 | | ● 骨盤回旋の早期終了<br>● 骨盤の投球側への偏位<br>● 踏み込み足の外傾<br>● 膝屈曲減少 |
| 上方 | 肩峰下面と肩峰下滑液包・腱板間の衝突・摩擦 | ● 肩峰下インピンジメント<br>● 腱板炎・腱板断裂 | | | |
| **減速期〜フォロースルー期** | | | | | |
| 上方 | 上腕二頭筋長頭腱・上方関節唇への牽引力（pulling-off mechanism）[11] | ● SLAP損傷 | | | |
| 前方〜外側 | 上腕骨近位骨端線部（成長軟骨）への牽引・剪断力 | ● 上腕骨近位骨端線障害（リトルリーガーズショルダー） | | | |
| 後方 | ● ボールリリース以降の上肢減速に伴う腱板の遠心性収縮<br>● 内転・内旋に伴う棘窩切痕における肩甲上神経の牽引<br>● 関節窩の上腕三頭筋付着部への牽引力 | ● 棘下筋腱炎<br>● 肩甲上神経障害<br>● Bennett病変 | | | |

## 3 検査・診断

### 1）整形外科的検査

- 投球障害肩は前述した通り，さまざまな病態が複雑に存在し，投球障害を引き起こしているため，疼痛誘発テスト，不安定テストなど複数の検査を組み合わせて行うことが必要である．
- 代表的な整形外科的検査について表2にまとめた．

表2 ●整形外科的検査（他動運動・抵抗下運動時痛の誘発）

| 検査 | 開始肢位 | 操作 | 陽性所見 | 疑われる病態 |
|---|---|---|---|---|
| 自動挙上内転運動 | 下垂位 | 自動での挙上運動・挙上位からの内転運動 | 疼痛 | 肩峰下インピンジメント・腱板損傷 |
| Hawkins test | 肩屈曲90°（肘屈曲位） | 他動内旋（3rd内旋） | 肩関節前上方の疼痛※代償：肩甲骨挙上による疼痛回避 | 肩峰下インピンジメント・腱板損傷 |
| Crank test | 肩甲骨面160°挙上（肘軽度屈曲位） | 関節窩に対し上腕骨長軸方向への圧を加えながら他動内外旋 | 疼痛，ひっかかり感 | 関節唇損傷 |
| O'Brien's test | 肘伸展・肩90°屈曲・10〜15°水平内転位 | 内旋位（上腕骨内旋・前腕回内）・外旋位（上腕骨外旋・前腕回外）での屈曲抵抗 | 内旋位で疼痛誘発外旋位で消失 | 上方関節唇損傷 |
| full/empty can test | 肩外旋（full）／内旋（empty）・肩甲骨面90°挙上 | 外転抵抗 | 疼痛・筋力低下※脱力感が生じる場合もあり | 棘上筋損傷 |
| ISP test | 肩下垂位，肘屈曲90° | 外旋抵抗（1st外旋） | 疼痛・筋力低下 | 棘下筋損傷 |
| belly press test | 手掌面を腹部の上におく | 手で腹部を圧迫 | 疼痛※代償：肩伸展（三角筋後部）肩屈曲（大胸筋） | 肩甲下筋断裂 |
| apprehension test | 肩90°外転（立位または背臥位） | 他動外旋・水平外転（わずか）※手関節やや近位部にて操作 | 肩前方の不安感（疼痛） | 肩前方弛緩性（後方の痛みを訴える場合，インターナルインピンジメント） |

### 2）画像検査

- X線，MRI，エコー検査などを用い，肩の構造的な異常や損傷部位の評価を行う．
- 骨端線閉鎖前の野球選手の場合には，**左右を比較して評価する**ことも重要である．

## 4 医学的治療

- 一般的に保存療法が適応となるが，保存療法に抵抗し，改善が認められない場合や解剖学的な機能破綻が生じている場合に手術適応となることもある．

第1章　肩

# 4. 投球障害肩

中村絵美

Ⓐ知識の整理　　　　　Ⓑリハビリテーションプログラム

## ⭕ Do!

1. 症状の出かたや経過について詳細を確認し，責任病巣や関連組織の機能不全について把握する
2. ストレスのかかる場面や種類をふまえ，胸郭・肩甲帯・上腕骨頭の機能改善を徹底する
3. 必ず腱板機能の改善をはかってから投球を開始する

## ❌ Don't!

1. 病態への理解が不十分なまま，リハビリテーションを開始することを避ける
2. アライメント不良や腱板機能の改善が得られる前にフォームへの介入は行わない

## 1 情報収集

- 投球障害肩の多くはくり返しの投球動作による慢性的な発症が多いが，遠投やピッチング時での1球が起点となり発生する場合もあるため，痛みの発生状況について情報を得る.
- 詳細な損傷部位や重症度について情報を得る.
- 投球休止や投球再開の基準・目安を確認する.

## 2 患者を前にまず行うこと

- さまざまな損傷組織や病態を含むため，肩を触る前に事前の問診（表3）により損傷部位や重症度の推定を行う.

## 3 リハビリテーション評価

### 1）疼痛の評価

- 自動運動，他動運動，抵抗下運動における疼痛の有無を確認する.
- painful arc（外転挙上時の疼痛）および屈曲最終域での疼痛の有無を確認する. また，挙上位からゆっくり内転運動を行い遠心性収縮による疼痛の有無を確認する.
- 次に，肩峰下や関節内腫脹の有無，圧痛〔肩峰下滑液包部，腱板疎部，結節間溝（上腕二頭筋長頭腱部），上腕骨近位骨端線部（成長期の場合），腱板付着部および筋腹〕の有無を確認する.
- 投球動作を模した肢位での疼痛を評価するため，肩外転位での内旋・外旋を行い疼痛を誘発する（図6）.

Ⓑリハビリテーションプログラム　　81

表3●問診

| 内容 | 問診内容 | |
|---|---|---|
| 現病歴 | ●いつ痛みが出たのか | ●評価するまでの期間により重症度や炎症の持続期間を推測する |
| | ●痛みはどのようにして出現したか | ●徐々に痛みが出現したのか，1球で痛みが出現したのかで痛みが出た際のストレスのかかりかたを推測する |
| | ●何をしていて痛みが出現したか〔試合or練習，メニュー（ノック・キャッチボール・ピッチング等），投球距離・強度等〕 | |
| | ●痛みの部位はどこか | ●損傷を受けた組織やストレスを受けている部位を推測する |
| | ●どの瞬間に痛みが出るか（投球フェーズやそのほか動作） | |
| | ●痛みが出た後にどのような対応をしたか | ●そのままプレーを継続したのか，すぐに休止したのか，痛みが出た部位への更なるストレスの有無を確認する |
| | ●痛みが出た原因に思い当たることはあるか（フォームの変更，練習頻度・量，疲労など，何か変化したことはあったのか） | ●フォームや活動頻度等の変化について確認し，発症の原因について推測する |
| 受診時の症状 | ●痛みの部位はどこか | ●痛みが出現してから受診までに経過が長い場合には，最初に痛みが出た場所以外にも痛みを訴える場合があるため，介入時に注意深く確認する |
| | ●何をしていて痛いか | |
| | ●痛みが出たとき（最後に投げたとき）からの変化はあるか | |
| | ●痛みなく投げられる距離はどのくらいか | ●距離が短い場合は痛みが強い，または重症度が高いことが考えられる |
| 既往歴 | ●以前にも痛みが出たことがあるか | ●くり返し痛みが出ている場合には，競技復帰の際，フォーム等の動作についても十分に評価する必要が考えられる |
| | ●肩以外の既往はあるか | ●肘の既往がある場合などは，代償的な動作により肩の痛みが生じた可能性も考えられる |

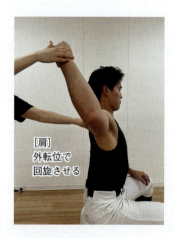

図6●投球動作を模した疼痛誘発
肩外転位での回旋運動における疼痛の有無を評価する．

## 2) 整形外科的検査

- 医師からの情報をもとに，整形外科的検査による責任病巣のスクリーニングを行う（表2）．

第1章 4.投球障害肩

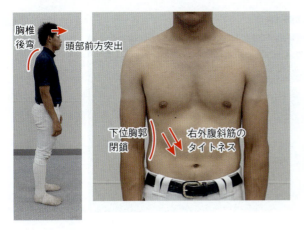

図7●立位姿勢の評価
左右のウエストラインの違いが確認できる．

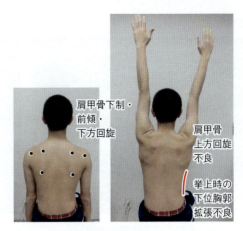

図8●肩甲胸郭関節の評価
後方から肩甲骨の位置を確認し，上肢挙上時の胸郭拡張の左右差を確認する．

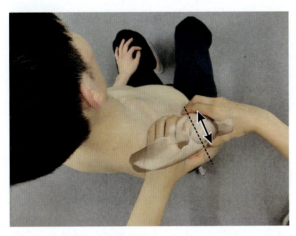

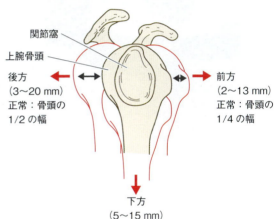

図9●上腕骨頭の可動性評価
load and shift testを用いて，骨頭の可動性を確認する．烏口突起と肩峰を把持し，肩甲骨を固定した状態で骨頭を操作する．

## 3) アライメント・関節可動性の評価

### A. 立位姿勢の評価（図7）
- 投球障害肩患者では，頭部前方突出や胸椎後弯の増強姿勢を呈することが多い．
- また，投球側の外腹斜筋のタイトネスにより下位胸郭閉鎖を認める場合も少なくなく，下位胸郭の閉鎖は，同側腹横筋・内腹斜筋の収縮不全を呈しやすい．

### B. 肩甲胸郭関節の評価
- 肩甲骨の位置および肩甲上腕リズムの評価を行う．投球障害肩患者の多くは胸筋群（小胸筋・大胸筋）や肩甲挙筋，広背筋のタイトネスにより肩甲骨下制，前傾，下方回旋を呈していることが多い．そのため，上肢挙上時に，十分な肩甲骨の後傾・上方回旋および鎖骨の挙上・後方回旋の可動性が得られにくい．
- また，前述した投球側の下位胸郭閉鎖を認める場合には，上肢挙上時の肩甲骨運動に加え，**胸郭の左右の開き具合**にも着目する（図8）．

### C. 肩甲上腕関節の評価
- 下垂位において上腕骨頭のアライメントや前後方向への可動性を評価する（図9）．
- 肩甲骨のアライメント不良が生じている場合や，肩周囲筋（三角筋・上腕二頭筋長頭腱・上腕二頭筋短

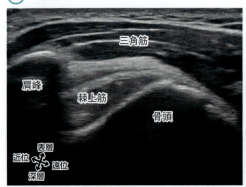
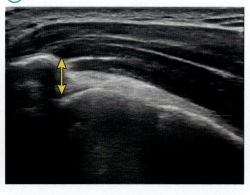
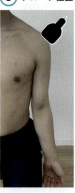

図10 ●外転運動時の肩峰骨頭間距離
棘上筋機能不全と三角筋過活動により，初期外転時に肩峰骨頭間距離の狭小化がみられる（B）．

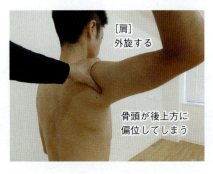

図11 ●外転位での骨頭運動の確認
後方タイトネスがある場合，外転時に骨頭が後上方に偏位し，肩峰下背側で触知しにくく，内旋時には前方偏位が確認される．

頭・烏口腕筋・大胸筋）や後方関節包のタイトネスが生じている場合，骨頭前上方偏位が生じる．
- 加えて，肩甲骨下方回旋位では上腕骨が外転位となるため，肩峰と上腕骨頭距離が狭小化（骨頭上方偏位）し下方への骨頭可動性が制限されることも少なくない．
- エコー画像診断装置を用いて，**初期外転時の肩峰骨頭間距離の変化**を左右で比較することも有用である（図10）．
- 下垂位での評価の他に，2nd外旋・内旋時における骨頭の偏位について評価する．
  ▶ 正常では，外旋時に上腕骨頭が肩峰の下を通過し後方へ偏位するため，肩峰下背側で骨頭を触知することができる（図11）．

### 4) 腱板機能の評価（図12）
- 腱板機能は，各筋のボリューム，収縮程度，発揮筋力の確認を行う．
- 明らかなボリューム低下や筋力低下が認められない場合でも骨頭のアライメント不良による筋出力低下を認める場合は少なくないため，**必ず左右差を評価する**．
- また，下垂位での評価に加え，投球動作中に近づけた外転位でも同様に評価する．

### 5) 肩甲骨周囲筋機能の評価
- 投球動作において肩甲骨は内転位からボールリリースにかけて胸郭上を外転し，関節窩の向きを前方に向ける役割がある．そのため，十分な肩甲骨の内転・外転運動が可能か確認を行う（図13）．
- 前鋸筋・菱形筋の筋出力の不均衡は，**翼状肩甲**（winging）の原因となり，骨頭の求心位保持が不良となりやすいので注意する．

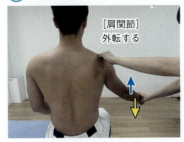
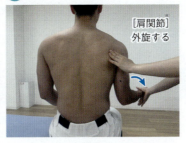
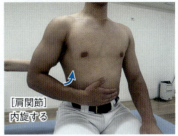
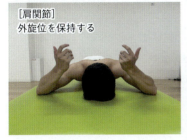
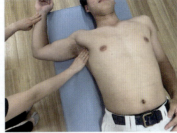

**図12 ● 腱板機能の評価**
A〜C）下垂位での評価．棘上筋，棘下筋，肩甲下筋についてそれぞれボリューム，収縮程度，力発揮を確認する．
D）外転位での評価．
E）外転位にて肩関節外旋方向に抵抗を加え，内旋方向に力を入れさせながら評価する．

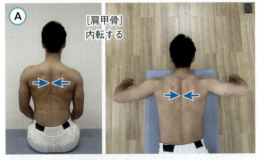

**図13 ● 肩甲骨周囲筋機能の評価**
A）下垂位・外転位での肩甲骨内転運動を行い，菱形筋の収縮を確認する．
B）正拳テストを行い，前鋸筋による肩甲骨の固定性を確認する．
C）四つ這い位での肩甲骨内転・外転運動を行い，胸郭上を肩甲骨の浮き上がり（winging）なく動かすことができるか確認する．
D）外転位（TOP肢位）にて肩甲骨を固定したまま肘伸展が可能か確認する．

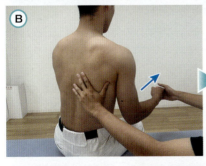
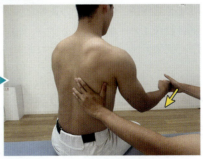
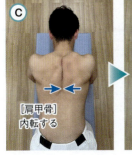
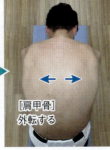
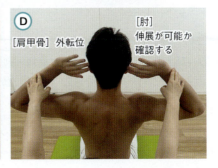

表4 ●関節可動域（ROM）の評価とその解釈

| 部位 | 運動方向 | 解釈 |
|---|---|---|
| 肩関節 | 屈曲 | 腋下・肩下方の筋のタイトネスの指標となる |
| | 内旋（90°外転位） | 肩後方の筋のタイトネスの指標となる |
| | 外旋（90°外転位） | 肩前面の筋のタイトネスの指標となる |
| 肘関節 | 伸展 | リリース時の正常な肘伸展運動が阻害され，肩の内外旋が強調され，手投げになりやすい |
| 前腕 | 回外 | 後期コッキング期の肩外旋に対する前腕の代償が減少し，肩関節にかかる負担が増大しやすい |
| 体幹 | 伸展 | 胸椎の可動性の低下により，いわゆる胸を張った姿勢が取りにくく，肩関節への負担が増大しやすい |
| | 回旋 | 非投球側へのROM低下により，投球時の体幹回旋が早期に終了しやすい |
| 股関節 | 伸展 | 軸足側のROM低下により，投球時の骨盤回旋制限が出現しやすい |
| | 内旋（90°屈曲位） | 踏込み足側のROM低下により，投球時の骨盤回旋制限が出現しやすい |

文献9より引用.

### 6）関節可動域（ROM）の評価

- 投球動作は全身の運動連鎖によって行われるため，患部の肩以外にも表4に示したROMについて評価しておく.

## 4 リハビリテーション治療の全体的な流れ

- 投球障害肩のリハビリテーションでは，肩甲上腕関節におけるストレスを軽減させるために**胸郭や肩甲帯を含めた機能改善**が必要となる.
- 疼痛発生からの経過や病態によりその期間は異なるが，初期では患部の炎症所見（腫脹や安静時痛など）への対応を行う.
- その後，肩甲帯および胸郭・上腕骨頭のアライメントの修正を行い，関節運動の正常化，腱板機能の改善をはかり，**骨頭求心位を保持したままでの運動**を獲得させる.
- また，投球再開に向け投球フォームの評価を行い，問題となる投球動作の有無を把握し，投球時の患部へのストレス軽減とパフォーマンスの再獲得をめざす.

## 5 リハビリテーションプログラムの実際

### 1）胸郭のアライメント・可動性の改善

- 頭部前方突出や胸椎後弯などの不良姿勢や胸郭可動性不良に対するストレッチングを行う（図14，第7章-2 図23参照）.

### 2）肩甲骨可動性の改善

- 肩甲骨内転および上肢挙上時の上方回旋・後傾可動性を制限する筋の柔軟性を確保する（図15）.
- 介入後に，上肢挙上動作時の肩甲骨運動（肩甲上腕リズム）の改善を確認する.

### 3）上腕骨頭のアライメントと異常運動の改善

- 骨頭前方，上方偏位に関与する筋群のストレッチングを行う（図16）.
- 後方組織の柔軟性低下や滑走不全に対するストレッチングを行う（図17）.

第1章 4. 投球障害肩

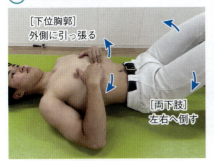 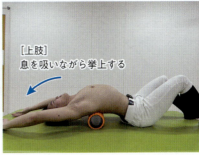 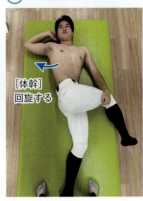

**図14 ● 胸郭可動性の改善**
A）みぞおちに指をかけ下位胸郭を広げるように外側に引っ張りながら両下肢を左右へ倒す．
B）仰向けになり背中（肩甲骨直下or乳頭直下）に丸めたタオルやストレッチポールを置き，息を吸いながら上肢を挙上する．
C）胸を大きくひらくように体幹を回旋させる．

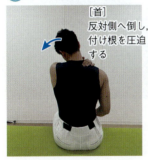 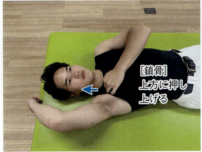

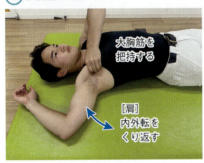 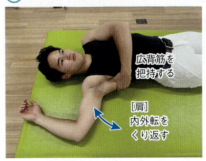

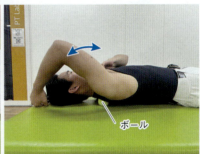

**図15 ● 肩甲骨可動性の改善**
A）上方回旋可動性（上角の内方への動き）を目的に首の付け根を圧迫しながら，首を反対方向へ倒す．
B）鎖骨の挙上・回旋の可動性改善目的に鎖骨の下に指を入れ，鎖骨を上方に押し上げながら腕を上下に動かす．上角直上にボールを入れ上角のモビライゼーションを同時に行ってもよい．
C）肩甲骨の内転可動性改善を目的に，大胸筋を前方にめくるように把持し，肩の内外転運動をくり返す．烏口腕筋・上腕二頭筋短頭との隙間をつくるイメージで行う．
D）上方回旋可動性（下角の外上方への動き）を目的に広背筋を把持し後方へめくるようにしながら肩の内外転運動をくり返す．下角内方にボールを入れて行ってもよい．

Ⓑ リハビリテーションプログラム　87

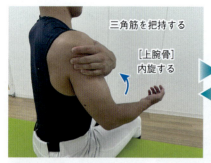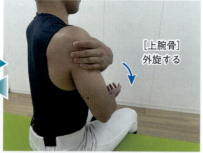

**図16● 三角筋ほぐし**
三角筋を手掌で把持したまま，上腕骨の内外旋運動を行う．前部・中部・後部に分けてそれぞれ行うとよい．

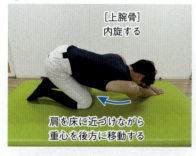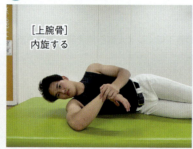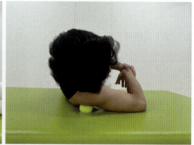

Ⓐ 肩後下方のストレッチング　Ⓑ 肩後方のストレッチング

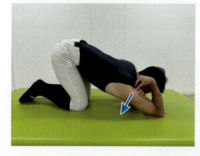

Ⓒ 肩下方のストレッチング

**図17● 後方タイトネスの改善**
A）広背筋・小円筋のタイトネスを改善する．
B）スリーパーストレッチング．伸張感が得られにくい場合は肩後面にボールを入れて行ってもよい．
C）上腕三頭筋のタイトネスを改善する．反対側の手で，上腕骨頭を下方に押し込むようにしながらストレッチする．

### 4）肩甲骨安定性および腱板機能の改善

- 肩甲骨の十分な上方回旋可動性が獲得されていることを確認した上で，上肢挙上位での肩甲骨内転・外転運動を実施する（図18，第4章-5 図21A参照）．
- 腱板トレーニングは下垂位から開始し，90°外転位での十分な収縮と筋力発揮が得られ，骨頭の異常運動の改善がみられたら，挙上位での腱板トレーニングを実施する（図19）．

### 5）投球再開に向けた機能改善

- 症状が消失し，問題となる機能障害（アライメント不良，骨頭異常運動，肩甲帯・腱板機能低下）の改善が得られた後，医師の許可を得た上で段階的に投球再開する．
- 必要に応じ，下肢や体幹機能を含めた投球フォーム評価を行い，問題となる動作の改善をはかる．

A 側臥位での肩甲骨内転エクササイズ

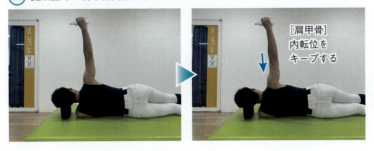

B チューブを用いた肩甲骨外転エクササイズ

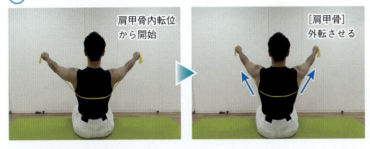

C 肩甲骨内転位を保持したままの体幹回旋エクササイズ

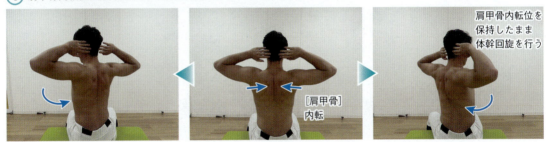

図18 ● 肩甲骨の安定性
C) 菱形筋・僧帽筋中部の収縮を用い，広背筋による代償が入らないように注意する．

A 側臥位での骨頭求心位エクササイズ

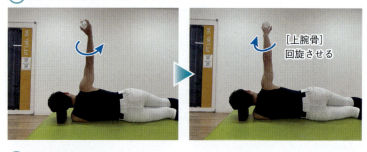

B 外転位での外転エクササイズ

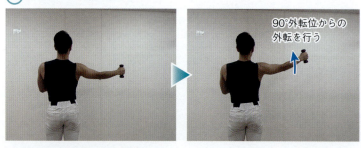

C 外転位での外旋エクササイズ

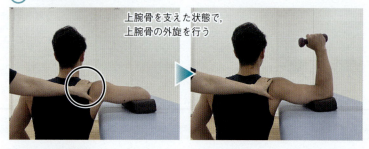

図19 ● 腱板機能
B）三角筋と棘上筋の両方を使用し，肩甲骨の挙上による代償が入らないように注意する．
C）肩甲骨挙上や後傾による代償がないか確認しながら行ってもよい（○）．

〈文献〉
1) 鈴川仁人，他：【スポーツ障害のバイオメカニクス】上肢のスポーツ傷害のバイオメカニクス．バイオメカニクス研究，13：218-228, 2010
2) Meister K：Injuries to the shoulder in the throwing athlete. Part one: Biomechanics/pathophysiology/classification of injury. Am J Sports Med, 28：265-275, 2000
3) 「The Athlete's Shoulder 2nd edition」（Wilk KE, et al, eds），p401-427, Churchill Livingstone, 2008
4) Walch G, et al：Impingement of the deep surface of the supraspinatus tendon on the posterosuperior glenoid rim: An arthroscopic study. J Shoulder Elbow Surg, 1：238-245, 1992
5) Riand N, et al：Results of derotational humeral osteotomy in posterosuperior glenoid impingement. Am J Sports Med, 26：453-459, 1998
6) Grossman MG, et al：A cadaveric model of the throwing shoulder: a possible etiology of superior labrum anterior-to-posterior lesions. J Bone Joint Surg Am, 87：824-831, 2005
7) Clabbers KM, et al：Effect of posterior capsule tightness on glenohumeral translation in the late-cocking phase of pitching. J Sport Rehabil, 16：41-49, 2007
8) Huffman GR, et al：Path of glenohumeral articulation throughout the rotational range of motion in a thrower's shoulder model. Am J Sports Med, 34：1662-1669, 2006
9) 「整形外科リハビリテーション」（神野哲也/監，相澤純也，中丸宏二/編），羊土社，2012
10) Burkhart SS & Morgan CD：The peel-back mechanism: its role in producing and extending posterior type II SLAP lesions and its effect on SLAP repair rehabilitation. Arthroscopy, 14：637-640, 1998
11) Andrews JR, et al：Glenoid labrum tears related to the long head of the biceps. Am J Sports Med, 13：337-341, 1985

第1章　肩

# 5. 肩関節周囲炎（五十肩，凍結肩）

古谷英孝

**Ⓐ知識の整理**　　　Ⓑリハビリテーションプログラム

## POINT

1 肩関節周囲炎の疾患概要を理解する

2 肩関節周囲炎の病期を理解する

3 肩関節周囲炎によって障害されやすいADLを理解する

4 医学的治療および手術方法について理解する

## 1 疾患概要

- **肩関節周囲炎**は，肩関節周囲の疾患群の総称である．

  ▶ 1896年にDuplay[1]が肩峰下滑液包の炎症，癒着によって肩関節の疼痛と可動域制限が生じる病態を"peri-arthritis scapulohumerale"と命名した．

  ▶ 同じ症状に対して，1934年にCodman[1]は肩の疼痛運動制限がある状態を"frozen shoulder（凍結肩）"とし，Neviaser[2]は肩関節包の炎症性癒着，肥厚によって肩甲上腕関節の運動制限が生じる状態を"adhesive capsulitis（癒着性肩関節包炎）"としており，いまだに統一された見解が得られていない症候群である．

  ▶ このような明らかな原因がない一次性の肩痛と可動域制限が日本では**狭義の五十肩**とされ，肩関節周囲炎の同義語として用いられている．国際的には"**frozen shoulder**"が用いられることが多く，和訳は"**凍結肩**"である．

- 肩関節周囲炎は①烏口突起炎，②上腕二頭筋長頭炎，③肩峰下滑液包炎，④肩関節腱板炎（変性性・外傷性），⑤石灰沈着性腱板炎，⑥いわゆる五十肩，⑦肩関節拘縮（二次性のもの）と病変部位や症状により分類される[3]．

## 2 原因・誘因

- 肩関節周囲炎は，**40～60歳の女性に好発**し，全人口の2～5％に発症する[3]．罹患側は**非利き腕側**が多く，このうちの20％あまりが両側罹患である[4]．

- 発症までのプロセスはいまだ明らかではないが，加齢による回旋筋腱板の変性，血流障害が原因となり，肩甲上腕関節や肩峰下滑液包の滑膜に炎症性変化が起こり，関節不動によるメカニカルストレスの不足や免疫学的反応によって関節拘縮に至るとされている[5]．

- **10～30％の糖尿病患者に合併**し[6]，**甲状腺疾患**や**自己免疫性疾患**とも関連している．肉体労働者よりもデスクワークに従事する人に多いとの報告もある[4]．

Ⓐ知識の整理　91

## 3 病態

- 肩関節周囲炎の病期は，疼痛と運動制限が出現する **Freezing phase（疼痛痙縮期）**，拘縮が強くなりADLの制限が明らかになる **Frozen phase（拘縮期）**，疼痛，可動域制限がしだいに軽減していく **Thawing phase（寛解期）** に分類される[7]．Frozen phase は病理組織学的に，肩峰下滑液包や関節包，烏口上腕靱帯などの癒着や短縮が主な原因として考えられている[1]．
- Freezing phase は10～36週，Frozen phase は4～12カ月，Thawing phase は5～26カ月続き[7]，通常は2年以内に拘縮や疼痛が軽快するとされている．

## 4 症状・障害

- 肩関節周囲炎の主症状は，**疼痛と拘縮の運動制限によるADL障害**である．
- 関節可動域（ROM）は特に**内旋，外旋可動域が障害**され，Freezing phase では**睡眠中の疼痛（夜間痛）**を伴う[1]．
- ADLは**結髪，洗髪，洗体，更衣動作**（結帯動作，ブラジャーを着ける，ズボンを穿くなど）が障害され，**レクリエーション，スポーツ活動**も制限される．

## 5 診断学的検査

- 画像診断は，X線，MRIにより行われる．
- X線画像は，**石灰沈着性腱板炎，変形性肩関節症，腫瘍形成過程を除外する**のに補助的に使用される（図1）．
- MRI検査では**関節包の肥厚や腱板疎部の瘢痕化**が認められる．基本的には，合併病態である腱板断裂の除外診断に用いられることが多い．

A 肩関節周囲炎

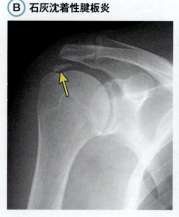

B 石灰沈着性腱板炎

C 変形性肩関節症

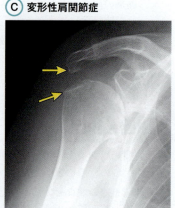

**図1　X線画像**
⇨：病変部．本疾患はX線画像では基本的に異常はなく（A），病態が明らかな他の疾患を除外するのに用いられる．Bでは石灰の沈着が確認できる．Cでは上腕骨骨頭や肩峰に骨棘形成が確認できる．

## 6 医学的治療

### 1）ステロイドの経口投与
- ステロイドの経口投与は，**疼痛**（特に夜間痛）や，**関節可動域の改善**に短期的に有効である[8]．

### 2）関節内注射
- ステロイドやヒアルロン酸ナトリウムの関節内への注射は，**疼痛，関節可動域，肩関節機能の改善**に短期的に有効である[9]．

### 3）関節内圧減圧法（joint distension法）
- 関節腔内に薬剤を注入し，関節包を伸張・拡張させた状態で肩関節挙上や回旋運動を行う．関節内圧を増加させることにより，閉塞された肩峰下滑液包を破裂させ，内圧減少による除痛効果を狙う．
- **関節内減圧法とリハビリテーションを併用**することは，**疼痛と可動域の改善**に対して有効性が高い[10]．

### 4）関節鏡視下手術
- 保存療法で疼痛，可動域，ADL動作が改善せず，少なくとも症状が3カ月以上続く場合に手術療法の適応となる．関節鏡視下で腱板疎部，烏口上腕靱帯，烏口肩峰靱帯および前下方関節包，下方・後下方関節包，後方関節包，上方関節包の切離を行う．この手術は安全で有効な方法である[11]（図2）．

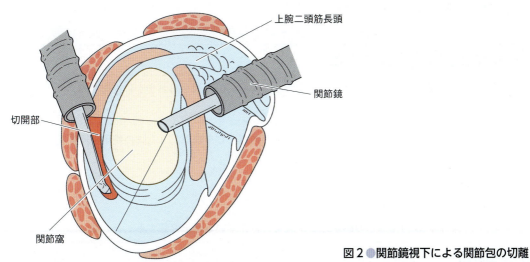

図2 ● 関節鏡視下による関節包の切離

### 第1章　肩

# 5. 肩関節周囲炎（五十肩，凍結肩）

古谷英孝

**Ⓐ知識の整理**　　　　**Ⓑリハビリテーションプログラム**

## ⭕ Do!

1. 合併症として糖尿病，甲状腺疾患，自己免疫性疾患の有無を確認する
2. 肩関節周囲炎の病期に応じたリハビリテーションスケジュールを選択する
3. 自宅でも遂行可能なセルフエクササイズを指導する

## ❌ Don't!

1. Freezing phase では疼痛を伴うような ADL は避ける
2. Freezing phase では炎症が増強するような運動は行わない

## 1 情報収集

- 主治医，看護師，カルテから情報を収集する．
  ①発生機序，現病歴，糖尿病，甲状腺疾患，自己免疫性疾患などの合併症を確認する．
  ②術後であれば術式と術後スケジュールを主治医に確認する．
  ③家族構成（介助者の有無，介助者の介助能力の程度など）を確認する．
  ④薬物の投与の種類，量を確認する．

## 2 患者を前にまず行うこと

- 問診，視診，触診，疼痛の評価により重症度，発症後の経過をおおまかに把握する．

### 1) 問診

- 利き手，発症前の家庭での役割，趣味，仕事の内容などを聴取し，上肢の使用頻度を把握する（予後や生活目標設定に有用となる）．

### 2) 視診，触診

- 筋腹の膨隆の程度，弾力性などを視診，触診する．
- 術後であれば，三角巾などの固定方法が適切に行えているかを確認する．

### 3) 疼痛評価

- 疼痛の発生時期とその経過を確認する．**安静時痛と動作時痛に分けて評価**し，疼痛の部位，性質，程度などを確認する．疼痛の強さは visual analogue scale（VAS）や numerical rating scale（NRS）を用いて数値化し，回復過程や治療の効果判定に役立てる．
  ▸安静時痛は，炎症性により起こり，動作時痛は機械的刺激によって出現する．

94　整形外科リハビリテーション　第2版

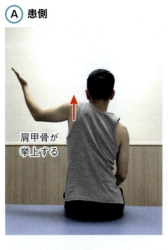
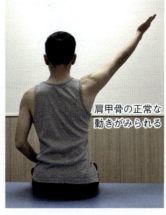

図3 ● 肩甲骨の挙上運動
（シュラッグサイン）

- 夜間痛の有無によりFreezing phase（疼痛痙縮期）で発症する**急性炎症痛**とFrozen phase（拘縮期）で発症する**慢性痛**を区別する
  - ▶ 夜間痛がある場合は，急性炎症痛である．
  - ▶ 急性炎症痛は限局的で疼痛の再現性があり，慢性痛は1カ所とは限らないのが特徴である．局所の疼痛であれば圧痛部位も確認する．

## 3 リハビリテーション評価

### 1）関節可動域（ROM）

- ROM測定には，一般的に日本整形外科学会・日本リハビリテーション医学会が定めた測定法[12]を用いる．また，肩甲上腕関節のROM制限を把握する目的で，**肩甲骨を固定した状態での可動域も測定する**．**結髪動作，結帯動作**が可能であるかを確認する．結帯動作が可能であれば，**母指と第7頚椎棘突起間の距離（指椎間距離）**をテープメジャーにより測定する．Freezing phaseでは，滑膜炎に伴う関節水腫によって関節内圧が高まり，疼痛により多方向の関節運動が制限される．

### 2）筋力

- 筋力測定は肩関節および肩甲骨周囲筋に関与する筋を対象に，徒手筋力検査（MMT）にて評価する．
- **肩甲上腕リズム**や**関節窩上腕リズム**に着目して，**自動挙上運動時の過度な肩甲骨挙上，体幹伸展**などの**代償動作**についても観察する．正常では，腕を上げる運動の開始時における肩甲骨の動きは小さいが，肩関節周囲炎患者では**肩甲骨の挙上運動（シュラッグサイン）**が観察できる（図3）．

### 3）ADL評価

- **DASHスコア**を用いる．日本語版Quick DASHは短時間で評価でき簡便である（第1章-2 表1参照）．

## 4 リハビリテーション治療の全体的な流れ

### 1）保存療法リハビリテーションプログラム[13〜15]

- 肩関節周囲炎のリハビリテーションは主治医からの指示に従い，病期にあわせてプログラムを組み立てる（表1）．

**表1 ●保存療法リハビリテーションプログラム（例）**

| | 期間 | エクササイズ | 目的 |
|---|---|---|---|
| Freezing phase<br>（疼痛痙縮期） | 10～36週 | TENS<br>痛みを誘発しないADL指導 | 疼痛の軽減 |
| | | 愛護的なROM ex | 可動域拡大 |
| | | 肩甲骨前後傾・挙上下制ex | リラクゼーション |
| Frozen phase<br>（拘縮期） | 4～12カ月 | TENS | 疼痛の軽減 |
| | | 温熱療法（ホットパック・超音波） | 柔軟性改善 |
| | | 自動介助・自動運動でのROM ex<br>stooping・wiping ex<br>段階的なストレッチング | 可動域拡大 |
| | | 回旋腱板筋ex | 筋力トレーニング |
| | | 肩甲骨前後傾・挙上下制ex | リラクゼーション |
| Thawing phase<br>（寛解期） | 5～26カ月 | ストレッチング | 可動域拡大 |
| | | 回旋腱板筋レジスタンスex<br>肩甲骨スタビリティex | 筋力トレーニング |

- 外来通院によるフォローが主となり，時間的な制約などにより定期的な通院が不可能なケースも多いため，**自宅でも遂行可能なセルフエクササイズを選択し指導することが重要**である．エクササイズの詳細は「**5**リハビリテーション治療の実際」を参照されたい．

## A. Freezing phase（疼痛痙縮期）

- この時期は疼痛と疼痛回避による**防御性収縮の緩和**が治療の目的となる．**リラクゼーションや就寝時のポジショニング，ADLの指導**を行う．炎症症状が強いため，関節周囲組織の炎症が増強するようなROM exercise（以下ex）は避け，愛護的に行う．
- 就寝時のポジショニングは，肩甲骨の前方突出の程度を確認し，肩甲骨が浮かないように枕やクッションを用いた肢位の指導を行う．
- この際，肘にもクッションやタオルを入れ，上腕骨が伸展位にならないようにする（**第1章-2 図7参照**）．また，重いものをもつなど，疼痛を伴うような動作は避けるよう指導する．
- リラクゼーション指導として，**肩甲骨周囲筋のセルフエクササイズ**を指導する．肩甲骨前後傾・内外転ex，挙上・下制exを指導する（**第1章-1 図18参照**）．円背姿勢は肩周囲筋の過緊張を誘発するため姿勢指導も行う．
- 疼痛改善目的に経皮的電気神経刺激（transcutaneous electrical nerve stimulation：TENS）を行う．

## B. Frozen phase（拘縮期）

- 拘縮が強くなり**ADL制限が明らかになる時期**である．疼痛に考慮し，関節包・滑膜の癒着，肩関節周囲筋の筋萎縮を防止することが目的となる．愛護的な他動運動からはじめ，筋の過緊張や疼痛を考慮しながら，自動介助運動，棒体操，自動運動へと進めていく．
- 疼痛の状態に合わせてstooping ex，wiping ex（**第1章-2 図8，9参照**）を指導する．stooping exは上肢の重さによる関節周囲の軟部組織へのストレッチング効果が得られる．
- ストレッチングは，臥位での挙上方向へのストレッチング（**第1章-2 図10参照**），棒や杖を利用した外旋方向へのストレッチング（**図4**），背臥位での水平外転方向へのストレッチング（**図5**），背臥位での水平内転方向へのストレッチング（**図6**），側臥位でのsleeper stretch（**図7**），結帯動作改善にむけた内旋方向へのストレッチングを行う（**図8**）．
- 回旋筋腱板exとして，疼痛が発生しない範囲で肩関節内外旋運動を行う．肩関節内外旋の他動制限がある場合は，最終域で筋緊張や代償運動が生じやすいため，中等度の運動範囲内で行う．筋力の改善に合わせ，チューブを利用した回旋筋腱板レジスタンスex（**第1章-2 図12参照**），棒や杖を用いた肩関

96　整形外科リハビリテーション　第2版

第1章　5. 肩関節周囲炎（五十肩, 凍結肩）

節複合体に対する協調運動を行う（**図9**）. 物理療法として, TENS, 温熱療法（超音波療法, ホットパックなど）を行う.

### C. Thawing phase（寛解期）

- 疼痛や筋機能の改善にあわせて, これまで述べた**運動の負荷量や範囲を増大させる**. また, 肩甲上腕関節および肩甲胸郭関節の安定化を図るために, 肩関節周囲筋の同時収縮が得られる荷重位での肩甲骨スタビリティexを行う（**第1章-2 図13**参照）.
- 肩関節周囲炎に対し, 関節モビライゼーションやストレッチングは, 疼痛, 関節可動域, 肩関節機能を改善させるとの報告があるが[14], 運動療法や関節内注射などの他の保存療法と比較しての有効性は示されておらず, 研究が不足している[15].

## 2）術後リハビリテーションプログラム[11]

- 関節包切離術後のリハビリテーションは, **主治医からの指示に従い**, 疼痛を考慮に入れながら**術後早期より可動域改善をめざす**（**表2**）. 三角巾は疼痛の程度に応じて**着用**する. エクササイズの詳細は「**5 リハビリテーション治療の実際**」を参照されたい.

**表2 ●術後リハビリテーションプログラム（例）**

| Stage | 期間 | エクササイズ | 目的 |
| --- | --- | --- | --- |
| Stage I | 〜2週 | アイシング | 炎症コントロール<br>疼痛の軽減 |
| | | 他動・自動介助運動でのROM ex | 可動域拡大 |
| | | 肩甲骨前後傾・挙上下制ex | 患部外トレーニング |
| Stage II | 3〜4週 | アイシング | 炎症コントロール<br>疼痛の軽減 |
| | | 自動運動でのROM ex<br>stooping・wiping ex<br>段階的なストレッチング | 可動域拡大 |
| | | 回旋筋腱板ex | 筋力トレーニング |
| | | 肩甲骨スタビリティex | 患部外トレーニング |
| Stage III<br>（抵抗運動期） | 5週〜 | 可動域最終域でのストレッチング | 可動域拡大 |
| | | 回旋筋腱板レジスタンスex<br>肩甲骨スタビリティex | 筋力トレーニング |

### Stage I

- 術後翌日より**アイシング**を行い, **疼痛と炎症症状の軽減**を図る. 安静肢位の指導（**第1章-2 図7**参照）や, 防御性収縮の軽減を促す目的で肩甲骨前後傾, 挙上・下制運動（**第1章-1 図18**参照）, 自動介助運動（**第1章-2 図10A**参照）を指導する.
- **早期より他動・自動介助運動でのROM ex**を行い, 可動域改善をめざす.

### Stage II

- 術後3週より自動運動でのROM ex, stooping ex, wiping ex（**第1章-2 図8, 9**参照）をとり入れ, 段階的なストレッチングを行う.
- また, 段階的な回旋筋腱板ex（**第1章-2 図11, 12**参照）や, 肩甲骨スタビリティex（**第1章-2 図13A**参照）も開始する.

### Stage III

- 術後5週以降は運動の負荷量や範囲を増大させる. また, 荷重位での肩甲骨スタビリティex（**第1章-2 図13B, C**参照）も積極的に行い, ADL動作向上をめざす.

**B リハビリテーションプログラム**　　97

## 5 リハビリテーション治療の実際

### 1) 肩甲骨挙上・下制ex，前後傾・内外転ex

- 肩甲骨挙上・下制exは円背姿勢にならないように注意し，ゆっくりと肩甲骨の挙上，下制運動を行う（第1章-1 図18E，F参照）
- 肩甲骨前後傾・内外転exは胸椎を屈曲させながら，肩甲骨をゆっくりと前傾外転させる．次に，胸椎が伸展するように肩甲骨を後傾内転させる（第1章-1 図18A～D参照）．肩甲骨が過度に挙上しないように指導する．
- 肩甲骨の動きが上手くできない人には，徒手的に肩甲骨を誘導して運動を指導し，肩甲胸郭関節の可動性改善を図る．

### 2) 外旋方向へのストレッチング

- 杖などの棒を用い，外旋方向へのストレッチングを行う（図4）．患側は筋収縮を起こさないようリラックスさせることで，肩関節前面の軟部組織の伸張性改善を図る．

### 3) 水平外転方向へのストレッチング

- 背臥位にて両手を後頭部にあてて固定し，肘部を顔の前で開閉させることにより，肩関節前面の軟部組織の伸張性改善を図る（図5）．水平外転させた両肘を床につけるようなイメージを指導する．

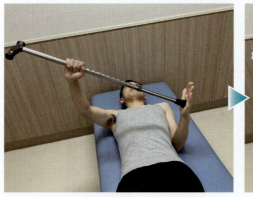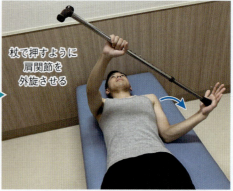

図4● 杖を利用した外旋ストレッチング
1日2～3回，1回につき30秒を3～5セットくり返す．

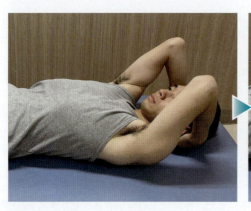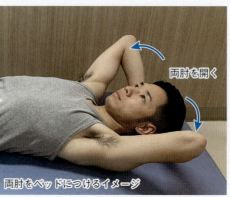

図5● 水平外転ストレッチング
1日2～3回，1回につき30秒を3～5セットくり返す．

## 4）水平内転方向へのストレッチング

- 健側を利用し，水平内転方向へのストレッチングを行う（図6）．患側は筋収縮を起こさないようリラックスさせることで，肩関節後面の軟部組織の伸張性改善を図る．

## 5）内旋方向へのストレッチング

- sleeper stretchは側臥位にて，肩関節90°屈曲，肘関節90°屈曲位より健側上肢を利用して，肩関節を内旋させるストレッチングである（図7）．この際体幹がベッドに対して開かないよう指導し，肩関節後面の軟部組織の伸張性改善を図る．
- 結帯動作改善に向けたストレッチングを行う．健側で患側を把持して，他動的に脊椎に沿って上方に引き上げる（図8）．患側は筋収縮を起こさないようリラックスさせることで，内旋可動域の改善を図る．可動域制限が顕著な症例には杖や棒を用いるとよい．

## 6）肩関節複合体に対する協調運動

- 仰臥位で肩幅程度の位置で棒または杖などを把持し，肩関節を90°屈曲する．この肢位より，肩甲骨をベッドから離すように前方突出させる（図9）．前鋸筋の収縮を含めた，肩関節複合体の協調的な運動の改善を図る．把持した棒は水平に保ち，肘は屈曲しないよう指導する．

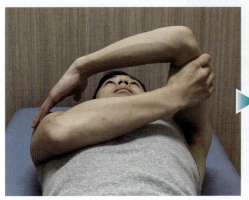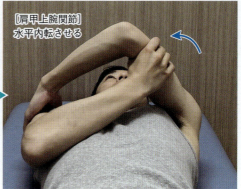

図6 ● 水平内転ストレッチング
1日2～3回，1回につき30秒を3～5セットくり返す．

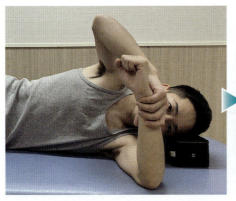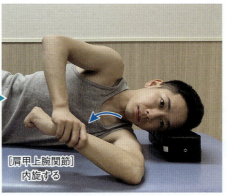

図7 ● sleeper stretch
1日2～3回，1回につき30秒を3～5セットくり返す．

Ⓐ 健側で行う場合　　Ⓑ 杖の使用

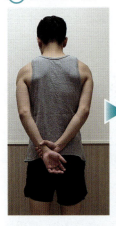
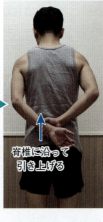
脊椎に沿って引き上げる

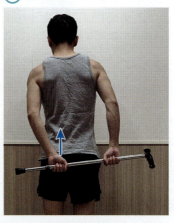

**図8● 結帯動作改善に向けたストレッチング**
1日2〜3回，1回につき30秒を3〜5セットくり返す．

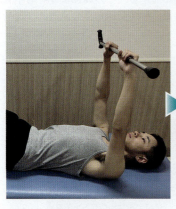
肩甲骨をベッドから離すように前方突出させる

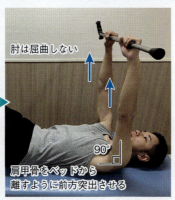
肘は屈曲しない
90°

**図9● 肩関節複合体に対する協調運動**
1日2〜3回，1回につき20〜30回程度行う．

表3● 日常生活動作に必要な肩関節の可動域

| ADL | 可動域 | ADL | 可動域 |
|---|---|---|---|
| 食事 | 外転45〜60°<br>水平内転70〜100° | 結髪 | 屈曲110〜125°<br>外旋90°<br>水平内転10〜15° |
| 髪をとかす | 外転105〜120°<br>外旋90°<br>水平内転30〜45° | 棚に荷物を置く | 屈曲70〜80°<br>外旋45°<br>水平内転70〜80° |
| お尻を拭く | 外転30〜45°<br>内旋90°<br>水平外転75〜90° | 対側の肩を洗う | 屈曲60〜90°<br>水平内転60〜120° |
| 結帯 | 外転55〜65°<br>内旋90°<br>水平外転50〜60° | | |

文献16より引用．

## 7）ADL練習

- Freezing phaseでは，重い荷物を持つなどの肩関節に負荷が加わる動作や，洗濯を干す，棚の上のものを取るなどの，肩関節の過度な屈曲を伴う動作は避けるように指導する．
- Frozen phase，Thawing phaseでは，さまざまなADL動作獲得に向けたROM exを実施していく．ADL動作の獲得には，肩関節の可動域がどの程度必要かを患者に提示することも大切である（表3）．

### 〈文献〉

1) Hsu JE, et al：Current review of adhesive capsulitis. J Shoulder Elbow Surg, 20：502-514, 2011

2) Neviaser JS：Adhesive capsulitis of the shoulder：a study of the pathological findings in periarthritis of the shoulder. J. Bone Joint Surg Am, 27：211-222, 1945

3) 「肩―その機能と臨床 第3版」（信原克哉／著），医学書院，2001

4) Hand C, et al：Long-term outcome of frozen shoulder. J Shoulder Elbow Surg, 17：231-236, 2008

5) Hand GC, et al：The pathology of frozen shoulder. J Bone Joint Surg Br, 89：928-932, 2007

6) Pal B, et al：Limitation of joint mobility and shoulder capsulitis in insulin- and non-insulin-dependent diabetes mellitus. Br J Rheumatol, 25：147-151, 1986

7) Reeves B：The natural history of the frozen shoulder syndrome. Scand J Rheumatol, 4：193-196, 1975

8) Buchbinder R, et al：Oral steroids for adhesive capsulitis. Cochrane Database Syst Rev, 2006：CD006189, 2006

9) Griesser MJ, et al：Adhesive capsulitis of the shoulder：a systematic review of the effectiveness of intra-articular corticosteroid injections. J Bone Joint Surg Am, 93：1727-1733, 2011

10) Vad VB, et al：The role of capsular distention in adhesive capsulitis. Arch Phys Med Rehabil, 84：1290-1292, 2003

11) Elhassan B, et al：Arthroscopic capsular release for refractory shoulder stiffness：a critical analysis of effectiveness in specific etiologies. J Shoulder Elbow Surg, 19：580-587, 2010

12) 「標準整形外科学 第15版」（井樋栄二，津村 弘／監，田中 栄，他／編），医学書院，2023

13) Griggs SM, et al：Idiopathic adhesive capsulitis. A prospective functional outcome study of nonoperative treatment. J Bone Joint Surg Am, 82：1398-1407, 2000

14) Cleland J & Durall CJ：Physical Therapy for Adhesive Capsulitis：Systematic review. Physiotherapy, 88：450-457, 2002

15) Ho CY, et al：The effectiveness of manual therapy in the management of musculoskeletal disorders of the shoulder：a systematic review. Man Ther, 14：463-474, 2009

16) 「Orthopedic Physical Assessment 3rd Edition」（Magee DJ, ed），WB Saunders, 1997

# 第2章 肘

## 1. 肘関節脱臼

坂田 淳

**Ⓐ知識の整理**　　Ⓑリハビリテーションプログラム

### POINT

1. 過伸展型損傷では肘内側から，後外側脱臼では肘外側から損傷が起こり，受傷メカニズムによってその損傷部位が異なる
2. 損傷部位は1つではなく，靱帯・関節包・骨・筋の損傷が併発しやすい
3. 保存療法が第1選択となるが，不安定性の強い例には，手術療法が選択される

### 1 受傷機序

- 肘関節脱臼には後方脱臼（過伸展型）と後外側脱臼がある．
- 後方脱臼は，転倒時に肘を伸ばして手をついたときや高いところから落下時に手をついてしまったときなどに肘が過伸展して生じる．肘頭が肘頭窩に衝突し，肘頭がてこの支点となり鉤状突起が上腕骨滑車を乗り越え，肘関節（尺骨）が後方に脱臼する（図1）．
- 後外側脱臼は，肘軽度屈曲位で身体より前の少し遠くに手をついたとき，身体の軸圧の方向が前腕の内側となる．加えて前腕回外位であると上腕骨が内旋しながら橈骨頭の前方に滑り，肘が回外・外反強制され，後外方に脱臼する（図2）．
- 過伸展型の後方完全脱臼に比べ，**後外側脱臼は臨床的に経験することは少ない**．

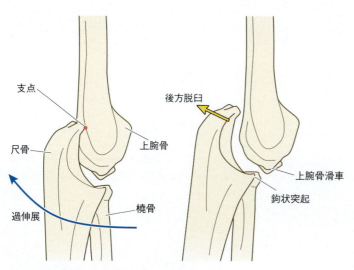

図1 ● 後方脱臼（過伸展型）の損傷メカニズム

## 2 病態

### 1）後方脱臼（過伸展型損傷）
- 肘内側側副靱帯（MCL）のほか，前方関節包や円回内筋が損傷しやすく，外側側副靱帯（LCL）にも損傷がみられる場合がある[1].

### 2）後外側脱臼（PLRI型）
- posterolateral rotatory instability（PLRI）型とよばれ，LCL，前方・後方関節包，MCLの順に損傷が起こるとされている[2]（図3）.

## 3 症状・障害

### 1）受傷直後
- 著明な可動域制限，腫張，疼痛が特徴であり，内出血がみられることも多い．外見上明らかな変形を認める．

### 2）受傷1〜2週後（固定後）
- 安静時痛がほぼ消失し，肘屈曲・伸展運動時の疼痛が主症状となる．
- 疼痛と腫張による可動域制限もまだみられる．外反や内反不安定性がみられる．

### 3）受傷2〜3カ月後（復帰前後）
- 運動時痛や腫張はほぼ消失するも，不安定性が残存する場合がある．

## 4 診断学的検査

### 1）X線検査
- 合併症の診断に用いられる．鉤状突起，橈骨頭，上腕骨内・外側上顆の骨折がみつかる場合もある．

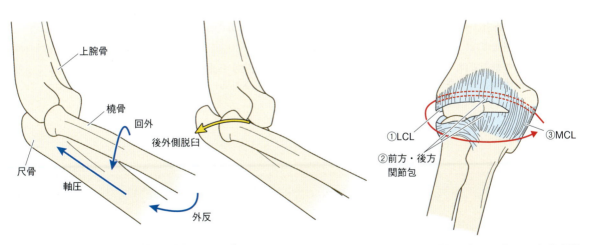

図2 ● 後外側脱臼（PLRI型）の損傷メカニズム

図3 ● 後外側脱臼（PLRI型）での損傷部位
後外側脱臼では①LCL，②前方・後方関節包，③MCLの順に損傷が起こる．

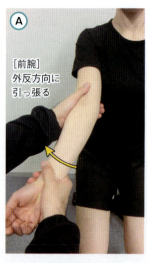
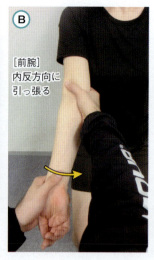
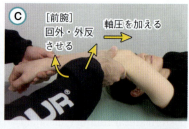
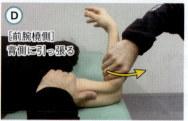

**図4● 不安定性の評価**
A) 外反ストレステスト：上腕を固定し，前腕を外反方向に引っ張り，疼痛や移動量，エンドフィールをみる．
B) 内反ストレステスト：上腕を固定し，前腕を内反方向に引っ張り，疼痛や移動量，エンドフィールをみる．
C) lateral pivot shift test：前腕に回外・外反・軸圧を加えながら，肘を屈曲させる際の不安感をみる[2]．
D) posterolateral rotatory drawer test：膝のLachman testのように，前腕橈側を背側に引っ張った際の移動量やエンドフィールをみる[3]．

### 2) MRI検査
- MCLやLCLの損傷の重症度の評価や，関節包，円回内筋，軟骨の損傷の診断のために用いられる．

### 3) 特殊検査
- 外反，内反ストレステスト，後外側不安定性テスト（lateral pivot shift test）が行われる（図4）．

## 5 医学的治療

- 治療の第1選択は保存療法であり，手術療法の適応は限られている．具体的には，広範囲の軟部組織の損傷があり，肘関節屈曲30～45°以上の伸展で再脱臼するものが手術療法の適応といわれている[4]．
- 手術療法には，靱帯修復術と靱帯再建術がある．
- 近年の報告では，肘関節後方脱臼による不安定性が中等度から重度の場合において，保存療法よりも靱帯再建術後の治療成績が高いとされ[5]，手術療法が選択される．

### 第2章 肘

# 1. 肘関節脱臼

坂田　淳

**Ⓐ知識の整理**　　**Ⓑリハビリテーションプログラム**

## 🔵 Do!

1. 受傷機序を把握し，合併症を含めた主損傷部位以外の損傷の有無を確認する
2. 受傷直後から固定期の炎症症状に対する処置が重要である
3. 肘関節周囲筋の筋力強化と肩甲骨の安定性向上をめざす

## ❌ Don't!

1. 受傷直後の不安定性の評価は，二次損傷を招く可能性があるため行わない
2. 異所性骨化を予防するため，関節可動域の拡大を強引に行わない
3. 筋力トレーニングやCKCトレーニングの開始を受傷からの期間だけで決定しない

● 発生頻度が最も高い後方脱臼のリハビリテーションを主眼において述べる．

## 1 情報取集

### 1）受傷機序

● 受傷機序の詳細を把握することで，損傷部位をある程度予測することが可能である．また受傷機序の動作への恐怖感を取り除くための動作指導に必要な情報を得ることができる．
● しかし，特に手をついて転倒したときなどは，一瞬のことで患者自身が受傷機序を正確に把握していない場合も多い．そのため，あくまでその後の評価の一助として考えるべきである．

### 2）損傷部位の重症度と修復度

● 画像所見によって損傷組織と重症度を把握することは，固定期間や可動域運動の開始時期，復帰時期を考えるうえで重要である．
● MRIでは，MCLの損傷（断裂）の程度を確認できる．

### 3）合併損傷の有無

● 合併損傷の有無の把握も非常に重要である．起こり得る合併損傷の注意するポイントを**表1**にまとめる．

## 2 患者を前にまず行うこと

● 問診でスポーツ活動歴・活動レベルを聞き，最終的に復帰をめざすスポーツの特性と競技レベルを把握することで，戻すべき競技レベルとそれに必要な機能をイメージする．
● いつまでに復帰したいのかを確認し，現実的な範囲で共通理解を得ておく．

**Ⓑリハビリテーションプログラム**　　105

## 3 リハビリテーション評価

- 肘関節脱臼は,受傷直後(0～1週),固定後(1～3週),トレーニング開始以降(3週～)で,評価のポイントが異なる.

### 1) 受傷直後の評価

#### A. 腫脹・内出血の評価
- 視診にて腫脹,内出血の有無を確認する(図5).**内出血がみられた場合,前方関節包の損傷や,回内屈筋群の損傷を疑う**.内出血が表れる部位は必ずしも損傷組織の部位と一致しないことに留意する.

#### B. 疼痛の評価
- 受傷直後は疼痛が強く,内出血による組織内圧の高まりにより,損傷組織以外にも圧痛が出現する.肘の屈曲・伸展時痛を評価し,主な痛みが内側・外側・前面・後面のいずれに出るかを把握する程度に留める.

#### C. 肘関節機能
- **不安定性の評価は行わない**.屈曲・伸展の可動域を自動運動で確認する程度にし,他動運動は極力避ける.

表1 ● 合併損傷の注意すべきポイント

| 合併損傷 | 注意するポイント |
|---|---|
| 鉤状突起,橈骨頭,上腕骨内,外側上顆の骨折 | 不安定性との関連あり.手術適応の判断材料にもなる.固定期間が3～4週に延長される. |
| LCL損傷 | 内反不安定性・後外側不安定性に関与.経験的には多くの場合,MCLの治癒に伴い治癒.不安定性が残存する場合はテーピング方法が異なる. |
| 回内屈筋群(特に円回内筋)の損傷 | 動的外反制動機能として重要な役割を果たす.マッサージやストレッチングの回避,トレーニング開始時期の延期が必要になる. |
| 上腕筋の損傷 | 異所性骨化の好発部位.マッサージやストレッチングの回避,トレーニング開始時期の延期が必要になる. |

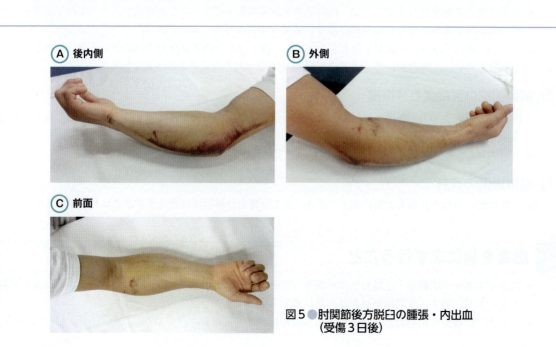

図5 ● 肘関節後方脱臼の腫張・内出血
(受傷3日後)

## 2）固定後の評価

### A. 熱感・腫脹の評価（図6）
- 熱感と関節内の腫張については経時的な変化を追うことが重要となる．
- 関節内の腫脹についてはその質も重要である．
  - 水っぽい腫脹は**新鮮な腫脹**であることが多いのに対し，粘性があり押して指を離すとその押した形状が少し残る場合は**陳旧性の腫脹**であることが多く，対応が異なる．
  - 前者であればプログラムは慎重に進め，後者であれば**積極的な可動域運動と上腕三頭筋の収縮**により腫脹の軽減を図る．
- 可動域運動後や，閉鎖性運動連鎖（CKC）トレーニング開始前後など，腫脹が増大しやすいタイミングに合わせて必ず評価を行い，熱感や関節内の腫脹が明らかに増大した場合は，実施プログラムの延期も考える．

### B. 疼痛の評価
- 肘の屈曲・伸展，肘内外反，手関節掌屈（等尺性），前腕回内（等尺性），肘屈曲（等尺性）での疼痛の有無と部位を評価する．また，MCL（内側上顆・実質部・尺骨付着部），円回内筋，上腕筋，LCLの圧痛を評価する．

### C. 肘関節機能
- 外反・内反・後外側不安定性を評価する（図4）．固定がとれた後は愛護的に関節の遊び（副運動）をみる程度に留め，しっかりとエンドフィールを確かめるのは受傷後3週まで避ける．
- 近年，エコーを用いた肘関節外反不安定性の評価が可能となっており（図7），肘関節内側関節裂隙の距離を前腕自重ストレスの有無で比較する．1 mm以上開く場合には肘関節外反不安定性がある．
- 肘伸展・屈曲・回内・回外の可動域をみる．肘伸展・屈曲時にみられやすい疼痛部位とエンドフィールの主な制限因子について表2にまとめる．
- アライメントの評価では，伸展位の肘外反角（carrying angle）と屈曲時の尺骨の内旋度合いを確認する（図8）．
  - MCL損傷肘では，MCLや円回内筋の外反制動機能の低下と，肘屈曲位での固定や防御性収縮による肘屈筋（上腕二頭筋，腕橈骨筋）のタイトネスにより，**外反が増大する**場合が多い．
  - またMCL損傷による尺骨内旋可動性の増大と，回内屈筋群の損傷や内出血の影響によるタイトネスにより，尺骨内旋が増大しやすい．

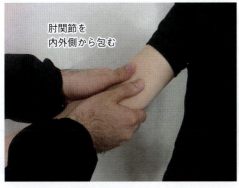
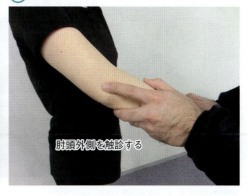

図6 ● 熱感・腫脹の評価
A）肘関節を内外側から包むように触診し，熱感の有無を評価する．
B）肘頭外側を触診し，腫脹の有無や程度，その質を評価する．

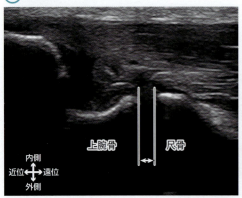
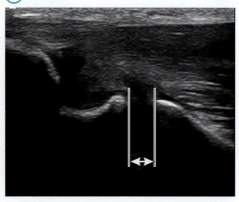

**図7 ● エコーを用いた肘関節外反不安定性の評価**
仰臥位にて肩90°外転位・肘30°屈曲位とし，非荷重（A）と前腕自重（B）での外反ストレスを加え，肘内側関節裂隙を描出し，その距離を計測する．

**表2 ● 肘関節伸展・屈曲可動域の主な制限因子**

| 運動 | 疼痛部位やエンドフィール | 原因 |
|---|---|---|
| 伸展 | 上腕遠位前面の強いツッパリ感 | 上腕骨頭前方偏位による上腕二頭筋長頭腱の緊張，脱臼後の上腕二頭筋の防御性収縮 |
| | 外側のツッパリ感 | 腕橈骨筋のタイトネス |
| | 内側の痛み・ツッパリ感 | 伸展時肘外反増大による内側支持機構の伸張，MCL・回内屈筋群の損傷後の癒着 |
| | 肘頭内側の痛み・突っかかる感じ | 伸展時肘外反増大による肘頭と肘頭窩内側の衝突 |
| | 肘頭外側の痛み・突っかかる感じ | 尺骨内旋増大による肘頭と肘頭窩外側の衝突 |
| | 裏側のつまる感じ | 肘頭周囲の慢性的な腫張による肘頭−肘頭窩間の十分な滑りの減少 |
| 屈曲 | 内側の痛み・ツッパリ感 | 屈曲時の尺骨内旋増大による内側支持機構の伸長，MCL・回内屈筋群の損傷後の癒着 |
| | 裏側の圧迫感 | 関節内の腫張 |
| | 裏側のツッパリ感 | 上腕三頭筋（腱）のタイトネス |

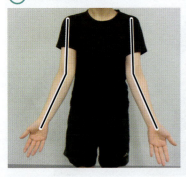
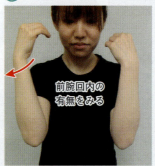
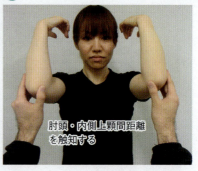

**図8 ● 肘関節のアライメント評価**
A）左右差を比較する．肘の伸展制限が著明な場合は，屈曲位で評価を行う．
B）肘を屈曲した際の前腕の回内の有無をみる．
C）肘屈曲・前腕最大回外時の肘頭・内側上顆間距離を指にて触知し，左右差を確認する．距離の開大が大きい方が，尺骨は内旋位となる．

▶ このようなアライメント異常は肘関節の屈曲・伸展時に，MCLや回内屈筋群をより伸張させやすいため，可動域制限を助長するだけでなく，組織の修復を阻害する．
- 肘伸展・前腕回内・手関節掌屈の筋力を評価する（図9）．肘関節の長期にわたる伸展制限や，肘頭周囲の腫脹，伸展時の疼痛は，上腕三頭筋の収縮不全を招き，結果として筋力が低下する．
  ▶ また，回内屈筋群の合併損傷があると，前腕回内・手関節掌屈筋力が低下しやすい．上腕三頭筋や回内屈筋群は肘関節の外反制動機能をもつため，これらの筋力評価は非常に重要である．

### D. 姿勢・肩関節機能
- 肩屈曲・伸展・外旋の可動域を評価する．また肘関節固定後には，胸椎後弯・肩伸展・肘屈曲位となり，肩甲骨は挙上・下方回旋し上腕骨頭が前方偏位していることが多いため，その有無を評価する．また肩甲骨の安定性についても評価を行う（図10）．

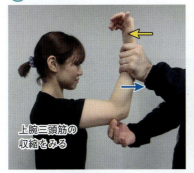 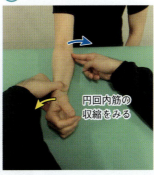 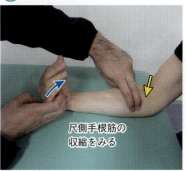

**図9●肘の筋力評価**
A）肘90°屈曲位からの肘伸展等尺性運動時の筋力，上腕三頭筋の収縮度合いと疼痛の有無をみる．
B）前腕回内等尺性運動時の筋力，円回内筋の収縮度合いと疼痛の有無をみる．
C）手根骨尺側に抵抗を加え，手関節掌屈等尺性運動時の筋力，尺側手根屈筋の収縮度合いと疼痛の有無をみる．

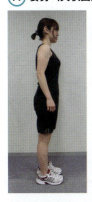 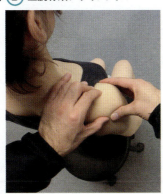 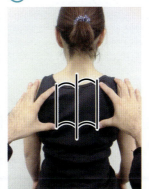 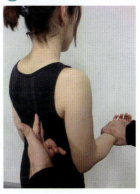

**図10●姿勢，肩関節機能の評価**
A）胸椎の過度の後弯がないか，肩伸展・肘屈曲位の姿勢になっていないかを確認する．
B）肩峰の前縁に手を置き，上腕骨頭の前縁に手をあて，前方への偏位の有無をみる．
C）下角と上角に母指・示指を添えて外転・下方回旋・挙上の有無をみる．
D）肘90°屈曲位で肩甲骨内転位とし，等尺性に肘屈曲運動をした際の肩甲骨の浮き上がりの有無をみる．
※いずれも必ず左右差を比較する．

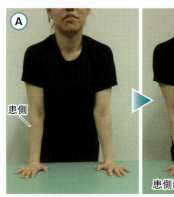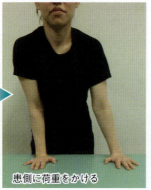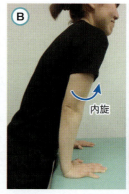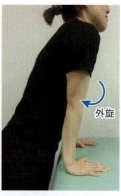

**図11● 荷重時の疼痛**
A）肘伸展位で手をつき，患側に荷重をかけた際の疼痛や恐怖感をみる．
B）荷重をかけてから，上肢を内旋・外旋させた際の疼痛や恐怖感をみる．

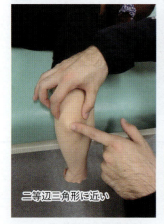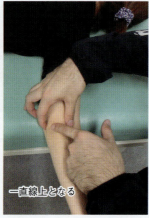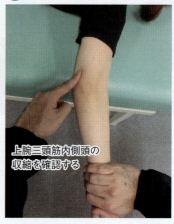

**図12● 肘伸展時の肘頭のトラッキング**
A）肘頭の肘頭窩へのはまり込み：肘屈曲位から伸展時の肘頭のはまり込みをみる．
　※肘屈曲位では，内・外側上顆と肘頭を結んだ線が二等辺三角形に近いのが正常．
　※伸展時では，肘頭が内・外側上顆の中点に位置し，一直線上となるのが正常．
B）最終域での肘伸展筋力：肘最終伸展時の筋力と上腕三頭筋内側頭の収縮具合をみる．

## 3）CKCトレーニング開始前後および以降の評価

### A. 熱感・腫張・疼痛の評価
- 固定後と同様に行う．加えて，肘を伸ばして手をついたときの疼痛や恐怖感を確認する（図11）．

### B. 肘関節機能
- CKCトレーニングを開始するタイミングに必ず不安定性の評価を行う．
- 可動性だけでなく，エンドフィールも確認する．外反不安定性について，経験的には5週前後でエンドフィールが明瞭となり，改善しはじめることが多い．
- 肘伸展の最終可動域に制限が残存することが多いため，**肘頭の肘頭窩へのはまり込みを診察と触診で確認する**（図12A）．

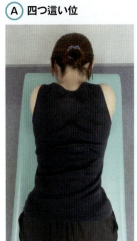
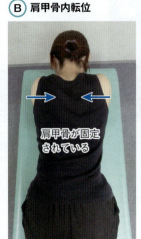
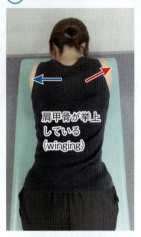

図13 ● 肩甲胸郭関節機能の評価
A) 荷重時の肩甲骨のwingingや肩のすくみ（肩甲骨挙上）の有無をみる．
B) 肩甲骨内転を指示し，wingingや肩のすくみの有無をみる．
C) 肩甲骨外転を指示し，wingingや肩のすくみの有無をみる．
※A，Bでは肩甲骨は両側とも固定が可能となっているが，Cでは肩甲骨下角が浮き上がり，肩甲骨が挙上し，wingingが起こっている．

- 筋機能としては肘関節最終可動域での伸展筋力を評価し，この筋力に多く関与する上腕三頭筋内側頭の十分な収縮が得られているかどうかを確認する（図12B）．

### C. 姿勢・肩甲胸郭関節機能

- CKCでの肩甲胸郭関節機能を評価する（図13）．荷重時の肩甲骨内転位で肩甲骨の異常運動がみられた場合には，菱形筋の機能不全が疑われ，肩甲骨外転位で異常が出現した場合には前鋸筋の機能不全が疑われる．

## 4 リハビリテーション治療の全体的な流れ

- リハビリテーション治療の流れを図14に示す．

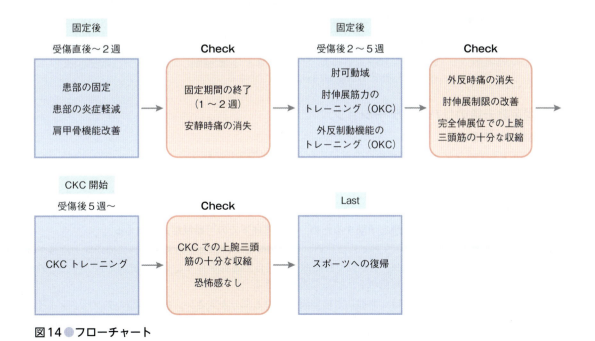

図14 ● フローチャート

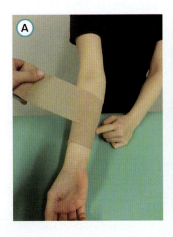
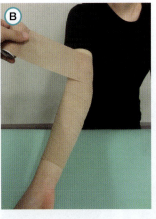

**図15 ● 自着性弾力包帯の巻き方**
前腕遠位部から圧を一定にしながら巻き上げる．はじめは自着性弾力包帯が2/3〜1/2程度重なるように巻く（A）．その後は肘関節部あたりから自着性弾力包帯が1/2〜1/3程度重なるように巻く（B）．これにより，近位になるにしたがって圧迫が弱くなる．

## 5　リハビリテーション治療の実際

### 1) 受傷直後〜固定期のリハビリテーション

#### A. 患部に対する処置
- 微弱電流（micro current：MCR）を利用し損傷部位の治癒を促すほか，アイシングや超音波療法を用い，**患部周囲の腫脹の軽減**を図る．また，前腕部への内出血の拡がりを抑制するため，自着性弾力包帯などで前腕遠位部から上腕中位まで圧迫する（図15）．
- 受傷1週後より，自着性弾力包帯による前腕圧迫下での手指の屈曲・伸展運動や交代浴を実施し，前腕の浮腫・血腫軽減を図る．

#### B. 肩甲胸郭関節機能に対するアプローチ
- 固定による不良姿勢や肩甲骨のマルアライメントの改善のため，座位での肩甲骨内転運動を行う．

> **memo　固定期間・可動域運動開始時期について**
> - 肘関節後方脱臼については，多くの報告で1〜2週の固定が推奨されている[6〜8]．
> - 早期の可動域運動開始の重要性[9,10]が提唱されており，早期に可動域運動を開始することによる不安定性や再脱臼の予後は変わりなく，長期成績が良好であるといわれている．ケースによるが疼痛のない範囲での可動域運動は受傷後1日から開始されるべきであろう．
> - 骨折が合併している場合には固定期間が3〜4週となる場合もある．医師と相談し，2週頃からシーネ固定に変更し，リハビリテーション時のみ外して，愛護的に可動域訓練を行うことも検討する．

### 2) 固定除去後のリハビリテーション

#### A. 患部に対する処置
- MCR，アイシング，超音波療法を継続し，交代浴も追加して行う．

#### B. 可動域運動
- 固定を除去された直後は肘伸展時に上腕遠位前面の強いツッパリ感や肘内側の疼痛を訴えることが多い．**上腕二頭筋の柔軟性改善**（図16），**肘過外反アライメントの修正**（図17）を目的に，伸展可動域の増大を図る．異所性骨化の出現を予防するため，強い疼痛下での可動域拡大は控える．
- 屈曲可動域も，受傷後2〜3週よりはじめ，完全復帰までにfullをめざす．特に固定除去直後では，セルフケアとして仰臥位肩90°屈曲位で肘屈曲・伸展自動運動を行うことで，肘関節後方や内・外反方向へのストレスが少なく，可動域を広げることができる[11]．
- 屈曲制限の原因となるのは，伸展制限の要因と重なる部分が大きい．腕尺関節のアライメント不良（外反・内旋）に加え（図17, 18），橈骨頭の上腕骨小頭上の滑りの減少（図19）や，肘頭‐肘頭窩間の狭小化がある．特に肘頭‐肘頭窩間の狭小化は，肘伸展時の後方のつまり感（図20）にも大きく関与する．

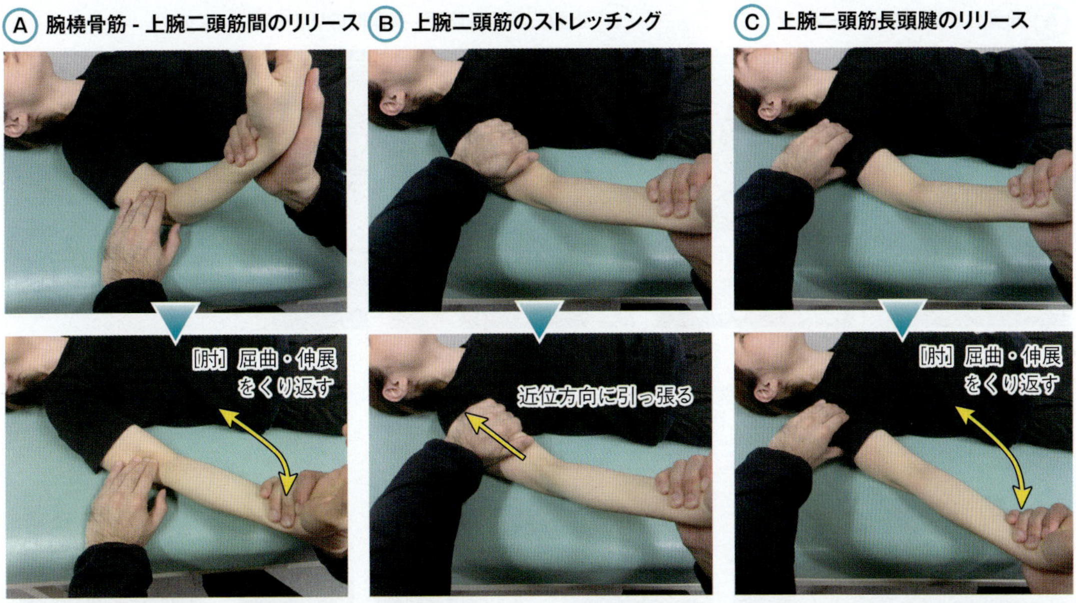

第2章 1.肘関節脱臼

**図16● 上腕二頭筋のストレッチング**
A）両筋間に指を入れ，上腕二頭筋の防御性収縮が出ない範囲で他動的に肘を屈曲・伸展させる（5分）．
B）上腕二頭筋の防御性収縮が強い場合に行う関節運動を伴わない上腕二頭筋のストレッチング．肘を軽度屈曲位とし，上腕二頭筋筋腹を把持し，近位方向に引っ張る（3秒×50回）．
C）結節間溝に指を入れ，上腕二頭筋の防御性収縮が出ない範囲で他動的に肘を屈曲・伸展させる（3分）．

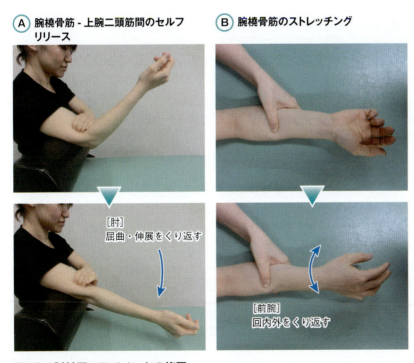

**図17● 肘外反アライメントの修正**
A）上腕二頭筋 - 腕橈骨筋間に指を入れ，肘の屈曲・伸展をくり返す（5分）．
B）腕橈骨筋の前腕部分を圧迫し，回内外をくり返す（5分）．

Ⓑ リハビリテーションプログラム　113

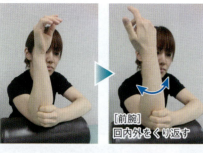
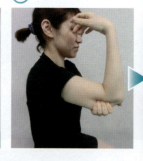
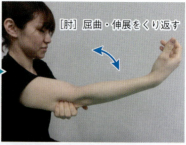

**図18●尺骨アライメントの修正**
A）尺骨近位部を橈側より把持し，前腕の回内外をくり返す（5分）．
B）上腕三頭筋外側頭-長頭間に指を入れ，肘の屈曲・伸展をくり返す（5分）．

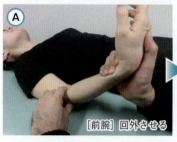
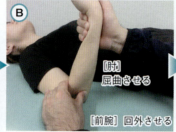
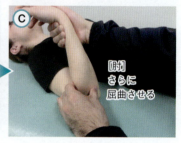

**図19●腕橈関節のモビライゼーション**
A）肘屈曲位にて，橈骨頭を把持し前腕を回外させる（5分）．
B）橈骨頭を後方（背側）に引っ張りながら，前腕を回外させつつ，肘を屈曲させる（5分）．
C）母指で尺骨橈側を押し，尺骨を外旋方向に誘導しながらさらに屈曲させる（5分）．

### C. 筋力トレーニング

- 肘伸展筋力は，肘関節の伸展制限や肘頭周囲の腫脹による筋力低下を防ぐため，受傷後早期からトレーニングを開始する（固定オフ時）．
  - **上腕三頭筋**のトレーニングは等尺性収縮から行い（図21A），肘伸展可動域がある程度確保されてきたところで肩甲骨のセッティングと同時に肘伸展のセッティングを行う（図21B）．
  - 受傷後3週程経過し，肘関節の比較的新鮮な腫張が落ち着き，回内屈筋群のトレーニングを開始したところで，ダンベルを用いた肘関節の伸展トレーニングを行う（図21C, D）．肘関節外反制動機能を有する回内屈筋群として**浅指屈筋**，**尺側手根屈筋**などのトレーニングを行う（図22）．

> **memo** 筋力トレーニング開始時期について
> 回内屈筋群（特に円回内筋）の合併損傷がある場合，尺側手根屈筋のトレーニング開始時に痛みが生じやすいため，筋の損傷による疼痛が減弱する3〜4週までトレーニング開始時期を延期する．

### D. 肩甲胸郭関節機能

- CKCトレーニングを行う前に，肩甲骨アライメントと安定性を獲得する必要がある（図23）．

第2章　1. 肘関節脱臼

Ⓐ 上腕三頭筋外側頭 - 長頭間のリリース

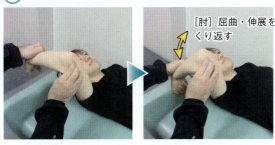

Ⓑ 上腕三頭筋内側頭 - 長頭間のリリース

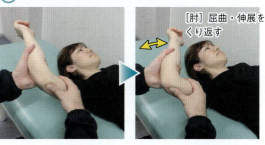

Ⓒ 肘頭のモビライゼーション

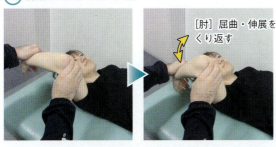

図20●肘頭-肘頭窩間の狭小化に対する治療
A）両筋間に指を入れ，屈曲・伸展をくり返す（5分）．
B）両筋間に指を入れ，屈曲・伸展をくり返す（5分）．
C）肘頭-肘頭窩間に指を入れ，肘頭を遠位に押しながら肘の屈曲・伸展をくり返す（5分）．

Ⓐ 等尺性トレーニング

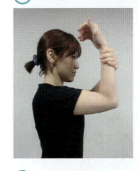

図21●上腕三頭筋トレーニング
A）肘屈曲位での上腕三頭筋の等尺性収縮（5秒×30回）．
B）背臥位で前腕遠位部に枕を敷き，肩甲骨内転し，肘を伸展し枕をつぶす（30回）．
C）背臥位でダンベルを把持し，前腕中間位で肘伸展を行う（1.5〜5 kg，10回×3〜5セット）．
※反対側で肘を支えながら，上腕三頭筋の収縮を伸展最終域まで確認する．
D）腹臥位でダンベルを把持し，前腕回外位で肘伸展を行う（1.5〜5 kg，10回×3〜5セット）．
※内側頭の収縮が得られにくい場合，EMSを用いて上腕三頭筋の収縮を促す．

Ⓑ 上腕三頭筋セッティング

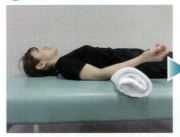
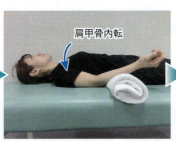
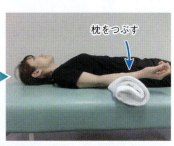

Ⓒ 等張性トレーニング①

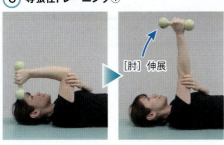

Ⓓ 等張性トレーニング②

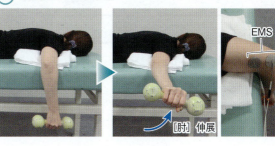

Ⓑリハビリテーションプログラム

A 浅指屈筋のトレーニング

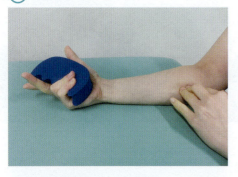

**図22 ● 回内屈筋群トレーニング**
A）ゴムボールなどを握り，環指・小指のPIP屈曲抵抗運動を行う（5秒×30回）．
B）ダンベルを把持し，回外位を維持しながら尺側より掌屈する（3～10 kg，10回×3～5セット）．

B 尺側手根屈筋のトレーニング

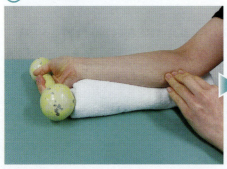 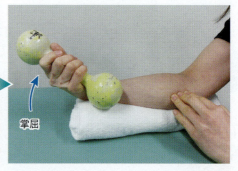

掌屈

A 胸郭開大のストレッチング

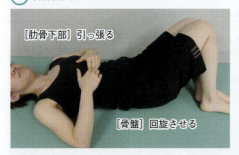

[肋骨下部] 引っ張る
[骨盤] 回旋させる

B 大胸筋のストレッチング

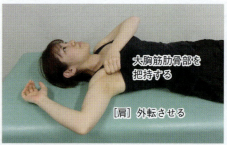

大胸筋肋骨部を把持する
[肩] 外転させる

C 広背筋のストレッチング

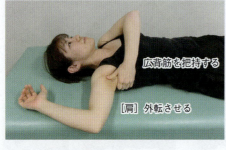

広背筋を把持する
[肩] 外転させる

D 肩甲骨内転トレーニング

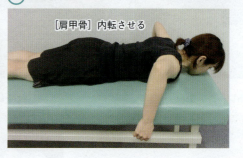

[肩甲骨] 内転させる

**図23 ● 肩甲骨周囲トレーニング**
A）肋骨下部に指を入れ，開くように引っ張り，反対側に骨盤を回旋させる動きをくり返す（5分）．
B）大胸筋肋骨部を把持し，肩の外転をくり返す（5分）．
C）広背筋を下角外側より把持し，肩の外転をくり返す（5分）．
D）腹臥位で，上肢をベッド脇から下垂し，肩甲骨内転運動を行う（10回×3セット）．

## 3) CKCトレーニング開始前後および以降のリハビリテーション

### A. 患部に対する処置
- 定期的に行う必要はないが，CKCトレーニング後には腫脹予防のためにアイシングを行う．

### B. 可動域運動
- 肘伸展・屈曲・内反を行う（図24）．この時期，肘後方のつまり感が残存することが多く，その際には肘頭のモビライゼーションも併用する（図25）．

### C. CKCトレーニング
- 四つ這い位，四つ這い位からの患側体重移動，患側上肢支持を行い，十分な上腕三頭筋の収縮と肩甲骨の安定性が得られたら，腕立て伏せに移行しナロウからワイド，プライオメトリックと段階的に負荷を上げていく（図26）．

> **memo** CKCトレーニング開始時期について
> 
> 受傷機序に近いCKCトレーニングは，その開始時期も重要となる．後外側や内側の不安定性の改善をトレーニング開始の基準にすると，8週前後になる可能性があるが，実際にはそこまで待つことはなく，外反時痛の消失と肘伸展制限の改善，完全伸展位での上腕三頭筋の十分な収縮が得られた段階でCKCを開始する（目標5週）．不安定性が残存する場合にはテーピングなどを行いながらトレーニングを実施する．

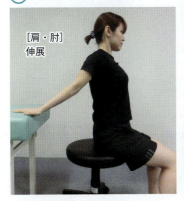
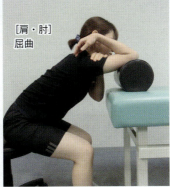
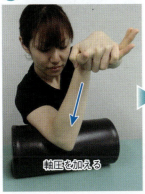
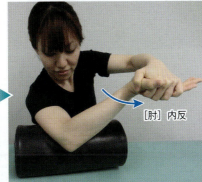
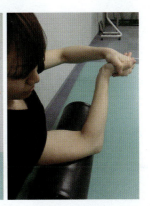

**図24 ● 肘関節のROM運動**
A）肘を可能な範囲で伸展した状態で，肩を伸展させ，肘前面をストレッチングする（10秒×10回）．
B）肘関節屈曲位にて枕の上に肘を置き，肩関節が屈曲するように上体を後方に引く（10秒×10回）．
C）手関節を橈屈させつつ橈骨を近位に押し込むように軸圧をかけ，肘関節を内反方向に引っ張る（10秒×10回）．

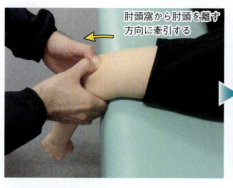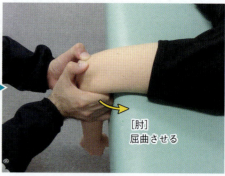

**図25 ● 肘頭のモビライゼーション**
肘頭と肘頭窩に母指を入れ，他の4指で前腕を把持し，肘頭窩から肘頭を離す方向に牽引し，肘を屈曲させる（30回）．

Ⓐ 四つ這い位スタビライゼーション

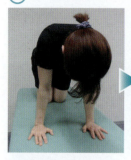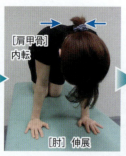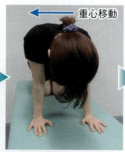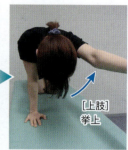

Ⓑ 腕立て伏せ（ナロウ）　　　　　　　Ⓒ 腕立て伏せ（ワイド）

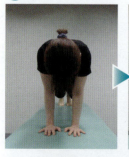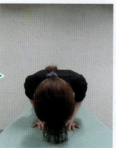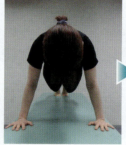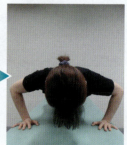

Ⓓ 腕立て伏せ（プライオメトリック）

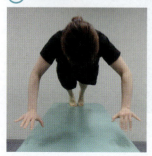

**図26 ● CKCトレーニング**
A）四つ這い位で，肘伸展位・肩甲骨内転位を保持しながら，患側方向に重心を移動させ，対側上肢を挙上する．肩甲骨のwingingが起きないように注意する（5秒×10回×3セット）．
B）腕の幅は肩幅，肘をたたんだ腕立て伏せ（10回×3セット）．
C）腕の幅は肩幅より広く，肘を開いた腕立て伏せ（10回×3セット）．
D）肘を伸ばす際に手を勢いよく浮かし，プライオメトリックでも行う（10回×3セット）．

## 4) スポーツ復帰に向けて

- スポーツ復帰に向けて，競技特性や受傷機序に応じたリハビリテーションが必要となる．
- 体操であれば，手をつく動作に不安を感じる場合が多いため，倒立などの姿勢での肩甲骨から肘までの安定性をみる．ラグビーなどのコンタクトスポーツであれば，タックルの動作を確認し，押す動作の後にすぐに相手を引きつけ，肘が伸びきったままにならないように注意する．
- また，いずれのスポーツ種目においても，**転倒の指導**は非常に重要である．後方に手をつく場合には前腕は回外位にせず，回内位で手を付き，肘を曲げるようにしてショックを吸収させる．前に手をつく場合も，肘を軽度屈曲位で手の小指側からつくようにし，肘関節伸展・前腕回外位で手をつけることを避けることが重要である．

〈文献〉

1) Tyrdal S & Olsen BS：Hyperextension of the elbow joint: pathoanatomy and kinematics of ligament injuries. J Shoulder Elbow Surg, 7：272-283, 1998
2) O'Driscoll SW, et al：Posterolateral rotatory instability of the elbow. J Bone Joint Surg Am, 73：440-446, 1991
3) O'Driscoll SW：Classification and evaluation of recurrent instability of the elbow. Clin Orthop Relat Res, 370：34-43, 2000
4) O'Driscoll SW, et al：Tardy posterolateral rotatory instability of the elbow due to cubitus varus. J Bone Joint Surg Am, 83：1358-1369, 2001
5) Schnetzke M, et al：Unstable simple elbow dislocations: medium-term results after non-surgical and surgical treatment. Knee Surg Sports Traumatol Arthrosc, 25：2271-2279, 2017
6) Mehlhoff TL, et al：Simple dislocation of the elbow in the adult. Results after closed treatment. J Bone Joint Surg Am, 70：244-249, 1988
7) Protzman RR：Dislocation of the elbow joint. J Bone Joint Surg Am, 60：539-541, 1978
8) Schippinger G, et al：Management of simple elbow dislocations. Does the period of immobilization affect the eventual results? Langenbecks Arch Surg, 384：294-297, 1999
9) Maripuri SN, et al：Simple elbow dislocation among adults: a comparative study of two different methods of treatment. Injury, 38：1254-1258, 2007
10) Ross G, et al：Treatment of simple elbow dislocation using an immediate motion protocol. Am J Sports Med, 27：308-311, 1999
11) Catapano M, et al：Early functional mobilization for non-operative treatment of simple elbow dislocations: a systematic review. Shoulder Elbow, 14：211-221, 2022

第2章 肘

# 2. 上腕骨顆上骨折

平尾利行

Ⓐ知識の整理　　Ⓑリハビリテーションプログラム

**POINT**

1. 上腕骨顆上骨折は成人よりも小児に多く，伸展型骨折が多い
2. 上腕骨顆上骨折は神経損傷や血管損傷を合併しやすいので注意が必要である
3. 成人の上腕骨顆上骨折では強固な内固定後に早期リハビリテーションを開始する

## 1　原因・誘因

- 上腕骨顆上骨折は成人よりも小児に多くみられ，肘周辺骨折のなかでは最も多く発生する．鉄棒などから肘関節伸展位で転落したときに生じる**伸展型骨折**が多く，稀に肘関節屈曲位で骨折する屈曲型骨折もある．
- 成人では交通事故や手をついて捻ったときに発生する．

## 2　病態

- 上腕骨遠位部には鉤突窩と肘頭窩に挟まれ，骨が薄くなった構造的に弱い部位がある．この部位に強い外力が働くことで上腕骨顆上骨折が起こる（図1）．

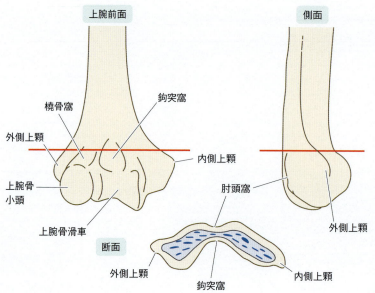

図1 ● 上腕骨遠位部の骨構造

## 3 症状・障害

- 症状は腫脹，疼痛，運動障害，変形である．
- 転位が顕著な伸展型骨折では，肘頭が後方に突出してみえるため，一見すると肘関節後方脱臼のような特有の変形を呈すが（**フォーク状変形**），肘頭・上腕骨外上顆・内上顆の形成するヒューター三角は正常である．
- 神経損傷や血管損傷を合併しやすい．

## 4 診断学的検査

- 末梢骨片が後上方へ転位した伸展型骨折と，末梢骨片が前上方に転位した屈曲型骨折がありX線画像で判断する（図2）．小児において転位のない骨折に関してはfat pad signを参考にする（図3）．小児の骨

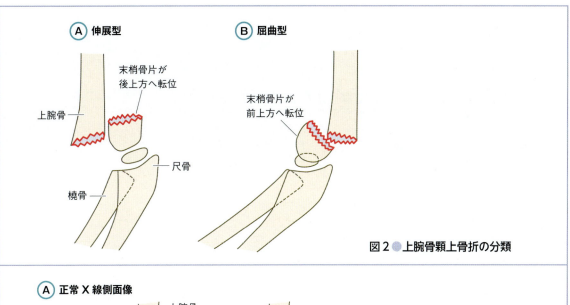

図2 ● 上腕骨顆上骨折の分類

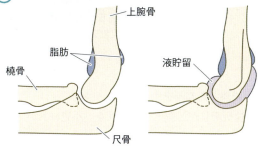

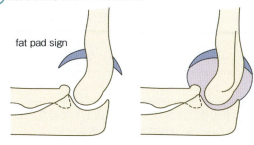

図3 ● fat pad sign

fat pad signとは，肘関節包内・滑膜外にある脂肪組織が，骨折などの外傷の際に，関節内の血腫や滲出液により関節内圧などが上昇して転位し，肘関節X線側面像に描出されるものである．図の左はX線像でのみえ方，右は液貯留のイメージである．

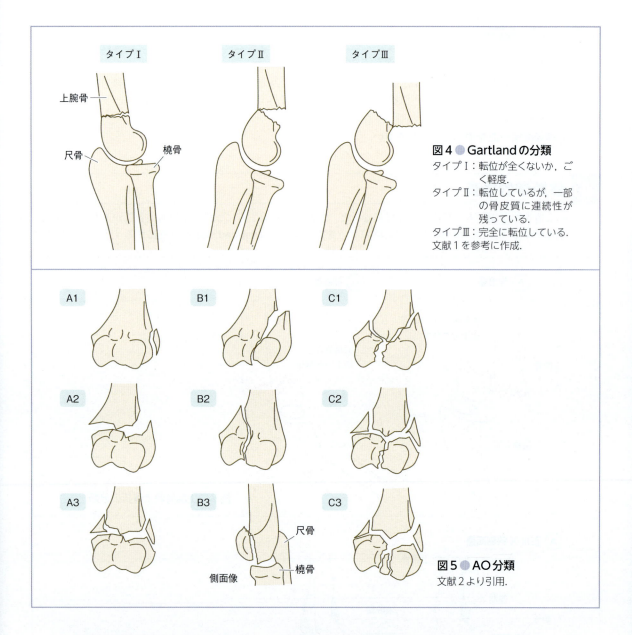

図4 ● Gartlandの分類
タイプⅠ：転位が全くないか，ごく軽度．
タイプⅡ：転位しているが，一部の骨皮質に連続性が残っている．
タイプⅢ：完全に転位している．
文献1を参考に作成．

図5 ● AO分類
文献2より引用．

片は主に軟骨で構成されているため，X線画像で誤った判断をするおそれがある．
- 肘の外傷歴があり，後方のfat pad sign以外の骨折所見がX線上でみられない小児においても，転位のない肘関節の骨折例と同様に治療する必要がある．
- 小児上腕骨顆上骨折のX線学的分類における代表的なものとして，**Gartlandの分類**[1]が最も多く用いられている（図4）．
- 成人では骨折線が関節内に及ぶことも多いため，上腕骨遠位端骨折の分類である**AO分類**[2]が最も多く用いられている（図5）．

## 5 医学的治療

- 保存療法として徒手整復，ギプスシーネ固定，牽引療法があり，手術療法として経皮的ピンニング法，観血的整復固定術（open reduction and internal fixation：ORIF）などがある．

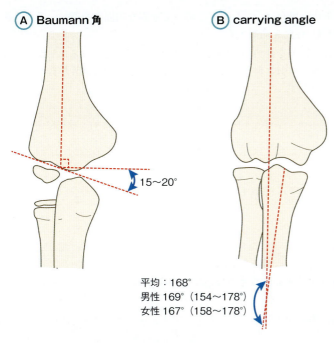

**図6 ● Baumann角とcarrying angle**
A) Baumann角：上腕骨長軸に垂直な線と外顆部骨端線に平行な線のなす角のこと．個人差があるので健側と比較すること．
B) carrying angle：上腕骨長軸と尺骨長軸のなす角のこと．160°以下は外反肘，180°以上は内反肘を示す．個人差があるので健側と比較すること．

**表1 ● Jupiterの成績評価基準**

| 成績 | 関節可動域 | 運動痛 |
| --- | --- | --- |
| Excellent | −15〜130° | なし |
| Good | −30〜120° | なし |
| Fair | −40〜90−120° | なしまたはあり |
| Poor | −40〜90° | あり |

文献3より引用．

## 1）小児の場合

- 小児の上腕骨顆上骨折において，Gartlandの分類におけるタイプⅠでは，3〜4週間のギプスシーネ固定で予後良好である．
- タイプⅡやタイプⅢに対し，徒手整復後にギプスシーネ固定や牽引療法を行う施設もあるが，整復の保持は困難である．また，牽引療法は患者の負担が大きく，在院日数が長期化する．このため現在では，多くの施設で徒手整復の後，手術療法として経皮的ピンニング法が用いられている．
- 整復の良否は，**Baumann角**を参考とし，10°以上のBaumann角の減少は整復不十分と考えられている（図6A）．
- 術後の外固定は約4週間であり，その後に鋼線を抜去して自動運動を開始する．小児では，術後の積極的な理学療法を基本的には必要としないことが多く，家庭での自動運動を指導し経過観察とする．3〜6カ月でおおよそ改善する．

## 2）成人の場合

- 成人の上腕骨顆上骨折の予後は決して良くはない．転位のない骨折の場合にはギプスシーネや装具による治療を行うこともあるが，基本的にはORIFが必要となる．術後固定性の良否は，X線肘関節正面像にて **carrying angle** を確認する方法がある（図6B）．術後肘関節可動域の治療成績に関しては，**Jupiterの成績評価基準**が用いられることが多い（表1）．

- 若年から中年まで，特に関節内骨折を伴う場合は，プレートを用いて強固な内固定を行い，手術直後から無理のない範囲で関節可動域（ROM）運動を開始する．
- 骨粗鬆症を伴う高齢者の骨折の場合は偽関節を伴いやすいため，外固定の期間を設ける．しかし，成人の肘関節において3週間以上の固定は拘縮を引き起こすため，術後1〜2週で疼痛が落ち着く頃から自動運動を開始し，日常生活での自立をめざす．

## 6 合併症

### 1）神経損傷

- 約10％に合併する．正中・橈骨・尺骨神経のいずれも損傷される可能性がある．
- 約3〜6カ月で自然回復することが多い．

### 2）血管損傷

- 約2〜10％に合併する．上腕動脈が骨片による損傷や絞扼を受けることで生じる．
- 循環が障害されている場合，橈骨動脈の拍動が減少または消失し，手指の腫脹，チアノーゼ，感覚異常・消失が起こる．
- 放置すると，12〜24時間でVolkmann拘縮が生じることがある．また，90°以上の肘屈曲位でギプス固定することでも生じることがある．

> **memo** Volkmann拘縮
>
> Volkmann拘縮とは，前腕の循環不全により，前腕（特に屈筋）の瘢痕化，線維変性を生じた拘縮である．

### 3）変形治癒

- 内反変形が多く，発生頻度は約10％である．生じた内反変形は自家矯正されることはないが，機能的には問題にならないことが多い．治療は顆上部骨切り術を行う．

### 4）遅発性尺骨神経麻痺

- 20°以上の内反肘では肘部管における絞扼性神経障害として，受傷後数年から数十年後に尺骨神経麻痺が起こることがある．治療は肘部管開放術を行う．

### 第2章　肘

# 2. 上腕骨顆上骨折

平尾利行

Ⓐ知識の整理　　Ⓑリハビリテーションプログラム

## ⭕ Do!

1 合併症の有無を確認しつつ運動療法を進めていく
2 関節可動域（ROM）運動は，自動運動もしくは自動介助運動から開始する
3 他動運動は骨癒合に応じて開始する

## ❌ Don't!

1 疼痛を伴う運動療法は行わない
2 異所性骨化や変形治癒の原因となるため，強い疼痛を伴うような無理なROM運動は行わない

## 1 はじめに

- 上腕骨顆上骨折は小児に多くみられるが，小児においては積極的な理学療法を行うことは少なく，自動運動の指導のみで長期的な観察を行う．
- 本稿では成人の上腕骨顆上骨折後の理学療法について触れる．成人の上腕骨顆上骨折では基本的にORIFが行われるため，術後より早期リハビリテーションを行う．

## 2 情報収集

### 1）主治医，看護師からの情報やカルテ

- 以下のような情報を収集する．
  ①名前，年齢，身長，体重，家族構成，受傷前の生活環境や活動状況（仕事，趣味，スポーツ）
  ②既往歴
  ③受傷時の合併症（血管損傷，神経損傷）
  ④手術法（進入法，固定性）
  ⑤後療法（ROM運動開始時期，荷重トレーニング開始時期）
  ⑥術後の合併症（循環障害，神経障害，術後感染症）
  ⑦術後経過として，食事，排泄，睡眠はしっかりと行えているか

### 2）X線画像

- 以下のような情報を収集する．
  ①受傷時の骨折の程度
  ②術後のアライメント
  ③術後の経過（アライメントの変化，異所性骨化の出現）

Ⓑリハビリテーションプログラム　　125

## 3　患者を前にまず行うこと

● 問診や視診から，現在置かれている日常生活上の問題点や合併症の有無を予測する．

### 1）問診

● 受傷機序の確認（いつ，どのように）．
● 疼痛の確認（いつから，安静時痛・夜間時痛・動作による増悪・日内変動の有無，どのような動作で出現するか，どの部位に出現するか，どのような痛みか）．
● 手指に痺れや疼痛，感覚障害，運動障害はないか．
● 痺れがある場合の確認（いつから出現したか，安静時の痺れ・動作による増悪・日内変動の有無，どのような動作で出現するか，どの部位に出現するか）．
● ADL，趣味活動，仕事などで不便なことはないか．

### 2）視診

● 患部の腫脹や変形の有無．
● 患側上肢の浮腫の有無．
● 手指の腫脹や皮膚の色の確認．
● 手指の動きの確認．

> **memo　問診・視診で留意すべきこと**
> ・安静時痛や夜間時痛がある場合は炎症期である可能性が考えられる．
> ・夕方や仕事の後に痛みなどがある場合は，日常生活における過負荷が影響している可能性を考える．
> ・手指の痺れや疼痛，感覚障害，運動障害がある場合には，循環障害，神経障害を疑う．
> ・循環障害があると，手指に腫脹，チアノーゼ，感覚異常あるいは感覚消失が起こる．

## 4　リハビリテーション評価

### 1）疼痛，痺れの程度の評価

● 安静時痛，夜間時痛，圧痛および痺れが発生する部位を確認する．
● 疼痛や痺れの程度はVASやNRSを用いて数値化する．

### 2）ADL検査

● DASHスコアが有用である（第1章-2 表1参照）．

### 3）ROM測定

● ROM測定には，一般的に日本整形外科学会・日本リハビリテーション医学会が定めた測定法を用いる．

### 4）筋力検査

● 徒手筋力検査（MMT）に準じて筋力評価を行う．
● 握力検査：握力計を用いて評価する．

### 5）感覚検査

● 神経損傷を伴う場合も多いので必ずデルマトームを用いて確認を行う．

### 6）動作・姿勢評価

● 疼痛や関節可動域制限により代償動作を起こしやすく，その影響により姿勢も崩れやすい．

第2章　2. 上腕骨顆上骨折

## 5　リハビリテーション治療の全体的な流れ（図7）

❶ 術直後は手指屈伸運動を行い，末梢循環還流を促す．肘関節の自動介助運動や自動運動を疼痛のない範囲で開始する．また，頸部，肩甲帯，体幹といった患部外のストレッチングや運動を行い，二次的な障害の発生を予防する．

❷ 自宅での運動は自動運動を基本とし，疼痛のない範囲で動かすよう指導する．**骨癒合に応じて患側上肢を用いた日常生活を行うよう指導する**．

❸ 疼痛，腫脹，骨癒合に応じて徐々に他動運動，抵抗運動，荷重運動へと移行していく．

## 6　リハビリテーション治療の実際

### 1）術直後（急性期）のリハビリテーション

#### A. アイシング

● 患部をアイシングする．アイシングをしながら自動運動や自動介助運動を行うことで，防御性収縮を防止することが可能となる（クライオキネティクス）．

#### B. 手指運動

● 末梢循環促進を目的として，術直後から開始する．

#### C. 自動運動，自動介助運動

● 疼痛のない範囲での肘関節自動運動や自動介助運動を開始する．

● 自動運動や自動介助運動を行う際には，**患部をしっかりと固定して行うことが重要である**（図8）．

---

**術直後（急性期）**
- アイシング
- 末梢循環促進のための手指運動
- 自動運動，自動介助運動
- 拘縮予防のための等尺性運動
- 患部外トレーニング
- 物理療法
- ポジショニング指導

**注意点**
- 熱感，腫脹，疼痛に悪化がないか確認
- 骨折部の安定性の確認，圧痛の有無
- 骨癒合が認められた時点で次のステップへ

**亜急性期**
- 疼痛のない範囲での他動運動を開始
- 術創部癒着予防のための超音波療法や皮膚モビライゼーション
- 拘縮予防のための筋，関節包，靱帯に対する選択的ストレッチング
- 姿勢指導

**注意点**
- コンパートメント症候群，神経損傷の有無
- 術創部の確認
- 熱感，腫脹が軽減し，安静時痛，夜間時痛がなくなった時点で次のステップへ進む

**回復期**
- 抵抗運動，上肢荷重練習を開始
- 拘縮に対する徒手療法，物理療法，装具療法

図7 ● 上腕骨顆上骨折術後リハビリテーションのフローチャート

Ⓑ リハビリテーションプログラム　127

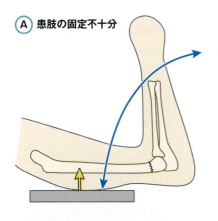
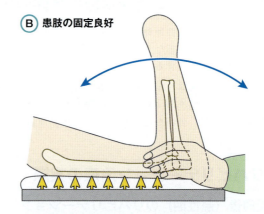

- 患肢は部分的に固定されている．
- 単位面積あたりの負荷量（負荷/面積）は大きくなり，負荷量は骨折部に過大にかかる．
- 関節運動の支点が骨折部となり，関節運動の力は応力となって骨折部にかかる．

- 患肢は全体に固定されて，肘関節部も把握されている．
- 単位面積あたりの負荷量は小さくなる．
- 関節運動の支点は肘関節となり，骨折部にかかる応力は小さくなる．

**図8● 自動運動時の注意点（患肢の固定方法の比較）**
文献4を参考に作成．

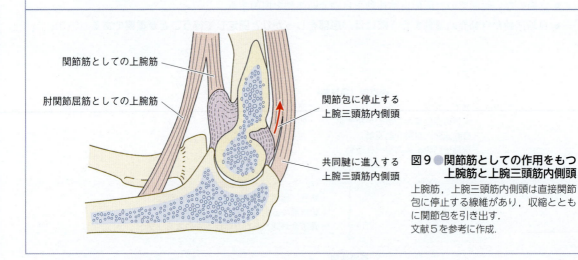

**図9● 関節筋としての作用をもつ上腕筋と上腕三頭筋内側頭**
上腕筋，上腕三頭筋内側頭は直接関節包に停止する線維があり，収縮とともに関節包を引き出す．
文献5を参考に作成．

### D. 拘縮予防のための等尺性運動
- 関節包は拘縮の一因となりうるが，上腕筋は前方関節包，上腕三頭筋内側頭は後方関節包に停止する線維をもつため，収縮することで関節包を引き出す作用をもっている（図9）．
- 拘縮予防を目的として，上腕筋，上腕三頭筋内側頭の等尺性運動を行い，関節包を伸張させる（図10，11）．

### E. 患部外トレーニング
- 全身状態の維持や，二次的障害の予防を目的として患部外トレーニング（頚部ストレッチング，体幹回旋ストレッチング，シュラッグ，胸張り運動など）を行う（図12）．

### F. 物理療法
- 疼痛緩和を目的とした電気療法や，腫脹軽減を目的とした超音波療法などがある．また，骨折治癒促進を目的とした超音波療法も有効である．

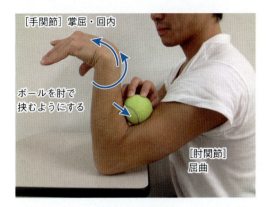

図10● 上腕筋の選択的収縮を狙った等尺性運動

肘関節屈曲位，手関節掌屈・回内位にすることで二関節筋を働きにくくさせる．この状態で肘関節屈曲等尺性運動を行わせることで，上腕筋の選択的収縮を得ることができる．5秒20〜30回を1セットとし，3〜5セットを1日1〜2回行う．

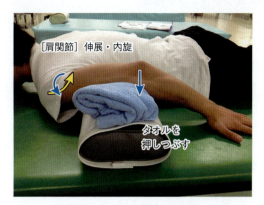

図11● 上腕三頭筋の選択的収縮を狙った等尺性運動

肩関節伸展・内旋位にすることで二関節筋を働きにくくさせる．この状態でタオルを押しつぶすように指示し，肘関節伸展の等尺性運動を行わせることで，上腕三頭筋の選択的収縮を得ることができる（トライセップスセッティング）．5秒20〜30回を1セットとし，3〜5セットを1日1〜2回行う．

A 頚部のストレッチング

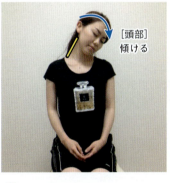

B 体幹回旋運動

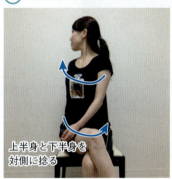

C シュラッグ

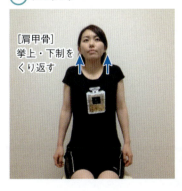

D 胸張り運動

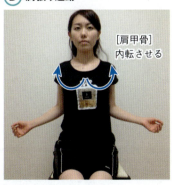

図12● 患部外トレーニング

A) 頭部を傾け，対側頚部のストレッチングを行う．伸張痛を伴わない範囲で行う（20〜30秒を3〜5セット）．
B) 上半身と下半身を対側に捻るように体幹回旋ストレッチングを行う．伸張痛を伴わない範囲で行う（20〜30秒を3〜5セット）．
C) 両側肩甲骨の挙上，下制運動を行う（10回を3〜5セット）．
D) 両側肩甲骨を内転させるように胸張り運動を行う（10回を3〜5セット）．

### G. ポジショニング指導
- 良姿勢をとれるようポジショニング指導をする．背臥位においては，肩下から前腕にかけて枕などを入れることで疼痛が緩和される（図13）．

## 2) 亜急性期のリハビリテーション
- 急性期の炎症症状が落ち着いてきたら，亜急性期としてのリハビリテーションを進めていく．**炎症を再燃させない範囲の運動療法を施行していく．**

### A. 他動運動
- 他動運動を行う際には関節包内運動に従って行う（図14）．

### B. 術創部癒着予防のための超音波療法や皮膚モビライゼーション
- 皮膚の滑走性低下は拘縮の一因となるため，超音波療法や皮膚モビライゼーションを行うことで皮下組織との癒着を予防する．

### C. 拘縮予防のための筋，関節包，靱帯の選択的ストレッチング
- 拘縮の原因として筋や関節包，靱帯の伸張性低下があげられる．
- 筋においては，二関節筋よりも単関節筋の影響による拘縮を多く認める．
- 拘縮予防として筋，関節包，靱帯に対し選択的にストレッチングを行う．

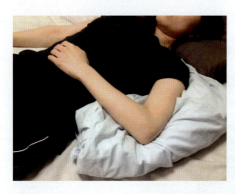

図13 ● 背臥位でのポジショニング指導
肩下から肘下にかけて枕などを入れ，患側上肢を挙上する．

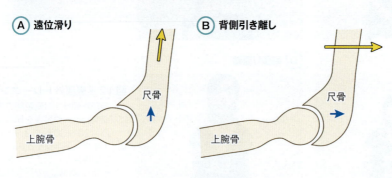

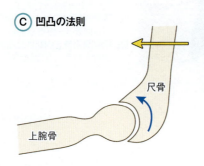

図14 ● 関節包内運動
骨の運動方向：→，窩の動き：→
関節包内運動には遠位滑り，背側引き離し，凹凸の法則がある．腕尺関節は凹の法則に従って，関節包内運動は骨の運動方向と同じ方向に動く．
文献6を参考に作成．

- 以下，肘関節における筋，関節包，靱帯による可動域制限因子を示す．
  ▶ 解剖学的・運動学的に考え，各因子に対し選択的なアプローチを行っていく必要がある．
  ▶ 図15〜19にそのアプローチの一例を示す．

### 【❶屈曲制限因子】
  ▶ 筋：上腕三頭筋（単関節筋：内側頭・外側頭，二関節筋：長頭），肘筋などの屈伸軸後方を通る筋．
  ▶ 関節包・靱帯：後方関節包，内側側副靱帯（後斜走線維，前斜走線維下方部），外側側副靱帯後部線維．

### 【❷伸展制限因子】
  ▶ 筋：上腕筋，円回内筋，橈側手根屈筋，長橈側手根伸筋などの屈伸軸前方を通る筋．
  ▶ 関節包・靱帯：前方関節包，内側側副靱帯前部線維上方部，外側側副靱帯前部線維．

### 【❸回内制限因子】
  ▶ 筋：回外筋など．
  ▶ 関節包・靱帯：外側側副靱帯，橈骨輪状靱帯，方形靱帯後方線維．

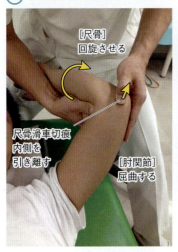
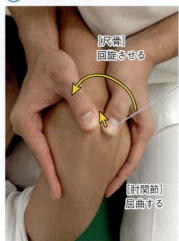

**図15 ● 後方関節包のストレッチング**
A）尺骨滑車切痕内側を，上腕骨滑車から浮かせるように尺骨に回旋を加えながら肘関節を屈曲して，後方関節包の内側をストレッチングする．
B）尺骨滑車切痕外側を，上腕骨滑車から浮かせるように尺骨に回旋を加えながら肘関節を屈曲して，後方関節包の外側をストレッチングする．

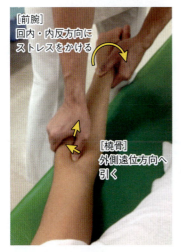

**図16 ● 橈骨輪状靱帯と外側側副靱帯のストレッチング**
正常の回内運動時における橈骨は，外側に2 mm偏位しながら遠位方向へ下がる．このため，回内に伴って橈骨輪状靱帯と外側側副靱帯が伸張される．橈骨輪状靱帯と外側側副靱帯をストレッチングする際には，橈骨を外側遠位方向へ引きつつ，前腕を回内させ，なおかつ内反方向へストレスをかける．

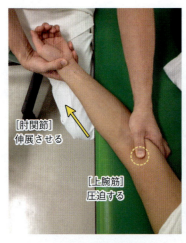 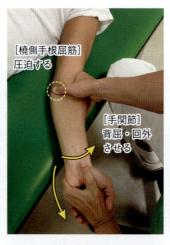 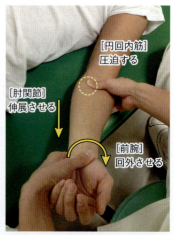

図17 ●上腕筋の選択的ストレッチング
上腕筋を圧迫しながら肘関節を伸展させていくことで，上腕筋の選択的ストレッチングを行う．

図18 ●橈側手根屈筋の選択的ストレッチング
橈側手根屈筋を圧迫しながら，手関節を背屈・回外し，肘関節を伸展させていくことで，橈側手根屈筋の選択的ストレッチングを行う．

図19 ●円回内筋の選択的ストレッチング
円回内筋を圧迫しながら，前腕を回外し，肘関節を伸展させていくことで，円回内筋の選択的ストレッチングを行う．

【❹回外制限因子】
- 筋：円回内筋など．
- 関節包・靱帯：方形靱帯前方線維．

### D. 姿勢指導

- マルアライメントは頸部痛や肩痛，腰痛や神経障害など二次的障害の原因となる．
- また，マルアライメントとなることで，神経性の肘関節可動域制限を引き起こすことがある．神経性の可動域制限では，抵抗感がほとんどないにもかかわらず急に疼痛を訴えるという症状が出現する．
  - 例えば，神経性の屈曲制限では肩甲骨下制位で屈曲時痛が増し，肩甲骨挙上位では屈曲時痛が軽減するなど，肩甲骨の位置によって制限が生じる．

## 3）回復期のリハビリテーション

- 骨癒合が認められた時点で，抵抗運動，上肢荷重運動を開始する．
- また，順調に可動域が改善するのが望ましいが，治療に反応が悪い場合は持続伸張装具を装着する（図20）．装着に際して，防御性収縮が生じると効果が期待できないため，肘関節の屈曲角度，装着時間は，自制内での痛みコントロールができるように症例に合わせて調整する．

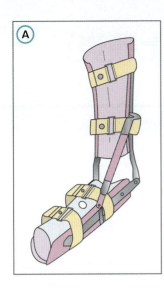
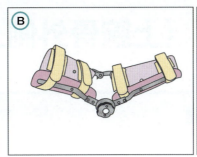
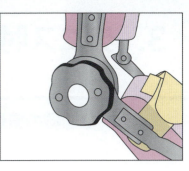

**図20 ● 持続伸張装具**
A) ターンバックル式：肘関節の拘縮に処方される肘装具．ターンバックルによって他動的に肘の伸展・屈曲を行う．
B) タウメル式：ターンバックルがなくダイヤルを回すことによって伸展・屈曲を行う．

〈文献〉

1) Gartland JJ：Management of supracondylar fractures of the humerus in children. Surg Gynecol Obstet, 109：145-154, 1959
2) AO Foundation, et al：Humerus. J Orthop Trauma, 32 Suppl 1：S11-S20, 2018
3) Jupiter JB, et al：Intercondylar fractures of the humerus. J Bone Joint Surg Am, 67：226-239, 1985
4) 「理学療法のとらえかた」（奈良 勲／編），p39，文光堂，2001
5) 「関節機能解剖学に基づく整形外科運動療法ナビゲーション 上肢」（整形外科リハビリテーション学会／編），メジカルビュー社，2008
6) 「骨・関節系理学療法クイックリファレンス 第2版」（岡西哲夫，他／編），pp130-132，文光堂，2010
7) Skaggs DL & Mirzayan R：The posterior fat pad sign in association with occult fracture of the elbow in children. J Bone Joint Surg Am, 81：1429-1433, 1999
8) 横山光輝：高齢者の上腕骨顆部骨折に対する術後成績の検討．日本肘関節学会雑誌，13：125-126，2006
9) 「The Comprehensive Classification of Fractures of Long Bones」（Muller ME, et al, eds），pp74-85, Springer Berlin Heidelberg, 1990
10) Keats TE, et al：Normal axial relationships of the major joints. Radiology, 87：904-907, 1966
11) 鵜飼建志：肘の可動域と制限因子，その対応について．Sportsmedicine，23：9-14，2011

第2章 肘

# 3. テニス肘（上腕骨外側上顆炎）

中村絵美

**Ⓐ知識の整理**　　　Ⓑリハビリテーションプログラム

## POINT

[1] 短橈側手根伸筋（ECRB）は付着部の解剖学的特徴により，肘の屈伸や前腕回内時に牽引ストレスを受けやすい

[2] ECRBは腕橈骨筋や長橈側手根伸筋による圧迫と，橈骨頭の前方偏位による圧迫に伴い，双方に挟まれている状態になる可能性がある

[3] 肩甲骨と手関節の安定性は，ECRBの過活動抑制につながる

## 1　原因・誘因

### 1）疫学

● テニス肘は一般的に**上腕骨外側上顆炎**ともよばれる．30～50代に好発し，男女による発症率の差は明らかでない[1]．

● 若年での発症は少なく，**加齢による腱付着部の変性**が発生に関与すると考えられている．

● テニスやバドミントンなどのラケットスポーツ選手に発症するが，デスクワークでパソコンを多用する職種や，振動する機械を用いた作業，上肢を酷使する職種においても有病者が多い．

### 2）発生要因

● 上腕骨外側上顆炎は短橈側手根伸筋（extensor carpi radialis brevis：**ECRB**）腱の付着部症（enthesopathy）が主な病態とされ，**反復する前腕回旋や手関節背屈運動**が原因で生じるとされる．

● ECRBは上腕骨の外側上顆前内側に付着し，その大きさは長橈側手根伸筋（extensor carpi radialis longus：ECRL）と比べきわめて小さく，手関節背屈運動時の筋収縮により牽引ストレスがかかりやすいという解剖学的特徴がある（図1）[2]．また，肘関節，手関節の両方に付着するため，手関節屈伸運動に伴う両端の遠心性収縮による負荷も大きい．

● 肘伸展時には長橈側手根伸筋が伸張され，ECRBの付着部に覆いかぶさるため，ECRBが表層から骨に押し付けられるといわれている[2]．

● 肘伸展位で前腕が回内した場合には，ECRB腱膜下面と上腕骨小頭外側縁との圧力が最も大きくなることも報告されており[3]，ECRB自体の柔軟性低下や長橈側手根伸筋のタイトネスも発症に関与しているといえる．

● 前腕回内運動時に，橈骨頭は正常でも前方に偏位するが，ECRBの柔軟性低下や回内外運動時の回旋軸の異常により，回内時の橈骨頭の過剰な前方偏位が生じると，外側上顆での摩擦が増強し，さらなる圧迫ストレスにつながる可能性がある．

### 3）テニス動作の不良

● バックハンドストロークでは肘伸展位で手関節を固定してインパクトに抗するが，インパクト時の手関節固定力が低下して掌屈位となることでECRBへの伸張ストレスが増大し，遠心性収縮を強いられる（図2）．これが反復されることにより腱付着部への負担が増大する．

134　整形外科リハビリテーション　第2版

第2章 3. テニス肘（上腕骨外側上顆炎）

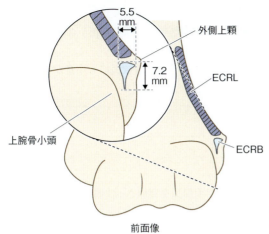

図1 ● ECRB腱付着部
文献2を参考に作成.

前面像

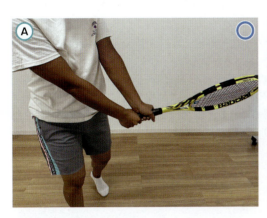
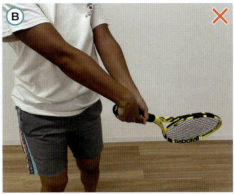

図2 ● バックハンドストローク
A) 手関節を固定して肘伸展でインパクトに抗する.
B) 手関節掌屈位でのインパクトにより，ECRBの遠心性の収縮が強いられる.

- フォアハンドでトップスピンを打つ際の過度な前腕回内や，体幹回旋制限による手打ちもECRBの過活動の原因となる.
- サービスでの過度な前腕回内・手関節掌屈もECRBの過活動の原因となる.

## 2 病態

- テニス肘は，ECRB腱の付着部症が主な病態とされ，腱付着部での線維化や血管新生が生じる[4].
- 疼痛の原因として，ECRB腱付着部症のほか，輪状靱帯の部分断裂，滑膜ヒダの陥入なども一因とされる.
- 長期にわたる腱付着部の炎症やくり返しの牽引ストレスは，腕橈関節の滑膜ヒダ増生や変形性関節症など難治性の病態を呈する場合がある.

## 3 症状・理学所見

- 上腕骨外側上顆のECRB腱の1〜2 cm遠位の圧痛，手関節や肘関節運動時の疼痛が主症状である.
- テニスなどの運動時に限らず，ペットボトルのふたを開けたり，重い物を持ち上げたりするなどの日常

生活動作でも疼痛が生じる場合もある．
- 肘伸展および前腕回内位での手関節背屈時や把握動作で疼痛が増悪し，外側上顆から前腕伸筋近位にかけて局所痛あるいは放散痛が生じる．
- 痛みが前腕の外側面に放散する場合には，橈骨管部における後骨間神経絞扼にも注意が必要である．

## 4 検査・診断

### 1) 誘発テスト（図3）

- Thomsen test
  ▶ 肘伸展，前腕回内位とし，握りこぶしをつくった状態で手関節を背屈させた際の抵抗時痛の有無を評価する．外側上顆部への疼痛出現を陽性とする．
- 中指伸展テスト
  ▶ 肘・手関節伸展位，前腕回内位にて伸展した中指に伸展抵抗を加え，外側上顆部への疼痛を誘発する．
- chair test
  ▶ 肘伸展，前腕回内位にて椅子を持ち上げさせた際に，外側上顆部に痛みが生じるか確認する．

### 2) 画像検査

- 単純X線画像における外側上顆部の石灰化やクレーター状骨棘を認める場合がある．
- MRI検査では，ECRB起始部の高輝度変化が認められる．また，陳旧例ではECRB起始部から外側側副靱帯複合体にまで変性が進んでいることがあり，MRI上の変化が明瞭となる．

A) Thomsen test

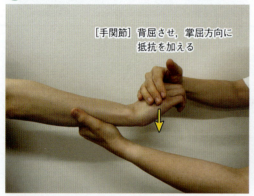

B) 中指伸展テスト

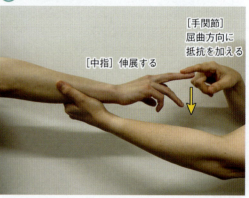

C) chair test

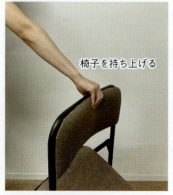

図3●誘発テスト
A) 肘伸展・前腕回内位にて手関節の背屈抵抗時痛の有無を確認する．
B) 肘伸展・前腕回内位で中指の伸展抵抗時痛の有無を確認する．
C) 肘伸展・前腕回内位で椅子を持ち上げた際の疼痛の有無を確認する．

第2章　3. テニス肘（上腕骨外側上顆炎）

- 近年はエコー画像検査が用いられることも多く，ECRB付着部の腫脹や肥厚，低輝度像，骨表面の不整像（石灰化）などが認められる[5]．

## 5 医学的治療

### 1）保存療法

- **基本的に保存療法が選択される**．エルボーバンド（装具），理学療法，薬物療法が有効とされる．
- 急性期において，局所の炎症や鎮痛目的にステロイド注射が有効であると報告されているが，長期にわたる使用は，安全性についてエビデンスが十分ではなく，留意が必要である[6]．
- 近年，多血小板血漿（PRP）局所注射[7]や，自己の末梢血全血局所注射（autologous whole blood）なども一定の効果が報告されており，難治例に対して手術療法を回避する手段の1つとして用いられるようになっている．

### 2）手術療法

- 保存療法に抵抗する難治例や，早期の治療効果を希望する例では，ECRB腱の変性部を切除する等の手術が行われる．

Ⓐ知識の整理　137

### 第2章　肘

# 3. テニス肘（上腕骨外側上顆炎）

中村絵美

**Ⓐ知識の整理**

**Ⓑリハビリテーションプログラム**

## ⭕ Do!

1. 日常生活上での疼痛管理を徹底する
2. テニスの活動は，握力発揮の疼痛が出現しなくなるまで制限する
3. 前腕・手関節の可動性と安定性を改善させる
4. 患者背景を考慮した動作指導を行い，再発を予防する

## ❌ Don't!

1. 疼痛のみで競技復帰を判断してはならないが，痛みが改善しないうちはECRBトレーニングや競技を再開してはならない

## 1 情報収集

● 重症度や後骨間神経麻痺（橈骨神経麻痺），関節内病変（滑膜ヒダ障害）などの合併症の有無についての情報を収集する．またテニス中止や再開の基準・時期の目安についても確認する（表1）.

## 2 患者を前にまず行うこと

● 症状の出現がいつからか，どのように出現したか，症状が増悪・軽減する肢位や姿勢について詳細に聴取する．

● テニス中のどの場面で痛みが出現するか確認する．またプレー頻度やレベルなども聴取しておく.

● 日常生活や仕事，趣味などで痛みの出現があるか，またどの動作で出現するか確認する.

表1 ● 痛みの程度と復帰時期の目安

| 痛みの程度 | ADLでの痛み | テニス中の痛み | 握力（健患比） | 復帰時期（目安） |
|---|---|---|---|---|
| 軽度 | やかん・荷物 | テニス後・練習中（たまに） | 健側の2/3以上 | 0〜1カ月 |
| 中等度 | ペットボトルの蓋・ドアノブ | 練習中（いつも） | 健側の2/3以下 | 1カ月以上 |
| 重度 | 書字・箸・パソコン | ラケットを握る | 健側の1/3以下 | 2カ月以上 |

文献8より引用.

## 3 リハビリテーション評価

### 1）痛みの評価
- 外側上顆，腕橈関節，伸筋腱（ECRB，ECRL，総指伸筋）の圧痛を確認する．
- 抵抗時痛の有無を確認する（図3）．

### 2）腫脹の評価
- 軽症や経過が短い場合はECRBの腫脹は少ない場合が多いが，重症例や症状が長期に及ぶ場合，関節内病変を認める場合にECRB周囲の腫脹を認める．
- 腫脹がある場合，周囲の筋萎縮や筋トーヌスの低下が認められる場合も少なくない．

### 3）握力の評価
- pain-free grip strength test（図4）
- 定期的に測定を実施し，回復程度を確認する．

### 4）アライメントの評価
- 肘伸展時のcarrying angleの左右差を確認する（第2章-1 図8A参照）．橈側の筋の過緊張や，尺側に付着する筋の機能不全により，肘外反アライメントが増大する．
- 前腕回内アライメントでは，橈骨頭が前方に偏位するためECRBが常に伸張し，痛みを助長しやすい．

### 5）関節可動性の評価
- 前腕回内外運動時の腕橈関節の異常運動の有無を確認する．回内運動時の橈骨頭の偏位量はエコー画像評価を用いて左右比較することも有用である（図5）．
- 前腕回内外運動時の遠位橈尺関節の可動性および橈尺間の回旋軸の評価を行う．テニス肘の多くは，遠位橈尺関節の可動性低下がみられ，回内外運動時の軸が橈側に偏位し，尺骨の過可動性を認めることが多い（図6）．
- 重いラケットの使用や橈側に偏ったグリップの多用により長母指屈筋や深指屈筋のタイトネスが生じている場合には，回内外運動時の前腕骨間膜の動きを阻害し回外制限を助長していることがある．

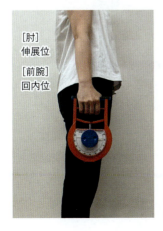

**図4 ● pain-free grip strength test**
肘伸展・前腕回内位で握力計を握り，痛みを感じた時点での数値を測定する．

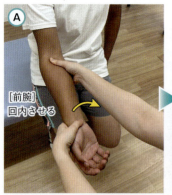
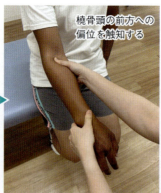
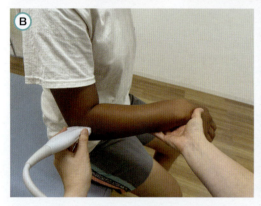
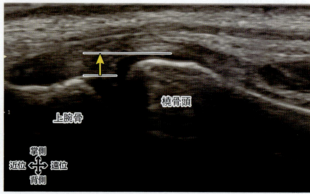

**図5 ● 前腕回内外運動時の橈骨頭の異常運動の確認**
A）前腕回内運動時に，橈骨頭の前方への偏位を触知し，左右差を比較する．
B）エコーを用い，回内運動時の橈骨頭の偏位（→）を描写する．

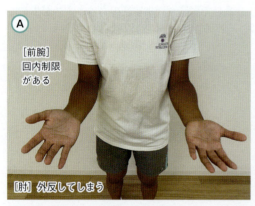
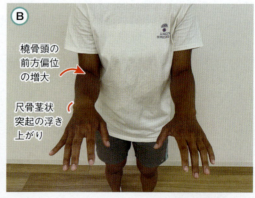

**図6 ● 前腕回内外運動時の回旋軸偏位および尺骨過可動性**
A）前腕回外制限が認められ，肘外反アライメントによる代償がある．
B）橈骨頭の前方偏位の増大および尺骨茎状突起の浮き上がりが確認できる（回旋軸偏位による尺骨の過可動性の出現）．

## 6）筋機能評価

- ラケットを用いて**手関節の固定性**を評価する（図7）.
- 回内外運動の軸が橈側に偏っている場合，尺側手根屈筋や浅指屈筋などの尺側に付着する筋の機能不全が生じている場合があるため評価が必要となる（図8）.
- 上腕三頭筋の機能不全は肘伸展時の前腕伸筋群の代償的な活動につながるため，評価を行う.
- 肩甲骨の固定性の低下は，インパクト時に上肢遠位部の過剰な固定を強いられ，上腕や前腕筋群の過活動に起因するため，肩甲骨周囲筋（菱形筋‐前鋸筋）の評価をしておく（図9）.

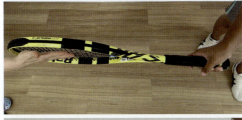
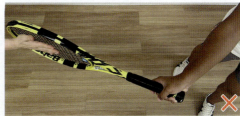
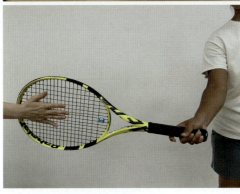
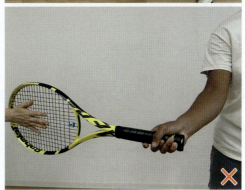

**図7 ● 手関節固定性の評価**
ラケットを握ってもらいインパクトの肢位を取り，手でラケット面を後方に押す.
A）尺側グリップ：手関節が固定され，ラケット面が傾かずに固定できる.
B）橈側グリップ：手関節の固定が弱いため，ラケット面が後方に押されたり，傾いてしまう.

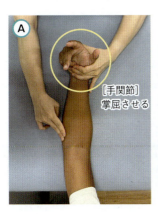
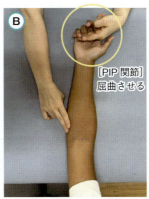

**図8 ● 前腕尺側の筋機能評価**
A）尺側手根屈筋：手根骨尺側に抵抗を加え，手関節掌屈運動時の抵抗感を左右で比較する.
B）環指・小指の中節骨に抵抗を加え，PIP関節屈曲運動時の抵抗感を左右で比較する.
＊PIP関節：近位指節間関節

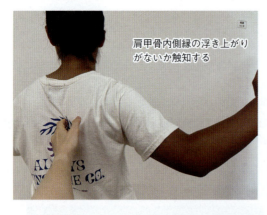

**図9● 肩甲骨固定性の評価**
テイクバックからインパクトにかけての肩甲骨安定化の機能を確認する．翼状肩甲（winging）が見られる場合は菱形筋に加え前鋸筋機能の低下も疑う．

## 4 リハビリテーション治療の全体的な流れ

- 急性期には，患部であるECRB腱付着部に反復する負荷を早期に軽減させることを目的に，局所の安静および日常生活上の不良な動作の改善を行う．
- 急性期以降，前腕部の不良アライメントおよび可動性を改善し，ECRBを含めた前腕伸筋群の筋機能の改善をはかる．
- テニスなどスポーツ活動への復帰に際し，肩甲帯・胸郭機能の改善をはかり，競技特異的な動作を確認し，段階的に復帰させる．

## 5 リハビリテーションプログラムの実際

### 1）良肢位保持の患者指導

- 日常生活上で痛みがでる動作がある場合には，患側での動作を避け，反対側を使用することを推奨する．
- 特に，**回内位での把持動作は極力行わず，回外位で物を持つように指導する．**
- またデスクワークなどで長時間のタイピングをする場合などは，**手関節背屈位で固定されないように環境を整えることも必要である**（図10）．

### 2）装具療法

- ECRB腱付着部へのストレスを軽減させる目的でエルボーバンドの使用も有用であるが「上腕骨外側上顆炎診療ガイドライン2019」[6]では「バンドの使用を弱く推奨する」としており，効果の程度については説明が必要である．

### 3）物理療法

- 腱付着部の腫脹がみられる場合には，非温熱作用の超音波照射にて炎症を抑え，損傷部の組織再生を促す．
- 近年，ECRB腱付着部への拡散型圧力波照射が疼痛を軽減させる効果があったとの報告もあり，効果が期待される[9]．

### 4）アライメント修正・関節可動性改善エクササイズ

- 肘外反・前腕回内アライメント・回外可動域制限を改善するため，ECRBと周囲筋の柔軟性改善をはかる（図11）．

### 5）ストレッチング

- 前腕伸筋群の静的ストレッチングを，肘伸展，前腕回内位で手関節を掌屈させて行う（図12）．
- 同肢位のまま，中指のみ把持し回内することでECRBを選択的に伸張させることも可能である．ただし，**橈骨頭のアライメント改善が得られていない場合には注意が必要である．**

第2章　3．テニス肘（上腕骨外側上顆炎）

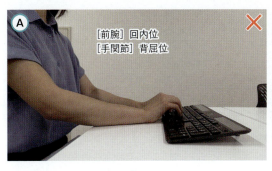
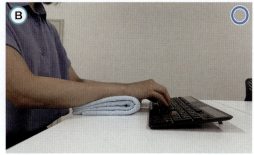

**図10　タイピング時の姿勢**
A) 前腕回内，手関節背屈位で手指を使用する姿勢は避けるよう指導する．
B) タオル等で前腕の高さを調整した状態での手指使用を推奨する．

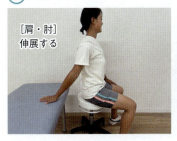
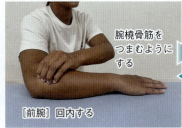
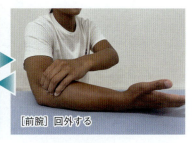
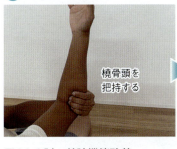
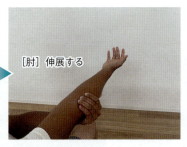
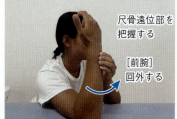

**図11　肘・前腕機能改善**
A) 肩伸展・肘伸展による上腕二頭筋のストレッチング．
B) 腕橈骨筋をつまむようにして前腕を回内外させてほぐす．この際，円回内筋と隣接する部分に指をいれるようにして行うとよい．
C) 橈骨頭を把持し，肘を伸展させながら後方へ誘導する．
D) 尺骨遠位部を把持し掌側へ誘導しながら回外運動を行う．

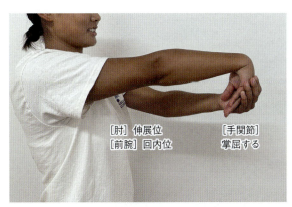

**図12　前腕伸筋群のストレッチング**

B リハビリテーションプログラム

## 6）筋機能改善エクササイズ（図13〜15）

- 手関節の安定性を高め，尺側有意のグリップを学習させるため，前腕尺側のトレーニングを行う．
- 経過が長く，ECRBの筋萎縮や張力低下がある場合には，ECRBを含めた前腕伸筋群のトレーニングを実施する．
- ただし，筋力トレーニングに伴い痛みを増悪させることを避けるため，**痛みの改善**が得られてから段階的に開始する．
- また，尺側でのグリップを維持したままの肘伸展運動の獲得をはかる．

## 7）肩甲胸郭機能の改善（図16，第4章-5 図21A参照）

- 胸郭可動性および肩甲骨の固定力が低下している場合は，ボールを打ちはじめる前に改善をはかる．

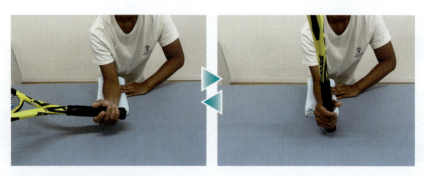

**図13 ● 前腕筋群の機能改善**
前腕尺側筋機能の改善を目的に，尺側グリップで前腕の回内外運動を行う．

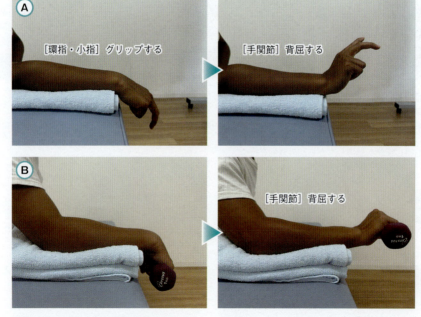

**図14 ● ECRBの筋機能改善**
A）環指・小指をグリップしながらの手関節背屈運動．
B）尺側グリップでの手関節背屈抵抗運動．

## 8) 競技特異的動作の再獲得

- 握力発揮時の疼痛が出現しなくなり，肩甲骨と手関節の固定性が十分に回復したと判断された場合に，フォームの改善を指導していく．
- ラリーの再開前に，ラケットの素振り，壁打ちや手で出されたボールを打つことから開始し，痛みが出ないことを確認しながら段階的にテニスに復帰する．
- 必要に応じてラケットの重さやグリップの太さの調整を行うか検討する．

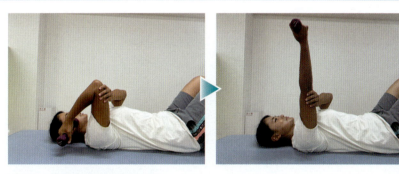

**図15● 上腕三頭筋の機能改善**
尺側グリップをしながら肘伸展抵抗運動を行う．

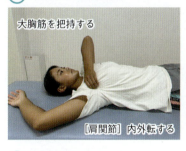
Ⓐ 大胸筋の柔軟性改善

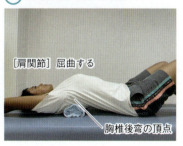
Ⓑ 胸椎伸展可動性の改善

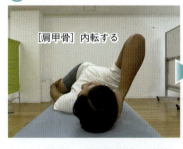
Ⓒ 体幹回旋エクササイズ

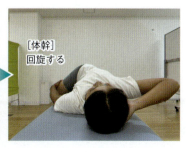

**図16● 胸郭・肩甲骨機能の改善**
A）大胸筋を把持しながら肩の内外転運動を行う．
B）胸椎後弯の頂点に枕をいれた状態で肩屈曲運動を行う．
C）肩甲骨内転し胸郭を広げるようにしながら体幹の回旋を行う．

〈文献〉
1) 「理学療法ガイドライン　第2版」(日本理学療法士協会／監, 日本理学療法学会連合 理学療法標準化検討委員会ガイドライン部会／編), pp273-289, 医学書院, 2021
2) Bunata RE, et al：Anatomic factors related to the cause of tennis elbow. J Bone Joint Surg Am, 89：1955-1963, 2007
3) Tanaka Y, et al：Effect of elbow and forearm position on contact pressure between the extensor origin and the lateral side of the capitellum. J Hand Surg Am, 36：81-88, 2011
4) Nirschl RP & Ashman ES：Elbow tendinopathy: tennis elbow. Clin Sports Med, 22：813-836, 2003
5) 岩本 航：診療に役立つ肘関節外側の解剖. MB Orthop, 35：55-56, 2022
6) 「上腕骨外側上顆炎診療ガイドライン2019　改訂第2版」(日本整形外科学会, 日本肘関節学会／監, 日本整形外科学会診療ガイドライン委員会, 上腕骨外側上顆炎診療ガイドライン策定委員会／編), 南江堂, 2019
7) Chen X, et al：The Efficacy of Platelet-Rich Plasma on Tendon and Ligament Healing: A Systematic Review and Meta-analysis With Bias Assessment. Am J Sports Med, 46：2020-2032, 2018
8) 「整形外科リハビリテーション」(神野哲也／監, 相澤純也, 中丸宏二／編), 羊土社, 2012
9) Yan C, et al：A comparative study of the efficacy of ultrasonics and extracorporeal shock wave in the treatment of tennis elbow: a meta-analysis of randomized controlled trials. J Orthop Surg Res, 14：248, 2019

第2章 肘

# 4. 投球障害肘

坂田 淳

**Ⓐ知識の整理**　　Ⓑリハビリテーションプログラム

## POINT
1. 投球障害肘は病態の総称であり，発症時の年齢により，その障害部位が異なる
2. 投球時にかかる外反トルクは，正常でも尺側側副靱帯（UCL）の破断強度を超える
3. 肘外反制動機能低下が背景にあることをふまえ，おのおのの病態の特徴と問題点を理解する

## 1 原因・誘因

### 1) 年齢
- 投球障害肘は発育発達の具合（年齢）により，好発部位が異なる．図1にそれぞれの部位の責任病巣と好発年齢を示す．

### 2) 投球動作時の外反トルク
- 投球時，肘関節には外反トルクがかかる．そのトルクは**2峰性**であり，**最大外旋の直前**と，**リリース直後**にピークを迎える．
- その最大外反トルクは成人で64 Nm[1]と報告されており（小学生では28 Nm前後[2, 3]），計算上UCLの破断強度を超える負荷がかかる（図2〜4）[4〜9]．またフォームの不良も指摘されており，体幹の早期回旋（いわゆる"身体の開き"）があるなどの場合はさらにトルクが増大する[10]．近年，投球時のUCLへの張力をシミュレーションした研究では，UCLに生じる張力の力積が肘内側障害の発生に関与する[11]ことがわかっている．

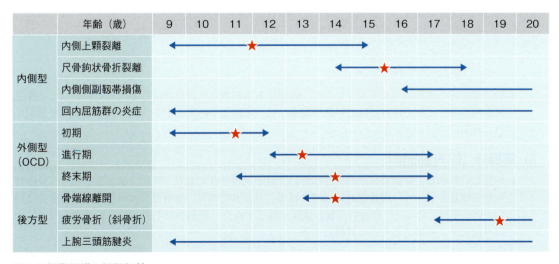

図1 ● 損傷組織と好発年齢
★：好発年齢のピーク．

Ⓐ知識の整理　147

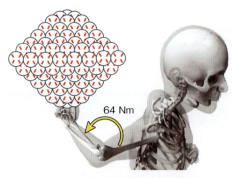
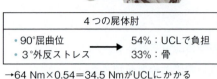

**図2● 投球時に肘関節にかかるトルク**
文献4, 5を参考に作成.

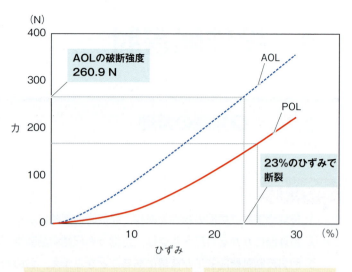

**図3● UCLの破断強度**
AOL：前斜走線維. POL：後斜走線維.

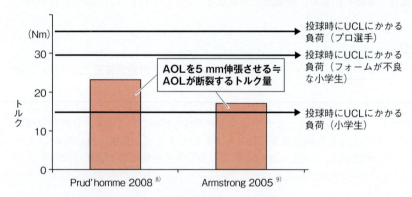

**図4● AOLが断裂するときに必要な肘関節への負荷量**
AOLは5 mm伸張されると破断する．プロ選手やフォームが不良な小学生の投球時にUCLにかかるトルク（横矢印）は，AOLを5 mm伸張させるのに必要なトルク（グラフ縦棒）を上回る．5 mm伸張させるのに必要なトルクは，文献により異なる．

- 投球時に起こる肘の外反トルクにより，**内側にある組織**（尺側側副靱帯や回内屈筋群）には**伸張ストレス**が加わる．これと同時に肘の**外側や後面**には，**圧迫力**や**剪断力**がかかり，さまざまな病態が生じることになる．

### 3）筋機能（回内屈筋群）

- 肘関節の動的安定化機構には回内屈筋群の貢献が示唆されており，特に浅指屈筋と尺側手根屈筋は肘外反制動機能を有す[12]．**浅指屈筋**は深層と浅層に分かれており，深層は一部靱帯に直接付着しているために，靱帯損傷に伴って，動的外反制動機能が低下する[13]．動的外反制動機能は投球動作で肘にかかる強い外反トルクに耐えるために重要となる．

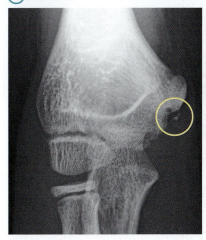
A) 裂離骨折

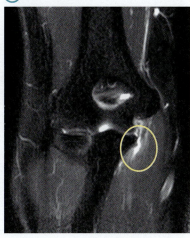
B) UCL損傷

図5●学童期と成人期の肘内側部障害
A) 学童期では内側上顆下端に裂離骨片がみられる.
B) 成人期ではUCLの連続性が途絶し，高信号域がみられる.

## 2 病態

- 投球障害肘は各種病態を総称したものに過ぎず，その責任病巣はさまざまである.

### 1) 内側部障害

- 内側上顆の骨端線は15歳で完全に閉鎖する．**骨端線閉鎖前**（学童期：小学生〜中学生低学年）の肘がくり返し牽引力（外反トルク）を受けると骨・軟骨が損傷し，内側上顆の**裂離**が起こる（図5）．また，内側上顆の骨端線離開が起こる場合もある.
  - ▶**内側上顆骨端線閉鎖後**（中学生高学年）では，UCL付着部側の**鉤状結節の障害**が起きやすい.
  - ▶UCL損傷は骨が強度を増した高校生以上に多くみられ，UCL遠位損傷は特に予後不良となる.

### 2) 離断性骨軟骨炎

- 肘の外側にかかる圧迫力や剪断力により，上腕骨小頭と橈骨頭がぶつかり，上腕骨小頭の軟骨下骨に障害が起こる．適切な修復過程を逸脱すると，透亮像（周囲と比べて黒く写る所見）の初期，離断像の進行期，遊離体を形成する終末期に至る進行過程をたどる（図6）.

### 3) 後方部障害

- 肘が外反しながら伸展することで肘頭と肘頭窩内側が衝突し肘後方に障害が生じる（valgus extension overload syndrome）．骨端線閉鎖前は肘頭骨端核障害や肘頭骨端線離開が生じ，骨端線閉鎖後は肘頭疲労骨折（斜骨折）や骨棘形成が生じる（図7）．UCL機能不全による肘外反不安定性が背景にあることが多い.

### 4) 尺骨神経障害・胸郭出口症候群

- 投球時に肘が外反すると，内側の靱帯や筋が伸張されるのと同時に，尺骨神経も伸長されることで神経症状が出現する．小指側がしびれたり，指に力が入らなくなったりと，日常生活で箸や鉛筆の把持がしにくくなる．**胸郭出口症候群**においても肘内側部痛が生じる場合があり，注意を要す（第1章-3参照）.

## 3 症状・障害

### 1) 投球時の痛み

- 投球時の最大外旋の直前（胸を張った瞬間）やリリース直後，フォロースルーで疼痛を訴えることが多く，疼痛発生場面により求められる機能が異なる．離断性骨軟骨炎では，初期は無症候性のことが多く，症状が出現したときには病期が進行している可能性がある（図6）.

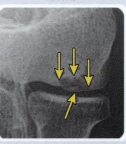
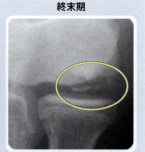

| | 初期 | 進行期 | 終末期 |
|---|---|---|---|
| | 透亮像がみえる | 透亮した中に骨硬化像がみえる | 分離像がみえる |
| 症状 | 無症候性が多い | 症候性 | |
| 可動域 | 肘の屈曲・伸展が10°以内の制限 | 肘の屈曲・伸展が10°以内の制限 | 肘の屈曲・伸展が15°以内の制限 |
| 治療 | **保存療法**<br>骨が治るのをX線で確認しながら，リハビリテーションで復帰を目指す | **手術療法**<br>ドリリングやモザイクプラスティが行われる | |
| 復帰 | 平均4～5カ月で復帰 | 術後平均5～6カ月で復帰 | |
| 注意 | 骨端線閉鎖例では，骨が治癒しないため，手術になる | 復帰にかかる期間は手術の方法によって異なる | |

**図6 ● 離断性骨軟骨炎の期分けと特徴**
文献4を参考に作成．

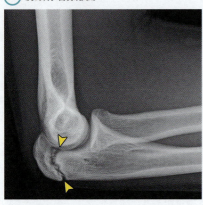
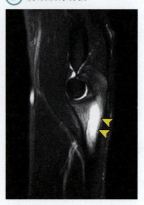

**図7 ● 骨端線閉鎖前後での後方障害**
A) X線上，肘頭の骨端線が開存している．
B) MRI上，肘頭に高信号域が存在する．

## 2) 可動域制限

- 橈骨前方偏位・尺骨過外反に伴う肘の伸展制限に加え，回内屈筋タイトネスによる前腕回外制限，関節内腫脹が起こることによる肘の屈曲制限がみられる．

## 3) 肘外反制動機能の低下

- くり返しの外反ストレスにより，内側上顆下端障害やUCL機能不全による静的な外反制動機能低下や

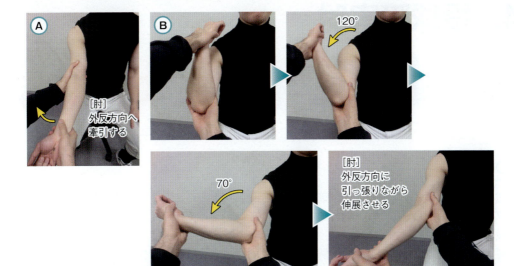

**図8 ● 不安定性の評価**
A) 外反ストレステスト：肘軽度屈曲位（15〜30°）で肘外反方向へ牽引．疼痛出現あるいは弛緩性増大にて陽性．
B) moving valgus stress test：肘深屈曲位から外反方向に引っ張りながら伸展．70〜120°で肘内側痛が出現すると陽性．

回内屈筋群収縮不全・萎縮が起きると，肘外反制動機能がさらに低下し，症状の軽快に時間がかかる．

## 4 診断学的検査

### 1）画像診断

- X線検査を用いる．45°屈曲位正面像で内側の裂離骨片の有無，離断性骨軟骨炎の有無を確認する．
- また，正面像や矢状面像から，肘頭の骨端線閉鎖開存や疲労骨折がないかを注意深くみる．離断性骨軟骨炎や肘頭の疲労骨折，UCL損傷が疑われた場合にはMRIを撮像する．

### 2）特殊検査

- 肘軽度屈曲位での外反ストレステストのほか，moving valgus stress test[14]が用いられる（図8）．
- 肘伸展強制時の疼痛をみるhyper extension testも用いられる．

## 5 医学的治療

- 投球障害肘の理学療法の適応は病態によって異なる．
  - ▶UCL完全損傷，離断性骨軟骨炎の分離後期以降では手術療法が選択される[15]．
  - ▶UCL不全損傷，離断性骨軟骨炎の初期，肘後方障害の治療の第一選択は保存療法だが，保存療法に抵抗する場合は手術療法が選択される[15]．

第2章　肘

# 4. 投球障害肘

坂田　淳

Ⓐ知識の整理　　　　　　Ⓑリハビリテーションプログラム

## O Do!

1. 肘の動的安定化機構である回内屈筋群と上腕三頭筋のトレーニングを必ず行わせる
2. フォームの問題点をみつけ，機能的なアプローチを心がける
3. 投球は段階的に開始させる
4. 肩・下肢の柔軟性獲得の前に，肘関節の機能を改善させるトレーニングも行う

## ✕ Don't!

1. フォームのすべてを修正しようとせず，症状に直結する問題点の解決をめざす
2. 肘を上げなさい，開かないようにしなさいなど，口頭だけのフォームの修正は避ける

## 1　情報取集

- 責任病巣（主症状）以外の問題がないかを確認する.
- 投球中止や再開の基準・時期の目安を確認する.

## 2　患者を前にまず行うこと

- 問診により，損傷組織の推定や重症度の把握が可能となる（**表1**）.
- 上肢の易疲労性，握力の低下，手指のしびれ（特に小指側）といった**神経症状を確認**する. 神経症状がみられる場合には，胸郭出口症候群や尺骨神経・正中神経障害を疑う必要がある.

## 3　リハビリテーション評価

### 1）疼痛の評価

- 内側上顆の頂点と下端，UCL実質部と鉤状結節，上腕三頭筋腱と肘頭内外側，上腕骨小頭と外側上顆の圧痛を確認する.
- 運動時痛として，屈曲・伸展強制時痛，moving valgus stress test（**図8B**），肘屈曲角度を変えての外反時痛を評価する.
- 抵抗時痛として，手関節掌屈抵抗時痛，肘伸展抵抗時痛（肩甲平面上90°挙上位・肘120°屈曲位）をみる（**図9A**）.

152　整形外科リハビリテーション　第2版

表1 ● 問診内容とその解釈

| 内容 | 具体的な質問 | 考えられる可能性 |
|---|---|---|
| 現病歴 | いつから痛いのか？ | 最近，痛くなったのであれば炎症が強い可能性があり，経過が長ければ，重症化している可能性がある． |
| | 何をしていて痛くなったのか？<br>・1球で痛くなったか，徐々にか<br>・練習中か試合中か<br>・キャッチボール（短い距離・塁間・遠投）か，ノックか，ピッチングか | ・1球で痛くなったのであれば急性発症であり，重症度が高い可能性がある．<br>・試合中であれば，無理な体勢で投げたり，緊張や疲労により普段と違ったフォームであった可能性がある．<br>・痛みが出た場面の動作に問題がある可能性がある． |
| | 痛くなってからの対応はどうしたのか？<br>・痛くなってすぐにやめたか<br>・痛くなってから投げたか，投げていないか<br>・最後に投げたのはいつか | ・すぐやめたのであれば，投げられないほど痛かったことが考えられるため重症度が高い可能性がある．痛みながらも投げたのであれば，軽傷であった可能性がある．<br>・無理をしながらも投げ続けたため，重症度が増している可能性がある．また痛みをかばってフォームを崩している可能性がある．<br>・最後に投げてからの期間で，現在，炎症がどの程度治まっているかがわかる． |
| 現在の状況 | どの瞬間に痛いか？ | 疼痛を訴える位相により，問題となるフォームや機能が異なる． |
| | はじめに痛くなったときと今（最後に投げたとき）とで痛みに変化はあるか？ | 痛みの種類や疼痛が出現する位相の拡大により，重症度の進行の有無がわかる． |
| | どの距離までなら痛みなく投げられるか？ | 距離が短ければ短いほど，症状が重い可能性がある． |
| 既往歴 | 過去の既往はあるか？ | 小さい頃に肘の痛みがあった場合には，肘の機能低下が残存している可能性がある．また肩や腰などの痛みが最近まであった場合には，かばった投げ方をしている可能性がある． |
| 近況 | 痛くなった原因として，何か思い当たる節はあるか？ | フォームを修正していた，ポジションが変わった，連投だったなど，普段と違ったことがなかったかどうかを聞くことで，発症の原因を考える際のヒントになる． |
| | 普段からよく注意されるフォームの特徴はあるか？ | コーチや両親から注意されているフォームを把握することで，事前に問題となるフォームをある程度イメージすることができる． |
| | 近くに試合はあるか？ | 復帰目標の基準になる．一方で組織の治癒に必要な期間内であれば，試合を目標にすることのリスクを説明する必要がある． |

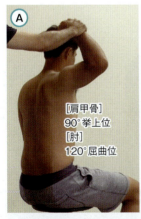
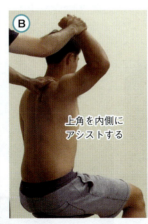
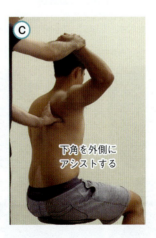

図9 ● 肘伸展抵抗運動の評価
A）肩甲平面上で挙上し，肘伸展抵抗運動をした際の疼痛と筋力発揮，肘下がりによる代償を評価する
B）上角を内側にアシストし，肘伸展時痛の軽減，発揮筋力増大の有無を評価する．改善がみられた場合，僧帽筋機能低下が疑われる．
C）下角を外側にアシストし，肘伸展時痛の軽減，発揮筋力増大の有無を評価する．改善がみられた場合，前鋸筋機能低下が疑われる．

## 2）腫脹の評価

- 肘関節内の腫脹の有無を視診と触診で評価する．離断性骨軟骨炎，肘後方部障害では，**関節内の腫脹がみられる場合が多い．**

## 3）アライメントの評価

- 肘伸展時のcarrying angleと屈曲時の腕尺関節の内旋アライメントの有無をみる（図10）．

> **memo** carrying angle
> carrying angleとは，肘完全伸展位・前腕回外位における上腕と前腕のなす角度のことを指す．

## 4）腕橈関節・腕尺関節の評価

- 肘伸展・回内時の橈骨の運動と前腕回外時の尺骨まわりの橈骨可動性を左右差で評価する（図11）．

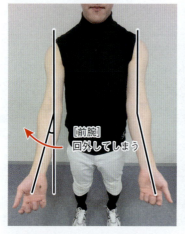
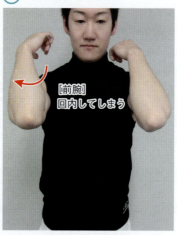

**図10 ● アライメントの評価**
A）左右差を比較する．肘の伸展制限が著明な場合は，屈曲位で評価を行う．
B）肘を屈曲した際の，前腕の回内の有無をみる．

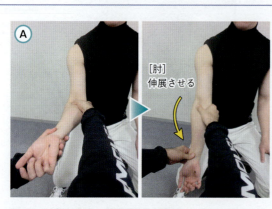
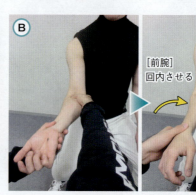

**図11 ● 腕橈関節・橈尺関節の評価**
A）肘屈曲・伸展時の橈骨頭前方偏位：橈骨頭を後方に押し込みながら肘を伸展し，伸展可動域の改善をみる．
B）前腕回内外時の橈骨頭前方偏位：母指で橈骨頭を触診しながら前腕を回内し，橈骨頭の前方偏位を左右差で比較する．また尺骨頭を中心に橈骨遠位が回旋しているかも評価する．

## 第2章 4. 投球障害肘

### 5）筋機能の評価
- エコーを用い，尺側手根屈筋，浅指屈筋深層・浅層の動的肘外反制動機能を評価する[16]（図12）．

### 6）姿勢・胸郭・肩甲骨の評価
- 肩甲骨可動性は，側臥位で肩最大外旋時の挙上を評価し，広背筋タイトネスをみる（図13）．

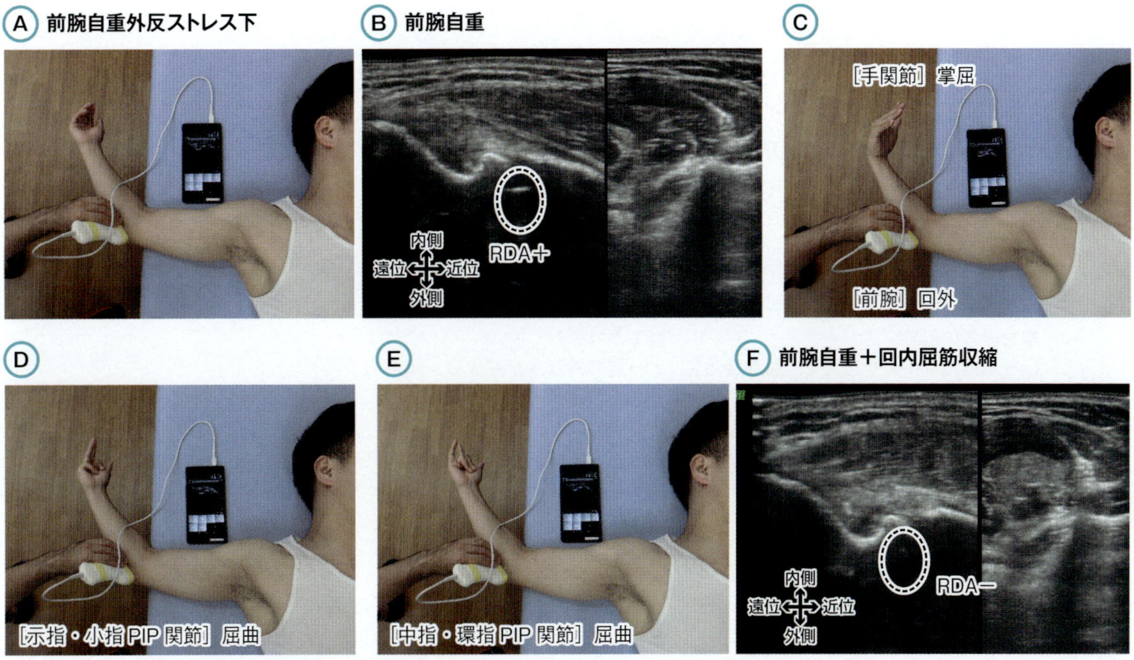

**図12 ● エコーを用いた肘の動的外反制動機能の評価**
エコーを用い，前腕自重外反ストレス下で肘内側関節裂隙を観察すると（A），肘外反不安定性がみられる例では裂隙内にリングダウンアーチファクト（RDA）が観察される（B）．RDAの残存がみられるのが前腕回外位・手関節掌屈（C）では尺側手根屈筋，示指・小指PIP関節屈曲（D）では浅指屈筋深層，中指・環指PIP関節屈曲（E）では浅指屈筋浅層の機能低下を示す．前腕自重ストレス下において回内屈筋群の収縮により，RDAが消失している（F）．

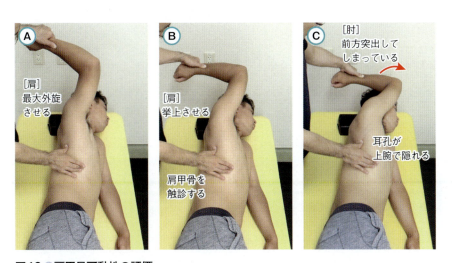

**図13 ● 肩甲骨可動性の評価**
肩挙上位で最大外旋させ（A），肩甲骨を触診しながらさらに肩を挙上させる（B）．広背筋のタイトネスがあり，肩甲骨下角の外側可動性が減少すると，肘が前方に突出し，耳孔が上腕で隠れる（C）．

- 肩甲骨安定性の評価は肘伸展抵抗運動時に肩甲骨上角のアシスト（図9B），あるいは下角のアシストを行い（図9C），それぞれ僧帽筋，前鋸筋機能不全の有無をみる.

## 7) フォームの評価

- 投球障害を考える際にフォームの評価を行うポイントを表2に示す.
- 投球動作の問題は単一ではなく，運動連鎖の破たんから生じる. 典型的な運動連鎖の破たんのパターンとそこから起こり得る障害について，図14〜16に示す.

### 表2 ● フォームの異常運動の評価項目

| | 早期コッキング期 | 後期コッキング期 | 加速期〜フォロースルー期 |
|---|---|---|---|
| 上肢 | 肩の早期外旋<br>→肘が肩の高さまで上がる前に，肩が外旋し，母指が上を向く<br><br>腕を後ろに引く<br>→両肩のラインを越えて，肘を後ろに引く（水平外転）<br><br>グローブの高さ<br>→両肩の高さまでグローブが上がらない<br><br>グローブの早期運動開始<br>→踏み込み足接地前にグローブが引かれ，母指が上を向く | hyper angulation<br>→両肩のラインよりも肘が後方に残り，肩の水平外転が増大する<br><br>肘下がり<br>→肩の外転角が減少し，両肩のラインよりも肘が下がる | 手投げ<br>→肩水平内転が増大し，両肩のラインよりも肘が前方の位置でリリースする |
| 体幹 | 伸展<br>→踏み込み足を振り上げた際，骨盤に対して体幹が後方に位置する | 非投球側への過剰な側屈<br>→両腸骨稜のラインよりも両肩のラインが側方に傾斜する<br><br>早期回旋（"身体の開き"）<br>→踏み込み足接地前に，体幹の非投球側への回旋が開始する<br><br>"上体の突っ込み"<br>→骨盤の中心に対して体幹の中心が非投球側に偏位する | 体幹の屈曲減少<br>→ボールリリースから肩最大内旋までに体幹の屈曲が起きない |
| 骨盤・下肢 | 骨盤後傾<br>→骨盤後傾位のまま前方にステップする（投球側股関節屈曲減少）<br><br>骨盤早期回旋<br>→踏み込み足接地前に，骨盤の非投球側への回旋が開始する<br><br>早期の重心移動<br>→踏み込み足接地時に，骨盤の中心が両足部の中心よりも前方に位置する | | 骨盤回旋の早期終了<br>→骨盤が投球方向に対し，正面あるいは三塁側を向いたままリリースを迎えてしまう（右投手の場合）<br><br>膝屈曲減少<br>→踏み込み足の膝がリリースの前に伸展する |

第2章　4．投球障害肘

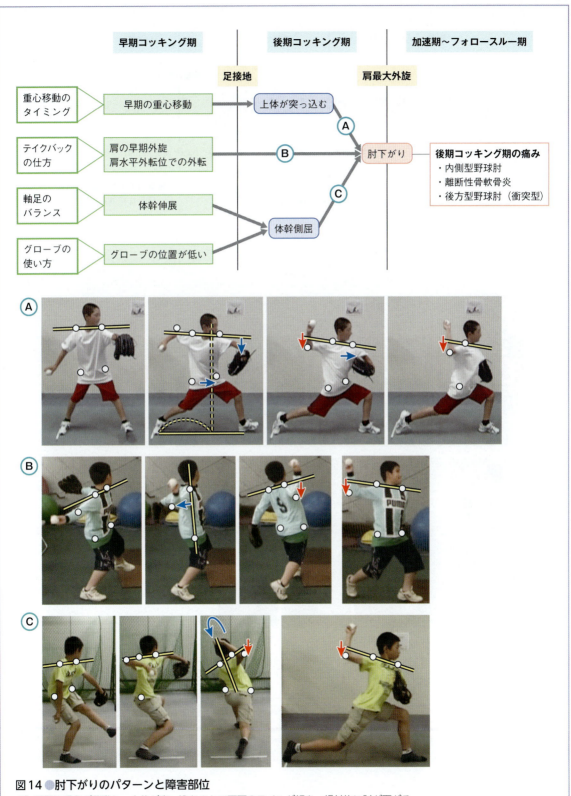

**図14 ● 肘下がりのパターンと障害部位**
A）早期に重心が移動し，上体が突っ込むことで両肩のラインが傾き，相対的に肘が下がる．
B）肩水平外転位となることで，十分な肩の外旋が行えず，肘が下がる．
C）非投球側への側屈により両肩のラインが傾き，相対的に肘が下がる．

B リハビリテーションプログラム

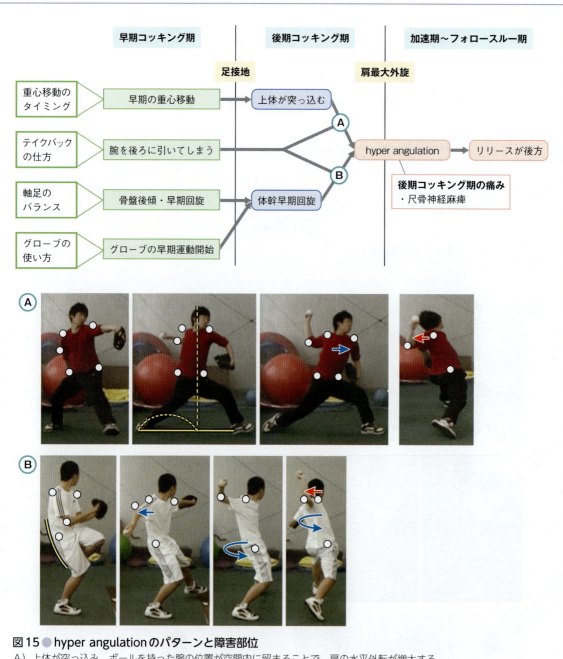

**図15 ● hyper angulationのパターンと障害部位**
A) 上体が突っ込み，ボールを持った腕の位置が空間内に留まることで，肩の水平外転が増大する．
B) 体幹が早期に回旋し，ボールを持った腕の位置が空間内に留まることで，肩の水平外転が増大する．

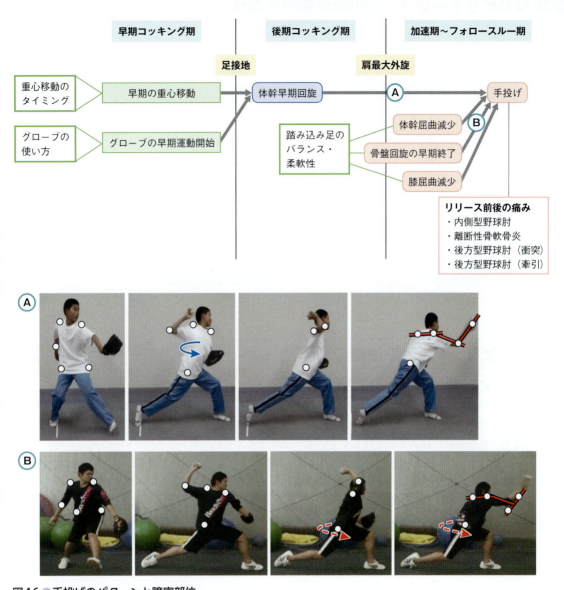

**図16 ●手投げのパターンと障害部位**
A）体幹が早期に回旋することで，体幹回旋が早期に終了し，肩の水平内転が増大する．
B）骨盤の回旋が早期に終了することで，肩の水平外転が増大する．

## 4 リハビリテーション治療の全体的な流れ

- リハビリテーション治療の流れを図17に示す．

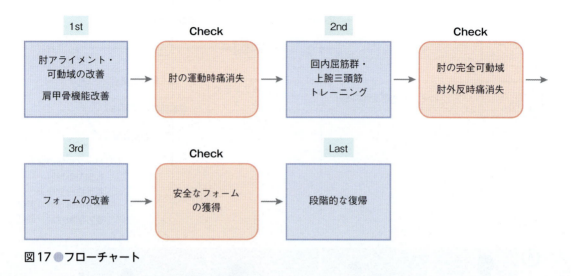

図17●フローチャート

## 5 リハビリテーション治療の実際

### 1) 肘関節アライメント・可動域の改善

- 肘伸展時の外反アライメントと屈曲位での尺骨内旋アライメントを改善させることで，肘の屈曲・伸展時痛を軽減させる（図18）．
- また，疾患ごとに問題として残りやすい部分を個別にストレッチングを行う（図19）．
  ▶ 具体的には，内側部障害であれば回内屈筋付着部のタイトネス，離断性骨軟骨炎であれば腕橈関節の異常運動，後方部障害であれば上腕三頭筋長頭のタイトネス，胸郭出口症候群・尺骨神経障害であれば，斜角筋間隙や上腕三頭筋と上腕筋間での神経の絞扼があげられる．

### 2) 肘関節周囲筋機能の改善

- 浅指屈筋・尺側手根屈筋・上腕三頭筋をトレーニングする（第2章-1 図21，22参照）．
  ▶ 離断性骨軟骨炎の場合の上腕三頭筋トレーニングは，図20のように行う．

### 3) 姿勢・胸郭・肩甲骨機能の改善

- 胸椎後弯・頭部前方突出の立位姿勢の改善や胸郭のアライメント改善，肩甲骨機能の改善を図る（第1章-4参照）．

A 腕橈骨筋 - 上腕二頭筋間のリリース　　B 腕橈骨筋のストレッチング

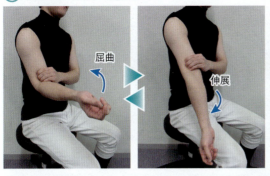 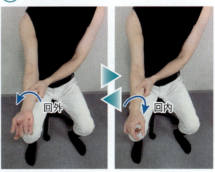

C 尺骨外旋モビライゼーション　　D 長母指屈筋のストレッチング

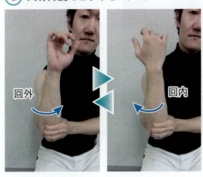 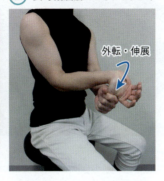

E 腕橈関節のモビライゼーション

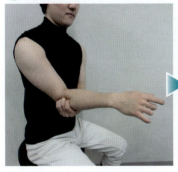 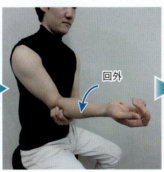 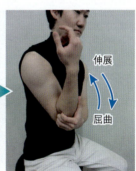

**図18** 肘外反・尺骨内旋アライメントの改善
A）上腕二頭筋－腕橈骨筋間に指を入れ，肘の屈曲・伸展をくり返す（5分）．
B）腕橈骨筋の前腕部分を圧迫し，回内外をくり返す（5分）．
C）尺骨近位部を橈側より把持し，前腕の回内外をくり返す（5分）．
D）母指を外転・伸展方向に引っ張る（10秒×10回）．
E）橈骨頭を背側に引っ張るようにしながら回外し，そのまま肘の屈曲・伸展をくり返す（5分）．

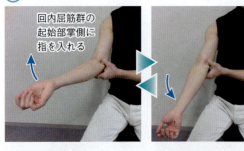
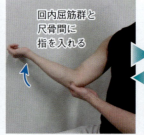
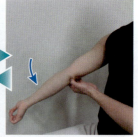
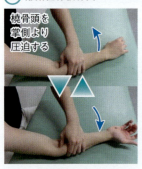
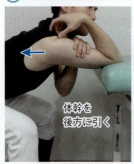
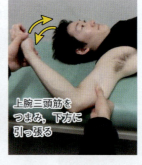
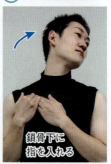

**図19● 疾患に応じたストレッチング**
A）内側部障害に対するストレッチング：回内屈筋群の起始部掌側に指を入れ，肘の屈曲・伸展をくり返す．
B）内側部障害に対するストレッチング：回内屈筋群と尺骨間に指を入れ，肘の屈曲・伸展をくり返す．
C）離断性骨軟骨炎に対するストレッチング：橈骨頭を掌側より圧迫し，前腕回内外をくり返す．
D）後方部障害に対するストレッチング：肘をベッドに置き，体幹を後方に引くことで上腕三頭筋長頭をストレッチする．
E）尺骨神経麻痺に対するストレッチング：上腕三頭筋を内側よりつまみ，下包に引っ張りながら肘の屈曲・伸展をくり返す．
F）胸郭出口症候群に対するストレッチング：鎖骨下に指を入れ，対側に頚部を側屈・伸展させ斜角筋をストレッチする．

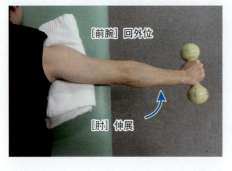

**図20● 肘関節周囲筋筋力強化**
離断性骨軟骨炎の場合に行う上腕三頭筋トレーニング．腹臥位でダンベルを把持し，前腕回外位で肘伸展を行う（1.5～5 kg，10回×3～5セット）．

## 4) フォームの改善

- 図14～16に示したように，投球動作の破たんのパターンはさまざまであるが，そのメカニズムをたどると問題は5つに集約される．
- 投球動作の評価より得られた情報から，肘にストレスがかかると考えられる問題のみを抽出し，下記の5つのポイントを改善することでフォームの改善を図る．
❶テイクバックのしかた（図21）
❷グローブの使い方（図21）
❸軸足のバランス（図22）
❹重心移動のタイミング（図23）
❺踏み込み足のバランス・柔軟性（図24）

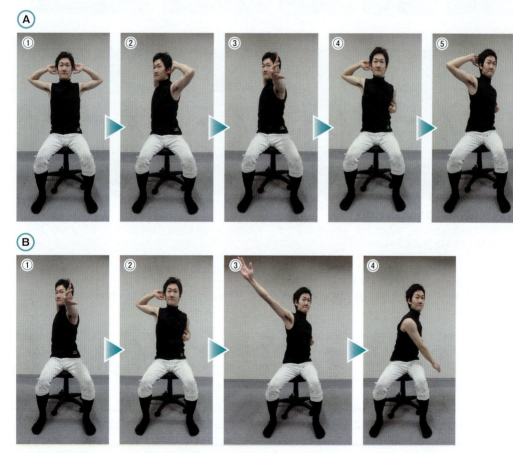

**図21 ●テイクバックのしかた・グローブの使い方**
A) 端座位で後頭部に両手をあて，肩甲骨を内転する（①）．内転位を保持したまま体幹を回旋させ，最終域まできたところで，グローブを持つ側の手を前方にリーチする（②～③）．そのままリーチした手を引きながら体幹を回旋させ，最終域まで引き切る（④～⑤）．
B) 端座位で両手を胸の前でそろえた位置からテイクバックをとり，Aの③と同じ形になるようにする（①）．そこからリーチした手を引き身体を正面まで向ける（②）．正面まで向いたら肘を伸ばし，リリースのポイントを確認し（③，肩甲骨は内転位を保持），最後までフォロースルーをする（④）．

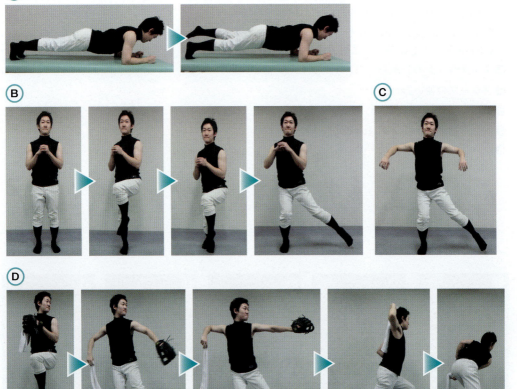

**図22 ● 軸足のバランス**
A）腹圧を意識しながら、オンエルボーで骨盤を浮かす。その姿勢から踏み込み足側を浮かしてキープする（5〜10秒×10回×3セット）。
B）片脚立ちから軸足股関節を内旋させて骨盤を回旋させ、その位置から重心を落とす。その際、骨盤の回旋を制御しながら踏み込み足を外側にリーチさせる。足がつく手前で元の片脚立ちの姿勢に戻る（10回×3セット）。
C）Bと同じように行い、足をリーチする際に両肘も肩の高さまで上げる（30回）。
D）Bの状態でギリギリまで軸足に重心を残して足をつかないようにし、ついた瞬間にグローブを強く引いて振り切る（30回）。

- フォームの改善はパフォーマンスにも直結する問題であるため、必ず選手と話し合い、本人の了解を得て行う。試合期は避けるなど、時期の考慮も行う必要がある。
- トレーニング後はフォームを再評価し、問題にあげたパターンが改善しているかどうか、新たな問題が出現していないかを確認することが重要である。

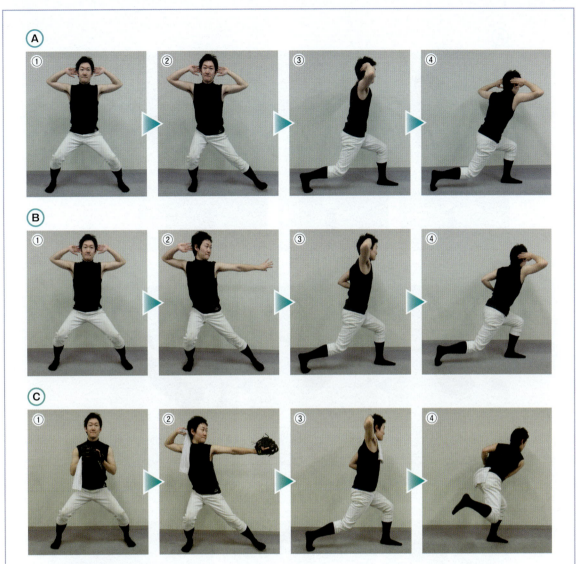

**図23● 重心移動のタイミング**
A) 両手を後頭部にあて，肩甲骨を内転し，重心を落とす（①）．軸足に体重を移動し，次に骨盤を回旋させながら踏み込み足に体重を移していく（②〜④）．肩甲骨は内転位を保持する（30回）．
B) Aと同じようにし，グローブ側の手を前方にリーチし（②），その手を引くタイミングに合わせて骨盤を回旋させる（③，④）．
C) 重心を落とした状態でシャドーを行う（30回）．

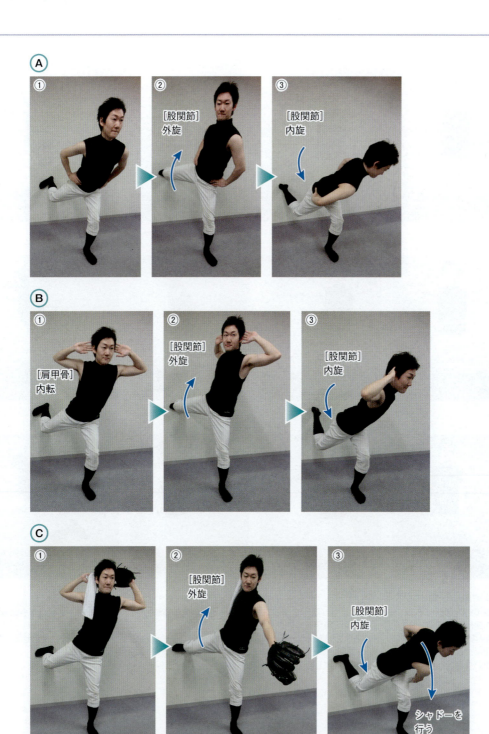

**図24● 踏み込み足のバランス・柔軟性**
A）軸足を壁にあて，踏み込み足で立つ（①）．踏み込み足の股関節を外旋させるように骨盤を回旋させる（②）．踏み込み足の股関節を内旋させるようにし，骨盤を回旋させる（③，10回×3セット）．
B）肩甲骨を内転位にし，Aと同じように骨盤を回旋させる（10回×3セット）．
C）Bと同じような動かし方でシャドーを行う（30回）．

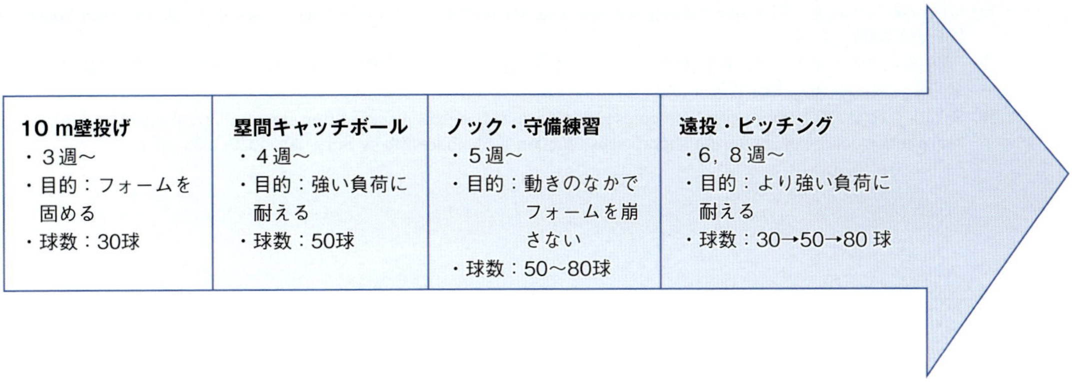

第2章　4. 投球障害肘

| 10 m壁投げ | 塁間キャッチボール | ノック・守備練習 | 遠投・ピッチング |
|---|---|---|---|
| ・3週〜<br>・目的：フォームを固める<br>・球数：30球 | ・4週〜<br>・目的：強い負荷に耐える<br>・球数：50球 | ・5週〜<br>・目的：動きのなかでフォームを崩さない<br>・球数：50〜80球 | ・6, 8週〜<br>・目的：より強い負荷に耐える<br>・球数：30→50→80球 |

図25 ● 段階的な復帰（目安）

## 5) 段階的な復帰

- 投球は**段階的に開始**する（図25）．練習の開始は，フォームを固めるところからはじめていく必要がある．投げはじめは人とのキャッチボールではなく，コントロールを意識しなくてもよい壁投げを行わせる．

- 壁に大きな的（まと）をイメージし，大体そのあたりにいくように意識して投げるところからはじめる．投球中に痛みが出ないことを確認しつつ，徐々に距離を15 m程度まで伸ばす（塁間手間）．1日の球数は30球に留めるようにし，フォームが安定してきたら，イメージした的を小さくしていく．

- フォームとコントロールが安定してきたら，投球時の強い負荷に耐えることができるように，キャッチボールを開始する．フォームを意識し，痛みが出ないことを確認しながら，徐々に力を8割くらいまで入れ，距離も15 m・塁間へと伸ばしていく．1日の球数は，はじめは30球に留め，投球後の痛みが出ていないことを確認し，50球程度まで増やす．

- 塁間を8割の力で50球，投球中やその後に痛みもなく投げられるようになったら，ポジション別の練習に入っていく．

〈文献〉

1) Fleisig GS, et al：Kinetics of baseball pitching with implications about injury mechanisms. Am J Sports Med, 23：233-239, 1995

2) Fleisig GS, et al：Kinematic and kinetic comparison of baseball pitching among various levels of development. J Biomech, 32：1371-1375, 1999

3) Nissen CW, et al：Adolescent baseball pitching technique: a detailed three-dimensional biomechanical analysis. Med Sci Sports Exerc, 39：1347-1357, 2007

4) Morrey BF & An KN：Articular and ligamentous contributions to the stability of the elbow joint. Am J Sports Med, 11：315-319, 1983

5) Morrey BF & An KN：Functional anatomy of the ligaments of the elbow. Clin Orthop Relat Res, 201：84-90, 1985

6) Gurbuz H, et al：Anatomical dimensions of anterior bundle of ulnar collateral ligament and its role in elbow stability. Folia Med（Plovdiv）, 47：47-52, 2005

7) Regan WD, et al：Biomechanical study of ligaments around the elbow joint. Clin Orthop Relat Res, 271：170-179, 1991

8) Prud'homme J, et al：Biomechanical analysis of medial collateral ligament reconstruction grafts of the elbow. Am J Sports Med, 36：728-732, 2008

9) Armstrong AD, et al：A biomechanical comparison of four reconstruction techniques for the medial collateral ligament-deficient elbow. J Shoulder Elbow Surg, 14：207-215, 2005

10) Aguinaldo AL & Chambers H：Correlation of throwing mechanics with elbow valgus load in adult baseball pitchers. Am J Sports Med, 37：2043-2048, 2009

11) Sakata J, et al：Risk factors for throwing elbow injuries during pitching analyzed by simulation using human musculoskeletal model in youth baseball pitchers. J Shoulder Elbow Surg, 30：1309-1315, 2021

12) Park MC & Ahmad CS：Dynamic contributions of the flexor-pronator mass to elbow valgus stability. J Bone Joint Surg Am, 86：2268-2274, 2004

13) Matsuzawa K, et al：The origin structure of each finger in the flexor digitorum superficialis muscle. Surg Radiol Anat, 43：3-10, 2021

Ⓑ リハビリテーションプログラム　167

14) O'Driscoll SW, et al：The "moving valgus stress test" for medial collateral ligament tears of the elbow. Am J Sports Med, 33：231-239, 2005

15)「理学療法ガイドライン 第2版」（日本理学療法士協会／監，日本理学療法学会連合 理学療法標準化検討委員会ガイドライン部会／編），pp511-603，医学書院，2021

16) Sakata J, et al：Return-to-play outcomes in high school baseball players after ulnar collateral ligament injuries：dynamic contributions of flexor digitorum superficialis function. J Shoulder Elbow Surg, 30：1329-1335, 2021

第2章 肘

# 5. 肘部管症候群

中村絵美

**Ⓐ知識の整理**　　Ⓑリハビリテーションプログラム

### POINT
1. 肘部管症候群は肘部管内での絞扼性神経障害である
2. 局所の解剖と病態を理解する
3. 典型的な症状や所見について理解する

## 1 原因・誘因

- 肘部管症候群（cubital tunnel syndrome：CubTS）は**肘関節の屈曲・伸展動作のくり返しや，長時間の肘屈曲位姿勢**によって生じることが多い．
- 肘関節を多用する肉体労働者（農作業・建設業など）や，スポーツ選手（野球，投擲，ウェイトトレーニング，柔道など），音楽家（楽器演奏者）で多く発生する．
- **変形性肘関節症による骨棘形成**に起因する場合が最も多く，骨折外傷後の変形（外反肘，内反肘），関節リウマチ，ガングリオンや腫瘤などが原因となることもある．
- 絞扼性神経障害のなかでは手根管症候群に次いで頻度が高い．

## 2 病態

- 肘部管症候群は，肘関節内側部を走行する尺骨神経が肘部管内で圧迫，牽引，摩擦などによるストレスを受けることが原因で生じると考えられている（図1）．
- 尺骨神経は上腕骨内側上顆近位のStruthers' arcadeを通り下降した後，尺骨神経溝を通って前腕部に至る．この間に，滑車上肘靱帯や尺側手根屈筋の二頭間（上腕頭，尺骨頭）に位置する腱様組織であるOsborne靱帯の下での絞扼を受けやすい[1]．

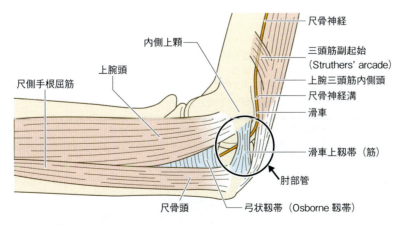

図1 ● 肘部管の解剖

- 野球選手では内側上腕筋間中隔と上腕三頭筋内側頭との間での絞扼も報告されている[2]．

## 3 症状・理学所見

- 尺骨神経領域（C7～8，T1）である**手尺側の感覚障害**，しびれや**疼痛**が主症状である（図2）．
- 感覚障害は小指・環指尺側1/2で掌側および背側に出現し，肘関節屈曲により悪化する．
- 箸の使用やボタンかけなど，ものをつまむ・操作する等の手の巧緻運動の低下がみられやすい．
- 進行すると手内在筋である小指球筋（短小指屈筋，小指外転筋，小指対立筋，母指内転筋）や母指内転筋，骨間筋，第3・4指の虫様筋に筋力低下や筋萎縮が生じる．手内在筋麻痺により，環指・小指の中手指節（MP）関節過伸展，近位指節間（PIP）関節・遠位指節間（DIP）関節屈曲の鉤爪変形〔claw deformity（鷲手：clawhand），図3〕がみられる．

## 4 検査・診断

### 1）誘発テスト

- **Tinel徴候**（図4）
  ▶ 肘関節内側（肘部管）の尺骨神経直上を軽く叩き，しびれや放散痛を誘発する．陽性の場合，叩打部より末梢で環指・小指にしびれなどの異常感覚が生じる．

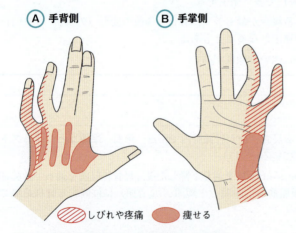

**図2●尺骨神経領域での感覚障害の出現部位**

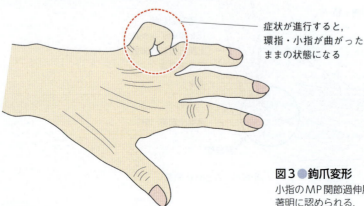

**図3●鉤爪変形**
小指のMP関節過伸展，PIP関節・DIP関節屈曲が著明に認められる．

- **肘屈曲テスト**（elbow flexion test）[3, 4]（図5）
  - 肘関節最大屈曲位を1分以上保持する．1分以内に症状が誘発された場合は陽性となる．
  - スポーツ選手などの場合，肩関節90°外転位，手関節背屈位，肘関節最大屈曲位での機能的肘屈曲テストを用いる（図5B）．
- **ulnar nerve mobility test**[5]（図6）
  - 肘関節屈伸に伴う尺骨神経脱臼の有無を評価する．前腕回外位にて肘を屈曲伸展させた際に，上腕骨内側上顆より近位後内側部（Osborne靱帯よりやや近位）にて尺骨神経の偏位を確認する．

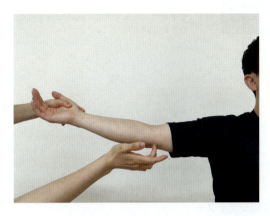

**図4 ● 肘部管の尺骨神経上でのTinel徴候**
肘部管の尺骨神経直上を指先で軽く叩き，しびれや放散痛が出現すれば陽性となる．

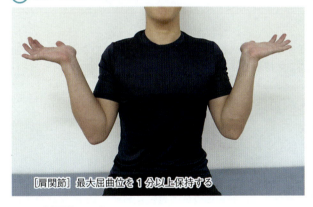
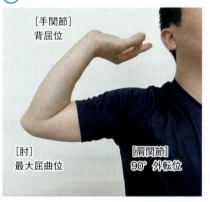

**図5 ● 肘屈曲テスト**

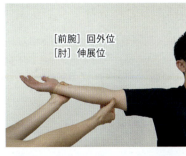
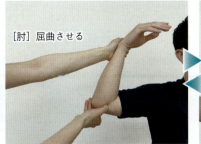
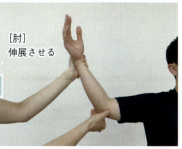

**図6 ● ulnar nerve mobility test**
肘伸展位にて尺骨神経の走行を確認し，肘を屈伸させた際の尺骨神経の脱臼の有無を評価する．脱臼例では，肘伸展時に前方に脱臼した尺骨神経が肘部管に戻る際のクリックを触知できる．

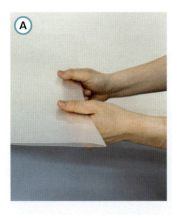
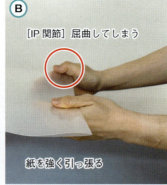

図7 ● Froment徴候
A）紙を母指・示指で把持する.
B）紙を強く引っ張ると，尺骨神経の絞扼がある場合，母指IP関節の屈曲がみられる.図は右手指が陽性.

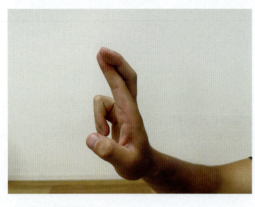

図8 ● 指交叉テスト
示指の上に中指を交叉させることがうまくできなければ陽性である.

- Froment徴候（図7）
  ▶紙を両手の母指，示指で保持し，強くひっぱると母指内転筋と第一背側骨間筋麻痺のため，母指指節間（IP）関節を屈曲し，長母指屈筋の作用にて保持しようとする現象が生じる.
- 指交叉テスト（cross finger test, 図8）
  ▶中指を示指の上に乗せ交叉させ，うまくできなければ陽性である.
- Wartenberg徴候（Wartenberg's sign, 図9）
  ▶他動的に手指を開かせ，再度内転するように指示する．小指を内転できない場合，陽性となる.

## 2）電気生理学的検査

- 肘部管をはさんで神経伝導速度の低下の有無を評価する．肘関節近位と遠位において10 m/sec以上の遅延が認められる場合には尺骨神経障害を疑う[6].

## 3）画像検査

- 単純X線検査
  ▶外反肘・内反肘などのアライメント異常のほか，関節症性変化や骨棘・裂離骨片の有無を確認する.
- MRI検査
  ▶ガングリオンや腫瘍性病変の有無の評価に用いられる.
- エコー検査
  ▶尺骨神経の横断面積の計測や神経周囲の腫脹，神経内血管の有無の評価に有用である[7].

## 4）重症度分類

- 赤堀の分類（表1）[8] およびMcGowanの分類（表2）[9] が用いられる.
  ▶前述以外にも診断にあたっては頚椎疾患や胸郭出口症候群，ギヨン管症候群との鑑別も重要となる.

第2章 5. 肘部管症候群

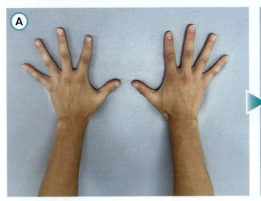
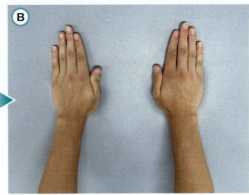
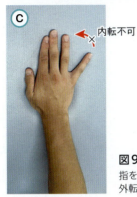

内転不可

図9 ● Wartenberg 徴候
指を開いた状態（A）から指を揃えてもらう（B）．陽性の場合には小指が内転できずに外転位のままになってしまう（C）．

### 表1 ● 赤堀の分類

| 所見<br>時期 | 刺激伝導速度 ||| 臨床症状 ||||
|---|---|---|---|---|---|---|---|
| | 運動神経 | 知覚神経 | 知覚神経 | 運動神経 ||||
| | | | | 筋萎縮 | 筋力低下 | 指変形 ||
| 第Ⅰ期 | 正常 | 正常 | 肘関節屈曲テスト（＋）<br>知覚鈍麻（±） | 第Ⅰ骨間筋のみ（±） | （±） | （−） ||
| 第Ⅱ期 | 正常 | 低下 | 知覚鈍麻（＋）<br>一般に痛覚先行 | 第Ⅰ骨間筋（＋）<br>他は（±）〜（＋） | （±） | （±） ||
| 第Ⅲ期 | 正常下限<br>または低下 | 低下<br>時に消失 | 知覚鈍麻（＋） | （＋） | （＋） | （±）〜（＋） ||
| 第Ⅳ期 | 低下 | 消失 | 知覚鈍麻（#）<br>時に痛覚脱失 | （#） | （#） | （#） ||
| 第Ⅴ期 | 低下<br>時に消失 | 消失 | 知覚鈍麻（#）<br>多くは痛覚脱失 | （#） | （#） | （#） ||

第Ⅴ期：手関節から pick up までの潜時延長．
文献8より引用．

### 表2 ● McGowan の分類

| Grade Ⅰ | 軽度．筋力低下なし． |
|---|---|
| Grade Ⅱ | 中等度．筋力低下はあるが，筋萎縮はなし． |
| Grade Ⅲ | 重度．筋萎縮あり．骨間筋の麻痺． |

文献9より引用．

## 5 医学的治療

- 保存療法
  - ▶ 手内在筋萎縮や筋力低下が著しい場合は手術療法が適応となるが，若年者やスポーツに起因する場合は保存療法が適応となる．

- 局所の安静
  - ▶ 肘部管内のストレスを減らすため，肘の過度の屈曲を避ける．日常生活における作業環境の見直しや活動制限を指導する．また必要に応じて，装具による関節の固定を行う（肘の屈曲を制限する）．

- 薬物療法
  - ▶ 非ステロイド性抗炎症薬（NSAIDs）やビタミン$B_{12}$の内服，ステロイドの局所注射により炎症を抑える．近年はエコーガイド下による注射も実施されている．

- 手術療法
  - ▶ 中等度以上の症例や保存療法にて症状の改善が得られない場合，尺骨神経移行術・神経剥離術や肘部管解放術などにより尺骨神経への圧迫を解放する方法が用いられる．

# 第2章　肘

# 5. 肘部管症候群

中村絵美

Ⓐ知識の整理　　　Ⓑリハビリテーションプログラム

## ○ Do!

1. 問診から症状の増悪・再発につながる個人因子や環境因子を聴取する
2. 肘屈曲時の尺骨神経に加わる圧を減少させる
3. 再発予防に向けて，患者背景を考慮した動作指導を行う

## ✕ Don't!

1. 不良肢位でのエクササイズは症状を悪化させるおそれがあるため行わない
2. 神経滑走エクササイズや筋力強化を行う際には，しびれの再燃に注意しながら負荷をかけすぎないようにする

## 1　情報収集

- 重症度や画像検査の結果から関節変形や関節リウマチなどの基礎疾患の有無を確認する.

## 2　患者を前にまず行うこと

- 症状の出現がいつからか，どのように出現したか，症状が増悪・軽減する肢位や姿勢について詳細に聴取する.
- ADL，仕事，スポーツ，趣味などで肘を使う動作の頻度を把握する.
- 既往歴の聴取，過去の肘周囲の外傷・骨折の有無について確認する.

## 3　リハビリテーション評価

### 1）視診・触診

- 肘関節内側部の腫脹や浮腫の有無，鉤爪変形の有無を評価する.
- 手内在筋の筋萎縮がないか確認する.

### 2）アライメント評価

- 肘外反や内反変形の有無を確認する. carrying angle の評価を行う.
- 肘屈伸時の腕尺関節の異常運動の有無を確認する.

### 3）感覚検査

- 尺骨神経支配領域を中心にしびれの範囲について評価する.

Ⓑリハビリテーションプログラム　175

- 肘部管での尺骨神経障害では，環指尺側と小指の掌背側にのみ感覚異常が生じている場合が多い．
- 感覚鈍麻の定量評価には，2点識別覚やSemmes-Weinstein monofilament testが有用である．

### 4) 関節可動域評価
- 肘関節の屈曲・伸展，前腕の回内・回外の可動域を評価する．肘屈曲は尺骨神経へのストレスが増大するため，痛みやしびれの出現に注意をして実施する．

### 5) 筋機能評価
- 尺側手根屈筋，深指屈筋，母指内転筋，骨間筋，虫様筋，小指球筋など，尺骨神経支配の徒手筋力検査（MMT）を実施する．
- 握力やピンチ力（つまみ動作）を測定し，筋力低下の程度および動作の巧緻性を評価する．

### 6) 患者立脚型評価
- 上肢障害評価表（DASH）を用いて評価する（第1章-2 表1参照）．

## 4 リハビリテーション治療の全体的な流れ

- 急性期は患部の保護を優先とし，腫脹や浮腫などの炎症症状の軽減に努めるとともに，良肢位保持などの患者教育を行う．
- 急性期以降，不良なアライメントを修正し，肘屈曲・伸展運動に伴う尺骨神経の遠位〜近位方向への滑走改善をはかっていく．
- スポーツ動作が原因となる場合には，スポーツ活動への復帰に向けて，競技特異的な動作の確認も必要である．

## 5 リハビリテーションプログラムの実際

### 1) 良肢位保持の患者指導
- 症状の増悪につながる動作について患者に説明を行う．
- 肘屈曲位での長時間作業，肘の屈曲・伸展をくり返す作業やスポーツ動作を避けるよう指導する（図10）．
  ▶ ADLや仕事上，その動作が避けられない場合には，可能な限り症状を増悪させないための肢位・姿勢の指導を行う．

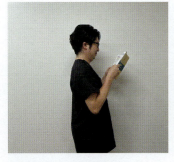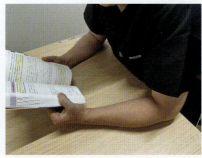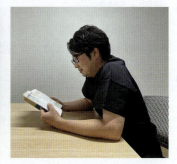

**図10 ●不良な生活姿勢**
過度に肘を屈曲した状態や肘屈曲位で体重を長時間支持しながらの読書，パソコン作業などは避ける．

## 2）装具療法

- 装具の使用には，患者の職業や ADL の状況，症状の出現する時間帯（日中・夜間）にあわせて着用を選択する．
- 固定肢位は**肘関節屈曲45°以下**とし，肘部管内での尺骨神経への圧迫・牽引ストレスを軽減させる（図11）．

## 3）物理療法

- 非温熱作用の超音波照射にて肘部管内の炎症を抑え，損傷部の組織再生を促す（図12）．
- 近年は，肘部管内尺骨神経に対して拡散型圧力波照射が症状改善に有用であったとの報告もあり，効果が期待される[10]（図13）．

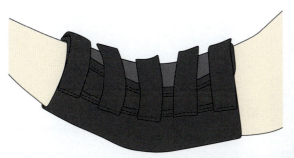

図11 ● 肘屈曲制動装具の例

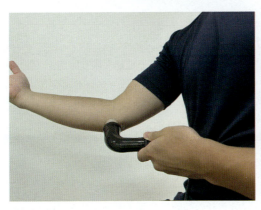
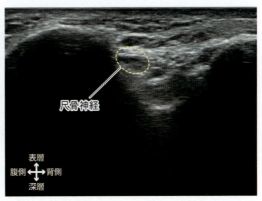

図12 ● 患部への超音波照射
非温熱パルス照射により肘部管内の炎症抑制をはかる．肘部管内で尺骨神経を描出し腫脹の有無を確認する．

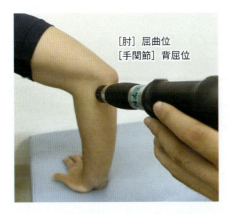

図13 ● 拡散型圧力波の利用
肘屈曲・手関節背屈位にて肘部管内尺骨神経に対して照射を行う．

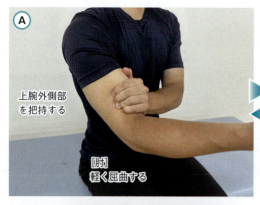
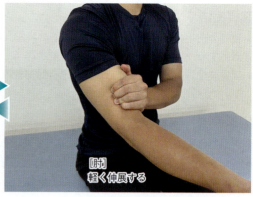
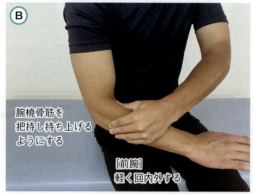

図14 ● 外反アライメントの修正
A）上腕外側部を把持し，上腕筋と腕橈骨筋間を肘を軽く屈伸させながらゆるめる．
B）腕橈骨筋を把持し持ちあげるようにしながら前腕を軽く回内外させてゆるめる．

### 4）アライメント修正・関節可動性改善エクササイズ

- 骨棘や偽関節など関節変形を伴わない外反肘や内反肘を呈する場合は，可能な限り肘関節（腕尺・腕頭関節）のアライメントを正常化させる．
- 上腕外側筋間中隔部での上腕二頭筋と腕橈骨筋の滑走を改善し，前腕部外側での腕橈骨筋と円回内筋間の滑走の改善にて外反アライメントの修正をはかる（図14）．
- 肘関節近位では上腕三頭筋の内側頭（図15），遠位では尺側手根屈筋と尺骨神経との間の癒着や滑走不全を改善させる（図16）．

### 5）神経滑走改善エクササイズ

- 患部の炎症所見の改善，関節可動性を得た後に，尺骨神経の動的モビライゼーション（nerve gliding techniques）を実施し，近位〜遠位方向への神経滑走運動を促す[11]（図17）．
- 過度に伸張させすぎないように，しびれや疼痛が出現していないか確認しながら実施する．

### 6）ストレッチング

- しびれなどの症状にあわせてセルフストレッチングを実施する（図18）．

### 7）筋機能改善エクササイズ

- 症状改善に伴い，筋機能が改善してくる場合もあるが，手関節の可動性維持や手内在筋の促通目的に，自重での筋機能改善エクササイズを行う（図19）．
- 負荷をかけた筋力強化は若年者のスポーツ選手では実施が必要となるが，必要以上の負荷は症状を再燃させる場合があるため注意が必要である．

第2章　5. 肘部管症候群

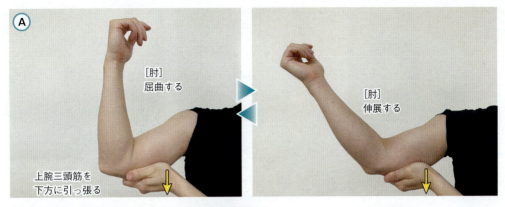

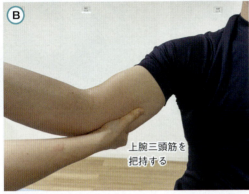

**図15● 上腕三頭筋内側頭の滑走改善**
A）上腕三頭筋を把持し，下方に引っ張りながら肘を軽く屈伸させて緩める．この際，上腕三頭筋内側を通る尺骨神経を潰さないように注意して行う（セルフマッサージ）．
B）徒手的に実施する場合も，上腕内側の尺骨神経部には圧をかけないように，上腕三頭筋を把持するよう気をつけながら行う．

Ⓐ セルフマッサージによる改善

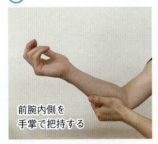 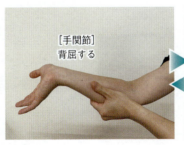 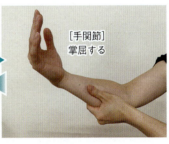

Ⓑ 徒手による滑走改善

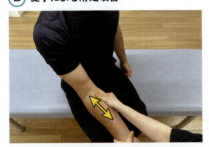

**図16● 尺側手根屈筋の滑走改善**
A）セルフマッサージによる改善．前腕内側を手掌で把持し，手関節の掌背屈運動を行う．
B）徒手による滑走改善．尺側筋群を把持し長軸方向に動かす．

Ⓑリハビリテーションプログラム　179

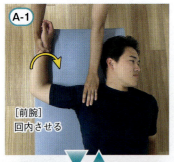 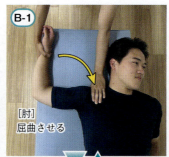 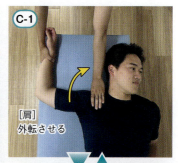
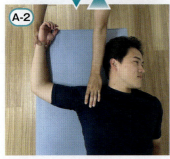 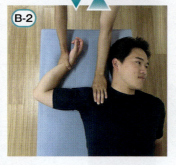 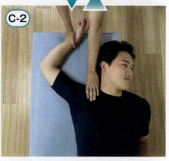

**図17 ● 尺側神経の動的モビライゼーション**
A) 肩外転90°,肘屈曲90°とし,頭頚部を反対側へ側屈させた状態で(A-1),前腕の回内外運動を行う(A-2).
B) 肩外転90°,前腕回内位とし,頭頚部を反対側へ側屈させた状態で(B-1),肘の屈伸運動を行う(B-2).
C) 肘屈曲90°,前腕回内位とし,頭頚部を反対側へ側屈させた状態で(C-1),肩の内外転運動を行う(C-2).

**A** 前腕回外位　　　　　　　　　　**B** 前腕回内位

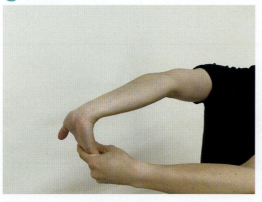 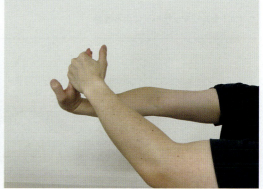

**図18 ● ストレッチング**
前腕回外および回内位にて前腕屈筋群のストレッチングを行う.

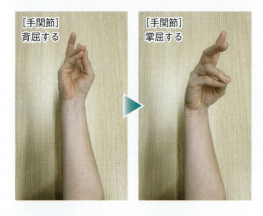

**図19 ● 筋機能改善エクササイズ**
環指・小指と母指を対立させた状態で掌屈運動を行う.

〈文献〉

1) 加藤義洋，他：肘部管症候群の疫学．関節外科，35：800-804，2016

2) 辻野昭人：近位肘部管症候群の病態と治療．日本肘関節研究会雑誌，10：43-44，2003

3) Rayan GM, et al：Elbow flexion test in the normal population. J Hand Surg Am, 17：86-89, 1992

4) 小林明正，他：肘部管症候群の診断法としての機能的肘屈曲試験．別冊整形外科，49：130-132，2006

5) Calfee RP, et al：Clinical assessment of the ulnar nerve at the elbow: reliability of instability testing and the association of hypermobility with clinical symptoms. J Bone Joint Surg Am, 92：2801-2808, 2010

6) Staples JR & Calfee R：Cubital Tunnel Syndrome: Current Concepts. J Am Acad Orthop Surg, 25：e215-e224, 2017

7) Chen IJ, et al：Ultrasound Parameters Other Than the Direct Measurement of Ulnar Nerve Size for Diagnosing Cubital Tunnel Syndrome: A Systemic Review and Meta-analysis. Arch Phys Med Rehabil, 100：1114-1130, 2019

8) 赤堀 治：肘部管症候群：麻痺の程度と予後，ならびに手術法の選択．整・災外，29：1745-1751，1986

9) McGowan AJ：The results of transposition of the ulnar nerve for traumatic ulnar neuritis. J Bone Joint Surg Br, 32-B：293-301, 1950

10) Shen YP, et al：Extracorporeal shock wave therapy in cubital tunnel syndrome: A pilot study. Neurology Asia, 23：233-238, 2018

11) Oskay D, et al：Neurodynamic mobilization in the conservative treatment of cubital tunnel syndrome: long-term follow-up of 7 cases. J Manipulative Physiol Ther, 33：156-163, 2010

第3章 手，手関節

# 1. 橈骨遠位端骨折

関口貴博

**Ⓐ知識の整理**　　Ⓑリハビリテーションプログラム

## POINT
1. 骨折の分類，X線画像の評価ポイントを理解する
2. 合併症を理解し早期に発見できるようにする
3. 保存療法と手術療法を理解する

## 1 原因・誘因

- 受傷機序は転倒，転落，ものに挟まる，ぶつかるなどである．
- 骨折の形態は，受傷時の手関節の肢位（背屈位，掌屈位）や，回旋力の方向により異なる（図1）．
- 年齢による骨と靱帯，骨端成長軟骨との相対的強度の違いが，軟部組織の損傷の有無や損傷部位に差が生じる要因となる．

## 2 病態[1]（図2）

- 骨折型は大別すると**関節外骨折**と**関節内骨折**があり，後者の方が予後不良となりやすい．
- 関節外骨折には橈骨遠位端が背側に転位する **Colles骨折**（図1A）と掌側に転位する **Smith骨折**（図1B）がある．
- 関節内骨折には Chauffeur骨折，Medial cuneiform骨折，掌側 Barton骨折，背側 Barton骨折がある．
- 分類法として Frykman分類，Melone分類，斉藤の分類などがある．術式の決定には AO分類を用いることが多い．

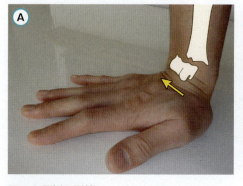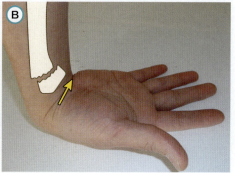

**図1 ● 骨折の形態**
受傷時に背屈位で手をつくと橈骨は背側転位して Colles骨折（A）になり，掌屈位では掌側転位して Smith骨折（B）となる．

# 3 症状・障害

## 1) 受傷直後から固定期間の症状
- 安静時痛，運動痛，圧痛，骨折部周囲の腫脹，熱感，皮下出血などが主な症状である．また骨片転位による変形などもみられる．

## 2) 固定除去後の症状
- 疼痛は関節周囲の軟部組織由来の運動時痛が残存することが多い．
- 手指，手関節の筋力低下によりつまみ，**把持動作**などの制限が生じる．
- 手関節，前腕の可動域制限により**手をつく動作**，**ドアノブの開閉動作**などの制限が生じる．

## 3) 合併症
- 主なものには三角線維軟骨複合体（triangular fibrocartilage complex：**TFCC**）損傷，尺骨突き上げ症候群などの尺側部痛，**複合性局所疼痛症候群**（complex regional pain syndrome：**CRPS**）**type-1**，腱損傷，神経損傷，骨萎縮，循環障害などがある．

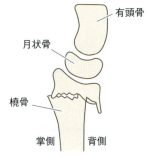

A Colles 骨折

橈骨の骨片は背側へ転位する．

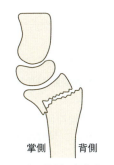

B Smith 骨折

橈骨の骨片は掌側へ転位する．

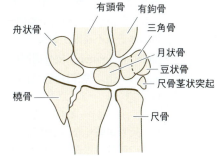

C Chauffeur 骨折

橈骨の橈骨茎状突起側の関節面において転位する．

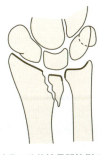

D Medial cuneiform 骨折

橈骨の遠位橈尺関節側の関節面において転位する．

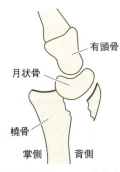

E 背側 Barton 骨折

橈骨の背側関節面において転位する．

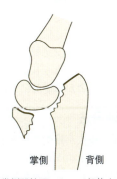

F 掌側 Barton 骨折

橈骨の掌側関節面において転位する．

**図2● 関節外骨折と関節内骨折**
A，Bが関節外骨折，C〜Fが関節内骨折である．

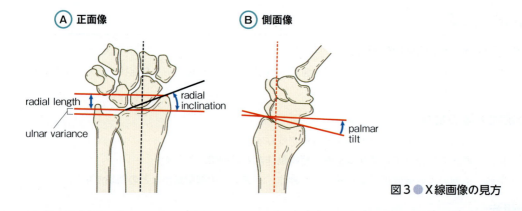

図3 ● X線画像の見方

> **memo** TFCC
> 手関節の尺側に存在する線維軟骨靱帯複合体である．disc proper，掌側および背側橈尺靱帯，尺側側副靱帯，meniscus homologue，尺側手根伸筋腱腱鞘床，尺骨月状骨靱帯，尺骨三角骨靱帯に区分される．

> **memo** CRPS type-1
> CRPS type-1は従来，反射性交感神経性ジストロフィー（reflex sympathetic dystrophy：RSD）と称されたもので，神経以外でも何らかの組織への損傷がもとで誘起される痛みのことであり，損傷部から離れた広い範囲にまで症状が及ぶことが多い．

## 4 診断学的検査[2)]

- X線画像（図3）が主に用いられる．
    - radial length：尺骨遠位端関節面から橈骨茎状突起までの長さである．平均12 mmで健側差が4 mm以上は予後不良因子となる．
    - radial inclination：橈骨関節面の傾斜角度である．平均22°で10°以下は予後不良因子となる．
    - palmar tilt：橈骨長軸に対する垂線と橈骨関節面背側縁，掌側縁を結ぶ線とがなす角度である．平均11°であり，−20°以下で予後不良因子となる．
    - ulnar variance：橈骨関節面尺側縁と尺骨関節面の高さを比較するものである．骨折により橈骨が短縮し，尺骨が長くなった状態をplus variance，尺骨が短くなった状態をminus varianceという．5 mm以上の橈骨の短縮は予後不良因子となる．
- 遠位橈尺関節，三角–月状骨間，月状–舟状骨間の離開などがないかを評価する．

## 5 医学的治療

### 1）保存療法

- 転位のない安定型骨折の固定期間は骨折の形態により前後するが，4〜6週のギプス固定を実施する．
- 固定肢位はコットンローダー肢位とGuotaの背屈位固定がある．骨折形態により使い分けることが多いが，後者が機能的に予後良好とされている（図4）．

### 2）手術療法

- 手術療法が推奨される不安定骨折は，palmar tilt −10〜15°以上，ulnar plus variance 2〜5 mm以上，radial inclination 15°未満，関節内段差2 mm以上である[3)]．
- 術式はさまざまであるが掌側プレート固定（図5）を用いることが多く，**術後早期にリハビリテーションを開始できる利点がある**．その他，背側プレート固定，セメント固定，鋼線固定，創外固定などがある．

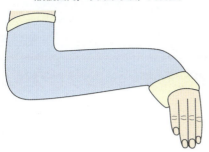
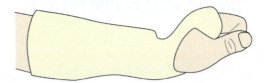

図4 ● 固定肢位

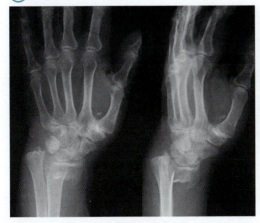
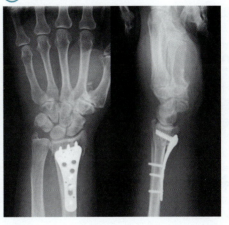

図5 ● 掌側プレート固定のX線画像
Aは橈骨の骨片が掌側へ大きく転位しているSmith骨折で，AO分類ではA2橈骨単純骨折に分類される．Bの術後はradial length, radial inclination, palmar tilt, ulnar varianceが良好な角度と長さに整復固定されている．

## 第3章　手，手関節

# 1. 橈骨遠位端骨折

関口貴博

Ⓐ知識の整理　　　Ⓑリハビリテーションプログラム

## ⭕ Do!

1. CRPSなどの合併症の徴候を見逃さない
2. 医師と連携して骨折の回復状況を患者へ説明することでリハビリテーションへの恐怖心を軽減させる
3. X線画像を参考に手の使用頻度，運動強度に問題がないかを確認する

## ❌ Don't!

1. 強い疼痛を伴うリハビリテーションは行わない（しかし消極的すぎると拘縮をつくる要因となる）
2. 骨癒合が不完全な固定除去初期から強い筋収縮を必要とする運動療法は行わない
3. 不良肢位で手を使わせない（早期に修正する）

## 1 情報収集

### 1）カルテ記録より

- 受傷機序，合併症の有無，医師が診断した骨癒合の状態，運動療法の強度についての指示，禁忌事項，今後の方針などについて情報収集をする．

### 2）X線画像より

- 医師のカルテ記録の情報以外にも，独自に**骨折部位，骨折の種類，骨癒合の状態，アライメント，骨萎縮・異所性仮骨の有無などの評価**をすることは予後予測や経過の判断をするために重要である（表1）．
- 保存療法は手術療法と比較して，**リハビリテーションを開始してから橈骨のアライメントが変化する**ことが多いので注意が必要となる．

表1 ● X線所見と予測される症状

| X線所見 | 予測される症状 |
| --- | --- |
| radial inclination | 減少すると橈尺屈制限 |
| palmar tilt | 減少すると掌屈制限 |
| ulnar variance | plus variance で尺側部痛 |
| 尺骨茎状突起骨折<br>遠位橈尺関節の離開 | TFCC損傷などによる疼痛や回内外の制限 |
| 近位手根骨列の離開 | 手根不安定症による疼痛や拘縮 |

186　整形外科リハビリテーション　第2版

### 3）手術記録より
- 術式，固定材料，骨折の状態，固定性の状態，周囲の軟部組織の状態について情報収集する．

## 2 患者を前にまず行うこと
- 受傷機序を再確認し，受傷から現時点までの経過を確認する．
- ADLの状況を聴取し，患者の嗜好や性格傾向をつかむ．
- 高齢者であれば**身の回りの動作がどの程度できているか**，労働者であれば**仕事復帰の目標時期はいつな**のか，どのような仕事なのかを確認する．
- 医師からどの程度の回復を予後予測として説明されているかを確認し，情報を共有する．
- 患手の動きが健手と比較して自然であるか，外観上明らかな**筋萎縮や麻痺症状**，**CRPS様の症状**がないかを観察する（図6）．

## 3 リハビリテーション評価

### 1）疼痛の評価
- 安静時痛・運動痛の有無，圧痛部位の確認をする．特にTFCC損傷などによる**尺側部痛は早期に対応しないと症状が長期化する**ことがある（第3章-4参照）．
- 一次性の骨折部の疼痛か，二次性の筋などによる軟部組織由来の疼痛かを鑑別する．
- 疼痛再現動作から，伸張刺激による疼痛か圧迫刺激による疼痛なのか推測する．可能であれば**肢位を変えるなどして疼痛を軽減させることが可能であるか**を評価する（図7～9）．

### 2）炎症および循環状態の評価
- 熱感，発赤，腫脹などの炎症症状の有無をみる．
- 浮腫，皮膚色，皮膚の硬さ，運動時の皺の状態などについて左右差をみる．
- 循環状態の評価はCRPS type-1，コンパートメントシンドロームなどの早期発見につながる．
- 開放性骨折や手術療法の場合は創の部位，大きさ，治癒の状態，癒着，皮膚の可動性，硬さなどの状況を確認する．

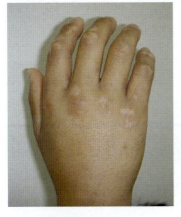 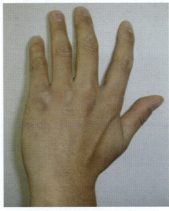

Ⓐ 患手　　Ⓑ 健手

**図6 受傷直後の患手**
Aは受傷直後の腫脹が強い状態であり，健側（B）との左右差は一目瞭然である．

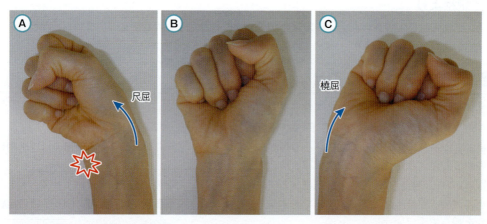

**図7● 尺側の圧迫刺激による疼痛**
尺屈位のグリップ動作（A）では尺側に疼痛があっても，中間位（B）や橈屈位（C）のグリップ動作では疼痛が軽減することがある．この場合，尺側の圧迫刺激で疼痛が出現している可能性がある．

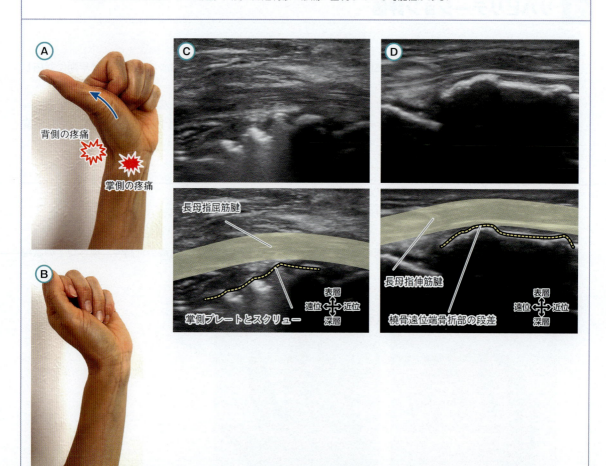

**図8● 長母指屈筋腱と長母指伸筋腱による疼痛**
母指橈側外転位の手関節背屈（A）では橈骨遠位端の骨折部周囲に疼痛があっても，母指屈曲位（B）では疼痛が軽減することがある．掌側（C）の疼痛は長母指屈筋腱とプレートやスクリュー，背側（D）は長母指伸筋腱と骨折部の段差との接触によって疼痛が出現している可能性があるため，エコーで腱の滑走を確認する．プローブは長母指屈筋腱，長母指伸筋腱，それぞれに対して長軸にあてる．

第3章　1．橈骨遠位端骨折

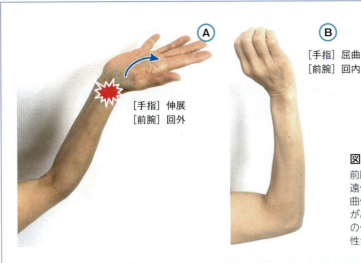

**図9●手関節屈筋群の伸張刺激による疼痛**
前腕回外手指伸展位の手関節背屈（A）では橈骨遠位端掌側に疼痛があっても，前腕回内手指屈曲位の手関節背屈（B）では疼痛が軽減することがある．この場合，浅指屈筋など手関節屈筋群の伸張刺激による掌側部痛が出現している可能性がある．

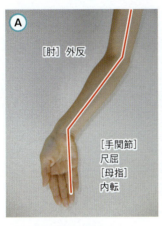 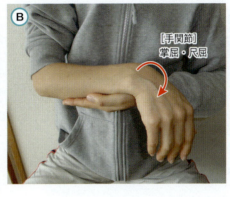

**図10●動作の評価**
A）肘外反，手関節尺屈，母指内転位での把持動作になりやすい．
B）手関節掌屈尺屈位の安静保持しやすい．

## 3）関節可動域（ROM）の評価

- 手関節の掌背屈と橈尺屈を計測する．**不安定型の骨折で制限が生じやすいのは掌屈，橈屈であり，自動運動と他動運動の差が大きい場合が多いので詳細な計測が必要となる**．また橈骨手根関節と手根中央関節の副運動の程度もみる必要がある．
- 手指関節についても計測をする．浮腫などにより制限が生じやすいのは母指手根中手（CM）関節の掌側・橈側外転，中手指節（MP）関節屈曲・伸展などである．
- 前腕の回内外は，可動域の計測のみではなく遠位・近位橈尺関節の動きも評価する．

## 4）筋力の評価

- 徒手筋力検査（MMT）を用いた手関節，手指関節の評価だけでなく握力，ピンチ力なども計測する．

## 5）動作の評価

- 筋機能の低下により**肘外反**，**手関節掌屈尺屈位**，**母指内転位**などでの保持，把持動作となりやすいため，患者の自然な動きを評価する必要がある（図10）．

## 6) ADL評価

● DASHスコア（第1章-2 表1参照）や，橈骨遠位端骨折の治療成績評価基準（**表2**）[4]などを用いる.

### 表2●橈骨遠位端骨折の治療成績評価基準

| 1. 自覚的評価 | | 減点数 |
|---|---|---|
| **症状・障害の程度** | | |
| Excellent | 疼痛なし<br>活動制限なし<br>可動域制限なし | 0 |
| Good | ときどき疼痛あり<br>活動制限なし<br>軽度可動域制限あり | 2 |
| Fair | ときどき疼痛あり<br>軽度活動制限<br>中等度可動域制限あり<br>手関節筋力低下の自覚あり | 4 |
| Poor | 疼痛あり<br>著明な活動制限あり<br>高度な可動域制限あり | 6 |

| 3. 合併症 | 減点数 |
|---|---|
| 神経損傷 | 1〜2 |
| 手指拘縮 | 1〜2 |
| 腱断裂 | 1〜2 |

| 4. 総合評価 | 減点数合計 |
|---|---|
| Excellent | 0〜3 |
| Good | 4〜9 |
| Fair | 10〜15 |

| 2. 他覚的評価 | | | 減点数 |
|---|---|---|---|
| **1）遺残変形** | | | |
| 橈骨・尺骨遠位端長差 | 0±2mmの範囲外 | | 1 |
| 橈骨転位端Palmar tilt | 11±10°の範囲外 | | 1 |
| 橈骨遠位端Ulnar tilt | 23±10°の範囲外 | | 1 |
| **2）関節可動域** | | | |
| 手関節 | 背屈 | 45°以下 | 1 |
| | 掌屈 | 30°以下 | 1 |
| | 尺屈 | 15°以下 | 1 |
| | 橈屈 | 15°以下 | 1 |
| 前　腕 | 回外 | 50°以下 | 1 |
| | 回内 | 50°以下 | 1 |
| **3）握力** | | | |
| 利き手 | 反対側握力よりやや弱い | | 1 |
| | 反対側握力の2/3以下 | | 2 |
| 非利き手 | 反対側握力の2/3以下 | | 1 |
| | 反対側握力の1/2以下 | | 2 |
| **4）X線上の関節症的変化** | | | |
| なし | | | 0 |
| 軽度 | 関節面の不整，関節辺縁の尖鋭化 | | 1 |
| 中等度 | 関節裂隙の狭小化，骨棘形成 | | 2 |
| 高度 | 著明な骨棘形成，関節強直 | | 3 |

文献4より引用.

## 4 リハビリテーション治療の全体的な流れ （図11）

- 受傷後の固定期間は保存療法で4～6週，手術療法は1～2週である．

### 1）固定期

- 安定型骨折や強固な内固定がなされている場合は，医師から指示があれば，固定期間中でも**手指や肩関節などの患部外の自動運動や外固定を外した手関節の愛護的な自動運動**を開始することもある．
- 健側や固定部以外の関節を使用するADL動作を指導する．

### 2）固定除去期

- ROM運動は**自動運動から開始**し，リストラウンダーなどを用いた自動介助運動を徐々に行う．
- 患部周囲の疼痛が過敏なこの時期は**他動運動を積極的に行う必要はなく**，必要がある場合は主治医の許可を得たうえで行う．
- ADL動作は疼痛が伴わないように**不良肢位の修正をしながら動作指導**をする．患者は恐怖心などから患手を使用しないこともあり，浮腫の長期化を助長するおそれがあるので注意する．
- 荷重，強い振動，抵抗運動，回旋運動など，許可のない動作をしていないかチェックする．外出時など人混みで不意な外力による危険がある場合は，シーネなどで患部を保護する必要もある．

### 3）ROM回復期

- **絞る，荷重，重量物挙上動作**などはROMの改善が得られた後に行うべきである．
- 強い痛みを伴う他動運動は行うべきでないが，消極的なリハビリテーションにより拘縮をつくらないように注意する．
- アライメントが不良で重度の可動域制限が存在する場合は，患者の生活に必要な可動域の目標を設定す

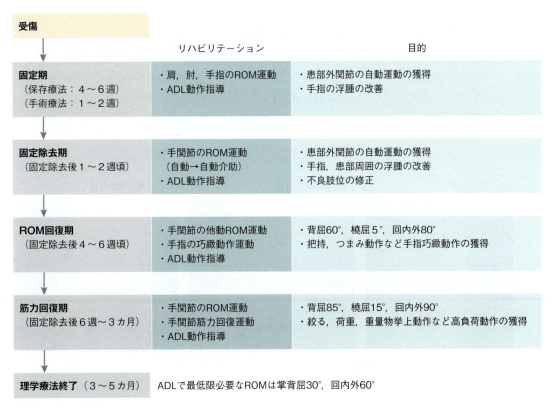

図11 ● リハビリテーションの流れ

ることが必要である．

### 4) 筋力回復期
- 抵抗運動が許可されれば，ほとんどの ADL 動作が可能となる．
- 負荷の大きなスポーツ活動や労働作業については医師の指示を仰ぐようにする．

## 5 リハビリテーション治療の実際

### 1) 浮腫の治療
- 挙上自動運動，交代浴，手指，特に MP 関節自動運動を行う．
- **浮腫による循環不良状態の長期化は軟部組織の短縮や腱の滑走不全の要因**となる．

### 2) ROM 運動
- 医師より得られる X 線所見や症状を参考に ROM 運動を進める優先順位をつける（表3，図12）．
- 手関節掌背屈，橈尺屈，前腕回内外運動をリストラウンダーや棒などを使用した**自動および自動介助運動より開始し，徐々にセラピストによる他動運動も行う**（図13，14）．
- 疼痛を伴う場合は関節モビライゼーションを実施して関節の副運動を引き出してから行う（図15）．

### 3) ストレッチング（図16）
- 手関節や手指の屈筋伸筋群に対して実施する．
- 疼痛を伴いストレッチングができない場合は筋に対して直接圧迫をするダイレクトストレッチングを実施する．

**表3 ● X 線所見とリハビリテーションプログラム**

| X 線所見と症状 | リハビリテーションプログラム |
| --- | --- |
| palmar tilt の減少<br>握力やピンチ力の低下 | 掌屈位での手の使用を回避する指導をし，背屈可動域と背屈筋力の改善を優先する． |
| radial length の短縮<br>尺側部痛 | 尺屈位での手の使用を回避する指導をし，橈屈可動域の改善を優先する． |

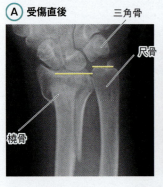

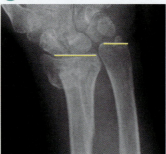
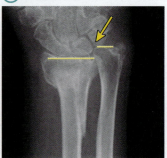

**図12 ● 受傷直後からの X 線画像の変化**
徐々に橈骨が短縮し，尺骨と三角骨間の間隔が消失していくのが確認できる．尺屈位で手を使用し続けるとこのような変化が生じる可能性がある．

第3章　1. 橈骨遠位端骨折

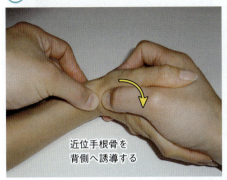
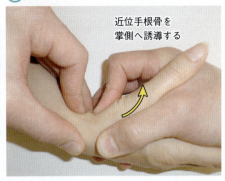

図13 ●セラピストによる橈骨手根関節に対するROM運動
他動運動は橈骨を把持し，他方の手で近位手根骨を掌背側へ誘導しながら実施する．セラピストは患者の手を握るようにして行うと橈尺屈中間位を保持できる．週に2～3回，1回の治療で5分程度を目安に実施する．患者の反応をみて強さ，回数を変える必要がある．

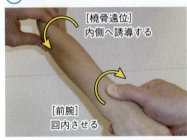
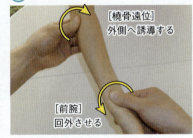

図14 ●セラピストによる前腕回内外に対するROM運動
回内（A）回外（B）の他動運動は橈骨の遠位と近位を把持して実施する．回内時は橈骨遠位を内側へ，回外時は外側へ誘導する．週に2～3回，1回の治療で5分程度を目安に実施する．患者の反応をみて強さ，回数を変える必要がある．

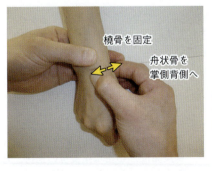

図15 ●関節モビライゼーション
橈骨－舟状骨間の掌背側方向への関節の副運動を引き出す．週に2～3回，1回の治療で1～2分程度を目安に実施する．患者の反応をみて強さ，回数を変える必要がある．

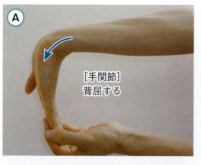
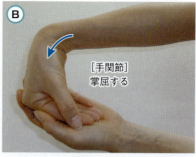

**図16 ● ストレッチング**
毎日，1日2回を目安に実施する．1回に20〜30秒のストレッチングを3〜5回実施する．患者の反応をみて強さ，回数を変える必要がある．
A) 前腕屈筋群に対してストレッチングを実施する．回外位で手指の遠位を把持して実施すると伸張感が得られやすい．
B) 前腕伸筋群のストレッチング．

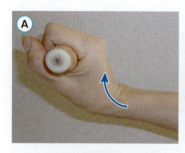
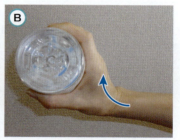

**図17 ● 手関節背屈筋力の強化**
細い棒などを用いた運動から開始して (A)，必要に応じて徐々にペットボトルなど太いものでの運動に移行する (B)．その際，ペットボトルの水の量で負荷を調整していく．週に2〜3回，1回に20〜30回 (低負荷) を3〜5セット実施する．

### 4) 筋力強化運動

- 固定除去後4〜6週以降は骨折部も安定してくるため筋力強化を進める．目標とするレベルによっては負荷をかけた筋力強化が必要とは限らない．**目標に応じて医師より抵抗運動が許可されれば，重錘やゴムチューブを用いて軽い負荷から徐々に負荷を増やしていく**．
- **手関節背屈筋力**については**早期から低負荷で実施する**ことにより正常なグリップ動作の獲得につながる (図17)．

### 5) ADL指導

- ペットボトルの開閉，雑巾絞り，手をつく動作，ドアノブの開閉などで疼痛を訴えることが多く，不良肢位を修正することで疼痛の軽減を図れる場合がある．**掌尺屈位，小指環指優位の把持，母指内転位，肘外反位**などが不良肢位としてよくみられ，尺側部痛，拘縮などの要因となり得る (図18)．
- 必要に応じてスポーツ動作，労働動作などを考慮した動作指導も必要となる．
- ホームエクササイズはタオル，スポンジ，ペットボトル，洗濯ばさみ，硬貨など自宅にあるものを使った運動を指導するとよい．

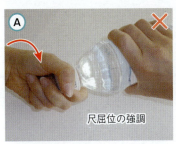
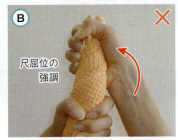
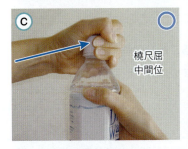
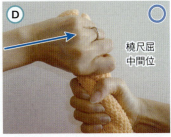

**図18 ● 不良肢位の修正**
A, Bは尺屈位が強調されすぎており，筋力は発揮しやすいが尺側部痛が生じやすい．
C, Dは橈尺屈中間位であり，尺側への圧迫刺激が少ない．

〈文献〉
1) 斉藤英彦：橈骨遠位端骨折-解剖学的特徴と分類．整形・災害外科，32：237-248，1989
2) 鬼丸高茂，他：橈骨下端骨折に対する観血的療法の検討．MB Orthop, 60：65-79, 1993
3) American Academy of Orthopaedic Surgeons：Management of Distal Radius Fractures Evidence-Based Clinical Practice Guideline. 2020
　　https://www.aaos.org/drfcpg
4) 斉藤英彦：橈骨遠位端骨折-粉砕骨折の分類と治療．MB Orthop, 13：71-80, 1989

第3章　手，手関節

# 2. 舟状骨骨折

関口貴博

**Ⓐ知識の整理**　　　Ⓑリハビリテーションプログラム

**POINT**

① 骨折部位と形態の違いにより治療期間が異なることを理解する

② 骨折が見逃されることが多く偽関節になりやすいため，医師による早期診断・治療が重要である

## 1　原因・誘因

- 若年者がスポーツ中に転倒し，手関節が背屈，橈屈強制されて受傷することが多い．
- 舟状骨骨折は手根骨骨折の80％を占める．
- 月状骨周囲脱臼を合併している場合は骨折部に転位が生じることが多く，軸圧のみの外力がかかった場合は通常骨折部の転位は生じにくい．

## 2　病態

- 骨折の分類は直接治療と結びつくため非常に重要であり，Herbert分類[1] が広く用いられている（図1）.
- **舟状骨の近位部は血流供給が悪く偽関節になりやすい**（図2）.

## 3　症状・障害

### 1）受傷直後の症状

- 他の骨折と同様に安静時痛，運動痛，骨折部周囲の腫脹，熱感，皮下出血などがみられる．

### 2）固定除去後の症状

- 筋力低下は手関節以外に母指の内外転に認められることがある．
- 極端な関節可動域（ROM）制限はないが，手関節背屈，橈屈に生じることが多い．
- 若年のスポーツ選手が多いため，競技動作に即した特異的な筋力やROMの制限が問題となる．

### 3）偽関節の症状

- 疼痛は日常の軽微な刺激で再現されることは少なく，**橈尺屈時や手をついた荷重時**などに**手関節橈側の運動痛を訴える**ことが多い．
- 患部周囲の腫脹が長期化することがある．

### 4）合併症

- 偽関節になると DISI（dorsal intercalary segment instability）変形（図3）などの手根不安定症や，変形性手関節症の SNAC（scaphoid nonunion advanced collapse）wrist[2]（図4）などになる．

196　整形外科リハビリテーション　第2版

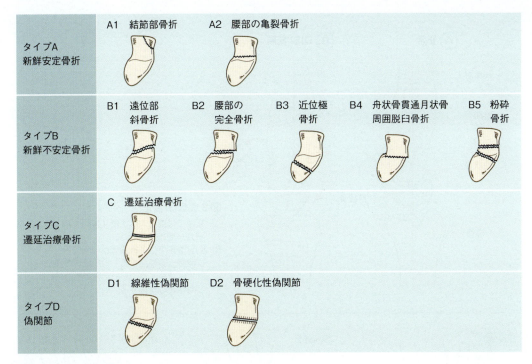

図1 ● Herbert分類
文献1を参考に作成.

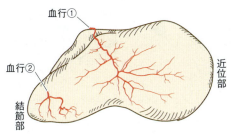

図2 ● 舟状骨近位部の血液供給
背側末梢からの血行①が70〜80％を占め，近位部にとっては唯一の血行である．結節部からの血行②は20〜30％供給する．

## 4 診断学的検査

- 舟状骨骨折は見逃されることが多く，明らかな受傷機序があれば理学所見，画像所見をとることが重要である．
- 新鮮骨折と偽関節では治療方針が異なるため，画像にて骨折が認められた場合でも外傷の既往の有無を聴取し，すでに偽関節が形成されていないかを確認する．
- 特異的な所見としてSnuffboxと舟状骨結節の圧痛と腫脹，母指可動時の疼痛がある（図5）．

### X線画像

- 正面，側面，手関節軽度尺屈位において前腕回内位と30°回外位で撮影をする．ほかに舟状骨5方向撮影がある（図6）．
- 偽関節の画像所見は①骨折端の骨吸収像，②軟骨下骨の骨硬化像，③正面X線での転位である．
- 臨床所見で舟状骨骨折が疑われるにもかかわらず，単純X線で所見がなかった場合，MRI・CT・骨シンチなどを施行する．CTは転位と変形の程度をみるのに有効であり，MRIは無腐性骨壊死変化をみるのに有効である．

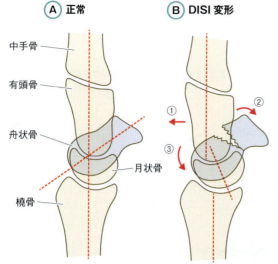

**図3　DISI変形**
A) 正常では橈骨，月状骨，有頭骨，中手骨が一直線上に並ぶ．
B) DISI変形では①有頭骨は中手骨とともに背側へ亜脱臼する，②舟状骨の遠位骨片は掌屈する，③舟状骨の近位骨片と月状骨は背屈する．

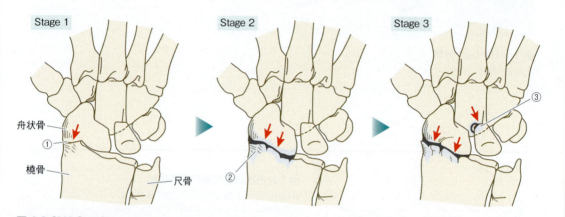

**図4　SNAC wrist**
Stage 1～3へと関節症の変化が進行する．
①橈骨茎状突起と舟状骨遠位部の関節裂隙の狭小化と橈骨茎状突起の骨棘形成を認める．
②橈骨-舟状骨間全体に関節症変化を認める．
③月状骨-有頭骨間にまで関節症変化を認める．

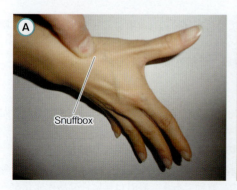
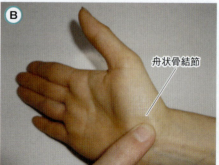

**図5　Snuffbox（A）と舟状骨結節（B）の圧痛**

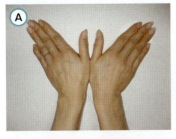
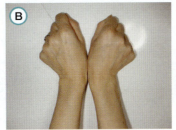
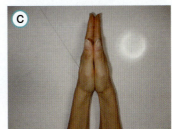
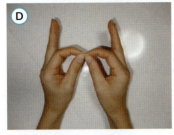
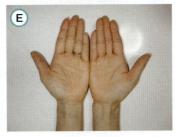

**図6●舟状骨5方向撮影**
A）尺屈すると舟状骨は背屈し，隣接する骨との重複が少なく描出される．
B）手指を握ると舟状骨の遠位部は隣接する骨と重複するが，関節腔が明瞭に描出される．
C）手掌面を合わせると月状骨の内側に舟状骨の遠位部が単独に描出される．
D）第1指と第2指で丸をつくると舟状骨の近位は隣接する骨と重複するが広く描出される．
E）回外すると舟状骨の近位と月状骨が重複するが辺縁が明瞭に描出される．

## 5 医学的治療

### 1）保存療法

- ギプス固定の適応は転位のない**安定型の骨折**とされており，固定期間は4〜8週である．
- 固定範囲として遠位の骨折は前腕ギプス，近位の骨折は上腕ギプスを用いることが多い．
- 前腕ギプスに関してはthumb spica cast（図7）が一般的であるが，母指の固定は骨癒合率に影響はなく，Colles骨折に準じた固定がよいとする報告もある[3]．
- 固定肢位については一定の見解はないが，やや尺屈し掌背屈中間位とするのが理想的であるとされている．
- 舟状骨腰部骨折は転位が0.5 mm以下であればギプス固定によって90％は癒合する．転位が0.5〜1.5 mmであれば保存療法が可能であるが1.5 mm以上では手術療法が推奨される[4]．

### 2）手術療法

- 不安定型や偽関節例に対して適応となることが多いが，近年は保存療法に比べて外固定期間が短縮できることから適応が拡大している．
- ヘッドレススクリューによる内固定を用いることが多いが，近年はスクリューを2本用いた固定（dual screw fixation，図8）がより高い安定性があり，偽関節のリスクを軽減するため注目されている[5]．

### 3）遷延治癒骨折，偽関節の治療

- 一般的には骨折後1年未満のものを遷延治癒骨折，それ以上を偽関節とよぶが，明確な定義はない．
- 偽関節の手術療法は，臨床徴候がなくても**関節症性変化を予防するために**勧められる．
- 偽関節の手術療法の原則は①血行の温存，②解剖学的アライメントを得るための骨移植，③骨接合による安定化，④手根骨の不安定性の矯正である．

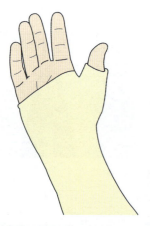

**図7** thumb spica cast
手関節軽度橈屈位で母指手根中手（CM）関節，中手指節（MP）関節を固定する．母指指節間（IP）関節，示指から小指のMP関節より遠位部は固定しない．

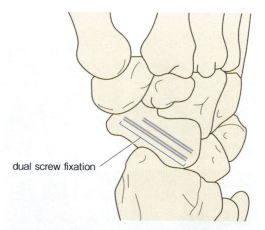

**図8** dual screw fixationによる内固定

第3章 手，手関節

# 2. 舟状骨骨折

関口貴博

Ⓐ知識の整理　　　　　　Ⓑリハビリテーションプログラム

## ⭕ Do!

1 偽関節をつくらないために，外固定除去後は医師から骨癒合の状態についてこまめに情報収集する

2 手関節のROM運動は舟状骨の動きを考慮して行う

3 若年のスポーツ選手が多いので，患部外トレーニングの必要性を考慮する

## ❌ Don't!

1 偽関節をつくらないために，骨癒合が得られたという医師の診断があるまでは，積極的な運動は実施しない

2 母指球筋の筋力低下を見落とさない（手の機能が改善しないことがあるので注意する）

3 手関節のROMだけでなく母指CM関節のROMを見落とさない

## 1 情報収集

### 1）カルテ記録より

● 第3章-1を参照されたい.

### 2）X線画像より

● 医師のカルテ記録の情報以外にも独自に骨折部位，骨折の種類，骨癒合の状態，アライメント，骨萎縮・異所性仮骨の有無などの評価をすることは偽関節をつくらないために重要な情報である.

### 3）手術記録より

● 第3章-1を参照されたい.

## 2 患者を前にまず行うこと

● 受傷機序を再確認し受傷から現時点までの経過を確認する（第3章-1も参照されたい）.

● 最終目標がADLレベルではなくスポーツ復帰や重労働となることが多いので，目標とする動作や時期を聴取する.

● 患者によっては復帰にあせって医師の許可した範囲を超えた動きをしてしまうため，患者の性格や傾向をつかむことも必要である.

● 経過が長い場合は，舟状骨周囲の症状以外にも**二次的な手関節周囲の機能障害が生じている可能性が高い**ことを推測して問診を行う.

● 医師から骨癒合時期，競技復帰の時期についてどのように説明を受けているか確認して情報を共有する.

Ⓑリハビリテーションプログラム　201

## 3 リハビリテーション評価

### 1) 疼痛の評価
- 安静時痛，運動痛の有無，圧痛部位の確認をする．特に母指の運動痛が見逃されやすいので注意する．
- 疼痛は一次性の骨折部の疼痛か，二次性の筋など軟部組織由来の疼痛かを鑑別する．
- 疼痛再現動作から**伸張刺激による疼痛**か，**圧迫刺激による疼痛**なのかを推測する．可能であれば**肢位を変える**などして疼痛を軽減させることが可能であるか評価する（第3章-1 図9参照）．

### 2) 炎症および循環状態の評価
- この内容に関しては第3章-1を参照されたい．

### 3) ROMの評価
- 手関節の掌背屈と橈尺屈を計測する．偽関節や術後に制限が生じやすいのは手関節背屈，橈屈などである．また**舟状骨と関節を構成する周囲の骨との副運動の程度**をみることも必要である．
- 手指関節についても計測をする．制限が生じやすいのは母指CM関節の掌側および橈側外転である．
- 前腕の回内外は可動域の計測のみではなく遠位および近位橈尺関節の動きも評価する．

### 4) 筋力の評価
- 徒手筋力検査（MMT）を用いた手関節，手指関節の評価だけでなく握力，ピンチ力なども計測する．**母指球筋の筋力低下が生じやすいことを考慮する．**

### 5) 動作の評価
- 手をつく動作が必要になる場合が多いので荷重位の背屈角度をみる．このとき，橈屈角度や母指CM関節内外転角度の違いにより背屈角度や疼痛の再現が変化することを考慮する（図9）．
- グリップ動作，つまみ動作は母指球の押しつけ動作など母指の肢位を変えて評価する（図10）．

### 6) ADL評価
- DASHスコア（第1章-2 表1参照）を用いて判定する．

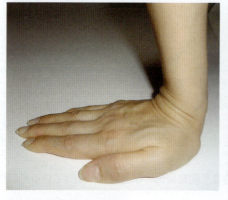
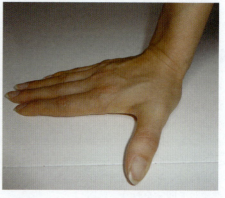

A 母指内転位　　B 母指外転位

**図9 ● 背屈荷重位の評価**
母指内転位（A）と母指外転位（B）で実施する．母指外転位の方が疼痛や可動域制限を伴うことがある．

## 4 リハビリテーション治療の全体的な流れ

- 受傷後の固定期間は骨折の状況により大きく異なる．転位のない舟状骨遠位の新鮮骨折は4〜8週で骨癒合が得られるとされるが，近位の骨折などでは数カ月の固定期間を要することもある．一方，手術療法の固定期間は1〜7週とされる（図11）．

### 1) 固定期

- 固定期間でも医師から指示があれば手指や肩関節など患部外の自動運動を行う．
  - ▶ 手指の自動運動をする際，示指から小指に関しては問題ないが，母指の運動には注意が必要である．
  - ▶ 特にthumb spica cast（図7）をしている場合，自動運動が可能なのはIP関節のみであり，**MP関節より近位をギプス内で過剰に動かすと母指球を押しつける動作となり患部に負担がかかる可能性がある**．
- 健側や固定部以外の関節を使用するADL動作を指導する．

### 2) 固定除去期

- 第3章-1と同様に行う．
- 関節可動域運動は自動運動から開始し，リストラウンダーなどを用いた自動介助運動を徐々に行う．母指の内外転，対立の自動運動は内固定の状態が問題なければ初期から行う．

### 3) ROM回復期

- 第3章-1と同様に行う．

Ⓐ 対立位のグリップ動作

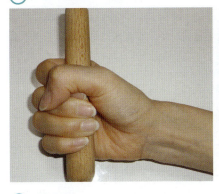

Ⓑ 母指球を押しつけたグリップ動作

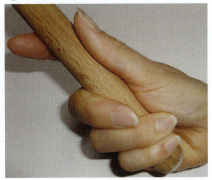

Ⓒ 指尖つまみ

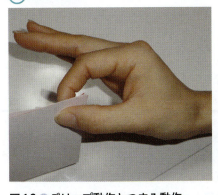

Ⓓ 横つまみ

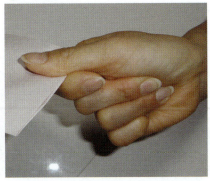

**図10 ● グリップ動作とつまみ動作**
グリップ動作は対立位のグリップ動作（A）と母指球を押しつけたグリップ動作（B）を，つまみ動作は指尖つまみ（C）と横つまみ（D）を評価する．

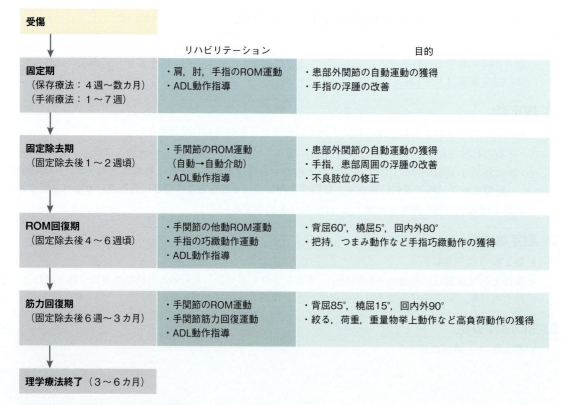

図11 ● リハビリテーションの流れ

- 母指の可動域制限が残ったままでは手を機能的に使うことは難しく，手関節の可動域の改善も難しい．

### 4) 筋力回復期
- 抵抗運動が許可されれば，目標に応じて積極的に筋力強化運動を実施する．
- 負荷の大きなスポーツ活動や労働作業については医師の指示を仰ぐようにする．

## 5 リハビリテーション治療の実際

### 1) 浮腫の治療
- 第3章-1と同様に行う．

### 2) ROM運動
- 手関節掌背屈，橈尺屈，前腕回内外運動を，リストラウンダーや棒などを使用した自動および自動介助運動より開始し，徐々にセラピストによる他動運動も行う（第3章-1 図13，14参照）．
- 疼痛を伴う場合は関節モビライゼーションを実施して関節の副運動を引き出してから行う（第3章-1 図15参照）．
- 舟状骨の可動性を改善するために**橈尺屈の可動域改善**が重要である（図12）．
- 手根中央関節の可動性改善を目的とした橈背屈位から尺掌屈位へのダーツスロー動作[6]を行う（図13）．
- 母指の可動性を改善するために母指の自動運動を行う（図14）．
- **日常生活やスポーツ動作において荷重，背屈位で疼痛が残る**ことがあり，橈骨-舟状骨間に対する関節モビライゼーションが有効である．

第3章 2. 舟状骨骨折

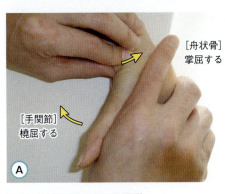
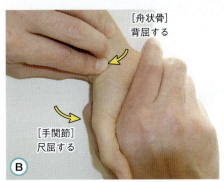

[舟状骨] 掌屈する
[手関節] 橈屈する
[舟状骨] 背屈する
[手関節] 尺屈する

**図12 ● 橈尺屈のROM運動**
舟状骨は手関節橈屈に伴い掌屈し（A），尺屈に伴い背屈する（B）ので，触診して舟状骨の動きを確認しながら行う．
週に2〜3回，1回の治療で5分程度を目安に実施する．患者の反応をみて強さ，回数を変える必要がある．

Ⓐ 橈背屈位
Ⓑ 尺掌屈位

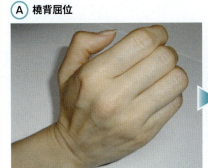
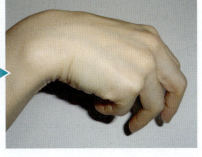

**図13 ● ダーツスロー動作**
橈背屈位から尺掌屈位へのダーツスロー動作は，主に手根中央関節の動きとなる．

Ⓐ 橈側外転
Ⓑ 掌側外転
Ⓒ 対立

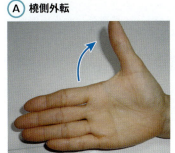
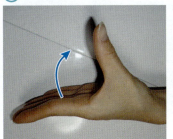
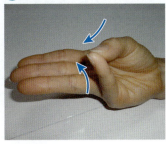

Ⓓ 内転
Ⓔ 母指球の押しつけ
Ⓕ 屈曲

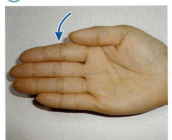
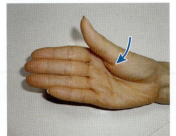
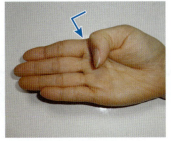

**図14 ● 母指の自動運動**
週に2〜3回，1回に20〜30回を3〜5セット実施する．患者の反応をみて回数を変える必要がある．

Ⓑ リハビリテーションプログラム　205

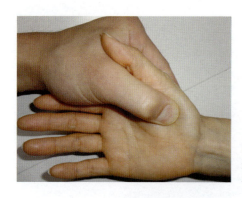

**図15 ● 母指球筋群へのダイレクトストレッチング**
週に2～3回，1回の治療で5分程度を目安に実施する．
患者の反応をみて強さ，回数を変える必要がある．

### 3）ストレッチング

- 第3章-1と同様に行う．
- 母指球筋に対しては，母指の可動性を確保するために自動運動を開始した直後からダイレクトストレッチングを行う（図15）．

### 4）筋力強化運動

- 固定除去後4～6週が経過し，医師より骨癒合が十分であると診断を受けたら筋力強化を進める．医師より抵抗運動が許可されれば，目標に応じて手関節に対する重錘やゴムチューブを用いたトレーニングを実施する．軽い負荷から徐々に負荷を増やしていく．
- 手関節背屈筋力については**早期から低負荷で実施する**ことにより正常なグリップ動作の獲得につながる（第3章-1 図17参照）．
- スポーツ選手や重労働者に対しては肘，肩関節などの患部外のトレーニングも行う．
- 母指球筋群の強化には輪ゴムなどを用いて低負荷で正確な動作を行うことが重要である（図16）．

### 5）ADL，スポーツ，職場復帰の指導

- 最終目標は重量物の運搬挙上，強いグリップ動作，背屈荷重動作などであり，段階的に動作の獲得を進めていく（図17～19）．

第3章 2. 舟状骨骨折

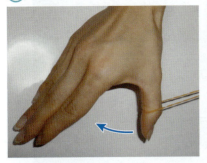
A 母指内転

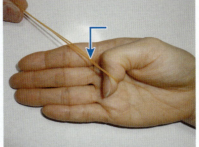
B 母指屈曲

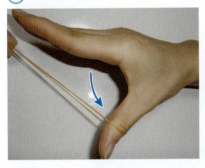
C 母指掌側外転

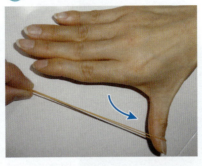
D 母指橈側外転

**図16 ● 輪ゴムを使った母指球筋群の筋力強化**
週に2〜3回，1回に20〜30回を3〜5セット実施する．患者の反応をみて回数を変える必要がある．

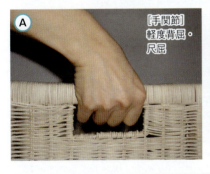
A [手関節] 軽度背屈・尺屈

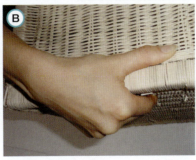
B

**図17 ● 重量物の運搬挙上**
軽度背屈尺屈位（A）の機能的肢位から行い，徐々にBのようにどのような肢位でも挙上運搬動作ができるように指導をする．

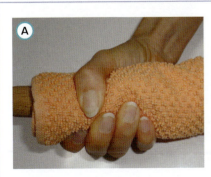
A

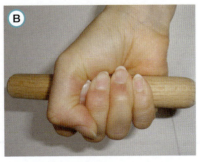
B

**図18 ● グリップ動作**
グリップ動作はAのように棒にタオルを巻くなどして柔らかく太いものからはじめ，Bのように徐々に硬く細いものへ進める．

Ⓑリハビリテーションプログラム

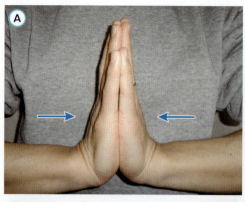
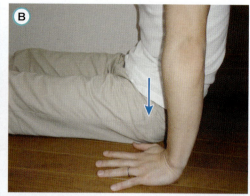
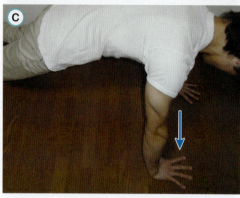

**図19 ● 背屈荷重動作**
合掌（A），プッシュアップ肢位（B），腕立て肢位（C）と段階的に荷重を増やしていく．

〈文献〉

1) Herbert TJ & Fisher WE：Management of the fractured scaphoid using a new bone screw. J Bone Joint Surg Br, 66：114-123, 1984
2) 石井清一，他：舟状月状骨関節の障害から手根不安定症およびSLAC wristへの進展．関節外科，19：35，2000
3) Siotos C, et al：Cast selection and non-union rates for acute scaphoid fractures treated conservatively: a systematic review and meta-analysis. J Plast Surg Hand Surg, 57：16-21, 2023
4) Clementson M, et al：Acute scaphoid fractures: guidelines for diagnosis and treatment. EFORT Open Rev, 5：96-103, 2020
5) Gray RRL, et al：Scaphoid fracture and nonunion: new directions. J Hand Surg Eur Vol, 48：4S-10S, 2023
6) Moritomo H, et al：In vivo three-dimensional kinematics of the midcarpal joint of the wrist. J Bone Joint Surg Am, 88：611-621, 2006

第3章　手，手関節

# 3. 手根管症候群

関口貴博

**Ⓐ知識の整理**　　　　Ⓑリハビリテーションプログラム

## POINT

1 手根管症候群の原因はさまざまであり，その違いにより治療方法が異なる

2 局所の解剖と病態を理解する

3 他疾患を併発することがあり，さまざまな症状を呈する

## 1 原因・誘因[1〜3]

● 手根管症候群は女性に多く男女比は1：3〜5といわれ，好発年齢は女性の場合，妊娠出産期と更年期とされている．

● 1/3は自然寛解するとされている．

● 手根管症候群は以下にあげる力学的・解剖学的・生理学的要因が単独もしくは複合的に影響して発生すると考えられている．

### 1) 力学的要因

● 一般的には**手関節の使いすぎ**が主な原因と言われている．

● **橈骨遠位端骨折後の掌屈位固定**，就寝時の**不自然な肢位**など，手根管内圧が上昇する肢位を長時間保持することも原因となる．

### 2) 解剖学的要因

● 先天的な屈筋支帯肥厚などの手根管狭窄，ガングリオンなどの手根管内容の増加，骨折後の仮骨，キーンベック病などが原因となる．

### 3) 生理学的要因

● リウマチ性屈筋腱腱鞘炎，長期透析によるアミロイド沈着，糖尿病，甲状腺機能低下，妊娠，ビタミン欠乏，double crush syndrome などが原因となる．

> **memo** double crush syndrome
>
> 　double crush syndrome とは1973年に Upton と McComas が発表した仮説であり，末梢神経の近位部に絞扼障害がある場合，軸索流が障害され，神経の遠位部も障害されやすくなることをいう．

Ⓐ知識の整理　　209

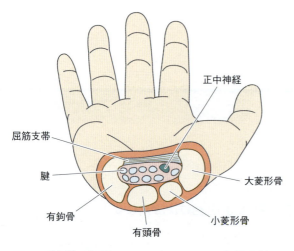

図1 ● 手根管の解剖

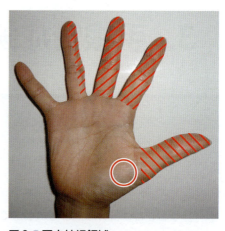

図2 ● 正中神経領域
////にしびれ，○で囲んだ部位に筋萎縮が生じやすい．

## 2 病態[4]

- 手根管症候群は何らかの理由で**手根管（図1）の内圧が上昇する**ことにより正中神経の内圧も上昇し，神経内浮腫や血流障害を生じることで障害をきたすと考えられている．
- 手根管入口部からやや遠位までが主な絞扼部位とされる．ほかに正中神経筋枝が横手根靱帯を貫く部位での絞扼も報告されている．
- 病理組織学的には滑膜の浮腫，線維化，硝子化が多く炎症細胞浸潤は1割程度である．

## 3 症状・障害（図2）

- 正中神経領域（母指，示指，中指と環指の橈側）の**しびれ**と**疼痛**が主症状であり，両側性の場合が多い．
- 運動時，夜間，明け方に**症状が出現**しやすく，朝の手のこわばりや浮腫などもみられる．
- 進行すると短母指外転筋の脱力，筋萎縮による対立動作困難が生じ，間欠的だった症状は持続的になる．

## 4 診断学的検査

### 1）誘発テスト

- Phalen test（図3）
  ▶肘を最大に屈曲して手関節を掌屈させると，30秒から1分で症状が再現される．
- 逆Phalen test（図4）
  ▶肘を最大に屈曲して手関節を背屈させ，30秒から1分で症状が再現される．
- 示指過伸展テスト（図5）
  ▶回外位にて他動的に示指を強く過伸展させて痛みを誘発する．
- 正中神経圧迫テスト
  ▶手根管掌側の正中神経を指で20秒間圧迫して痛みを誘発する．
- 奥津テスト[5]（図6）
  ▶手関節中間位で最大橈屈位を1分間保持すると正中神経領域にしびれや痛みが生じる．

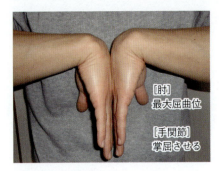

図3 ●Phalen test

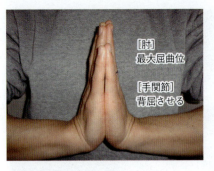

図4 ●逆Phalen test

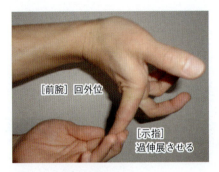

図5 ●示指過伸展テスト

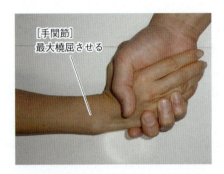

図6 ●奥津テスト

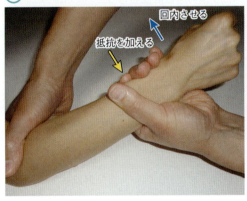

Ⓐ pronation test

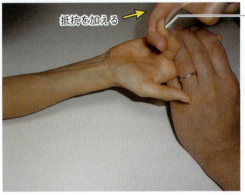

Ⓑ FDS test

図7 ●高位正中神経麻痺との鑑別テスト
　→：動きの方向，→：抵抗の方向
A) pronation testは前腕を抵抗下に回内させ，円回内筋を収縮させる．円回内筋入口部で正中神経の絞扼があれば症状の出現，あるいは増悪がみられる．
B) FDS testは中指近位指節間（PIP）関節を屈曲させ，検者の指を伸ばそうとする力に抗して屈曲位を保持し，浅指屈筋（FDS）を収縮させる．浅指屈筋腱弓部での正中神経の圧迫があれば症状が出現する．

- Tinel 徴候
  ▶ 手根管部の神経障害部位を叩打するとその正中神経領域の末梢部位に放散痛を感じる．
- 高位正中神経麻痺と鑑別するためにpronation test，FDS testを実施する（図7）．

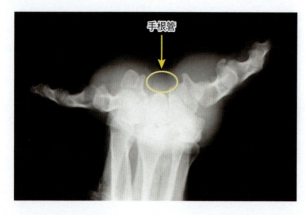

図8 ● 手根管撮影

### 2) 電気生理学的検査
- 複合筋活動電位は，遠位潜時が 4.5 msec 以上は障害ありとする．
- 知覚神経活動電位は，通常は二相性および三相性の波形が多相性となる．

### 3) 筋電図検査
- 神経原性変化が出現し，運動単位電位の多相化や脱神経電位が認められる．

### 4) X線検査
- 原因となるような手関節周辺の骨折の変形治癒や関節症などがないか，また手根管撮影により手根管内に石灰化がないか確認する（図8）．
- 頚椎症，double crush syndrome などとの鑑別を目的に**頚椎の画像評価も行う**．

## 5 医学的治療[6]

### 1) 固定
- 筋萎縮が強い重症例には無効であるが，軽症例に対しては手関節中間位固定が有効とされる．筋萎縮が軽度のものは夜間固定のみでも有効とされる．

### 2) ステロイド注射
- 軽症・初期の症例には有効であるが，筋萎縮や知覚神経障害が進行している重症例に対する治療効果は少ない．

### 3) 薬物療法
- 一般的には消炎剤やビタミン $B_{12}$，利尿剤，末梢循環改善剤などが処方される．

### 4) 手術療法
- 保存的に経過が悪く筋萎縮の強い症例や，**すみやかな完全寛解を望む患者**に行う．
- 手術方法としては従来法の直視下手根管開放術，鏡視下手根管開放術がある．
- 母指球の萎縮が強く対立運動が困難な場合は，手掌腱膜の一部や腱を移行する母指対立筋形成が行われる．

第3章　手，手関節

# 3. 手根管症候群

関口貴博

**Ⓐ知識の整理**

**Ⓑリハビリテーションプログラム**

## ⭕ Do!

1. 問診から症状の増悪因子・軽快因子を聴取する
2. 治療の即時効果を評価し，しびれが可変的なものか，不変的なものか評価する
3. 患部外に対しても評価および治療を実施する

## ❌ Don't!

1. 局所の治療に執着しないようにする
2. 不良肢位での筋力強化を実施するとしびれの増悪を招く
3. 筋力低下は原因ではなく結果であることを理解し，病態を理解しないままの筋力強化は行わない

## 1 情報収集

### 1）カルテ記録より

- 職業，糖尿病・関節リウマチなど基礎疾患の有無，電気生理学的検査の結果，運動療法の強度についての指示，禁忌事項，今後の方針などについて情報収集をする.

### 2）X線画像より

- 手関節周辺の骨折の変形治癒，変形性関節症，手根管内の石灰化，鑑別疾患としての頚椎症の有無を確認する.

### 3）手術記録より

- 術式，術中の手根管内の軟部組織・正中神経の状態について情報収集する.

## 2 患者を前にまず行うこと

- 症状出現から現時点までの経過を確認する.
- ADL，仕事，趣味の状況，頻繁に行う手を使う動作の有無を確認する.
- 症状が出現するのは起床直後か，仕事の後かなど，**増悪因子・寛解因子を含めた症状の日内変動**を確認する.
- 保存療法，手術療法などの治療方針の選択とそれに伴う予後予測をどのように医師から説明されているか確認し，情報を共有する.

**Ⓑリハビリテーションプログラム**　213

## 3　リハビリテーション評価

- リハビリテーションにおいて改善可能な症状であるか否かの評価をし，医師と連携して治療にあたることが大切である．また手根管症候群による一次的な症状と，症状の長期化による二次的な症状を評価にて鑑別することも重要である．

### 1) 問診
- 症状の部位，日内変動，朝の手のこわばり，仕事やADLにおける手の使用頻度などの聴取をする．

### 2) 視診
- 皮膚の色調，発汗異常，浮腫，猿手変形（図9）の有無などを評価する．

### 3) 触診
- 母指球筋などの手内在筋と手外在筋の安静時・運動時の筋緊張の左右差などを評価する．

### 4) 感覚検査
- 患側から健側の順に筆などを用いて刺激への反応をみる．正中神経領域を中心に行い，障害のある範囲をマッピングする．

### 5) 筋力テスト
- 手内在筋，虫様筋，骨間筋，母指球筋（短母指外転筋，母指対立筋，短母指屈筋浅頭）などの**正中神経支配の筋**を中心に**徒手筋力検査（MMT）**を実施する．
- MMT以外に握力，ピンチ力，指尖つまみ・横つまみ動作などを評価する．
- 筋力低下は単独で症状を呈することは稀であり，しびれなどの症状が長期化することで出現する場合が多い．

### 6) 関節可動域（ROM）評価
- 手関節，手指関節のROM評価を実施するが，本疾患の特徴的な問題ではないことに留意する．

### 7) 患者立脚型のADL評価
- 手根管症候群質問表（図10）やDASHスコア（第1章-2 表1参照）を用いて評価する．

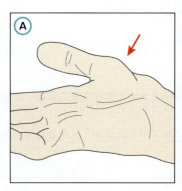
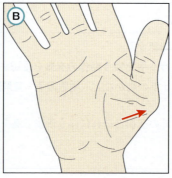

**図9　猿手変形**
母指球筋の萎縮が著明になり，母指の対立，外転運動が不能となる．母指は内転拘縮になる．

## 手根管症候群質問問表　日本手の外科学会版　JSSH version of CTS instrument (CTSI-JSSH)

（CTSボストン質問表）J. Bone Joint Surg. 75A : 1585～592, 1993.

**症状の重症度スコア**
以下の質問で、過去2週間のうちの典型的な24時間の症状について記入してください（該当するものの1つに○をご記入ください）

夜間、手または手首にどの程度の痛みがありますか？
1. 手または手首の痛みはない
2. 軽い痛みがある
3. 中くらいの痛みがある
4. 激しい痛みがある
5. 非常に激しい痛みがある

過去2週間のうち、手または手首の痛みにより通常一晩に何回、目を覚ましましたか？
1. まったくない
2. 1回
3. 2～3回
4. 4～5回
5. 6回以上

通常、日中に手または手首に痛みがありますか？
1. まったく痛みはない
2. 軽い痛みがある
3. 中くらいの痛みがある
4. 激しい痛みがある
5. 非常に激しい痛みがある

日中に手または手首の痛みは何回ありますか？
1. まったく痛みはない
2. 1日1～2回
3. 1日3～4回
4. 1日5回以上
5. 持続的な痛みがある

通常、日中どのくらい痛みが続きますか？
1. まったく痛みはない
2. 10分未満
3. 10～60分間
4. 60分以上
5. 1日を通して持続的な痛みがある

手にしびれ（感覚の喪失）がありますか？
1. しびれはない
2. 軽いしびれがある
3. 中くらいのしびれがある
4. 強いしびれがある
5. 非常に強いしびれがある

手または手首に脱力がありますか？
1. 脱力はない
2. 軽い脱力がある
3. 中くらいの脱力がある
4. 強い脱力がある
5. 非常に強い脱力がある

手にチクチクした痛みがありますか？
1. チクチクした痛みはない
2. 軽いチクチクした痛みがある
3. 中くらいのチクチクした痛みがある
4. 強いチクチクした痛みがある
5. 非常に強いチクチクした痛みがある

夜間に、どの程度のしびれ（感覚の喪失）またはチクチクした痛みがありますか？
1. しびれまたはチクチクした痛みはない
2. 軽いしびれまたはチクチクした痛みがある
3. 中くらいのしびれまたはチクチクした痛みがある
4. 強いしびれまたはチクチクした痛みがある
5. 非常に強いしびれまたはチクチクした痛みがある

夜間に、手のしびれまたはチクチクした痛みにより通常一晩に何回目を覚ましましたか？
1. まったくない
2. 1回
3. 2～3回
4. 4～5回
5. 6回以上

過去2週間のうち、カギやペンなどの小さな物をつかんだり、使用したりすることが困難ですか？
1. 困難ではない
2. 少し困難である
3. 困難である
4. かなり困難である
5. きわめて困難である

**機能的状態のスケール**
過去2週間に通常に1日のうちで、手または手首の症状により、下記の動作に何らかの困難が生じましたか？ あなたの動作についての状態を最もよく説明している番号1つに○を記入してください。

| 動　作 | 困難でない | 少し困難 | 中等度困難 | かなり困難 | きわめて困難 |
| --- | --- | --- | --- | --- | --- |
| 文字を書く | 1 | 2 | 3 | 4 | 5 |
| ボタンをかける | 1 | 2 | 3 | 4 | 5 |
| 読書中、本を持つ | 1 | 2 | 3 | 4 | 5 |
| 電話の受話器を持つ | 1 | 2 | 3 | 4 | 5 |
| びんのふたを開ける | 1 | 2 | 3 | 4 | 5 |
| 家事 | 1 | 2 | 3 | 4 | 5 |
| 買物袋を持つ | 1 | 2 | 3 | 4 | 5 |
| 入浴および着脱衣 | 1 | 2 | 3 | 4 | 5 |

**図10●手根管症候群質問表　日本手外科学会版**
文献7）より転載.
Levineらが作成した質問票8）を日本手外科学会機能評価委員会で翻訳したもの.

## 4 リハビリテーション治療の全体的な流れ

- リハビリテーションの流れを目安として図11に示すが，罹患期間や重症度により大きく変わることを念頭におく必要がある．

## 5 リハビリテーション治療の実際

- リハビリテーションでは，ADLにおける使いすぎを防ぐための指導または工夫が重要である．
- リハビリテーションの効果が期待できるのは，可逆的な炎症・浮腫の改善による手根管の内圧の減少である．また二次的に生じている患部および患部外の筋力，ROMなどの機能改善である．

### 1) 手の使いすぎのコントロールと良肢位指導

- 患者に症状の増悪動作を理解してもらい，どうしても手を使うことを避けられない場合はできるだけ症状が再現しにくい手関節肢位の指導をする（図12）．
- 手関節だけでなく，頚椎，胸椎，肩甲骨にも目を向けて姿勢指導をする（図13）．

### 2) 装具療法

- 背側装具と掌側装具があり，患者の生活状況を聴取して選択する（図14）．
- 固定肢位は中間位，または軽度尺屈背屈位が手根管内圧を低下させるといわれている．背屈位で症状が増悪する場合は適応とならない．
- 夜間，明け方に症状が出現する場合は夜間のみ装具を装着するとよい．

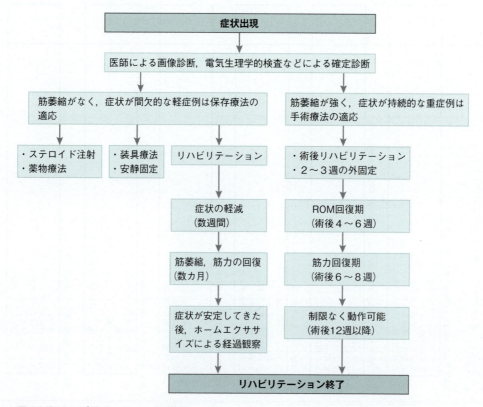

**図11 ● リハビリテーションの流れ**
症状が完全消失するまで6カ月以上の期間を要することや，症状が完全に消失しない症例も多い．

第3章　3. 手根管症候群

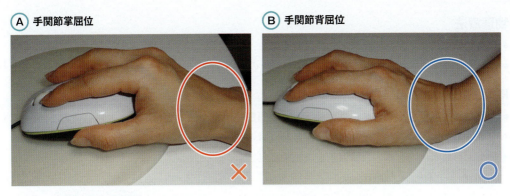

**図12● 手関節肢位の指導**
手関節掌屈位（A）よりも手関節背屈位（B）でマウスを使用した方が症状が出現しにくい．

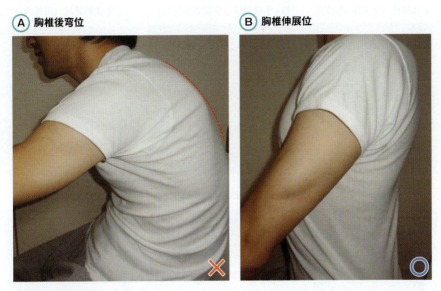

**図13● 姿勢指導**
胸椎後弯位（A）の不良姿勢は症状を助長することがあるので，胸椎伸展位（B）の保持を指導する．

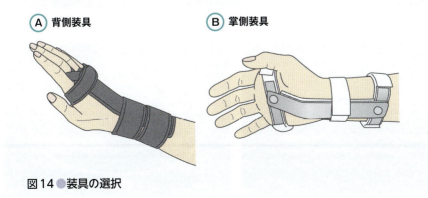

**図14● 装具の選択**

## 3）物理療法

- 超音波療法により深部の循環不全の改善を図る．
- 温冷交代浴により血管の収縮と拡張を促し浮腫の改善を図る．入浴後に症状の寛解を認めることが多い．

## 4）ROM運動

- 手関節屈筋群や虫様筋の伸張性が低下し，手関節や手指関節の背屈制限が生じていることが多い．
- エコーで正中神経の動態を確認しながら神経滑走運動（図15）を実施する．
- 腱滑走運動と手内在筋の自動運動を実施する（図16）．

> **memo** エコーによる正中神経の確認
> 手根管症候群は重症度が高い症例ほど，正中神経の断面積が増加し，手指屈曲に伴う正中神経の縦方向の滑走が減少する[9]．

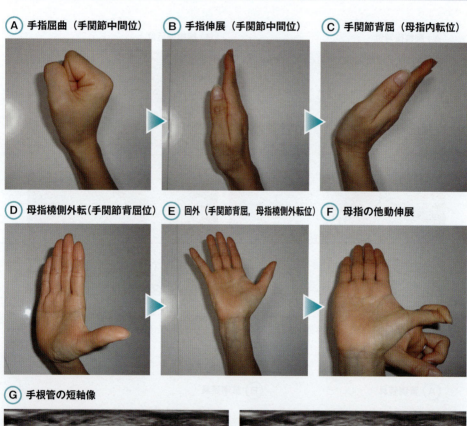

図15 ● 正中神経の滑走運動とエコーによる滑走動態の確認
A～Fを5回くり返す．各姿勢は7秒間保持する．エコーで手根管の短軸像（G）を描出し，正中神経が手根管内（図1参照）の長母指屈筋や浅指屈筋との余白部分において滑走することを確認する．

第3章　3．手根管症候群

## 5）筋力強化運動

- しびれなどの症状の軽減が得られると筋力も自然に回復してくる傾向がある．
- 負荷をかけた筋力強化運動は，症状の悪化を引き起こすこともあるため推奨しない．手内在筋の促通を目的に自動運動を実施する程度が適切な負荷である．

## 6）患部の循環改善

- 前述の手指の自動運動を含めた患部の循環改善のための治療は，少ない回数で構わないので1日中こまめに行うことを推奨する．

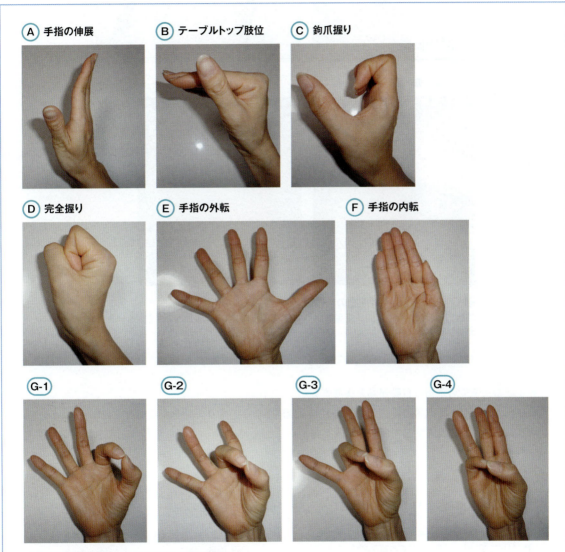

図16 ●腱滑走運動と手内在筋の自動運動
A）総指伸筋の収縮を促す．
B）虫様筋など手内在筋の収縮を促す．
C）深指屈筋腱と浅指屈筋腱間の滑走を促す．
D）深指屈筋腱鞘と骨との間の滑走を促す．
E）背側骨間筋の収縮を促す．
F）掌側骨間筋の収縮を促す．
G-1～4）遠位，近位指節間関節の単独屈曲は屈筋腱の滑走を促す．

Ⓑリハビリテーションプログラム　219

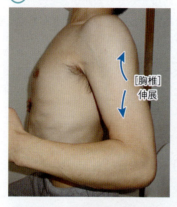
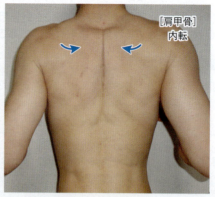
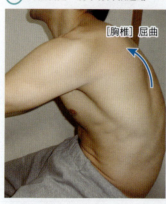
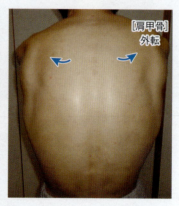

**図17● 胸椎, 肩甲骨周囲の自動運動**
毎日, 1回に5〜10回の反復運動を1日数回実施する. 患者の反応をみて回数を変える必要がある.

- 上肢挙上位での手指の自動運動を実施する.
- 患部外からの循環改善を目的として胸郭, 骨盤周囲などの全身運動をする視点も必要である.
- 特に肩こり症状と連動して症状の増悪を認めることが多いため, 頚椎・胸椎・肩甲骨周囲の自動運動を実施する（図17）.

〈文献〉
1) 「末梢神経絞扼障害 しびれと痛み」（廣谷速人／著）, pp25-53, 金原出版, 1997
2) 堀内行雄：末梢神経疾患. MB Orthop, 9：63-72, 1996
3) 伊藤義広：正中神経麻痺.「図解理学療法技術ガイド 第1版」（石川 斉, 他／編）, pp900-907, 文光堂, 1997
4) 早川克彦, 他：手根管症候群の補助診断. 整形・災害外科, 45：1059-1068, 2002
5) 奥津一郎, 他：手根管症候群の新しい誘発テスト：奥津テスト. 日本手の外科学会雑誌, 18：379-381, 2001
6) 長岡正宏：手根管症候群に対する保存的治療. 整形・災害外科, 45：1073-1080, 2002
7) 日本手外科学会：CTSI JSSHバージョン.
   https://www.jssh.or.jp/doctor/jp/publication/kinouhyouka.html（2024年9月閲覧）
8) Levine DW, et al：A self-administered questionnaire for the assessment of severity of symptoms and functional status in carpal tunnel syndrome. J Bone Joint Surg Am, 75：1585-1592, 1993
9) Filius A, et al：Multidimensional ultrasound imaging of the wrist：Changes of shape and displacement of the median nerve and tendons in carpal tunnel syndrome. J Orthop Res, 33：1332-1340, 2015

第3章　手，手関節

# 4. TFCC損傷

関口貴博

**Ⓐ知識の整理**　　　　　Ⓑリハビリテーションプログラム

## POINT

1. TFCC損傷の原因となる動作を理解する
2. TFCC損傷は尺側部痛を呈する多くの疾患の中の1つであることを理解する
3. MRIとエコーに描出されるTFCCを構成する軟部組織を理解する

## 1 原因・誘因

- TFCC（triangular fibrocartilage complex：三角線維軟骨複合体）損傷は**外傷性**と**変性**があり，Palmer分類（**図1**）がよく用いられる.
- 外傷性は転倒して手関節をついた瞬間（**図2A**）やラケットスポーツで回内外および尺屈位を強制された際（**図2B**）に発症する.
- 変性は加齢やulnar plus variance（**第3章-1 図3**参照）が要因となり，回内外の反復や尺屈軸圧による動作によって発症する.

## 2 病態

- 外傷による病態はメニスカス類似体の断裂，尺骨小窩付着部の靱帯剥離が多い.
- 非外傷による変性の病態は関節円板の変性や尺骨，月状骨，三角骨軟骨の軟骨軟化症が多い.
- TFCC損傷は**尺側手根伸筋（ECU）**腱鞘炎や月状三角骨靱帯損傷などの尺側部痛を呈する疾患と合併していることがある.

## 3 症状・障害

### 1）症状

- 受傷直後は手関節尺側部の疼痛，腫脹や手関節の可動域制限が生じる.
- 急性期の症状が消失した後は，瓶の蓋の開け締めやタオルしぼりなど**回内外を伴う動作**で疼痛が生じる（**図3A，B**）.
- 疼痛は脱力感，不安定感，クリック音を伴うことが多く，ドアの開閉など軽微な動作でも力が抜ける感じを訴えることがある（**図3C**）.

### 2）症状が類似する疾患

- TFCC損傷は手関節尺側部に症状を呈する疾患の1つであり，症状が類似する鑑別疾患が多数存在する（**図4**）.
- ECU腱鞘炎はTFCC損傷（小窩付着部損傷）による不安定性が原因となって発症することもある.
- ulnar plus varianceは**尺骨突き上げ症候群**（TFCC実質部損傷を含む）の発症を助長する.

**Ⓐ知識の整理**　221

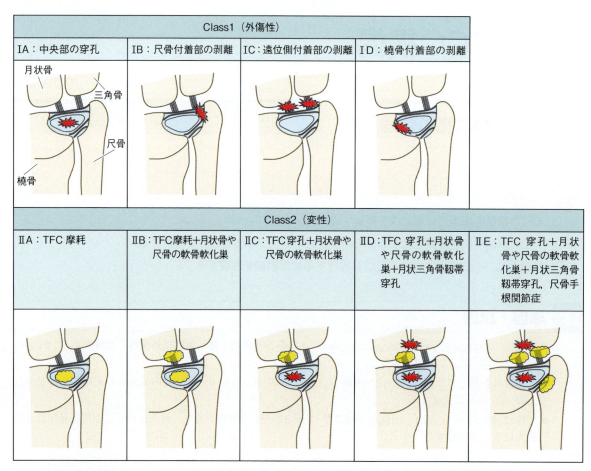

**図1 ● Palmer分類**
文献1を参考に作成.

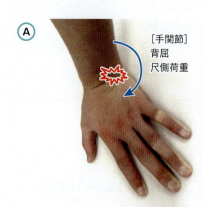
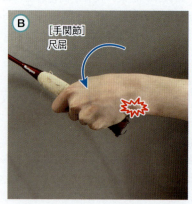

**図2 ● TFCCの受傷機転**
尺側荷重で手関節をついた瞬間（A）や，ラケットスポーツで尺屈強制される動作（B）が受傷機転になりやすい.

> **memo** ECU腱鞘炎
> ● ECU腱鞘炎は回内外動作を反復することで明らかな炎症所見を呈するもの，炎症所見が乏しく回外強制に伴う腱の絞扼によるもの，TFCC損傷や尺骨茎状突起骨折による二次的なものなどがある.
>
> **memo** 尺骨突き上げ症候群
> ● 尺骨突き上げ症候群は，TFCCの実質部である関節円板が尺屈運動によって尺骨頭と月状骨および三角骨に挟まれることで変性が生じる.不安定性が生じることは少ない.

第3章 4. TFCC損傷

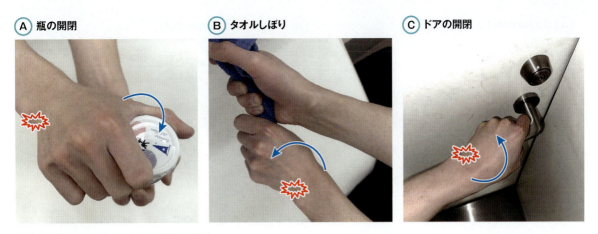

**図3● 症状が再現しやすい日常生活動作**
回内尺屈動作を伴う日常生活動作で疼痛が再現しやすい．母指が内転位になったり，母指球を押しつける動作ではさらに手関節が尺屈方向に誘導される．

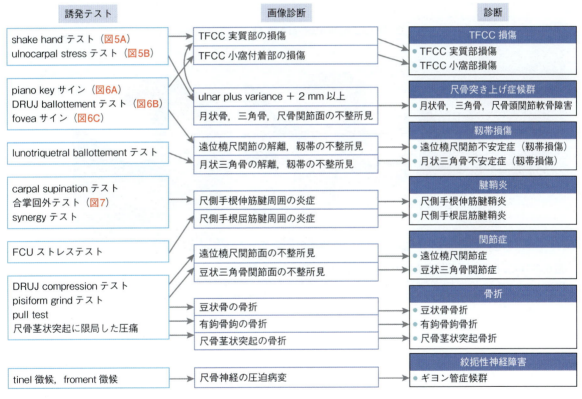

**図4● 尺側部痛の鑑別疾患**

## 4 診断学的検査

- TFCC実質部損傷を疑う尺側部への軸圧を誘発するテスト
  - ▶ shake hand テスト（図5A）
  - ▶ ulnocarpal stress テスト（図5B）

223

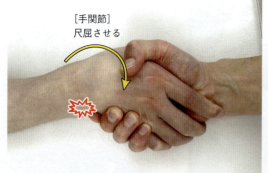
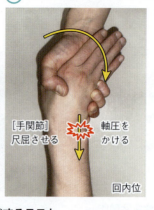
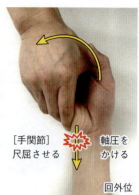

**図5 ● TFCC実質部損傷を疑う尺側部への軸圧を誘発するテスト**

shake handテスト（A）は肘関節屈曲，回内外中間位で患者の手を握手するように握る．患者に手を握るように指示して他動的に尺屈を強制し，尺側部に疼痛が発生したら陽性とする．ulnocarpal stressテスト（B）は手関節尺屈位で他動的に軸圧をかけながら尺屈位固定のまま回内外し，疼痛を伴うクリック音が発生したら陽性とする．

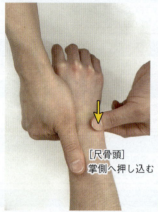
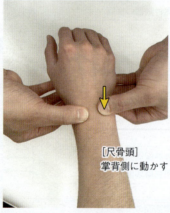
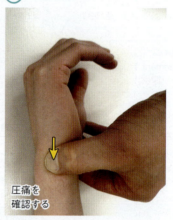

**図6 ● TFCC小窩付着部損傷を疑う遠位橈尺関節の不安定性を誘発するテスト**

piano keyサイン（A）は手関節回内位において，橈骨と手根部を固定した状態で尺骨頭を掌側へ押し込むと沈み込み，力を緩めると背側へ偏位する場合に陽性とする．DRUJ ballottementテスト（B）は橈骨と尺骨を把持して，前腕中間位，回内位，回外位それぞれで尺骨頭を徒手的に掌背側に動かした際に，橈骨に対する尺骨のずれが生じたら陽性とする．foveaサイン（C）は肘関節90°屈曲，回内外中間位にて尺骨茎状突起，尺側手根屈筋腱，尺骨頭掌側縁，豆状骨に囲まれた部分の圧痛があれば陽性とする．

- TFCC小窩付着部損傷を疑う遠位橈尺関節の不安定性を誘発するテスト
    - piano keyサイン（図6A）
    - DRUJ ballottementテスト（図6B）
    - foveaサイン（図6C）
- 尺側手根伸筋腱鞘炎を疑うテスト（TFCC損傷と合併する場合もあるが鑑別することを目的に行う）
    - 合掌回外テスト（図7）
- X線画像（図8）
    - ulnar variance：橈骨関節面尺側縁と尺骨関節面の高さを比較する．尺骨が延長した状態をplus variance，尺骨が短縮した状態をminus varianceという．2〜4 mmのplus varianceを認める場合は疼痛や不安定性を呈する場合が多い．

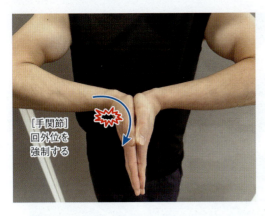

図7●合掌回外テスト
手関節が90°になるように合掌した状態で指先が下方を向くように患者自身に前方へ捻ってもらい，回外位を強制する．尺側部に疼痛が生じたら陽性とする．

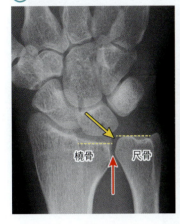
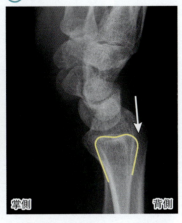

図8●X線画像
A) 関節面の高さの違い（ulnar variance, ➡）や関節の離開の有無（➡）を確認する．
B) 尺骨が背側偏位していないか（➡）を確認する．

- 骨折および脱臼：手根骨や尺骨茎状突起の骨折，遠位橈尺関節や月状三角骨間の離開，関節症性変化を確認する．
- MRI（図9）
  - MRIによる画像診断はTFCC損傷のスタンダードであり，関節造影を併用することでさらに正確な診断が可能となる．
  - 単純X線画像では検出できない関節円板，靱帯，軟骨などの軟部組織病変を検出することができる．
- エコー画像（図10）
  - 簡便かつ動的な評価が可能であり，尺側手根伸筋腱や尺側関節包（尺側側副靱帯）などの表層組織が描出しやすい．
  - エコーガイド下において注射をする際に用いることが多い．

## 5 医学的治療

### 1) 保存療法

- すべてのタイプのTFCC損傷における初期治療は，ギプスやスプリントによる固定である．
- 注射，装具固定など保存療法[1]によって多くの患者が改善するが，改善の程度は患者の治療へのコンプライアンスに大きく依存する．
- 疼痛や炎症を抑えるための服薬やステロイド注射を行うこともある．
- リハビリテーションは急性期の症状が改善した4～6週間程度，後に開始することが多い．

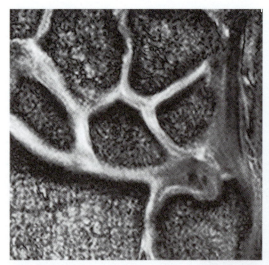
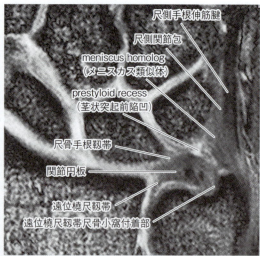

図9 ● MRI

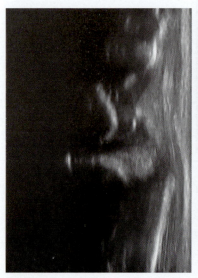
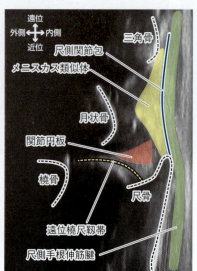

図10 ● エコー画像

## 2) 手術療法

- 3カ月程度の保存療法で症状が改善しない場合に手術療法の適応となる．
- 遠位橈尺関節の明らかな不安定性がある場合は手術療法が推奨される．
- 手術療法は関節鏡視下にて行われることが多く，術式の選択は損傷の種類と程度によって決定される．
- TFCC実質部や辺縁部の損傷は部分切除術や修復術，尺骨突き上げ症候群は尺骨短縮術などが適応になることが多い．

**第3章 手，手関節**

# 4. TFCC損傷

関口貴博

Ⓐ知識の整理　　　　　　　　Ⓑ**リハビリテーションプログラム**

## ⭕ Do!

1　症状を誘発している原因動作を明らかにして患者と共有する
2　TFCCのストレスを減らすために尺骨を近位および掌側へ誘導する
3　尺骨の動きや尺側手根伸筋など安定性に関与する筋機能の確認のためにエコーを用いる

## ❌ Don't!

1　TFCC損傷に併発している合併症を見逃さない
2　不安定性を助長しないように筋のストレッチングやリリースで筋緊張を緩めすぎない
3　原因を1つに絞り込まない

## 1　情報収集

### 1）カルテ記録より

● 外傷，尺側部痛の既往，合併症の有無や運動療法の強度についての指示，禁忌事項，今後の方針などについて情報収集をする．

### 2）X線画像より

● 医師のカルテ記録の情報以外にも橈骨と尺骨の位置関係などを確認することは，疼痛や不安定性が生じる運動方向を推測し，リスク管理をするために重要である（**表1**）．

表1 ● X線所見およびMRI所見と予測される症状

| X線所見 | 予測される症状 |
| --- | --- |
| ulnar plus variance | 回内位での尺骨突き上げ症状の助長 |
| 遠位橈尺関節の離開 | 回内外動作での不安定症状 |
| 尺骨茎状突起骨折の有無 | 尺屈位での疼痛や回内外動作での不安定症状 |
| 尺骨の背側転位 | 回内位での不安定症状の助長 |
| 月状骨のアライメント異常（月状骨が掌屈位） | 月状三角骨靱帯損傷による疼痛や不安定症状 |
| MRI所見 | 予測される症状 |
| 尺骨小窩部の遠位橈尺靱帯付着部の不整 | 遠位橈尺関節の不安定症状 |
| 尺側手根伸筋腱の炎症 | 回外時の尺側部痛 |

Ⓑリハビリテーションプログラム　　**227**

### 3）MRIより

- 医師のカルテ記録の情報だけでなく，尺骨小窩部の遠位橈尺靱帯付着部や尺側手根伸筋腱の状態がわかりやすいため，リスク管理をするための情報として確認する（表1）．

### 4）手術記録より

- TFCC損傷に対する術式は損傷程度や医師の方針によってさまざまである．そのため軟部組織の損傷状況とその修復方法，さらにリスク管理の方法について，手術記録に限らず文献などから情報収集をしたうえで医師に直接確認する．

## 2 患者を前にまず行うこと

- 外傷性か使いすぎによるものかを確認し，症状出現から現時点までの経過を整理する．
- スポーツ活動やADLの状況を聴取し，患者の目標や手の使用状況を把握する．
- 患者の目標（ADL，仕事，スポーツなど），症状が出現する動作とその頻度，家族や周囲の協力の可否などを確認する．
- 医師からどの程度まで回復する見込みがあると説明されているかを確認する．

## 3 リハビリテーション評価

### 1）疼痛の評価

- 安静時痛，運動痛の部位を確認したあと，圧痛部位と一致するかどうかを確認する．
- 圧痛はTFCCだけでなく，遠位橈尺関節や尺側手根伸筋腱なども確認して混在する病態の有無を確認する（図11）．
- 回内時の疼痛に対して尺屈位と中間位の症状の変化を確認する（図12A，B）．
- 尺屈や回内時の疼痛に対して尺骨を徒手的に固定した際の変化を確認する（図12C）．

> **memo** 遠位橈尺関節の運動学
> 遠位橈尺関節は回外位から回内する際，橈骨に対して尺骨が背側かつ遠位に偏位するためulnar varianceは増加する[2]．

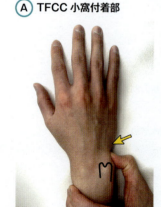
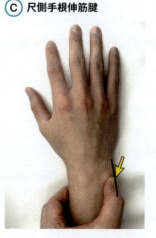

Ⓐ TFCC小窩付着部　　Ⓑ 遠位橈尺関節の背側　　Ⓒ 尺側手根伸筋腱

図11●圧痛部位の確認

## 2) 炎症の評価

- 熱感，発赤，腫脹，疼痛などの炎症症状を確認する．
- 使いすぎた後に一時的に炎症が生じることもあるため，リハビリテーション時に確認した際は異常を示さないこともある．腫脹は左右の尺骨茎状突起の形状を比較するとわずかな左右差も見分けやすい．

## 3) 関節可動域（ROM）の評価

- 手関節の掌背屈，橈尺屈を計測する．背屈は回内位と回外位（図13），荷重位で評価する（図14）．
- 尺屈はulnar plus varianceによる尺骨突き上げ症状があるときは制限が生じやすいが，遠位橈尺靱帯損傷による不安定性があるときは過剰な可動性を呈することもある．
- 前腕の回内外は手掌面のみではなく遠位橈尺関節を基本軸とした可動域も測定する（図15）．

## 4) 筋力の評価

- 徒手筋力検査（MMT）を用いた前腕や手関節の評価に加えて，握力やピンチ力も計測する．

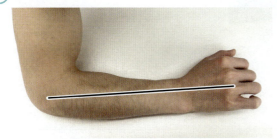
Ⓐ 中間位

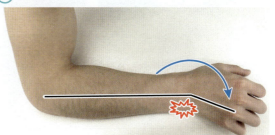
Ⓑ 尺屈位

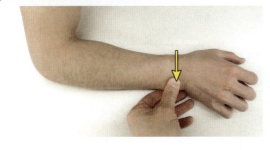
Ⓒ 尺骨を徒手的に掌側へ押し込む

**図12 回内時の疼痛評価**
回内時の疼痛に対して中間位（A）と尺屈位（B）の症状の変化を確認する．尺骨と手根骨間の圧迫刺激による疼痛であれば中間位では軽減する．さらに尺骨を徒手的に掌側へ押し込むように固定して疼痛の変化を確認する（C）．尺骨の背側不安定性がある場合は疼痛が軽減する．

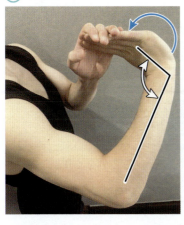
Ⓐ 前腕回内位

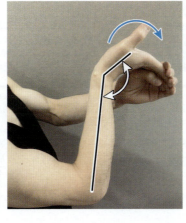
Ⓑ 前腕回外位

**図13 背屈ROMの評価**
前腕回内位（A）と回外位（B）で背屈ROMの評価を行う．回内位の方が疼痛が生じやすく，ROMは制限よりも過剰な可動性（左右差）を認めることが多い．回外位では前腕屈筋の伸張性低下による制限が生じやすい．

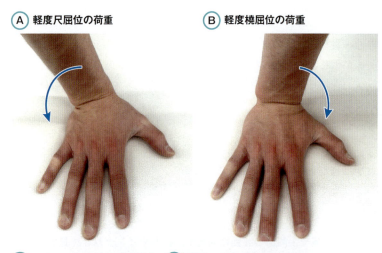
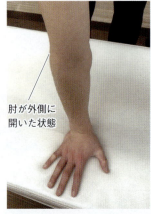
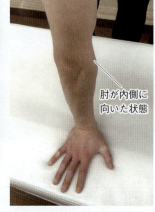

**図14 ● 荷重位での背屈ROMの評価**
軽度尺屈位の荷重（A）と橈屈位の荷重（B）で背屈ROMを評価する．尺屈位の方が疼痛が生じて制限が生じやすい．橈屈位では疼痛が軽減して制限が生じにくい．さらに回内（C）と回外（D）でも評価する．回内位の方が尺骨が遠位へ偏位しやすいため疼痛に伴うROM制限が生じやすい．

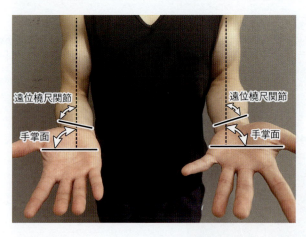

**図15 ● 前腕の回内外ROM評価**
前腕の回内外は手掌面のみではなく遠位橈尺関節を移動軸としたROMも評価する．遠位橈尺関節の可動性低下を手根骨部で代償している場合がある．

- 尺骨の安定性に関与する尺側手根伸筋，尺側手根屈筋，方形回内筋の評価が重要となる．

### 5）動作の評価

- スポーツやADLで症状が再現する動作のなかで手関節の背屈や尺屈，前腕の回内外をくり返していないか確認する（図2, 3）．
- スポーツで症状が誘発される場合は，患部外の動作・機能の評価も実施する．

**表2 ● Mayo Wrist Score**

| | | |
|---|---|---|
| 痛み（25点） | 25 | 痛みなし |
| | 15 | 軽度，時々痛みあり |
| | 10 | 中等度 |
| | 0 | 重度，耐えられない痛み |
| 機能（25点） | 25 | スポーツや仕事に制限保護なしで復帰 |
| | 15 | スポーツや仕事に制限保護ありで復帰 |
| | 10 | スポーツや仕事に復帰可能だが未復帰 |
| | 0 | スポーツや仕事に復帰不可能 |
| 関節可動域：健側比（25点） | 25 | 100％ |
| | 15 | 75～100％ |
| | 10 | 50～75％ |
| | 5 | 25～50％ |
| | 0 | 0～25％ |
| 握力：健側比（25点） | 25 | 100％ |
| | 15 | 75～100％ |
| | 10 | 50～75％ |
| | 5 | 25～50％ |
| | 0 | 0～25％ |

※合計点数で優（91～100），良（80～90），可（65～79），不良（0～65点）の判定をする．

文献3より引用．

## 6）ADLおよびスポーツ・仕事復帰の評価

● DASHスコア（第1章-2 表1参照），Mayo Wrist Score[3]（表2）などを用いる．

# 4 リハビリテーション治療の全体的な流れ（図16）

● 受傷後の固定期間は保存療法で4～6週，手術療法は1～2週である．

## 1）固定期

● 固定期間でも医師から指示があれば手指や肩関節などの患部外の愛護的な自動運動を開始する．
● 健側や固定部以外の関節を使用するADL動作を指導する．
● スポーツ復帰が目標になる患者は，各スポーツの競技特性に合わせて患部外のコンディショニングを行う．

## 2）消炎を目的としたリハビリテーション

● ROM運動は手指の自動運動（第3章-3 図16参照）から開始し，手関節は疼痛が生じにくい回内外中間位の自動運動から開始する．
● 炎症や不安定性を助長しないようにするため，拘縮が強い場合を除いて他動運動は積極的に行う必要はない．
● デスクワークや家事などで尺屈や回内外が強制されると炎症を助長するため，動作を修正する．

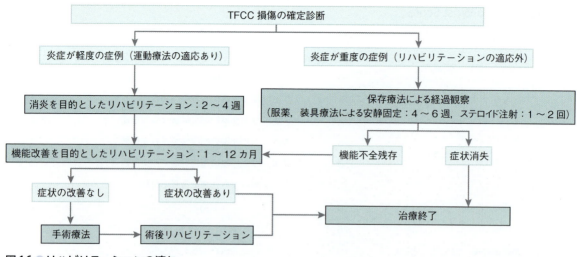

図16 ● リハビリテーションの流れ

### 3) 機能改善を目的としたリハビリテーション
- ROM制限は典型的ではなく過剰な可動性が問題になることが多いため，他動運動よりも適切な筋収縮を伴う自動運動によってROMの改善を進める．
- ulnar plus varianceが5 mm以上の場合，尺屈，回内方向は疼痛が増強する可能性が高いため注意する．
- ROMと握力の改善が確認できた後に，絞る，手をつく，重いものを持つなどを含めたすべてのADL動作を許可する（第3章-2 図17～19参照）．
- 受傷機転になった動作，またその類似動作の許可は慎重に進める．

### 4) スポーツ復帰時期
- 負荷の大きなスポーツや重労働については医師の指示を仰ぐようにする．
- 各スポーツの競技特性をふまえて，可能な限り具体的に，かつ段階的な競技復帰計画を立てる．

## 5 リハビリテーション治療の実際

### 1) 炎症症状に対する治療
- 炎症所見が明らかな場合は患部のアイシングを1回15～20分，2～3時間の間隔で1日数回実施する．
- 受傷直後やその他の時期にかかわらず，炎症所見を認める場合は改善するまで患部を安静にする．
- 装具固定除去後も疼痛や不安定性が残る場合は消炎処置にテーピングを追加する（図17）．

### 2) ROM運動
- 尺側部にストレスが少ない回内外中間位で手関節掌背屈運動を**自動および自動介助運動より開始する**．
- 自動運動は手内在筋，尺側筋群の収縮を入れながら実施すると尺側部の安定性が得られ，疼痛が出現しにくい（図18）．
- 疼痛を伴う場合は尺骨を徒手的に固定して行う（図12C）．

### 3) 筋力強化運動
- 炎症所見消失後，ROM改善後に筋力強化を進める．目標に応じて自動運動最終域の保持などの低負荷運動からチューブエクササイズによる抵抗運動へと段階的に進める．
- 尺側部を安定させるために重要な尺側手根屈筋（図19），尺側手根伸筋（図20），方形回内筋（図21）

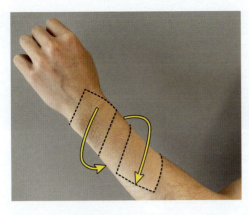

図17 ●テーピング
伸縮性テープを用いて，背側に浮き上がっている尺骨頭を掌側へ制動する目的で行う．血流不全を防ぐため，テーピングの始点と終点が重ならないようにらせん状に巻く．

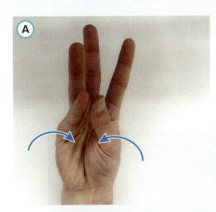
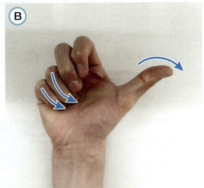

図18 ●尺側部の安定性を確保したROM運動
小指と母指の対立肢位（A）や小指環指屈曲，母指橈側外転位の尺側グリップ肢位（B）で手関節の掌背屈，回内外の自動運動を実施する．手内在筋や尺側筋群の収縮を入れて手関節の自動運動を実施すると，尺側部の安定性が得られ疼痛が出現しにくい．

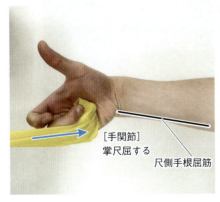

［手関節］
掌尺屈する
尺側手根屈筋

図19 ●尺側手根屈筋の強化
ゴムチューブを使用して手関節の掌尺屈運動を行う．尺屈角度が大きくなると疼痛が生じやすいため注意する．負荷が強すぎると疼痛が生じやすいため20〜30回実施可能な低負荷で実施する．1日3回，1回に30回を3〜5セット実施する．

の強化を実施する．
- 尺骨の動きや尺側手根伸筋など安定性に関与する筋機能の確認のためにエコーを用いる（図20，21）．

> **memo** 尺側手根伸筋の運動学
> 尺側手根伸筋の作用は手関節の尺屈と背屈であるが，回外位での背屈運動でモーメントアームが大きくなり[4]，遠位橈尺関節の動的安定性に大きく関与する[5]．

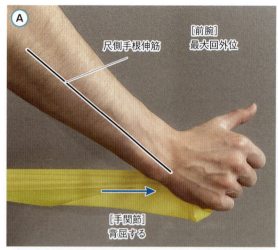
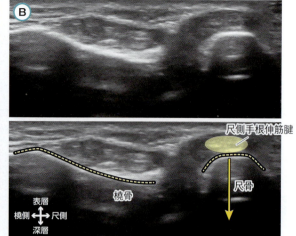

**図20 ● 尺側手根伸筋の強化**
ゴムチューブを使用して最大回外位で手関節背屈運動を行う（A）．エコーで手関節背側から尺側手根伸筋腱の短軸像（B）を描出すると収縮時に尺骨が掌側へ沈み込み，遠位橈尺関節を背側から安定させる動態が確認できる．背屈時に最大回外位を保持できずに中間位になると尺側手根伸筋の収縮が十分に得られないため注意する．1日3回，1回に30回を3〜5セット実施する．

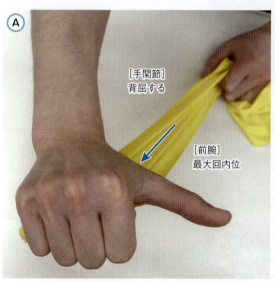
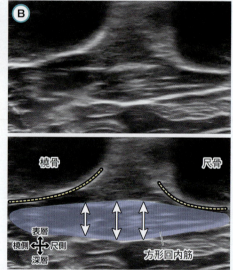

**図21 ● 方形回内筋の強化**
ゴムチューブを使用して最大回内位で手関節背屈運動を行う（A）．エコーで手関節掌側から方形回内筋の長軸像（B）を描出すると収縮時に筋の厚みが増す動態が確認できる．背屈時に最大回内位を保持できずに中間位になると方形回内筋の収縮が十分に得られないため注意する．1日3回，1回に30回を3〜5セット実施する．

### 4）患部外アプローチ

- 尺骨の突き上げ症状を助長しないように肩関節内旋可動性を改善する目的でストレッチングを実施する．
- 競技特性に応じて体幹，胸郭の安定性強化と同時に筋力強化を実施する．

### 5）ADL指導

- 手関節の尺屈や回内外を強制される動作で疼痛や不安定感が生じやすい．瓶やペットボトルの開閉，雑巾絞り，手をつく動作などが問題になりやすいため適切な動作指導をする（第3章-1 図18参照）．
- 必要に応じてスポーツ動作，重労働などを考慮した動作指導を行い，不良動作の癖を修正する．

〈文献〉

1) Palmer AK：Triangular fibrocartilage complex lesions: a classification. J Hand Surg Am, 14：594-606, 1989

2) Tay SC, et al：In vivo three-dimensional displacement of the distal radioulnar joint during resisted forearm rotation. J Hand Surg Am, 32：450-458, 2007

3) Cooney WP, et al：Difficult wrist fractures. Perilunate fracture-dislocations of the wrist. Clin Orthop Relat Res, 214：136-147, 1987

4) Loren GJ, et al：Human wrist motors: biomechanical design and application to tendon transfers. J Biomech, 29：331-342, 1996

5) Iida A, et al：Effect of wrist position on distal radioulnar joint stability: a biomechanical study. J Orthop Res, 32：1247-1251, 2014

第3章 手，手関節

# 5. 腱障害（弾発指，ドゥケルバン病）

関口貴博

**Ⓐ知識の整理**　　Ⓑリハビリテーションプログラム

## POINT
1. 弾発指とドゥケルバン病の病態の違いを理解する
2. 腱障害の発症に関連している基礎疾患を理解する
3. 保存療法と手術療法を理解する

## 1 原因・誘因

- 腱障害は反復する機械的刺激や遺伝的要因などが関与するとされているが**明確な病因は不明**である．
- 更年期の女性や妊娠時，産後に生じることが多く，糖尿病など内分泌代謝異常も原因と考えられている．

### 1) 弾発指

- 弾発指は「ばね指」とよばれ，**手指屈伸運動の反復が誘因となって生じる弾発現象**（手指屈伸時に屈筋腱が腱鞘にひっかかる現象）である（図1）．
- 手根管症候群，デュプイトラン拘縮，ブシャール結節に併発することが多い．
- 中年女性に多く，年齢とともに有病率が高くなる．利き手の母指，中指，環指に多い．

### 2) ドゥケルバン病

- ドゥケルバン病の正確な病因は不明であるが，**手の使い過ぎは発症の誘因の1つである**．
  ▶ スポーツ選手やデスクワークの多い人など，手の使い過ぎが誘因となることが多い．

  **memo** スマートフォンの使用とドゥケルバン病[1]
  　スマートフォンの使用時間が増加するとドゥケルバン病を発症しやすくなり，さらに両側母指でスマートフォンを操作する動作（図2）がリスク因子となることがわかっている．

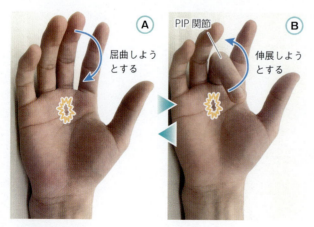

**図1 弾発現象**
手指関節伸展位（A）から近位指節間（PIP）関節を屈曲しようとすると，ばねが引っかかるように「ガクッ」と弾発現象が生じて，屈曲位（B）になる．屈曲位から伸展しようとすると，引っかかったばねが外れるように再び弾発現象が生じて伸展位に戻る．

## 2 病態

### 1) 弾発指

- A1プーリー（靱帯性腱鞘）の肥厚による内腔の狭小化とその中を通過する屈筋腱自体の浮腫性肥大に起因した，**腱と腱鞘の大きさの不一致**を病態として生じる通過障害である（図3）．

> **memo** A1プーリー
> 手指の靱帯性腱鞘は複数あり，プーリーとよばれている．示指〜小指はA1〜A5，C1〜C4のプーリーが存在するが，弾発指の病態は中手指節（MP）関節の直上にあるA1プーリーである．

### 2) ドゥケルバン病

- 手関節第一伸筋腱区画の**長母指外転筋腱**と**短母指伸筋腱**および**腱鞘の肥厚に伴う炎症**である（図4）．

> **memo** 手関節第一伸筋腱区画の解剖学的形態（図5）
> 手関節第一伸筋腱区画の隔壁の有無を確認して治療計画に役立てる．隔壁がある患者はドゥケルバン病を発症しやすく治療後に合併症が生じる傾向があることがわかっている[2]．

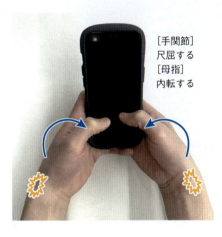

**図2●スマートフォンの使用とドゥケルバン病**
両手でのスマートフォンの操作は手関節尺屈，母指内転位になりやすいため，ドゥケルバン病の発症リスクを高める動作となる．

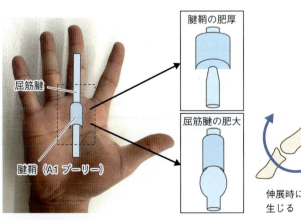

**図3●弾発指の病態**

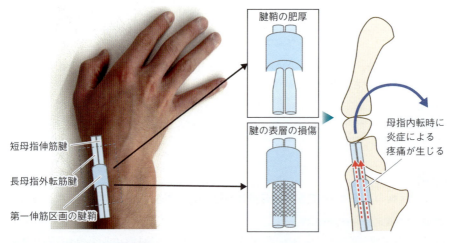

図4● ドゥケルバン病の病態

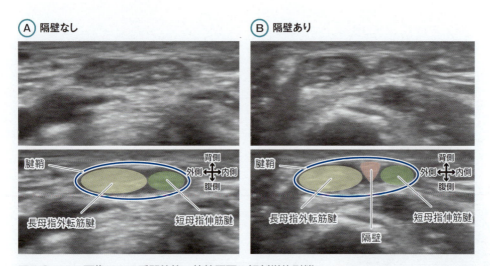

図5● エコー画像でみる手関節第一伸筋区画の解剖学的形態
手関節第一伸筋区画にある長母指外転筋腱と短母指伸筋腱の間に隔壁がない場合（A）と隔壁がある場合（B）がある．隔壁がある場合は注意する．

## 3 症状・障害

### 1）弾発指

- 手指の屈曲・伸展に伴うMP関節掌側の運動痛が主訴となることが多い．
- 症状が進行すると弾発現象と伸展障害を認める．
- 弾発現象は手指最大屈曲位から伸展する際に生じ，重症例では自動伸展が困難となり，さらに長期化すると近位指節間（PIP）関節の拘縮となる．
- 弾発指の重症度分類にはQuinnell分類がよく用いられる（表1）．

### 2）ドゥケルバン病

- 手関節橈側の腫脹と疼痛が主訴となり，前腕への放散痛を伴うこともある．
- 母指を使ったつまみ，握り動作が困難となり，長期化すると関節可動域制限や筋力低下も生じる．

第3章　5. 腱障害（弾発指，ドゥケルバン病）

**表1 ● Quinnell分類**

| Grade I | 疼痛と引っかかり感があるが，診察時再現性はない．A1プーリー上に圧痛がある． |
| --- | --- |
| Grade II | 診察時に引っかかりを認めるが，患者は指を屈曲位から自動伸展可能である． |
| Grade IIIA | 診察時に引っかかりを認め，患者はいったん指を屈曲すると自動伸展できず，他動的に指を伸展しなければならない． |
| Grade IIIB | 診察時に引っかかりを認め，患者は指の自動屈曲ができない． |
| Grade IV | 診察時に引っかかりを認め，PIP関節は屈曲拘縮を呈する． |

## 4　診断学的検査

- 通常，腱障害は問診や理学所見だけで診断することが多い．
- 骨折や関節炎など他の疾患が疑われる際はX線検査や血液検査を実施する．
- 関節リウマチとの鑑別診断を目的としてMRIやエコーを行い，腱鞘内の炎症および変性，滑膜の増殖などを確認する．

### 1）弾発指

- 通常は弾発現象などの身体所見によって診断される．
- エコーによって腱や腱鞘の肥厚および炎症を確認する（図6）．

### 2）ドゥケルバン病

- フィンケルシュタインテスト（図7A）やアイヒホッフテスト（図7B）などによって診断される．

## 5　医学的治療

### 1）装具療法

- 装具療法により半数以上の症例が改善するとされている．
- 弾発指はMP関節15°屈曲位で6週間の終日固定[3]が推奨されているが，夜間固定だけでも効果を認めることがある．
- ドゥケルバン病は手関節中間位または15°背屈位，母指45°掌側および橈側外転位，MP関節10°屈曲位，指節間関節は自由にして固定する．
- 固定には簡易的なアルフェンスシーネや熱可塑シーネを用いる．

### 2）ステロイド注射

- 弾発指は1回の注射で半数が改善，3回までの注射で6～9割が症状軽減を期待できる．
- ドゥケルバン病は注射によってほとんどの患者が改善し，手術療法を回避できる[4]．
- ステロイド注射はエコーを使用して腱鞘内に確実に実施することで効果を認めるが，複数指罹患症例や糖尿病患者は効果が得られにくい．

### 3）薬物療法

- 一般的には非ステロイド抗炎症薬や軟膏が処方される．

### 4）手術療法

- 保存療法を実施しても改善を認めない場合や再発例に対して手術療法を行う．
- 手術方法には観血的腱鞘切開術と経皮的腱鞘切開術がある（図8）．

Ⓐ知識の整理　239

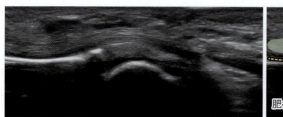
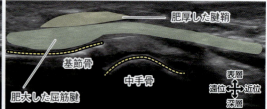

図6 ● エコーによる腱鞘の肥厚と腱の肥大

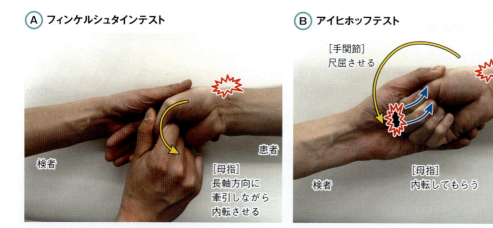

図7 ● フィンケルシュタインテストとアイヒホッフテスト
A) 検者が片方の手で患者の母指をしっかりと把持して，もう片方の手で母指を長軸方向，内転方向にしっかりと牽引する．
B) 患者に母指を内転して手掌に入れて握りしめてもらい，検者が他動的に手関節尺屈を加える．
いずれも疼痛が再現した場合に陽性とする．

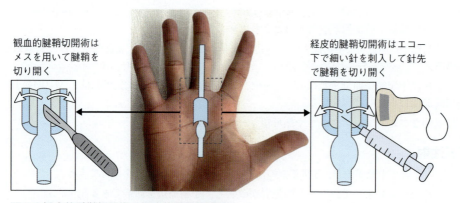

図8 ● 観血的腱鞘切開術と経皮的腱鞘切開術

第3章 手，手関節

# 5. 腱障害（弾発指，ドゥケルバン病）

関口貴博

Ⓐ知識の整理　　　Ⓑリハビリテーションプログラム

## 🔵 Do!

1 障害が生じている腱と筋を見極める
2 弾発指は中手指節関節，ドゥケルバン病は母指橈側外転の機能低下に伴って生じている不良動作を修正する
3 炎症が消失した後は，腱の滑走を改善するために患部のみならず患部外の機能改善も進める

## ❌ Don't!

1 炎症が強い時期は患部の積極的な運動療法は行わない
2 筋力低下は二次的な問題であるため，握力などの筋力強化だけでは問題は解決しない
3 患部の治療に固執しない

## 1　情報収集

### 1）カルテ記録より

● 整形外科疾患に限らず，他科疾患の既往や合併症も確認して，治療中の疾患があれば経過を確認する．
● 運動療法の強度についての指示，禁忌事項，今後の方針などについて情報収集をする．

### 2）エコーおよびMRIより

● 医師のカルテ記録の情報から軟部組織の炎症所見の有無を確認し，リスク管理のための情報収集をする．

### 3）手術記録より

● 腱鞘切開術後は，多くの場合固定期間はなく手術直後から患部を動かすことは可能であるが，管理方法は医師の方針によって多少異なる．そのためリスク管理の方法について，手術記録に限らず文献などから情報収集をしたうえで医師に直接確認することが望ましい．

## 2　患者を前にまず行うこと

● 症状出現から現時点までの経過を整理し，原因動作および背景にある基礎疾患（関節リウマチ，糖尿病など）の治療経過についても聴取する．
● 就労やADLの状況を聴取し，患者の目標や手の使用状況を把握する．症状が出現する動作や頻度，家族や周囲の協力の可否なども確認する．
● 医師からどの程度まで回復する見込みがあると説明されているかを確認する．

Ⓑリハビリテーションプログラム　　241

## 3 リハビリテーション評価

### 1) 炎症の評価
- 熱感，発赤，腫脹などの炎症症状を確認する．
- 使いすぎた後に一時的に炎症が生じることもあるため，リハビリテーション時に異常を示さないこともある．
- リハビリテーション評価においてエコーが使用できる場合は，治療中のみならず治療前後の腱周囲の炎症の状態を確認し，リスク管理をする（図6）．

### 2) 疼痛の評価

#### A. 弾発指
- 患者は疼痛が強い弾発現象を再現することを望まないため，必ずしも症状を再現させて確認する必要はない．
- A1プーリーの圧痛や腫瘤の有無を確認する（図9）．
- 弾発現象のみで疼痛がない場合や再現性のない弾発指もあるため，弾発現象と疼痛が同時に生じるか確認する．
- 弾発現象に伴う疼痛は起床直後のみか，使いはじめると軽減するか，長時間使っていると悪化するか，1日を通して変化がないか，弾発現象が生じないように指伸展位にしていれば疼痛はないかなどを確認する．

#### B. ドゥケルバン病
- 疼痛が再現する運動方向を確認する．多くの場合は長母指外転筋，短母指伸筋腱の伸張位で症状が再現するが，炎症が強い症例では母指の伸展や手関節掌背屈，橈尺屈でも疼痛が再現するため確認する（図10）．

### 3) 関節可動域（ROM）の評価

#### A. 弾発指
- 弾発現象が生じているPIP関節だけでなく，遠位指節間（DIP）関節やMP関節も拘縮が生じやすいため評価する．
- 症状が長期化すると手関節や前腕のROM制限も生じるため評価する．

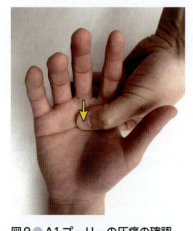

図9 ● A1プーリーの圧痛の確認
A1プーリーは図に示すようにMP関節の掌側に位置する．圧痛や腫瘤の有無，さらに手指の屈曲・伸展に伴う屈筋腱の滑走の状態を確認する．

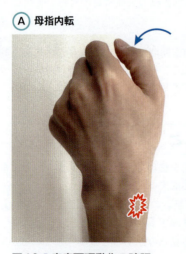
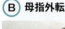
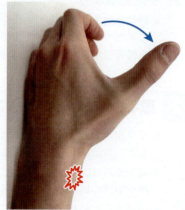

図10 ● 疼痛再現動作の確認
尺屈位で母指を内転すると長母指外転筋，短母指伸筋腱が伸張されるため症状が再現しやすい（A）．炎症が強い症例では母指外転時にも運動痛が生じる（B）．

### B. ドゥケルバン病
- 長母指外転筋，短母指伸筋の機能不全の影響を受けやすい母指の指節間関節，MP関節，手根中手（CM）関節のROMの評価は必須である．
- 母指のROM評価は合掌肢位で比較するとわずかな左右差もわかりやすい．特に手関節の尺屈制限に伴う母指橈側外転制限は発症前から左右差があることが多い．

## 4) 筋力の評価
- 徒手筋力検査（MMT）による手指関節，手関節，前腕の筋力の評価に加えて握力やピンチ力も計測する．
- 弾発指は手関節背屈位での虫様筋の機能低下が生じやすいため確認する（図11）．MP関節の機能評価は合掌肢位で行うと左右差がわかりやすい（図12）．
- ドゥケルバン病は長母指伸筋の機能低下による橈側外転方向の筋力が低下しやすいため確認する（図13）．

## 5) 動作の評価
- スポーツ，仕事，ADLで症状を誘発する尺屈位などの不良動作をくり返していないか確認する．

### A. 弾発指（図14）
- MP関節を使わず，PIP関節を過剰に使う動きが問題となりやすい．
- つまみ動作において母指は回内し内転位が強調されやすく，第2～5指は尺側変位しやすい．

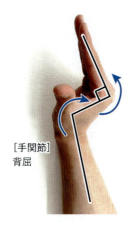

**図11 ● 手関節背屈位での虫様筋の評価**
DIPおよびPIP関節の過剰使用に伴い，虫様筋の機能低下が生じやすく，MP関節90°屈曲位を保持することが困難になる．手関節掌屈による代償がみられやすいため注意する．

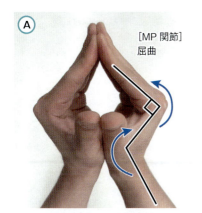 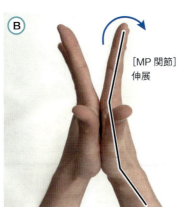 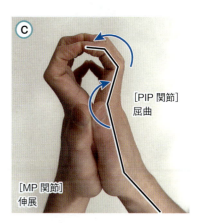

**図12 ● 合掌位でのMP関節の運動機能評価**
A) 合掌位でMP関節の屈曲を行い，虫様筋の機能に左右差がないか評価する．
B) 手掌面を合わせた状態でMP関節の伸展を行い，総指伸筋の機能に左右差がないか評価する．
C) 手掌面を合わせた状態でMP関節を伸展しながらPIP関節の屈曲を行い，総指伸筋と屈筋群の同時収縮機能に左右差がないか評価する．弾発指の患者はMP関節の運動機能の低下によってこれらの動作に左右差が生じやすい．

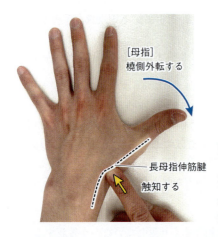

**図13 ● 長母指伸筋の筋機能評価**
ドゥケルバン病の患者は母指掌側外転位での手の使用が過剰になり，長母指外転筋と短母指伸筋を優位に使用している．そのため母指橈側外転位で活動する長母指伸筋の機能低下が生じやすい．長母指伸筋腱を触知して長母指外転筋の収縮が十分であるか，母指橈側外転位でMP関節が最終域まで伸展可能であるか評価する．

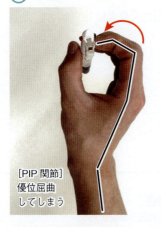
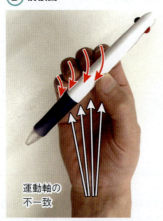

**図14 ● 弾発指のつまみ動作評価**
A) 矢状面においてはMP関節の屈曲が少なくPIP関節を優位に屈曲する不良動作になりやすい．
B) 前額面においては第2〜5指が尺側変位して屈筋腱の走行と手指屈曲の運動軸の不一致が生じやすい．

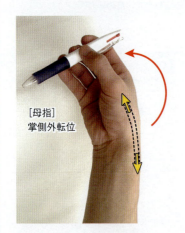

**図15 ● ドゥケルバン病のつまみ動作評価**
長母指伸筋の機能不全によって母指は掌側外転位となり，つまみ動作において長母指外転筋，短母指伸筋腱が伸張され，遠心性収縮が生じやすい．

### B. ドゥケルバン病（図15）

- 長母指伸筋の機能不全によって掌側外転位の不良なつまみ動作になりやすい．

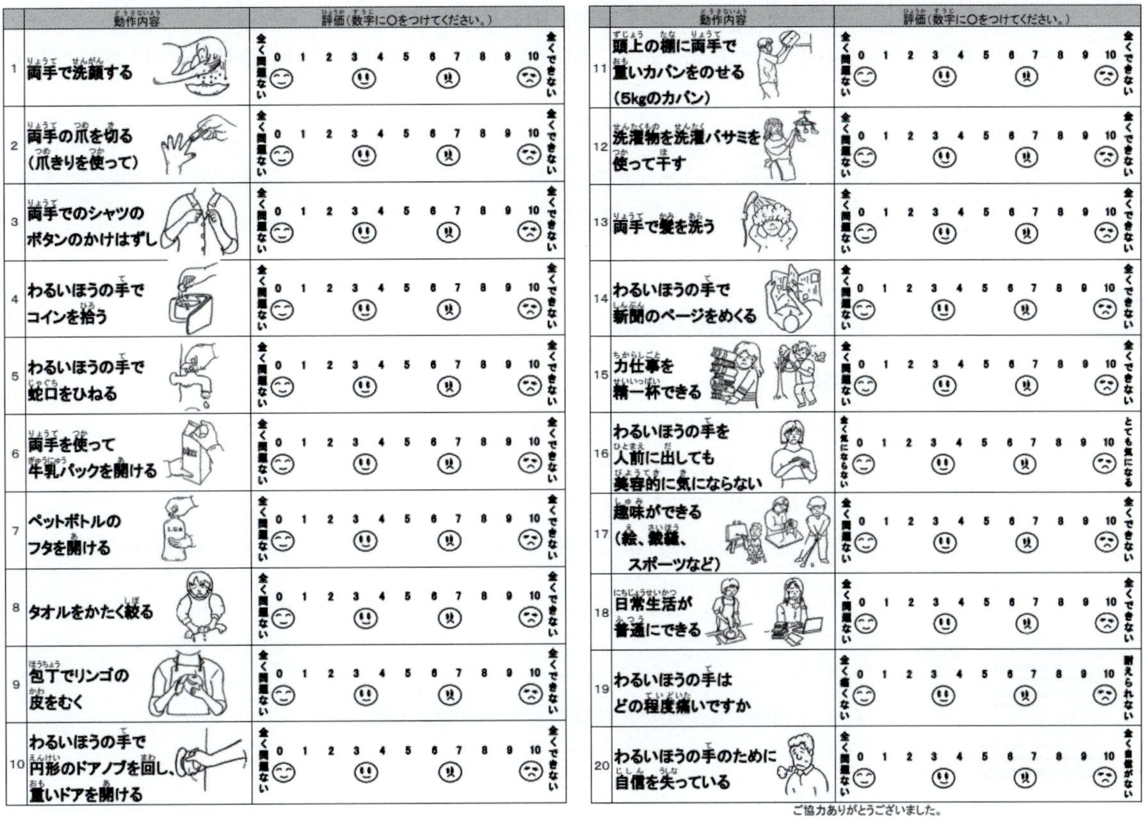

| | 動作内容 | 評価（数字に○をつけてください。） |
|---|---|---|
| 1 | 両手で洗顔する | 全く問題ない 0 1 2 3 4 5 6 7 8 9 10 全くできない |
| 2 | 両手の爪を切る（爪きりを使って） | 全く問題ない 0 1 2 3 4 5 6 7 8 9 10 全くできない |
| 3 | 両手でのシャツのボタンのかけはずし | 全く問題ない 0 1 2 3 4 5 6 7 8 9 10 全くできない |
| 4 | わるいほうの手でコインを拾う | 全く問題ない 0 1 2 3 4 5 6 7 8 9 10 全くできない |
| 5 | わるいほうの手で蛇口をひねる | 全く問題ない 0 1 2 3 4 5 6 7 8 9 10 全くできない |
| 6 | 両手を使って牛乳パックを開ける | 全く問題ない 0 1 2 3 4 5 6 7 8 9 10 全くできない |
| 7 | ペットボトルのフタを開ける | 全く問題ない 0 1 2 3 4 5 6 7 8 9 10 全くできない |
| 8 | タオルをかたく絞る | 全く問題ない 0 1 2 3 4 5 6 7 8 9 10 全くできない |
| 9 | 包丁でリンゴの皮をむく | 全く問題ない 0 1 2 3 4 5 6 7 8 9 10 全くできない |
| 10 | わるいほうの手で円形のドアノブを回し、重いドアを開ける | 全く問題ない 0 1 2 3 4 5 6 7 8 9 10 全くできない |
| 11 | 頭上の棚に両手で重いカバンをのせる（5kgのカバン） | 全く問題ない 0 1 2 3 4 5 6 7 8 9 10 全くできない |
| 12 | 洗濯物を洗濯バサミを使って干す | 全く問題ない 0 1 2 3 4 5 6 7 8 9 10 全くできない |
| 13 | 両手で髪を洗う | 全く問題ない 0 1 2 3 4 5 6 7 8 9 10 全くできない |
| 14 | わるいほうの手で新聞のページをめくる | 全く問題ない 0 1 2 3 4 5 6 7 8 9 10 全くできない |
| 15 | 力仕事を精一杯できる | 全く問題ない 0 1 2 3 4 5 6 7 8 9 10 全くできない |
| 16 | わるいほうの手を人前に出しても美容的に気にならない | 全く気にならない 0 1 2 3 4 5 6 7 8 9 10 とても気になる |
| 17 | 趣味ができる（絵、裁縫、スポーツなど） | 全く問題ない 0 1 2 3 4 5 6 7 8 9 10 全くできない |
| 18 | 日常生活が普通にできる | 全く問題ない 0 1 2 3 4 5 6 7 8 9 10 全くできない |
| 19 | わるいほうの手はどの程度痛いですか | 全く痛くない 0 1 2 3 4 5 6 7 8 9 10 耐えられない |
| 20 | わるいほうの手のために自信を失っている | 全く問題ない 0 1 2 3 4 5 6 7 8 9 10 全く自信がない |

ご協力ありがとうございました。

図16 ● Hand20

文献5より転載.

### 6）ADL評価

- DASHスコア（第1章-2 表1参照），Hand 20（図16）などを用いる.

## 4 リハビリテーション治療の全体的な流れ（図17）

- 炎症が強い症例は服薬，ステロイド注射，装具装着による安静固定などの後にリハビリテーションが開始となる.
- 炎症が軽度の症例は服薬やステロイド注射による治療と並行してリハビリテーションを進める.

### 1）固定期

- 固定期間でも医師から指示があれば手指や肩関節など患部外の愛護的な自動運動を開始する.
- 健側や固定部以外の関節を使用するADL動作を指導する.

### 2）消炎を目的としたリハビリテーション

- 弾発指はPIP関節の屈曲の反復を回避する動作指導をして炎症を抑える.
- ドゥケルバン病は母指が内転位になると手関節が尺屈位に誘導され，炎症を助長するため注意する.

### 3）機能改善を目的としたリハビリテーション

- 重症例でなければROM制限はないため，他動運動よりも適切な筋収縮を伴う自動運動によってROMの改善を進める.

- 拘縮を伴う重症例は炎症が生じない範囲で他動運動を行う．
- ROMと握力の改善が確認できた後に，絞る，重いものを持つなど治療介入前に症状が出現していたADL動作を許可する．

> **memo** ペットボトルの開栓に必要な握力[6,7]
> 新品のペットボトルの開栓に必要な握力は15〜20 kgと報告されている．握力が不足している場合は補助具の使用なども検討する．

## 5 リハビリテーション治療の実際

### 1）炎症症状に対する治療

- 炎症所見が明らかな場合は患部のアイシングを1回15〜20分，2〜3時間の間隔で1日数回実施する．
- 患部の安静は効果的だが，患者が安静処置をできない環境の場合もあるため考慮する．
- 等尺性運動は疼痛軽減の効果が期待できる[8]．
- 伸縮性テーピングは皮膚とその下の結合組織の間隙を拡げ，静脈還流を改善し，疼痛軽減の効果が期待できる（図18）．

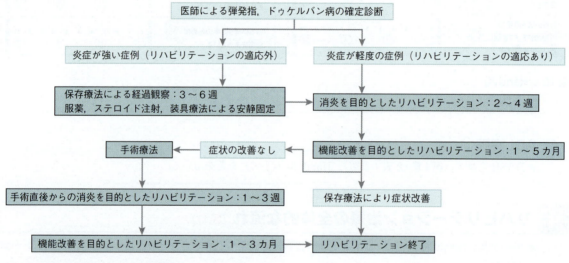

図17 ● リハビリテーションの流れ

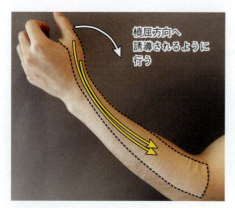

図18 ● テーピング
長母指外転筋と短母指伸筋に沿って母指MP関節から橈骨外側へ伸縮テープを貼付する．テーピングの張力によって橈屈方向へ誘導されるように行う．

## 2) ストレッチングおよびROM運動

- 手指関節の屈曲運動（図19）と伸展運動（図20）を運動方向および運動軸を確認しながら丁寧に行う.
- 弾発指に対してはMP関節ストレッチング（図21）やA1プーリーストレッチング（図22）を行う.
- ドゥケルバン病に対しては母指内転筋群ストレッチング（図23）を行う.

Ⓐ 第2〜5指の屈曲運動

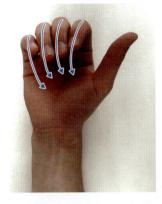

Ⓑ 第2〜5指の屈曲運動（弾発指の患者）

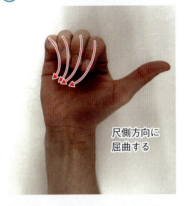

尺側方向に屈曲する

Ⓒ つまみ動作

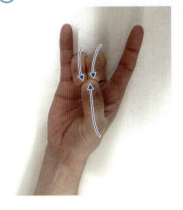

Ⓓ つまみ動作（ドゥケルバン病の患者）

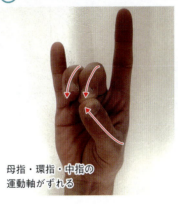

母指・環指・中指の運動軸がずれる

**図19 ● 手指関節の自動屈曲運動とつまみ運動**

A) 第2〜5指の屈曲運動は手指が屈筋の走行に沿ってまっすぐ屈曲する.
B) 弾発指の患者は尺側方向に屈曲する不良動作になりやすいため注意する.
C) つまみ動作は母指と環指および中指の運動軸が一致するように行う.
D) ドゥケルバン病の患者はつまみ動作の軸がずれていることが多いため注意する.

Ⓐ

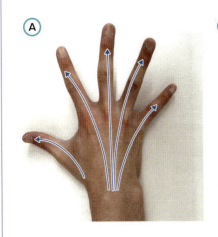

Ⓑ

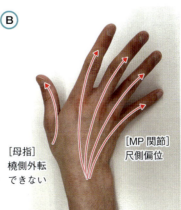

［母指］橈側外転できない　［MP関節］尺側偏位

**図20 ● 手指関節の自動伸展運動**

A) 第2〜5指の手指関節の伸展と同時に母指の橈側外転運動を行う.
B) 手関節尺屈位の不良動作ではMP関節の尺側偏位を助長し, 母指の橈側外転運動も適切に行うことができないため注意する.

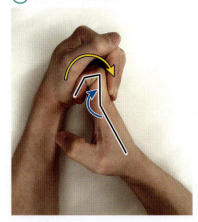
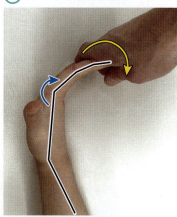

A) DIP・PIP 関節屈曲位
B) DIP・PIP 関節伸展位

**図21● MP関節ストレッチング**
A) MP関節を伸展して虫様筋などの手内在筋のストレッチングをする．
B) MP関節を伸展して浅指屈筋など手外在屈筋群のストレッチングをする．
痛みがある場合はアイシングとセットで行い，1回30秒を1日10回以上実施する．

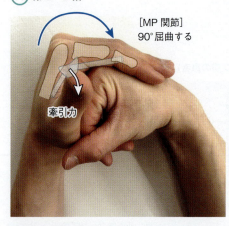
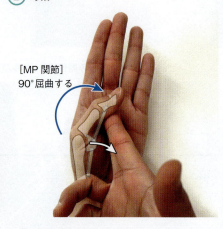

A) 第2～5指
B) 母指
[MP関節] 90°屈曲する
牽引力
[MP関節] 90°屈曲する

**図22● A1プーリーストレッチング**
第2～5指，母指のA1プーリーストレッチングは，MP関節が90°屈曲位になるように反対側の自分の手を手掌面との間に挟み自動屈曲する．屈筋腱の収縮による牽引力で腱鞘がストレッチされて内腔を拡大する効果が得られる．1回20～30秒を1日10回以上実施する．

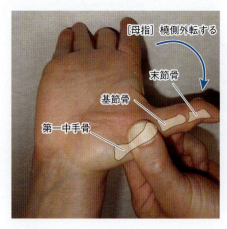

[母指] 橈側外転する
末節骨
基節骨
第一中手骨

**図23● 母指内転筋群ストレッチング**
手関節背屈位で母指を橈側外転方向へストレッチする．1回20～30秒を1日10回以上実施する．母指末節骨を把持するとストレッチングの効果が得られないため，第一中手骨を把持して行う．

## 3) 筋力強化運動

- 弾発指，ドゥケルバン病ともに疼痛が消失してからスポーツや仕事などの目標に応じて握力強化を実施する．

## 4) 患部外アプローチ

- 不良姿勢が原因で患部の筋緊張の軽減や疼痛の改善が得られない場合がある（**第3章-3 図13**参照）．
- 競技特性に応じて体幹，胸郭の安定性強化と同時に筋力強化を実施する．

## 5) ADL指導

- 弾発指，ドゥケルバン病ともに手関節尺屈を反復する動作を避けるように指導する．
- パソコンやスマートフォンの使用など特定の単調な動作を反復する際は，30分～1時間に10分程度の休憩をとるように指導する．
- ホームエクササイズはベッドサイドで丁寧に実施し，不良動作の癖を修正するように指導する．

〈文献〉

1) Nie X, et al：Smartphone usage behaviors and their association with De Quervain's Tenosynovitis（DQT）among college students: a cross-sectional study in Guangxi, China. BMC Public Health, 23：2257, 2023
2) Kwon BC, et al：Sonographic Identification of the intracompartmental septum in de Quervain's disease. Clin Orthop Relat Res, 468：2129-2134, 2010
3) Lunsford D, et al：Conservative management of trigger finger: A systematic review. J Hand Ther, 32：212-221, 2019
4) Sakai N：Selective corticosteroid injection into the extensor pollicis brevis tenosynovium for de Quervain's disease. Orthopedics, 25：68-70, 2002
5) 日本手外科学会：Hand20.
https://www.jssh.or.jp/doctor/jp/publication/kinouhyouka.html（2024年9月閲覧）
6) 森尾裕志，他：高齢入院患者におけるペットボトルの開栓に必要な握力．専門リハビリテーション研究会誌, 17：30-35, 2018
7) 忽那俊樹，他：血液透析患者に対する運動指針の検討 上肢を用いた日常生活動作に対する困難さを考慮した男女別の握力目標値．日本透析医学会雑誌, 45：994-995, 2012
8) McBain B, et al：Isometric thumb extension exercise as part of a multimodal intervention for de Quervain's syndrome: A randomised feasibility trial. Hand Ther, 28：72-84, 2023

## 第4章 股関節

# 1. 大腿骨近位部骨折，骨接合術

井原拓哉

**Ⓐ知識の整理**　　　**Ⓑリハビリテーションプログラム**

## POINT

1 大腿近位部骨折の受傷機序・病態について理解する
2 大腿近位部骨折の医学的治療の概要について理解する
3 主な検査・評価について理解する
4 近年の知見について理解を深める

## 1 原因・誘因

- 大腿骨近位部骨折のうち，骨頭骨折・転子下骨折は主として交通事故や労働災害などによる高エネルギー損傷として生じ，頸部骨折・転子部骨折は主として高齢者の転倒による低エネルギー損傷として生じる[1].
- 本邦の頸部骨折・転子部骨折の年間発生数は，約175,700例であり（2012年），圧倒的に女性が多く，男性：37,600例，女性：138,100例である[1, 2].
- 75歳未満では頸部骨折の患者数が多く，75歳以上では転子部骨折の患者数が多い[1, 3].
- 男性では頸部骨折が多く，女性では転子部骨折が多い[4].
- 骨密度の低下は近位部骨折の危険因子であるが，骨密度が正常であっても骨折は生じうる[1].
- 近位部骨折の危険因子として，脆弱性骨折の既往，骨代謝マーカーが高値であることのほか，既往や家族歴（**表1**），大腿骨頸部長が長いことなどがあげられている[1].
- 近位部骨折の原因としては**転倒**が最も多い[1].

## 2 病態

- 大腿骨近位部骨折は部位により分類される（**図1**）.
- **関節包内骨折である頸部骨折**と**関節包外骨折である転子部骨折**は，解剖学的・血行動態的（**図2**）・生体力学的に特徴があり，骨癒合・骨壊死・骨頭圧潰の発生率に違いがあるため，手術方法の選択も異なる[1].
- 頸部骨折・転子部骨折のどちらにも分類できないものは，頸基部骨折とよばれている[1].
- 骨折部位による分類に加え，AO分類では，骨折部，転移の程度，骨折線の角度により分類される.

### 1）大腿骨骨頭骨折

- 大腿骨骨頭骨折は，外傷性股関節脱臼に合併するものが多い.
- 前方脱臼では骨頭の上方が，後方脱臼では前方や前下方が剪断されることが多い[5].
- 骨折治癒において重要な骨膜を欠くこと，近位骨片が小さいこと，骨折時の剪断により栄養血管が損傷し骨壊死が生じやすいことが問題となり，治療に難渋することがある[5].
- 単純X線画像による分類には主に次の2つがある.

表1 ● 大腿骨近位部骨折の危険因子

|  | 危険因子 |
|---|---|
| 既往 | ● アルツハイマー病<br>● 脳卒中<br>● 甲状腺機能亢進症<br>● 性腺機能低下症<br>● 胃切除術<br>● 心疾患<br>● 慢性閉塞性肺疾患<br>● 糖尿病<br>● 腎機能低下<br>● 膝関節痛<br>● 視力障害 |
| 家族歴 | ● 親の大腿骨近位部骨折の既往 |
| 骨に関連しない因子 | ● 喫煙<br>● 向精神薬服用<br>● プロトンポンプ阻害薬服用<br>● 低体重<br>● 加齢<br>● 多量のカフェイン摂取<br>● 未経産<br>● 果物・野菜摂取不足 |

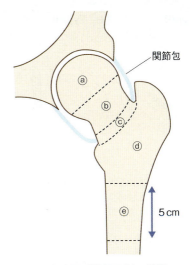

図1 ● 大腿骨近位部骨折の分類
a：骨頭骨折，b：頚部骨折，c：頚基部骨折，d：転子部骨折および転子間骨折，e：転子下骨折
文献5より引用．

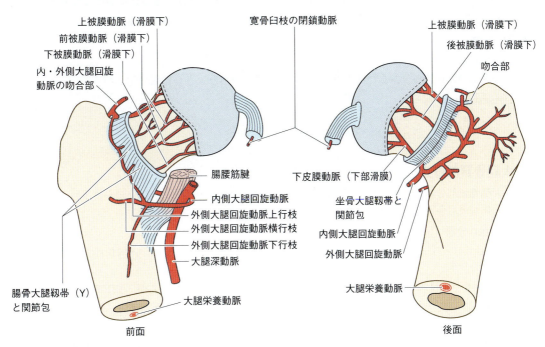

図2 ● 大腿骨近位部の栄養血管
文献5より引用．

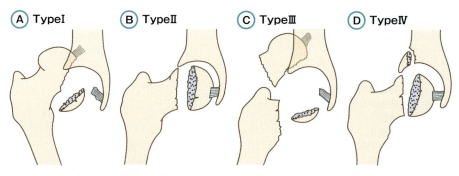

図3 ● Pipkinによる大腿骨骨頭骨折の分類
TypeⅠ：骨片が大腿骨頭靱帯より下方に位置するもの．
TypeⅡ：骨片が大腿骨頭靱帯の付着部を含むもの．
TypeⅢ：骨頭骨折に頸部骨折が合併したもの．
TypeⅣ：骨頭骨折に臼蓋骨折が合併したもの．
文献5を参考に作成．

### A. Pipkinによる大腿骨骨頭骨折の分類（図3）[5]

- TypeⅠ：骨片が荷重部にないため，臨床上の問題にならないこともあり，保存療法を原則とする考えもある．場合によっては骨片の摘出が行われる．
- TypeⅡ：骨片に荷重面が含まれることが多く，骨頭の不安定性による関節機能の破綻を生じるため，骨接合術の適応となる．
- TypeⅢ：稀であるが予後が悪いとされており，人工骨頭置換術の適応となることもある．
- TypeⅣ：非常に稀で，大腿骨頭壊死を引き起こすことも多く予後は不良である．

### B. AO分類（図4）

- 骨頭骨折は31Cに分類される．
- 骨頭部の連続性の欠如または陥没によって2群に分けられ，さらに細分化される．

> **memo** AO分類
> AO分類（AO/OTA分類）とは，骨折や外傷の研究を行い骨折治療の論理を構築したAO educationというグループが作成した，骨折の型による分類である．大腿骨を含めて全身の骨折分類について報告している．

## 2）大腿骨頸部骨折

- 大腿骨頸部骨折の分類としては，主にGarden分類，Pauwels分類，AO分類が使用されており，Garden分類が最も多く使用されている[7]．

### A. Garden分類（図5）

- StageⅠ：不完全骨折であり，骨頭は外反し骨折線の上部で嵌入する．内側頸部骨皮質に骨折線はみられない[1, 7]．
- StageⅡ：転位のない完全骨折であり，内側頸部骨皮質は破綻しているが，主圧縮骨梁に乱れはない[1, 7]．
- StageⅢ：転位のある完全骨折であり，近位骨片は内反し骨頭は大きく後方へ回旋転位する．主圧縮骨梁の方向も一致しない[1, 7]．
- StageⅣ：転位のある完全骨折であり，回旋変形を認めない．Weitbrecht支帯が損傷され，骨片との連続性が完全に断たれている．主圧縮骨梁の向きは一致する[1, 7]．
- 各Stageの中間段階の骨折型の解釈の難しさや，検者間一致率の低さから非転位型，転位型の2つに分けた報告もある[7]．
- StageⅠ・StageⅡを非転位型，StageⅢ・StageⅣを転位型として分類することで，検者間一致率が向上し，治療法選択，予後予測に有用とされている[7]．

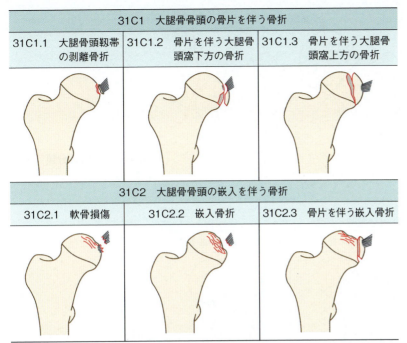

図4 ● AO分類31C（骨頭骨折）
文献6より引用．日本語訳は筆者．

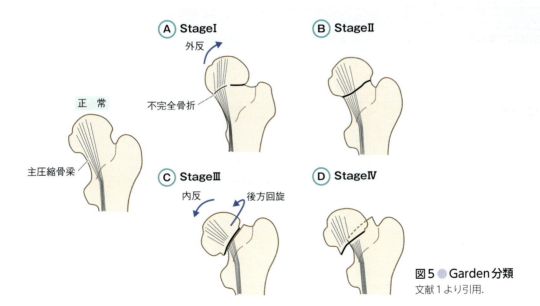

図5 ● Garden分類
文献1より引用．

### B. Pauwels分類（図6）
- 骨盤水平軸と骨折線のなす角度による分類で，骨折部にかかる剪断力が考慮されている．
- 転位予測の目安になるが，骨癒合の目安にはならないといわれている[7]．
- Stageが上がることによって，荷重による骨折部への剪断力が増大するため，角度を安定させる固定器具を選択する必要があるとされている[7]．
- X線画像を撮影する肢位により，角度が変化するため，注意を要する．

### C. AO分類（図7）
- 頸部骨折は31Bに分類される．
- 骨折の部位（骨頭下，頸部，頸基部）によって3群に分けられ，さらに骨折型によって細分化される．

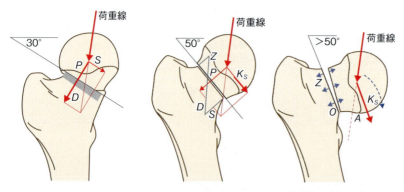

**図6** Pauwels分類
文献7より引用.

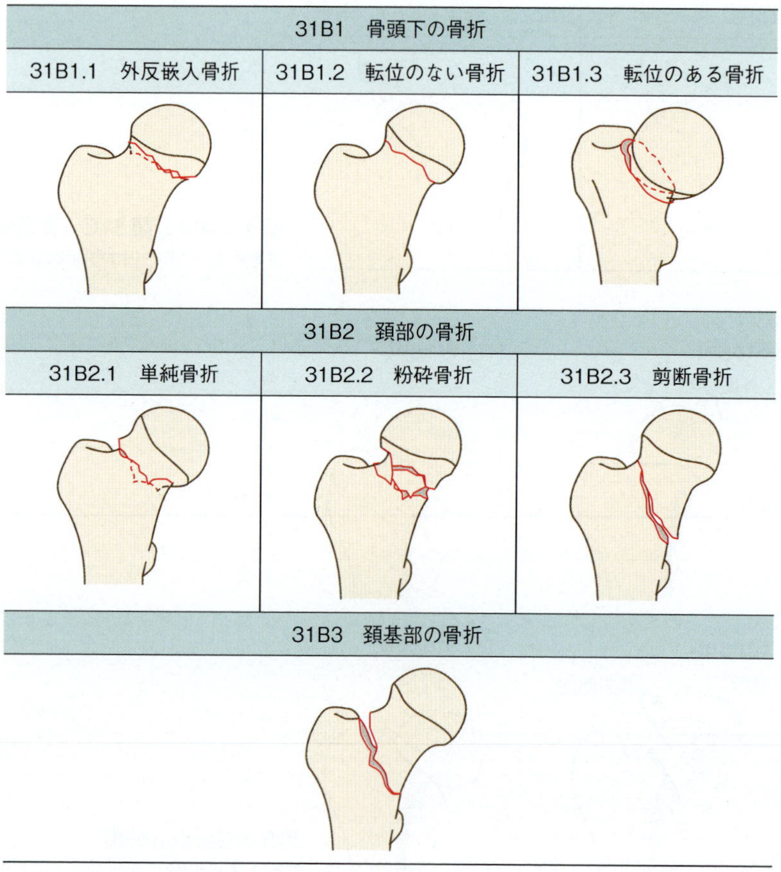

|31B1　骨頭下の骨折|||
|---|---|---|
|31B1.1　外反嵌入骨折|31B1.2　転位のない骨折|31B1.3　転位のある骨折|

|31B2　頚部の骨折|||
|---|---|---|
|31B2.1　単純骨折|31B2.2　粉砕骨折|31B2.3　剪断骨折|

|31B3　頚基部の骨折|
|---|

**図7** AO分類31B
（頚部・頚基部骨折）
文献6より引用．日本語訳は筆者．

## 3）大腿骨転子部骨折

- 大腿骨転子部骨折の分類にはEvans分類やAO分類が使用される．

### A. Evans分類（図8）

- 頚部内側骨皮質の損傷の有無と，牽引による整復の可否に基づいている．
- 主骨折線の方向でType1とType2に分類される．
- Type1は内側骨皮質の損傷と粉砕の程度によってさらに4つに細分化される．
- Type1のうち，牽引で整復されないGroup3および粉砕を伴うGroup4とType2は，不安定型に分類される．

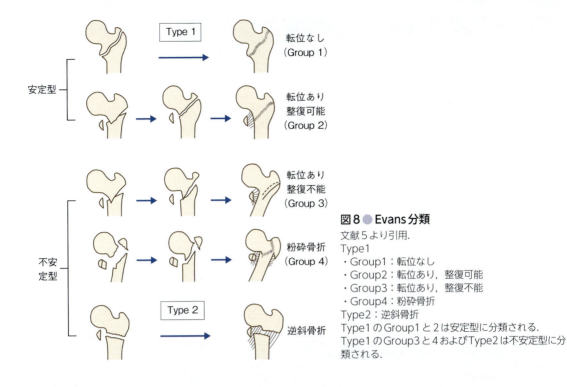

図8 ● Evans分類
文献5より引用.
Type1
・Group1：転位なし
・Group2：転位あり，整復可能
・Group3：転位あり，整復不能
・Group4：粉砕骨折
Type2：逆斜骨折
Type1のGroup1と2は安定型に分類される．
Type1のGroup3と4およびType2は不安定型に分類される．

### B. AO分類（図9）
- 転子部骨折は31Aに分類される．
- 骨折部位，形態によって3群に分けられ，さらに細分化される．
- A1が安定型，A2が不安定型とされている[8]．

### 4）大腿骨転子下骨折
- 頸部骨折や転子部骨折と比較すると，若年者での発生が多い．病的骨折の好発部位でもあり，原因を把握することが重要である[5]．
- 骨折部位での血行の悪さ，力学的ストレスの集中，骨折部の接触面積の狭さにより，転子部骨折に比べると骨癒合が不良である．
- Seinsheimer分類（＋Kyle TypeⅢ）（図10）が多く用いられる．TypeⅢ-A, Ⅳ, ⅤおよびKyle TypeⅢは不安定骨折であり，遷延癒合，偽関節の危険性が高い[5]．

> **memo** 分類の理解
> 骨折の分類は，術後の予後予測において重要である．手術方法や術後療法も骨折の分類や状態に基づいて提案されることが多い．患者の骨折がどの分類に当てはまり，どのような経過をたどるのか推察することで円滑な介入が可能となる．

## 3 症状・障害

- 主な症状は，**疼痛**とそれに伴う**運動，動作・活動の制限**である．
- 不全骨折である場合や，転位が少ない場合，また頸部骨折において骨片が嵌入している場合などでは，痛みはあるものの，どうにか動ける場合もあり注意を要する．
- 転位が生じた場合，頸部骨折では，脚の短縮と，股関節の軽度屈曲・外転・外旋位アライメントを認め，転子部骨折では，大腿の内反や，遠位骨片の外旋方向への転位を認めることが多い[5]．
- 転子部骨折では大腿外側の血腫が術後疼痛の要因の1つであると報告されている[9]．

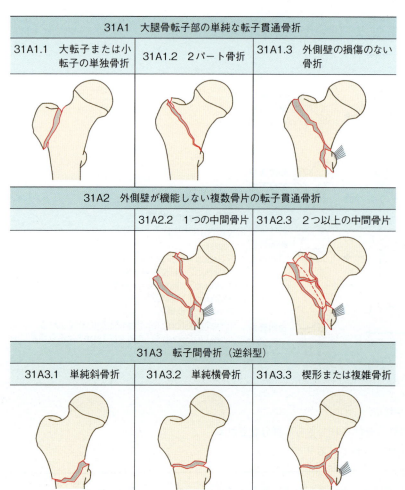

図9 ● AO分類31A（転子部骨折）
文献6より引用．日本語訳は筆者．

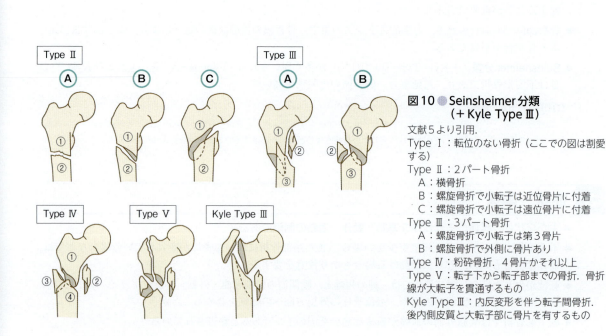

図10 ● Seinsheimer分類
（＋Kyle Type Ⅲ）
文献5より引用．
TypeⅠ：転位のない骨折（ここでの図は割愛する）
TypeⅡ：2パート骨折
　A：横骨折
　B：螺旋骨折で小転子は近位骨片に付着
　C：螺旋骨折で小転子は遠位骨片に付着
TypeⅢ：3パート骨折
　A：螺旋骨折で小転子は第3骨片
　B：螺旋骨折で外側に骨片あり
TypeⅣ：粉砕骨折．4骨片かそれ以上
TypeⅤ：転子下から転子部までの骨折．骨折線が大転子を貫通するもの
Kyle TypeⅢ：内反変形を伴う転子間骨折．後内側皮質と大転子部に骨片を有するもの

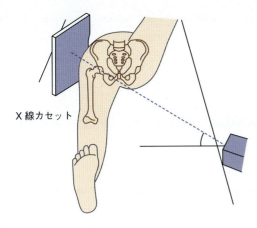

**図11** cross-table lateral view
文献1より引用.
図に示すように健側の股関節と膝関節を90°屈曲し，会陰部をX線照射中心として撮影される.

## 4 診断学的検査

### 1) X線画像

- 大腿骨近位部骨折が疑われる場合，X線画像では，両股関節の正面像と患側股関節の側面像がスクリーニングで用いられる．側面像としてはcross-table lateral view（図11）が推奨されている[1]．
- 大腿骨近位部骨折の有無はX線画像によって判断されるが，骨折状態の詳細や転位のない骨折の把握は難しいため，CTやMRIと併せて診断が確定される.

### 2) CT（computed tomography）

- CT画像では，**骨折型や骨片転位の詳細を把握**できる．三次元再構築CT画像は骨折の状態をより視覚的に把握しやすい．
- 不全骨折など転位のない骨折をX線画像のみで判断することは困難であり，見落としを防ぐためにもCT検査やMRI検査が推奨される．

### 3) MRI（magnetic resonance imaging）

- MRIは，X線画像のみでは見逃されがちな不顕性骨折の診断に有用とされ[10, 11]，費用対効果がよいことや，放射線被曝がないことからも重要視されている．
- 骨折部位はT1強調画像で低信号，T2強調画像で高信号を示す．骨の異常に加えて，**軟部組織の損傷**も検知できる．

> **memo** 画像評価
> 画像が撮影された肢位や条件を知っておくことは，画像の理解に役立つ．撮影肢位は，X線画像で骨の三次元構造を理解するために重要であり，MRIでは損傷組織の同定や損傷状態把握に重要である．

## 5 医学的治療

- 大腿骨近位部骨折の多くでは手術療法が選択される．治療法は**骨折部位の状態**に加えて，**認知機能，全身状態，荷重の自己管理の可否**などを考慮して選択される．

### 1) 頸部骨折

- 非転位型頸部骨折の保存療法では，偽関節や再転位のリスクが高い[1]．
- 転位型の頸部骨折（Garden Ⅲ，Ⅳ）では，非転位型（Garden Ⅰ，Ⅱ）と比べ，骨癒合率が低く，骨頭壊死や遅発性骨頭圧壊の頻度が高いため，全身状態や年齢を考慮したうえで，人工物置換術が推奨されている[1]．

- 頚部骨折の骨接合術に用いられる内固定材料として，スクリューと SHS（sliding hip screw）には明らかな術後成績の差はない[1].

## 2) 転子部骨折

- 転子部骨折では，近位骨片が遠位骨片の髄内に嵌入している場合，術後にスライディングをきたしやすい[1].
- 転子部骨折の骨接合術における，SHS と髄内釘の術後成績には明らかな差はないが，不安定型骨折に対しては髄内釘が有利とされている[1].

## 3) 固定について

- 術前の転位に対して整復および手術により固定性が得られているかは，術後成績を推察するうえで重要である.
- それぞれの内固定材料は，主にどのような力学的負荷（剪断，圧縮，曲げ，回旋など）を制動するのか目的が定められている.
- 内固定材料は，その特性と骨折の型，程度を考慮して，最適なものが選択されている.
- 内固定材料が目標位置にあるか，手術時に術者が感じた骨質はどうであったかなどの情報は術後のリスク管理のために重要である.

第4章　股関節

# 1. 大腿骨近位部骨折，骨接合術

井原拓哉

**Ⓐ知識の整理**　　**Ⓑリハビリテーションプログラム**

## ○ Do!

1. 骨折の状態や術式に基づく介入について理解する
2. 多職種連携によりリハビリテーションの効果や安全性をあげる
3. 局所の損傷や身体機能不全のみでなく，退院後の患者の生活も含めた生活の質を考える
4. 近年の医学的治療を理解し，早期離床・退院に向けてサポートする

## ✕ Don't!

1. 併発する術後合併症を見逃さない
2. リスクを理解しないままに不用意な手技を行わない
3. 必要な介入を行う時期を見誤らない

## 1 リハビリテーションプログラムの基本的な考え方

- **受傷後早期の手術は合併症が少なく，生存率が高く，入院期間が短い**ことが報告されている[1]．海外との医療体制の違いなどから，本邦での手術待機期間は平均4.9日と欧米に比べ長い[1]ため，**術前リハビリテーションも重要**となる．
- 近年では，地域連携パスによる医療から介護までの連携，骨粗鬆症リエゾンサービスによる二次骨折予防のための連携，地域ケア会議による自治体も含めた連携など，複数の医療機関および職種の連携を促進する取り組みが積極的に行われている．

## 2 情報収集

- 受傷前の状態から，入院後の経過および現状，手術，術後管理，退院後を見越した情報まで，時期に応じて必要な情報を収集する．
- カルテから得られる各種検査結果やルーティンに取得される問診情報に限らず，看護師や医師，家族，メディカルソーシャルワーカー（MSW）やケアマネージャー（CM）など，多くの人とかかわり合いながら情報を収集する．
- 国際生活機能分類（International Classification of Functioning, Disability and Health：ICF）を参考に，環境因子，個人因子，参加の状態など，幅広く情報を集める．
- いずれの情報も可能な限り早期に収集し，退院までの経過を予測しながら随時更新していく．

### 1）手術情報，画像所見

- 術後の疼痛や筋力発揮，可動域，歩行能力などの術後成績に影響[12〜16]する受傷時の骨折の型や程度，粉砕の有無を確認し，術後の状態を予測しておく．

Ⓑリハビリテーションプログラム　259

- 整形後や術後に残存する小転子の剥離や骨折部の転位の有無も術後成績に影響するため[17, 18]，術後の画像所見は必ず確認しておく．
- インプラントの設置位置は，荷重に伴う骨頭のカットアウトやインプラントのバックアウト・折損に影響するため，注意点や禁忌を確認しておく．
- 術後に定期的に撮影されたX線画像では，前回撮影時と比較して不良な変化がないか確認する．

> ⚠️**注意** 三次元形態を二次元に落とし込んだX線画像では，整復状態，骨片位置，インプラント位置などの変化を見落とすことがあるため注意深く観察する．

## 2) 血液検査

- 炎症，感染，深部静脈血栓症，併存疾患，全身状態を把握する．
- 炎症状態はC反応性タンパク（C-reactive protein：CRP）や赤血球沈降速度（赤沈），白血球数（white blood cell：WBC）の値を参考に判断する．術後は侵襲に伴い，WBC，CRP，赤沈の順に上昇し下降していく．
  - ▸ 炎症所見が強い場合には下降が緩やかになることもあり，手術部位を含んだ全身状態を把握するための参考値となる．
  - ▸ 感染が生じている場合は下降しきらず，WBCが高値を示し続けることがあり，注意を要する．
- 深部静脈血栓症の判断ではD-dimerの値を参考にする．
- 併存疾患や全身状態の把握として，例えば糖尿病を合併している患者ではHbA1cが高値を示し，創の修復が不良な場合がある．血色素量（hemoglobin：Hb）の値は貧血の指標となる．アルブミン（albumin：Ab）や総蛋白（total protein：TP）は栄養状態を示す．プロトロンビン時間（prothrombin time-international normalized ratio：PT-INR）は血液の凝固能を示し，出血に関与する．

## 3) 栄養状態

- 栄養状態の把握は，カルテや管理栄養士，看護師から血液検査結果，摂食状況などの情報を収集する．
- 栄養状態と入院期間や身体機能には関連があり[19]，リハビリテーションにおける栄養に関するガイドラインも発行され，栄養状態の改善に向けた多職種連携が推奨されている[1, 20]．
- 回復期リハビリテーション施設での近位部骨折患者のうち，約40％は低栄養[21]，約60％はサルコペニアを有すると報告されている[22]．
- 入院後早期の栄養状態が6カ月後の歩行能力の予測因子として活用できる[23]．

## 4) 服薬状況

- 睡眠薬服用に限らず，多剤服用は転倒の危険因子である[24]．抗凝固薬など併存疾患に対する服用が骨折術後のリハビリテーションに影響することもあるため，服用中の薬剤の効果や副作用を確認する．

## 5) 手術

- 手術の内容は術後リハビリテーションや予後予測に大きくかかわる．
- 手術記録からは骨折の状態，進入部位，切離・剥離された筋・骨の状態，出血量，骨折部位の整復や安定性・固定性などの情報を整理する．

## 6) 生活環境

- 患者が入院している場合は，看護師を含めた病棟スタッフやカルテから，病棟での生活環境について情報を収集する．
- 退院に向けた具体的なリハビリテーションを計画するために，本人やキーパーソンから自宅での生活環境も詳しく聴取しておく．

> **memo** 診療報酬
> 診療報酬とは，保険医療機関が保険医療行為に対する対価として保険者から受けとる報酬のことである．それぞれの行為に対

して点数が設けられ，点数に基づいて報酬が決まっている．近年では，DPC（diagnosis procedure combination）制度による医療を提供している機関が多い．この制度では，疾患・傷害ごとに診療報酬が包括されている．早期の退院や充実した医療体制には高い診療報酬が設定されており，医療機関の意思決定の1つの基準となっている．

## 3　評価

- 事前に収集した情報をふまえて，身体機能や運動能力などにとどまらず包括的に評価する．
- 評価の結果は必要に応じて多職種で共有する．

### 1）視診・触診

- 炎症や感染の所見として，術創部の腫脹と発赤，修復状態を確認する．
- 深部静脈血栓症（deep vein thrombosis：DVT）を想定して下肢全体の浮腫を確認する．
- 腓骨神経麻痺につながりうる下肢外旋などの不良肢位はないか，麻痺による下垂足がないか確認する．
- 触診では，腫脹，浮腫，熱感，皮膚状態や圧痛を確認する．いずれの所見も，周辺部位や対側同部位と比較しながら程度を判断する．

⚠️**注意**　術後合併症の徴候は，リハビリテーションの前後に必ず確認する．DVTが生じている場合，むやみに身体を動かすと血栓による肺塞栓や脳塞栓を起こしかねない．神経麻痺が生じていた場合，時間経過とともに，非可逆的な変化を起こしうる．徴候を認めた場合は多職種で情報をすみやかに共有する．

### 2）痛みの評価

- 痛みの部位，質，増悪・軽減要因（時間：朝，夕，夜など，状態・タイミング：荷重時，股関節屈曲時・内外転時，安静臥床時など）を確認する．可能であれば，その状態を再現し，痛みが実際に出現・軽減するかを確認する．
- 記録として，量的には visual analogue scale（VAS）や，numerical rating scale（NRS），face rating scale（FRS）を，質的には McGill pain questionnaire などを活用する．
- 痛む部位を口頭で示してもらう場合，実際の部位と異なることも多いため，痛みの部位に手掌か手指をあてて示してもらう．
- 近位部骨折では，術創部周囲，股関節・殿部，大腿部に疼痛を訴えることが多いため，その原因を考察する．

### 3）形態測定

- 近位部骨折では脚長差を確認するために棘果長（spina malleolar distance：SMD）と転子下長（trochanter malleolar distance：TMD）を計測する．
  - ▶ 構造的な下肢短縮による構造的脚長差，アライメントの左右差に起因する機能的脚長差，患者本人の自覚的な差による主観的脚長差を確認する．
- 腫脹・浮腫の程度を評価するために周径を測定する．
  - ▶ 大腿部の周径変化は，受傷・術侵襲に伴う腫脹の指標となる．大腿部の周径測定に加えた下腿部の周径測定は，DVTに伴う下肢全体の腫脹の評価に役立つ．

### 4）関節可動域測定

- 他動運動，自動運動での関節可動域を測定する．
- いずれも測定値の再現性を考慮して毎回同じ肢位で測定する．
- 異なる肢位での角度の差の原因を機能解剖学的に考察することで可動域制限の原因組織を絞り込むことができる．
- 他動関節可動域の測定では，痛みや防御性筋収縮を起こさないように下肢を愛護的に操作する．
- 最終角度に達するまでの患者の訴え，抵抗感の種類や，抵抗感が生じる角度を記録する．

- 患者自身でどの程度関節を動かすことができるかをみるために自動関節可動域を計測する．
  - ▶自動運動中の患者の訴えや代償運動に注意を払う．
- 術創部および骨折部に圧縮・伸長・剪断・回旋ストレスを生じる運動方向で特に可動域が制限されることが多いため，より注意して定期的に可動域を確認する．
- 膝や腰椎など骨折部の隣接関節にも可動域の問題が生じることがあるため，注意する．

### 5）筋力測定

- 長期臥床に伴う廃用性の筋力低下や二次骨折につながる転倒の予防のために，抗重力筋を中心にMMT[25]で筋力を計測する．
- 検査の観点で，足関節背屈，足趾背屈の筋力を測定し，腓骨神経麻痺の有無も確認しておく．
- 術後は痛みや安全性を考慮して，自動運動での筋力（MMT 3）を確認した後に抵抗下での筋力を計測することが望ましい．
- 測定中の訴えは随時記録し，その原因について推察しておく．
- 最大筋力をカテゴリ化するMMTに加えて，徒手筋力計などで筋力を定量的に測定する．

### 6）荷重能力評価

- 近位部骨折の術後では，早期離床に向けて，固定性や転位の程度，術式などによって異なる後療法の指示に従い，荷重能力を確認する（図12）．
- 体重計を使用して立位での荷重量を計測する．
- 足圧や床反力を計測できるシステムがあれば動作中の荷重量も計測できる．
- 高齢者では理解力や上肢支持力の面で荷重量の自己管理が困難であることもあるため，余裕をもって安全域で指導，管理するよう心掛ける．
- 早期の荷重は歩行能力の回復に重要[1]であるため，痛み，筋力低下，アライメント不良など荷重能力低下の要因を分析し，改善する．

### 7）姿勢動作評価

#### A．歩行／移動

- 術創部の痛みやそれに伴う荷重への不安に配慮しながら，Timed Up & Go Test，10 m歩行時間（速度）の計測，6分間歩行などにより歩行・移動能力を定量的に評価する．

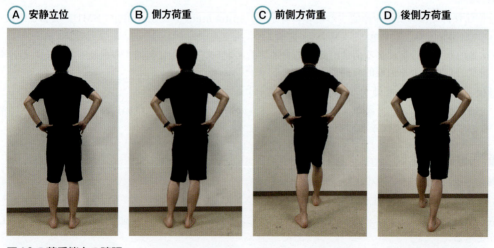

**図12　荷重能力の確認**
荷重能力は安静立位から側方に限らず，前側方，後側方にも荷重可能か確認する．併せて代償運動が生じるかも観察する（画像は右下肢を術側とする）．

- 立位での荷重やバランス能力により転倒の可能性がある場合には平行棒や歩行補助具を使用した状態で評価する.
- 転子部骨折術後の患者の歩行・移動能力には, 術後の症状や機能不全に加えて**受傷前の動作能力や生活状況**が大きく影響する. 歩行・移動能力の評価では阻害因子を絞り込むことが重要である.
- 術創部の疼痛や筋力・筋出力の低下に伴う術側下肢の支持性低下により, 階段や段差昇降などの重心の大きな上下動を伴う動作では, バランスの低下や転倒に注意するとともに, 動作様式を確認する.

### B. 日常生活動作

- Barthel index（BI）や functional independence measure（FIM）を用いて日常生活動作（ADL）の能力を数値化する.
- FIMは, 回復期リハビリテーション病棟におけるアウトカム評価として使用されており, 正確に評価, 記載する必要がある.
- 歩行・移動同様, 重心の大きな上下動を伴う床からの立ち座りなどの動作に加え, 振り向き動作などでもバランス低下や転倒の危険があり, 注意を要する.

## 8) 質問票

- 患者立脚型の質問票は治療やリハビリテーションの包括的な成績評価として有用である. 日本整形外科学会股関節疾患評価質問票（Japanese Orthopaedic Association Hip-Disease Evaluation Questionnaire：JHEQ）[26] や Western Ontario and McMaster Universities Osteoarthritis Index（WOMAC）, Harris hip score を用いて, 痛みや動作, 心理面の主観的な状態などを数値化する.

## 4 リハビリテーション

- 大腿骨近位部骨折の接合術前後におけるリハビリテーションの全体的な流れを図13に示す. 状態管理, 早期離床, 早期退院, 二次骨折予防を念頭におき, 時期に応じた目的・目標を定め, 指導, 治療, 環境調整などを段階的に進める.
- 日常生活への円滑な復帰に向けて, 廃用や合併症を予防しながら患者の回復をサポートし身体機能・能力の回復に合わせて予防的な介入に移行する.
- **受傷前と受傷・術後の心身機能・能力の差**を明らかにし, その差が生じている原因を環境面を含めて分析することが重要である.

## 1) ベッドサイドでのリハビリテーション

### A. 術前リハビリテーション

- 状態に応じて術前からリハビリテーションを開始する.
- 患部以外の筋収縮や運動により筋萎縮, 関節拘縮などを予防し, ポジショニングや環境調整によりDVTや腓骨神経麻痺などの合併症を予防する.
- 想定される術後のリハビリテーション計画について患者と共有し, 理解を促すとともにラポール形成に努める.

### B. 術後リハビリテーション

- 術後のリハビリテーションにおける主な目標は**早期離床**である. 48時間以内の早期荷重と歩行練習の開始により, 移乗や歩行の介助量が有意に軽減したとされている[27].
- バイタルサインや自覚症状を確認しながら, ドレーンやカテーテル, 輸液による管理の状態を考慮して離床を促す.
- 離床は, 全身状態や術後管理の状況に応じてベッドアップ, 起居動作練習, 起立練習, 荷重練習などを段階的に進める.
- 術側下肢の愛護的な ROM 運動, リラクゼーション, 等尺性筋収縮なども行っていく.
- 合併症の可能性や予期しない状態変化を認めた際には, 多職種で情報を共有する.

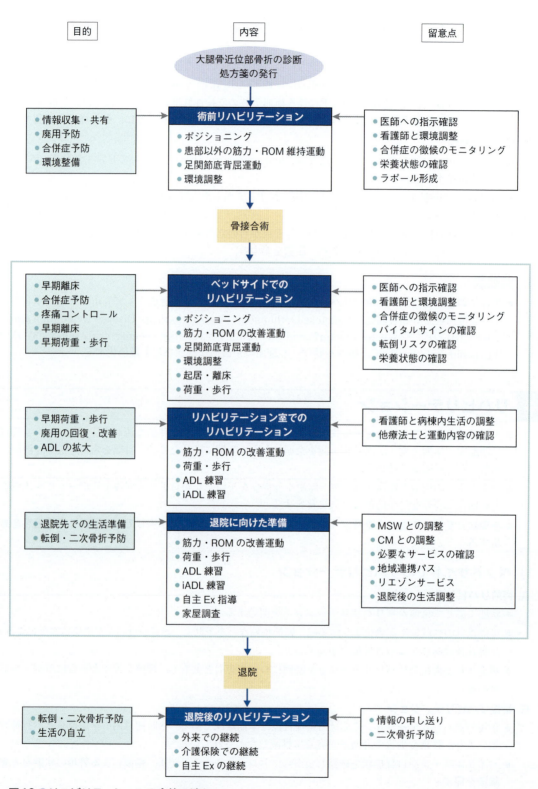

図13 リハビリテーションの全体の流れ

> **memo ラポール**
>
> 患者との信頼関係のこと．患者が快適な入院生活を過ごし，円滑な治療過程を経て，安全に退院していくためにはスタッフとのラポール形成や，これに基づく詳細な状態把握が重要である．

> ⚠️ **注意** ベッドサイドでは，患部に加えて全身の状態を把握しながらリハビリテーションを行う．バイタルサイン，ドレーンやカテーテルの留置などに気を配り，インシデントやアクシデントを予防する．

## 2) リハビリテーション室でのリハビリテーション

- 全身の状態や管理が安定した後に，リハビリテーション室でのリハビリテーションを開始する．
- 患者の状態やプロトコルに合わせて，ROM運動，筋力増強運動，荷重・歩行練習，ADL練習などを段階的に進める．
- ROM運動は，疼痛とインプラントの固定性，術創部の修復状態に注意しながら愛護的に行う．疼痛のない範囲からはじめ，徐々に拡大していく．
- 筋力増強運動でも，手術部位に関連するリスクに注意を払いながら実施する．等尺性，求心性，遠心性収縮それぞれの負荷量と目的動作における必要性を考慮しつつ，段階的に負荷を調整する．
- 荷重・歩行練習では，後療法の荷重量を遵守しながら実施する．特に術側下肢の状態（修復や支持性の程度）を考えて負荷量を決定する．
- ADL練習では，実際の環境に近い状態で実施する．手すりの位置や段差の高さ，周囲の環境も考慮に入れて練習を実施する．
- 物理療法では，受傷部位の状態（手術からの経過期間や創部の熱感，疼痛の程度など）を考慮し，必要な手法を選択する．
- 検査測定・評価や介入中の反応により制限・阻害因子を分析しながら介入を最適化していく．

## 3) 退院に向けた準備

- 近年の診療報酬は，平均在院日数を加味して増減されるしくみになっており，急性期病院では在院日数の短縮が求められている．そのため，入院後早期から患者の状態・環境を把握し，退院時に自宅復帰するのか，施設へ転院するのか，などの予測について多職種で相談しておく．
- 自宅復帰の場合は，どのようなサービスや援助が必要となるのか，環境の変更が必要か，などを検討し，必要に応じて家屋調査を行い，実際の状況を確認する．
- **地域連携パス**を通して，他施設や他職種に過不足なく情報を共有することも重要になる．
- 地域ケア会議では個別の症例に対する検討も行われる．情報共有と今後の改善のためにも患者に関する情報整理を行っておく．

> **memo 地域連携パス**
>
> 地域連携パスとは，急性期病院から回復期病院を経て早期に自宅に帰れるような診療計画を作成し，治療を受けるすべての医療機関で共有して用いるもの[28]である．治療の一貫性を担保することに加え，各施設間の連携や，情報の共有に有用である．

> **memo 地域ケア会議**
>
> 地域ケア会議とは，高齢者個人に対する支援の充実と，それを支える社会基盤の整備とを同時に進めていく，地域包括ケアシステムの実現に向けた手法と定義されている．具体的には，地域包括支援センター等が主催し，医療，介護等の多職種が協働して高齢者の個別課題の解決を図ることで，個別ケースの課題分析等を積み重ね，地域に共通した課題の明確化，地域課題の解決に必要な資源開発や地域づくり，政策形成につなげることを目標に実施されている[29, 30]．

〈文献〉

1) 「大腿骨頚部/転子部骨折診療ガイドライン2021 改訂第3版」（日本整形外科学会，日本骨折治療学会/監，日本整形外科学会診療ガイドライン委員会，大腿骨頚部/転子部骨折診療ガイドライン策定委員会/編），南江堂，2021

2) Orimo H, et al : Hip fracture incidence in Japan: Estimates of new patients in 2012 and 25-year trends. Osteoporos Int, 27：1777-1784, 2016

3) Committee for Osteoporosis Treatment of The Japanese Orthopaedic Association：Nationwide survey of hip fractures in Japan. J Orthop Sci, 9：1-5, 2004

4) 「理学療法ガイドライン 第2版」（日本理学療法士協会／監，日本理学療法学会連合 理学療法標準化検討委員会ガイドライン部会／編），pp399-404，医学書院，2021

5) 「運動器外傷治療学」（糸満盛憲／編），pp400-417，医学書院，2009

6) Meinberg EG, et al：Fracture and Dislocation Classification Compendium-2018. J Orthop Trauma, 32 Suppl 1：S1-S170, 2018

7) 日吉 優，帖佐悦男：大腿骨頚部骨折の分類．関節外科 基礎と臨床，40：1129-1136，2021

8) 前原 孝：大腿骨転子部骨折の分類．関節外科 基礎と臨床，40：1165-1177，2021

9) Kawanishi K, et al：Effects of Compression Intervention on the Thigh Using Elastic Bandage on Lateral Femoral Pain After Trochanteric Fractures: A Multicenter Randomized Controlled Trial. Gerontol Geriatr Med, 9：23337214231214405, 2023

10) 野口蒸治，他：当院における大腿骨近位部不顕性骨折の検討．整形外科と災害外科，69：42-44，2020

11) 本田秀樹，他：大腿骨転子部骨折の診断におけるMRIの有用性．日職災医誌，67：532-535，2019

12) 川端悠士，他：大腿骨転子部骨折例における骨折型および小転子骨片転位の有無が術後4週の短期的な運動機能に与える影響．理学療法学，46：152-161，2019

13) Walheim G, et al：Postoperative improvement of walking capacity in patients with trochanteric hip fracture: a prospective analysis 3 and 6 months after surgery. J Orthop Trauma, 4：137-143, 1990

14) 水間 恒，他：大腿骨転子部安定型骨折と不安定型骨折における術後在院日数および歩行能力の比較．Hip Joint, 35：144-147, 2009

15) 山口正哉，他：大腿骨転子部骨折の術後早期評価-1週，2週の検討-．骨折，37：999-1002，2015

16) 羽土 優，他：大腿骨転子部骨折の治療成績．骨折，37：991-994，2015

17) 谷 哲郎，他：大腿骨転子部骨折の術後転位に与える因子について．骨折，37：995-998，2015

18) 樫本翔平，他：大腿骨転子部骨折術後の整復位と歩行能力について．整形外科と災害外科，70：610-612，2021

19) Inoue T, et al：Undernutrition, Sarcopenia, and Frailty in Fragility Hip Fracture: Advanced Strategies for Improving Clinical Outcomes. Nutrients, 12：3743, 2020

20) Nishioka S, et al：Clinical practice guidelines for rehabilitation nutrition in cerebrovascular disease, hip fracture, cancer, and acute illness: 2020 update. Clin Nutr ESPEN, 43：90-103, 2021

21) 吉村芳弘，他：回復期のリハビリテーション栄養管理．日本静脈経腸栄養学会雑誌，31：959-966，2016

22) Yoshimura Y, et al：Prevalence of sarcopenia and its association with activities of daily living and dysphagia in convalescent rehabilitation ward inpatients. Clin Nutr, 37：2022-2028, 2018

23) Gumieiro DN, et al：Mini Nutritional Assessment predicts gait status and mortality 6 months after hip fracture. Br J Nutr, 109：1657-1661, 2013

24) 石川和夫，他：耳鼻科医からみた転倒とその予防について．日本転倒予防学会誌，5：13-15，2018

25) 「新・徒手筋力検査法　原著第10版」（Dale Avers, Marybeth Brown／著，津山直一，中村耕三／訳），協同医書出版社，2020

26) Matsumoto T, et al：Japanese Orthopaedic Association Hip-Disease Evaluation Questionnaire（JHEQ）：a patient-based evaluation tool for hip-joint disease. The Subcommittee on Hip Disease Evaluation of the Clinical Outcome Committee of the Japanese Orthopaedic Association. J Orthop Sci, 17：25-38, 2012
http://hip-society.jp/jheq/jheq.pdf（2024年9月閲覧）

27) Oldmeadow LB, et al：No rest for the wounded: early ambulation after hip surgery accelerates recovery. ANZ J Surg, 76：607-611, 2006

28) 厚生労働省：地域連携クリティカルパスとは．https://www.mhlw.go.jp/shingi/2007/10/dl/s1031-5e.pdf（2024年9月閲覧）

29) 厚生労働省：医療者用の大腿骨頸部骨折の場合の地域連携クリティカルパスの例．https://www.mhlw.go.jp/wp/seisaku/jigyou/05sougou/dl/1-a4-3.pdf（2024年9月閲覧）

30) 厚生労働省：地域ケア会議について．https://www.mhlw.go.jp/content/12300000/001236582.pdf（2024年9月閲覧）

第4章 股関節

# 2. 大腿骨近位部骨折，人工骨頭置換術

井原拓哉

**Ⓐ知識の整理**　　　　　　Ⓑリハビリテーションプログラム

## POINT

1. 人工骨頭置換術の適応について理解する
2. 人工骨頭置換術と骨接合術の違いについて理解する
3. 人工骨頭置換術のインプラント選択や術式について理解する
4. 人工骨頭置換術の治療方針について理解する

## 1 原因・誘因

● この項の内容に関しては第4章-1も参照にされたい.
● 人工骨頭置換術が主に適応となる大腿骨近位部骨折は，交通事故や労働災害などの高エネルギー損傷や，高齢者の転倒による低エネルギー損傷の結果として起こる.

## 2 病態

● この項の内容に関しては第4章-1も参照にされたい.
● 大腿骨近位部骨折は部位により分類され，人工骨頭置換術が主に適応となるのは，**関節包内骨折である大腿骨頭骨折および大腿骨頚部骨折**である.

## 3 症状・障害

● **股関節周囲の疼痛**を訴え，それに伴う運動，動作，活動に制限が生じる. 歩行は困難となることがほとんどである.
● 不全骨折では疼痛はあるが歩行可能な場合もあり，骨折部位の拡大・再骨折を含めて注意を要する.
● 人工骨頭置換術の術後合併症としては，感染や深部静脈血栓症（DVT），人工骨頭の脱臼やインプラントのゆるみなどが生じることがある.

## 4 診断学的検査

● X線に加え，CTやMRIを用いて診断される.
● 骨折部の不安定性や転位型に加え，患者背景もかんがみたうえで治療手段が選択される.
● 第4章-1も参照されたい.

Ⓐ知識の整理　267

## 5 医学的治療

- 不安定型の大腿骨転子部骨折では，骨接合術と人工骨頭置換術の手術成績の違いを考慮し，骨接合術が第1選択として推奨されている[1, 2]（第4章-1参照）．
- 関節包内骨折である大腿骨頭骨折および大腿骨頚部骨折（骨癒合が期待し難く，骨頭壊死を生じる危険性がある場合）や，転位型や不安定型で骨癒合が期待し難い症例が人工骨頭置換術の主な適応となる．
- 大腿骨頭骨折のPipkinの分類 Type Ⅲや，大腿骨頚部骨折のGarden分類 Stage Ⅲ，Ⅳ[1] が人工骨頭置換術の適応となる．
- それ以外にも安定性や転位の状態，術後の荷重管理能力によって人工骨頭置換術が選択されることがある．
- 人工骨頭置換術は，骨接合術よりも**手術侵襲が大きく**，術中および術後に**輸血を要する**患者が多い[1]．**感染の発生率も比較的高く**，骨接合術で0.2〜3.9％，人工骨頭置換術で0.6〜10.0％[1] と報告されている．
- 骨接合術と異なり，**脱臼のリスク**がある．脱臼の発生率は1〜5.6％とされており，前方進入路よりも後方進入路で発生しやすい[1]．脱臼のしやすさは進入路の違いに起因し，侵襲を受けた部位は修復が十分となるまでは置換した骨頭の逸脱経路となりやすく，脱臼しやすい（図1）．術後1年経過後での脱臼例も報告されており，脱臼に対する指導は不可欠である．
- 人工骨頭置換術のインプラントにはbipolar型とunipolar型があり，本邦では**bipolar型**が使用されることが多い[1]（図2）．

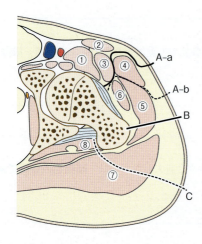

**図1 ● 手術進入路の模式図**
A）前方系進入法
 a）前方進入法
 b）前外側進入法
B）側方系進入法
C）後方系進入法
①腸腰筋，②縫工筋，③大腿直筋，④大腿筋膜張筋，⑤中殿筋，⑥小殿筋，⑦大殿筋，⑧短外旋筋群．
前方進入路は，浅層では大腿筋膜張筋と縫工筋間，深層では中・小殿筋と大腿直筋間を進入する．後方進入路においては，大腿筋膜の切開に続いて大殿筋が鈍的に分けられ，短外旋筋群は切離されることが多い．
文献3より引用．

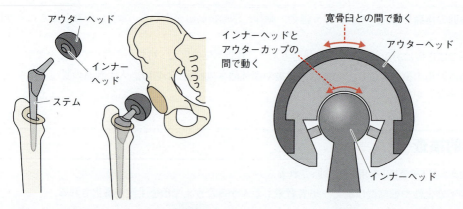

**図2 ● 人工骨頭（bipolar型）の模式図**
bipolar型人工骨頭のインプラントは大腿骨の髄腔に入れるステム，大腿骨頭の代わりとなるアウターヘッド，アウターヘッドとステムの間にあるインナーヘッドで構成されており，インナーヘッドとアウターヘッド間，アウターヘッドと寛骨臼軟骨間の2カ所で動くため，耐脱臼性に優れるとされている．
文献4, 5を参考に作成．

第4章　2. 大腿骨近位部骨折，人工骨頭置換術

- 人工物の挿入時には髄内にステムが挿入される．骨質が脆弱な患者では，ステム挿入時に**周囲骨組織の損傷**をきたすこともあるため，術後リハビリテーション開始時には確認が必要である．
- 大腿骨近位部骨折に対する手術療法では**クリニカルパス**を運用している施設も多く，各施設におけるパスの内容を把握しておく（**図3**）．

**人工骨頭パス（適用基準：大腿骨頸部骨折に対する人工骨頭置換術）**

大腿骨人工骨頭置換術術後リハパス（改訂版）　　患者ID　　　　　患者氏名　　　　　年齢　　　性別　　　処方医

| 手術当日 | 術後1日（　/　） | 術後2日（　/　） | 術後3日（　/　） | 術後4日（　/　） | 術後5日（　/　） | 術後6日（　/　） | 術後7日（　/　） |
|---|---|---|---|---|---|---|---|
| | 全荷重　ベッドアップフリー | 端座位・起立・立位 | 車椅子移乗・平行棒内歩行 | | | | 歩行器歩行 |
| | □関節可動域訓練<br>□筋力強化訓練<br>□ベッドアップ座位練習<br>□起き上がり・端座位練習<br>（困難な場合は<br>　未実施でもよい） | □関節可動域訓練<br>□筋力強化訓練<br>□起き上がり・端座位<br>練習<br>□起立・立位練習<br>（困難な場合は未実施<br>でもよい）病室にて | □車椅子移乗練習<br>□平行棒内歩行練習開始<br>↑健側下肢の<br>振り出しが可能 | | | 起き上がり一部介助<br>立位保持物的介助<br>移乗一部介助 | □歩行器歩行練習<br>開始<br>↑平行棒内歩行が<br>1往復以上可能 |
| バリアンス<br>発生時に記入 | | | | | | | |
| 担当療法士<br>実施者署名 | | | | | | | |

| 術後8日（　/　） | 術後9日（　/　） | 術後10日（　/　） | 術後11日（　/　） | 術後12日（　/　） | 術後13日（　/　） | 術後14日（　/　） |
|---|---|---|---|---|---|---|
| 尿管抜去の<br>可否<br>（可・否） | 精神疾患・認知症で<br>運動遂行困難（有・無）<br>自制困難な疼痛（有・無）<br>依存疾患の影響（有・無）<br>合併症の影響（有・無）<br>固定性に問題（有・無）<br>膝関節痛の影響（有・無）<br>→有の場合　関注 | | 起き上がり自立<br>端座位自立 | | | 立位保持自立<br>移乗自立<br>歩行器歩行軽介助<br>〜50 m | □T字杖歩行練習開始<br>↑患側下肢での<br>荷重支持可能<br>↑歩行器歩行監視で<br>10 m可能<br>↑平行棒内<br>片手支持歩行が可能<br><br>□シルバーカー歩行<br>またはピックアップ<br>歩行器歩行練習開始<br>（T字杖歩行が困難な<br>場合に実施） |
| バリアンス<br>発生時に記入 | | | | | | |
| 担当療法士<br>実施者署名 | | | | | | |

| 術後15日（　/　） | 術後16日（　/　） | 術後17日（　/　） | 術後18日（　/　） | 術後19日（　/　） | 術後20日（　/　） | 術後21日（　/　） |
|---|---|---|---|---|---|---|
| 精神疾患・認知症で運動遂行困難（有・無）<br>自制困難な疼痛（有・無）<br>依存疾患の影響（有・無）<br>合併症の影響（有・無）<br>固定性に問題（有・無）<br>膝関節痛の影響（有・無）<br>→有の場合　関注 | 歩行器歩行監視<br>〜50 m<br>または<br>シルバーカー歩行<br>軽介助〜50 m | | | | 歩行器歩行自立<br>T字杖歩行監視<br>〜50 m<br>または<br>シルバーカー歩行<br>監視〜50 m | □独歩・階段昇降<br>練習開始<br>↑T字杖歩行が安定<br><br>□T字杖<br>歩行練習開始<br>（シルバーカー歩行<br>またはピックアップ<br>歩行器歩行安定<br>した場合） |
| バリアンス<br>発生時に記入 | | | | | | |
| 担当療法士<br>実施者署名 | | | | | | |

| 術後22日（　/　） | 術後23日（　/　） | 術後24日（　/　） | 術後25日（　/　） | 術後26日（　/　） | 術後27日（　/　） | 術後28日（　/　） |
|---|---|---|---|---|---|---|
| 精神疾患・認知症で<br>運動遂行困難（有・無）<br>自制困難な疼痛（有・無）<br>依存疾患の影響（有・無）<br>合併症の影響（有・無）<br>固定性に問題（有・無） | | | | | 病棟内階段昇降が<br>可能<br>独歩・T字杖歩行<br>自立または監視<br>〜50 m | |
| バリアンス<br>発生時に記入 | | | | | | |
| 担当療法士<br>実施者署名 | | | | | | |

**図3●大腿骨頸部骨折におけるパスの例**

文献6より引用．

**Ⓐ知識の整理**　269

## memo クリニカルパス

クリニカルパスとは，ある疾患で入院する場合に，時間軸を横軸に，診断や検査，手術，投薬，食事，リハビリテーションなどにおける指導を縦軸にして表にまとめることで，医療スタッフおよび患者が入院から退院までの情報を共有することを目的に運用されている．またバリアンスとよばれる一般的な流れに合致しない事象の発生をポジティブな面からもネガティブな面からも記録しておくことで，後に治療の流れを見直す着目点として利用される．特に人工骨頭置換術後のクリニカルパスの特徴として，荷重や歩行・移動動作の目安の時期が記載されることが多い．

第4章 股関節

# 2. 大腿骨近位部骨折，人工骨頭置換術

井原拓哉

Ⓐ知識の整理　　　Ⓑ リハビリテーションプログラム

## ⚪ Do!

1. 人工骨頭置換術の術式を理解しリスク管理にいかす
2. 局所の身体機能に留まらず患者の全体像に基づくリハビリテーションを計画する
3. 退院後の生活までをイメージしてプログラムを立案する
4. 他部門との積極的な情報交換によりクリニカルパスを進める

## ✕ Don't!

1. 併発する術後合併症を見逃さない
2. 動作指導や環境調整の不足による脱臼を生じさせない
3. リスクを理解しないままに不用意な手技を行わない

## 1 リハビリテーションプログラムの基本的な考え方

- 骨接合術と同様に，まずは可及的速やかに離床を進め，早期歩行，早期退院をめざす．患者個々の身体機能やリスクを考慮し，一手先の状態を推察しながら積極的に介入していく．
- 骨接合術と異なり，人工骨頭置換術後では**脱臼リスク**がある．また人工骨頭置換術では骨接合術と比べて，**手術侵襲は大きく**，**輸血率が高く**，**感染発生率が高い**[1]．これらによる影響や合併症を把握したうえで，医療チームで協同しクリニカルパスを進めていく．

## 2 情報収集

- 患者と接する前から情報収集を開始し，その後の効率的で包括的な評価につなげる．
- 受傷前の状態から入院後の現状，術式および術後の予定，退院を見越した情報まで，時期に応じて必要な情報を収集する．
- いずれの情報も，退院までの流れを理解したうえで，可能な限り早期に取得し，経過を予測しながら随時更新していく．
- 骨折型とそれに伴う周辺軟部組織の損傷，術後であればインプラントの設置状況などの情報を手術記録や画像で確認する．骨接合術と比較して身体への負担が大きい人工骨頭置換術では，血液検査やバイタルサインに関する情報収集は必須である．
- 手術時の記録からは骨折の状態，進入部位，切離・剥離された筋・骨の状態，出血量などを確認する．インプラント設置時の**インプラントの安定性や骨質**は荷重計画に大きくかかわるので必ず確認する．
- 人工骨頭置換術では，インプラントの周囲骨折が1〜7％の割合で生じることが報告されている[1]．術後のX線画像では**骨の連続性**などを定期的に注意深く観察する．
- 人工骨頭置換術では，手術部位の感染率が骨接合術より高いことが報告されている[1]．感染時には発熱

Ⓑ リハビリテーションプログラム　271

や発赤などの炎症所見に加え，白血球数が高値を示し続けることがある．

- 多剤服用は転倒の危険因子である[7]．また，他の併存疾患に対する服用が，介入方針に影響を及ぼすこともあるため留意する．

## 3 評価

### 1）バイタルサイン

- 人工骨頭置換術で輸血を受けた場合，**血圧変動**が起こりやすい．介入前後に血圧を測定し，起立性低血圧などのリスクを管理する．

### 2）視診・触診

- 炎症や感染の所見として腫脹，発赤，発熱を確認する．DVTとしては下肢の腫脹（浮腫）および指圧痕の有無や，皮膚の光沢具合を確認する．腓骨神経麻痺としては，下肢のポジショニングや下垂足の有無を確認する．
- 前方進入路では，外側大腿皮神経を損傷する可能性も報告されているため表在感覚を確認する[8]．

### 3）疼痛

- 疼痛の場所，質・種類，増強・軽減要因などを確認する．
- 服薬からの経過時間によって疼痛の程度が異なることに注意する．

### 4）形態測定

- 術後の腫脹や浮腫の程度，左右差を確認するために周径を定期的に測定する．下肢長の差を確認するために棘果長と転子果長を測定する．下肢長の差は単純X線画像における坐骨や小転子の距離などからも確認できる．

### 5）関節可動域測定

- 人工骨頭置換術後では脱臼リスクを考慮して，特に後方進入路の場合，屈曲や内旋の可動域測定では下肢を愛護的に操作し強制は避ける．
- 隣接関節の可動域が小さい場合，動作中に過大な股関節運動が要求されやすい．股関節に加えて腰椎や膝関節の可動域も測定する．

### 6）筋力測定

- 股関節の安定に寄与する殿筋群の筋力を手術侵襲後の治癒過程を考慮して測定する．
- 長期臥床に伴う廃用性の筋力低下や二次骨折に直結する転倒の予防のためには，抗重力筋を中心とした筋力の計測が重要である．
- 腓骨神経麻痺の有無を確認するために，足関節背屈，足趾背屈の筋力を測定する．

### 7）荷重能力

- 早期の荷重は歩行能力の回復に有用[1]とされており，荷重ができない原因を明らかにすることは重要である．
- 立位での下肢荷重量を体重計で計測する．
- 人工骨頭置換術では疼痛が少ないことも多いが，インプラント周囲骨折では荷重時に疼痛を訴えることが多いため十分注意する．

### 8）動作能力

- 手術が後方進入路で行われている場合は股関節の**屈曲，内転，内旋の複合運動**で後方脱臼が生じやすい[9]（図4）．一方，前方進入路では，**伸展，内転，外旋の複合運動**で前方脱臼が生じやすい[9]（図4）．しかし，近年では前方進入路の場合には日常生活で動作制限を設けない医療機関が増えている．

272 整形外科リハビリテーション 第2版

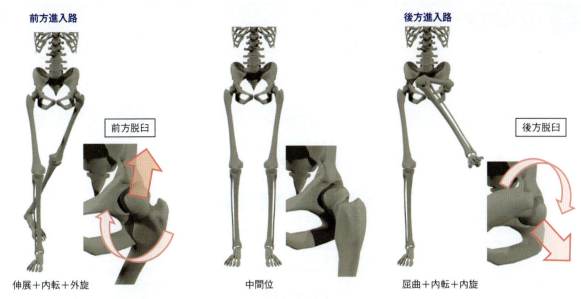

図4 ● 各進入路における脱臼危険肢位

### A. 起居動作（寝返り，起き上がり，ベッド上移動，立ち上がりなど）
- 起居動作の評価では可否だけでなく，脱臼肢位の回避を念頭に置き，動作パターンやそれに伴う股関節運動を確認する．
- 特に後方進入路による術後では起居動作中に股関節の深屈曲や屈曲，内転，内旋の複合運動が生じていないかを確認する．
- 動作の能力，脱臼リスク，身体機能不全の関係性を推察する．
- 病棟や自宅での生活環境において脱臼肢位をとりやすい状況はないか確認しておく．

### B. 歩行・移動
- 手術後は，患部の疼痛や筋出力低下のため，歩行中の患側下肢の支持性やアライメントのコントロールは十分でない．荷重能力の評価と合わせ，どの程度の歩行能力があるのかを評価する．また適切な歩行補助具について検討する．

### C. ADL
- 術側下肢の高い支持性が求められる段差や階段の昇降では可否や動作パターンについて十分に評価する．
- Barthel index（BI）や functional independence measure（FIM）などで数値化する．
- 股関節の深屈曲による後方脱臼の可能性がある動作（靴や靴下の着脱，爪切り，車の乗り降り，床からの立ち座り，入浴動作など）は可否に加えて動作パターンや股関節運動を確認する．
- 股関節伸展位での過度な外旋による前方脱臼の可能性がある動作として，高いものを手にとる動作や健側へのひねりを伴う動作があるため，同様の動作をした際の股関節運動を確認する．

## 9）患者立脚型アウトカム
- 患者立脚型の質問票である日本整形外科学会股関節疾患評価質問票（Japanese Orthopaedic Association Hip-Disease Evaluation Questionnaire：JHEQ）[10]を用いて主観的な症状，動作能力などを包括的に評価する．

## 4 リハビリテーション

- リハビリテーションにおける全体的な流れを図5に示す．リハビリテーションにおいては，状態管理，早期離床，早期退院，二次骨折予防を念頭におき，時期に応じた目標を設定して介入する．人工骨頭置

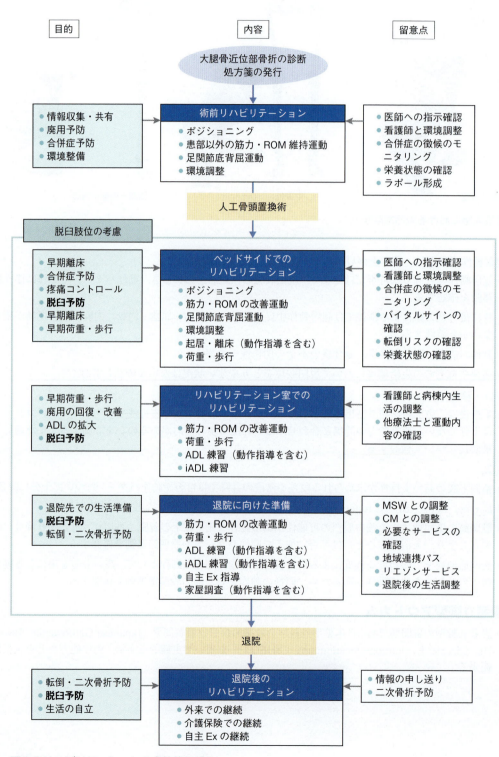

図5 ● リハビリテーションの全体的な流れ

換術後では，特に**脱臼予防**に注意する．
- 状態に応じて術前からリハビリテーションを開始する．この際，患部以外を含めた廃用予防，ポジショニングや環境調整による合併症（DVTや腓骨神経麻痺など）予防を重視する．人工骨頭置換術後では，**脱臼予防に向けた脱臼肢位の説明と回避動作の指導を早期から開始する**．
- **術後48時間以内**の荷重・歩行練習の開始により後の移乗や歩行の介助量が軽減するとされている[11]．そのため，全身状態（バイタルサインや自覚症状など），管理の状況（ドレーンやカテーテル，輸液など）に配慮しながら可及的すみやかに離床させる．
- 人工骨頭置換術では，骨接合術よりも輸血率が高いことが報告されている[1]．輸血後はバイタルサインが変動しやすいため，リハビリテーションの時間やタイミングを調整する．動作練習の前後にはバイタルサインを確認し，急な肢位の変換を避ける．
- 離床は，全身状態や術後管理の状況に応じてベッドアップ，起居動作，ベッドサイドでの起立・荷重の練習を段階的に進める．
- 動作練習とともに，患側下肢の愛護的なROM運動，リラクゼーション，等尺性収縮エクササイズを行う．
- ROM運動，筋力増強運動は，患部以外，特に**隣接関節周囲**でも実施する．隣接関節の安定性と可動性は脱臼リスクの低減のために重要である．
- 全身状態が安定した後に，リハビリテーション室でのROM運動，筋力増強運動，荷重・歩行練習，ADL練習などを行う．併せて物理療法も行う．

**A** 階段（段差）の昇り方

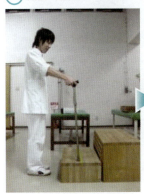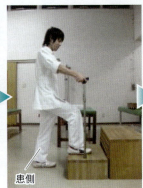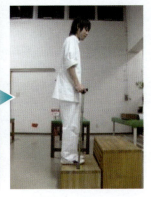

患側

**B** 階段（段差）の降り方

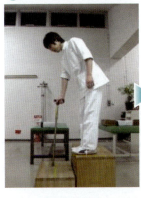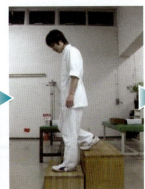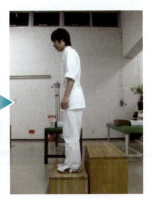

**図6 ● 階段昇降動作の一例**
A）杖→健側→患側の順．
　先行肢は屈曲位での支持性が求められるため，健側から昇段する．
B）杖→患側→健側の順．
　昇段とは逆に，手術した下肢から降段する．

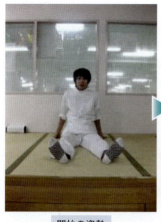
開始の姿勢

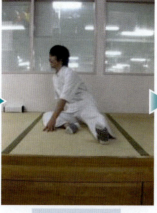
健側下肢を曲げる

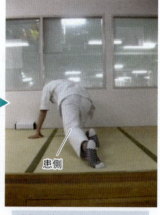
患側下肢を後ろに引いたまま体を回転させる
患側

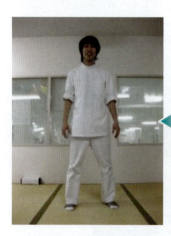
健側下肢を立て立ち上がる

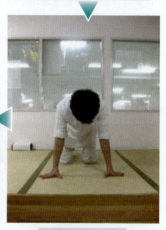
患側膝をつき四つ這い位になる

**図7● 床からの立ち上がり動作の一例**
床や畳に座るときはこの逆の手順で行う.

> **memo** 動作指導
>
> 　動作指導では，患側下肢の負荷調整や脱臼予防に配慮して動作のパターンを選択する．離床後の歩行開始時では，歩行補助具→患側下肢→健側下肢の順に接地するよう指導する．段差・階段昇降では支持性を考慮し，昇段時は健側下肢を先に，降段時は患側下肢を先に接地する2足1段パターンを指導する(図6, 7)．車の乗降や入浴動作，爪切りや靴・靴下の着脱動作なども指導し，必要に応じて椅子や机，手すりなどの環境を調整する．リーチャーやソックスエイドなどの利用も検討し生活動作の拡大をめざす．
>
> **memo** 人工骨頭置換術による侵襲
>
> 　人工骨頭置換術では進入方向によって侵襲組織が決まる．侵襲部位では出血やその後の線維化，癒着が生じやすい．治癒を阻害せず，かつ不要な癒着が生じないよう介入していく．筋力増強運動では，対象とする筋の侵襲はどの程度か，どの治癒過程にあるかを考えながら，適切な負荷量，運動方法を計画する．

## 退院に向けた準備

- 脱臼や転倒は退院後の自宅生活においても生じうる．退院後の生活状況を具体的にイメージして，脱臼や転倒の予防に向けた環境整備を検討する．必要に応じて介護サービス導入も検討する．
- 実際の自宅生活では，予想外に動作が制限される場面もあるため（例えば家具の配置や想定より高い段差の昇降など），可能な限り退院前に家屋を調査し，具体的な調整内容を過不足なく検討しておく．

第4章　2. 大腿骨近位部骨折，人工骨頭置換術

謝辞：本執筆にあたり，快く資料提供いただいた岸本慎太郎氏（かわしまクリニック）と吉田研吾氏（今村総合病院）に感謝申し上げます.

〈文献〉

1) 「大腿骨頚部／転子部骨折診療ガイドライン2021 改訂第3版」（日本整形外科学会，日本骨折治療学会／監，日本整形外科学会診療ガイドライン委員会，大腿骨頚部／転子部骨折診療ガイドライン策定委員会／編），南江堂，2021

2) 「大腿骨頚部／転子部骨折診療ガイドライン 改訂第2版」（日本整形外科学会，日本骨折治療学会／監，日本整形外科学会診療ガイドライン委員会，大腿骨頚部／転子部骨折診療ガイドライン策定委員会／編），pp83-109，南江堂，2011

3) 馬場智規，他：人工股関節全置換術の進入法の利点と欠点　前方進入法と後方進入法の比較. MB Orthopaedics，29：49-57，2016

4) 田籠泰明：03 THA／BHA. 整形外科看護，26：894-895，2021

5) 清水智弘：特集5 THAとBHAってどう違う？. 整形外科看護，27：1154-1157，2022

6) 伊東正嗣，他：大腿骨近位部骨折術後リハビリパスのバリアンス分析とパス改訂. 日本クリニカルパス学会誌，22：14-21，2020

7) 石川和夫，他：耳鼻科医からみた転倒とその予防について. 日本転倒予防学会誌，5：13-15，2018

8) 清水智弘：特集5 THAとBHAってどう違う？. 整形外科看護，27：1154-1157，2022

9) Rudin D, et al：The Anatomical Course of the Lateral Femoral Cutaneous Nerve with Special Attention to the Anterior Approach to the Hip Joint. J Bone Joint Surg Am, 98：561-567, 2016

10) Matsumoto T, et al:Japanese Orthopaedic Association Hip-Disease Evaluation Questionnaire(JHEQ):a patient-based evaluation tool for hip-joint disease. The Subcommittee on Hip Disease Evaluation of the Clinical Outcome Committee of the Japanese Orthopaedic Association. J Orthop Sci, 17:25-38, 2012
http://hip-society.jp/jheq/jheq.pdf （2024年9月閲覧）

11) Oldmeadow LB, et al：No rest for the wounded: early ambulation after hip surgery accelerates recovery. ANZ J Surg, 76：607-611, 2006

Ⓑ リハビリテーションプログラム　277

第4章　股関節

# 3. 変形性股関節症, 人工股関節全置換術

平尾利行

**Ⓐ知識の整理**　　　Ⓑリハビリテーションプログラム

## POINT

1. 変形性股関節症の病態・病期分類を把握する
2. 人工股関節全置換術の合併症を把握する

## 1 原因・誘因

- 股関節の骨頭あるいは臼蓋の関節軟骨の異常を初期変化とする変性疾患で, **一次性股関節症**と**二次性股関節症**がある.
- 発症は中年以降に多く, 加齢に伴い慢性的に病変が進展する.

## 2 病態

### 1) 一次性股関節症

- 骨形態に解剖学的異常がない股関節に生じる変形性股関節症である.
- 欧米ではこのタイプが多く男性に好発する.

### 2) 二次性股関節症

- 何らかの先行する股関節疾患が存在し, そのために生じた変形性股関節症である.
- 日本における変形性股関節症のうち80％程度を占める. 先天性股関節脱臼や寛骨臼形成不全に起因するものが多く女性に好発する.

## 3 症状・障害

- 主症状は疼痛と関節可動域（ROM）制限, 筋力低下であり, 歩行障害, ADL障害が出現する.
- 代表的な跛行に**トレンデレンブルグ跛行**と**デュシェンヌ跛行**がある（図1）. 人工股関節全置換術後も残存しやすい跛行である.

## 4 診断学的検査

### 1) X線検査

#### A. 変形性股関節症のX線上の病期分類

- 関節裂隙の状態をX線で判断し4段階に分類している（図2）.

⚠️**注意** X線画像診断による病期と臨床症状の重症度は必ずしも一致しない.

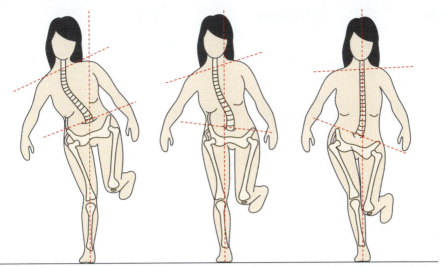

| デュシェンヌ徴候（＋）と逆トレンデレンブルグ徴候 | デュシェンヌ徴候（＋）とトレンデレンブルグ徴候（＋） | トレンデレンブルグ徴候（＋）とデュシェンヌ徴候（－） |

**図1●トレンデレンブルグ跛行とデュシェンヌ跛行**

トレンデレンブルグ跛行とは歩行周期における立脚期に遊脚側の骨盤が下制する徴候（トレンデレンブルグ徴候：Trendelenburg sign）を示す跛行のことであり，デュシェンヌ跛行とは，歩行周期における立脚期に立脚側に体幹を側屈させる徴候（デュシェンヌ徴候：Duchenne sign）を示す跛行のことである．ともに中殿筋の筋力低下によって起こるとされている．

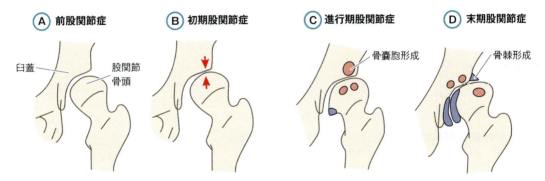

**図2●変形性股関節症のX線病期分類**

A）前股関節症：寛骨臼形成不全，骨頭変形などの解剖学的異常はあるが関節裂隙の狭小化がないもの．
B）初期股関節症：関節裂隙の狭小化がみられ，軟骨組織の硬化像がみられるもの．
C）進行期股関節症：一部の関節裂隙の消失および骨硬化，骨棘形成，骨嚢胞形成がみられるもの．
D）末期股関節症：広範な関節裂隙の消失がみられ，著しい骨棘形成，骨嚢胞形成がみられるもの．

## B. 臼蓋の形態評価（図3）

- 寛骨臼形成不全を鑑別するために，**CE角**，**Sharp角**，**AHI** などを用いる．
  - ▶**CE角**（center-edge-angle）：両側大腿骨頭中心を結ぶ線の垂線と臼蓋外側縁と大腿骨頭中心を結ぶ線のなす角度のことで，正常値は25°以上である．寛骨臼形成不全や大腿骨頭の非求心位例では，CE角は小さくなる．
  - ▶**Sharp角**：涙滴下端と臼蓋外側縁を結ぶ線と，両側涙痕下端を結ぶ線とのなす角度である．正常値は33〜38°であり，40°以上は寛骨臼形成不全と判定する．
  - ▶**AHI**（acetabular-head index）：大腿骨頭内側端から臼蓋縁外側端までの距離を大腿骨頭横径で除した割合であり，正常値は約80%である．大腿骨頭に対して臼蓋がどの程度被覆しているかをあらわす指標である．

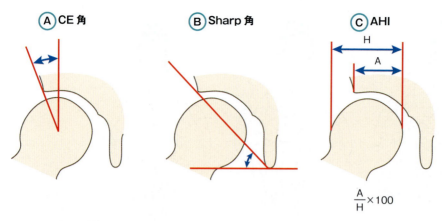

**図3 ● 臼蓋形態評価**
文献1を参考に作成.

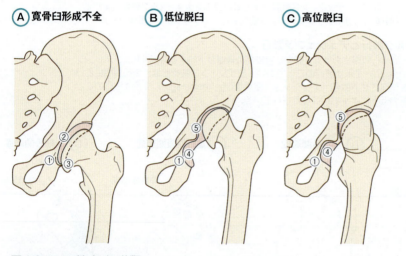

**図4 ● Hartofilakidis分類**
①涙痕, ②臼蓋骨棘, ③骨頭部下垂骨棘, ④原臼蓋, ⑤二次臼蓋.
A) さまざまな程度の骨棘や骨嚢胞が存在するが, 大腿骨頭は原臼蓋の中に位置している.
B) 二次臼蓋の下縁が原臼蓋の上縁と接している.
C) 二次臼蓋の下縁が原臼蓋の上縁と接していない.
文献2を参考に作成.

### C. 脱臼分類

- 脱臼性および亜脱臼性股関節症の分類にはHartofilakidis分類などがある（図4）.

## 2) CT

- 股関節における骨形態を立体的に把握することが可能である.

## 3) MRI

- 股関節における骨, 関節軟骨, 関節唇の病変が描出される.

# 5　医学的治療

- 医学的治療には保存療法, 関節温存術, 関節固定術, 人工股関節全置換術がある. 本稿では**人工股関節**

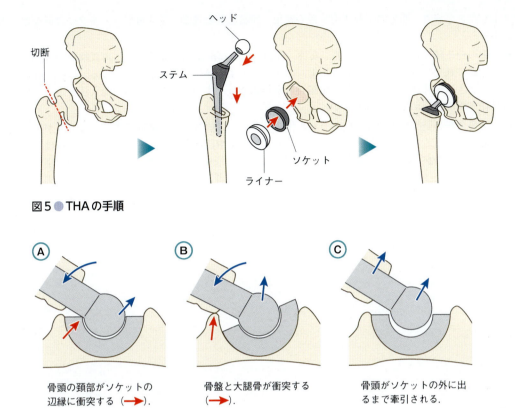

図5 ● THAの手順

図6 ● THA後における脱臼メカニズム
文献2より引用.

A 骨頭の頚部がソケットの辺縁に衝突する（→）.
B 骨盤と大腿骨が衝突する（→）.
C 骨頭がソケットの外に出るまで牽引される.

全置換術（total hip arthroplasty：THA）について述べる.

## 1) THAの概要

- THAとは変性した大腿骨頭と臼蓋を人工関節に置換する手術である（図5）.
- THAの寿命は約20～30年であり，再置換術の困難さを考慮して適応は60歳以上とされてきたが，近年ではインプラントの改良により50年以上の耐久性を見込めるとされている．股関節の状態や日常生活の障害程度により他に方法がない場合には若年層でも適応となることがある.
- THAの進入法は一般的に，前方・前外方・外方・後方・後外方アプローチがあり，さらにそれぞれの進入法に最小侵襲手術（minimally invasive surgery：MIS）がある．進入法によって切除・縫合する筋，腱，関節包，骨が異なり，免荷期間や脱臼しやすい肢位が異なる.

## 2) THAの合併症

- THAの術後合併症には**脱臼**，**深部感染**，**静脈血栓塞栓症**，**神経障害**，**骨折**，**ゆるみ**などがある.
- THA後脱臼の頻度は手術アプローチ，使用機種によりばらつきがあるが，初回THA後で1～5％，再置換術後で5～15％である．脱臼の原因には，ソケットやステムの設置異常，遺残した骨棘などによる骨盤と大腿骨のインピンジメント（衝突），ソケット辺縁部とステム頚部のインピンジメント，軟部組織の緊張不足，大転子の癒合不全，転倒などによる過度の外力，過去の股関節手術歴などがある（図6）.
- 深部感染の発症率は0.2～1％程度であり，発症頻度は初回THAよりも再置換術で高くなる.
- 深部静脈血栓症の発生頻度は20～30％，**症候性肺血栓塞栓症**の発生頻度は0.8～1.6％前後，**致死性肺血栓塞栓症**は0.5％未満である．予防法としては抗凝固療法，術後早期からの自動運動・早期離床，弾

性ストッキング装着，間欠的下肢圧迫装置の使用，持続的他動運動，下大静脈フィルター設置などの方法がある．

● **神経障害**の発生頻度は1％程度である．女性，脱臼性および亜脱臼性股関節症，再置換術が危険因子である．神経の過度の伸展，圧迫，直接損傷，セメントによる熱損傷などが原因となる．2〜3 cm以上脚延長したときに坐骨神経，大腿神経，閉鎖神経が損傷されやすい．前方・前外側進入法を用いた手術後では外側大腿皮神経が損傷されやすい．

● **術中大腿骨骨折**の発生頻度は5％程度であり骨量の乏しい高齢者などの初回手術や，ゆるみが生じ骨皮質の菲薄化を認める例の再置換術において生じやすい．**術中臼蓋骨折**は稀である．**術後骨折**は種々の外力により発生するが，その発生頻度は0.1〜2％程度である．骨折の程度やインプラントの固定性によって，経過観察またはワイヤーやプレートを用いた固定術，再置換術などの観血的処置が行われる．

● **インプラントのゆるみ**の原因は非感染性のものと感染性のものの2つに大別される．非感染性のゆるみのうち，手術手技に由来する要因として，コンポーネントの不適切な設置，未熟なセメンティング手技などがあげられる．術後は骨溶解の発生が要因となる．摺動面から発生するポリエチレンなどの摩耗粉，金属同士の接触により発生する摩耗粉などによる生体反応で引き起こされる．

### 第4章 股関節

# 3. 変形性股関節症，人工股関節全置換術

平尾利行

Ⓐ知識の整理　　　Ⓑリハビリテーションプログラム

## ◯ Do!

1. 疼痛の強い時期は除痛を目的とした生活指導，運動療法を優先して行う
2. 運動療法は運動中あるいは運動後に疼痛が出現，増悪しないものを選択する
3. THA後の場合は手術内容を医師に確認し，脱臼や骨癒合不全に注意して理学療法を行う
4. 下肢だけでなく，骨盤や体幹との運動連鎖を考慮して理学療法を行う

## ✕ Don't!

1. 疼痛を伴う運動療法は行わない
2. THA後では手術内容を確認せずに理学療法を行わない

## 1 情報収集

### 1）主治医からの情報やカルテ

#### A. 変形性股関節症，THA後共通項目

① 名前，年齢，身長，体重，家族構成，受傷前の生活環境や活動状況

② 糖尿病，高血圧，リウマチなどの既往歴

③ 股関節手術既応の有無

④ 疼痛が出現した時期

#### B. THA後に確認する項目

⑤ 手術内容（進入法，切除および縫合した筋・腱・関節包・骨，インプラントの固定性など）

⑥ 術後の合併症（循環障害，神経障害，骨折，感染症）の有無

⚠️**注意** 進入法にかかわらず，屈曲・内転・内旋の複合動作で後方脱臼，伸展・内転・外旋の複合動作で前方脱臼につながる．単一面状での関節運動で脱臼することは少ない．脱臼は術直後から長期にわたり発生しうるが，術後早期においては後方進入法では後方脱臼，前方進入法では前方脱臼が起こりやすい．特に，後・後外方進入において外旋六筋を切離し，縫合していない場合は後方脱臼のリスクが上がるので注意が必要である．

⚠️**注意** 外方進入法では，切離した中・小殿筋や外側広筋の腱を大転子に縫着する方法（Hardinge法）や，大転子を中・小殿筋とともに切離した後に再接合する方法（Charnley法，Dall法）などがある．これらの手術法では術後早期の外転筋トレーニングは癒合不全を引き起こすため禁忌となる．

### 2）X線画像

#### A. 変形性股関節症

● 変形・進行度.

Ⓑリハビリテーションプログラム　283

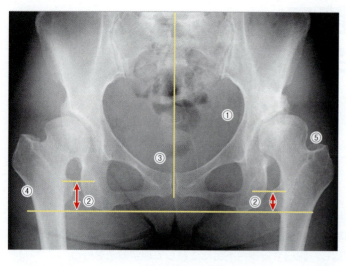

**図7● X線正面像から得られるアライメント情報**
①骨盤腔・閉鎖孔の形状から骨盤の前後傾を判断する（前傾位：骨盤腔が大きくみえる，後傾位：閉鎖孔が大きくみえる）．
②両坐骨を結ぶ線と小転子の位置で脚長を確認する（距離が長い側の脚長は短いことを示す）．
③恥骨結合からの垂線と仙骨・尾骨の位置から骨盤の回旋を推察する（骨盤の回旋がなければ正中軸上に揃う）．
④大転子・小転子の写り方から大腿骨の回旋を判断する（内旋しているときは大転子が大きく小転子が小さく写り，外旋しているときは大転子が小さく小転子が大きく写る）．
⑤大腿骨頚部の角度（頚体角）が正常値（120〜135°）から逸脱してないかを確認する（逸脱しているときは股関節にかかる負担が増大する）．

- アライメント（図7）．

### B. THA後
- 術後骨折，インプラントのゆるみや沈みこみの有無．
- 脚延長量（両坐骨を結んだ線と小転子までの距離を術前後で比較）．

## 2 患者を前にまず行うこと

- 問診や視診から現在の日常生活上の問題点や合併症について推察する．

### 1）問診
- 疼痛の確認（発症時期，安静時痛，夜間時痛，荷重時痛，疼痛部位）．
- 連続歩行可能な距離や時間．
- 下肢に痺れや疼痛，動かしづらさはないか．
- ADL，趣味活動，仕事などで不便なこと．
- 過去の労働内容と期間，スポーツ歴，外傷歴（一次性股関節症の発生リスクファクターとなる）．

### 2）視診
- 下肢の腫脹，浮腫．
- 創部の状態．

## 3 リハビリテーション評価

- 一般的に数年かけて進行する変形性股関節症と，変形した関節構造を劇的に変えるTHAの評価を行う際には，その経時的変化を主観的，客観的側面から確認していく必要がある．

### 1）臨床評価基準
- 臨床評価基準とは医療者側で変形性股関節症を評価する基準である．
- わが国で最も用いられている変形性股関節症の臨床評価基準は，**日本整形外科学会股関節機能判定基準**（JOA hip score）である．
- 国際的に最も普及している基準としてはHarris hip scoreがあるが，国際的に統一された評価基準はない．

### 2）健康関連QOL評価法

- 患者が自身の健康関連QOLを自己評価する方法である．
- 全身の健康状態を評価する包括的尺度として最も頻用度および信頼性が高いのは**SF-36**である．

### 3）ADL評価

- 正座，敷布団動作（床からの立ち上がり動作），和式トイレ動作などを含めて和式動作が制限されやすい．また靴下着脱動作や爪切り動作も制限されやすい．
- THA後においては禁忌動作をとってしまうことも多いので，術前から実際に行っている動作を確認し，脱臼を予防する方法を指導していく必要がある．
- わが国で最も用いられている患者立脚型アウトカムは，**日本整形外科学会股関節疾患評価質問票（JHEQ）**である．

### 4）疼痛検査

- 安静時痛，動作時痛，荷重痛，歩行時痛を確認する．
- visual analogue scale（**VAS**）や numerical rating scale（**NRS**）などを用いて数値化する．

### 5）関節可動域（ROM）測定

- ROM測定には，一般的に日本整形外科学会・日本リハビリテーション医学会による測定法を用いる．
- 変形性股関節症患者では，膝や体幹にも障害があることが多いため，膝関節，足関節，体幹のROMも測定する．

### 6）整形外科テスト

- 股関節の整形外科テストにはFABER test，FADIR test，Ely test，Thomas test，Ober testなどがある（図8）．

### 7）筋力テスト

- 徒手筋力検査（MMT）を実施する．
- ハンドヘルドダイナモメータなどを用いて筋力を数値化する方法もある．

### 8）脚長測定

- 棘果長，転子果長，大腿長，下腿長を測定する．
- 変形性股関節症では進行に伴い，関節軟骨がすり減り，原臼蓋から大腿骨頭が外上方へ逸脱し，脚が短縮してくる．
- THA後では外上方へ逸脱した骨頭が原臼蓋位に戻っていることが多い．脚延長量はX線で確認できるが，体表からの変化も確認する．

### 9）周径測定

- 大腿周径や下腿周径を測定する．
- 変形性股関節症では，神経性あるいはや活動量低下による筋萎縮を呈しやすい．
- THA後では大腿部の腫脹や，下腿部の浮腫を認めることが多い．

### 10）姿勢評価

- 背臥位，端座位，立位，片脚立位で姿勢を評価する．
- ROM制限，筋長のアンバランスによりさまざまな不良姿勢を呈する．THA後も術前のアライメント不良が残存することが多い．
- 片脚立位における特徴的な姿勢不良としてトレンデレンブルグ徴候とデュシェンヌ徴候がある（図1）．これらは主に中殿筋の筋力低下によって生じるものであり，THA後も残存しやすい．これらの徴候の

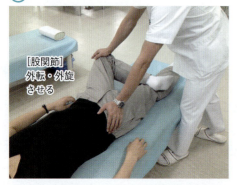
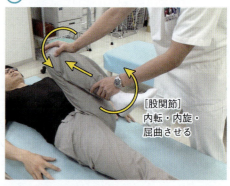
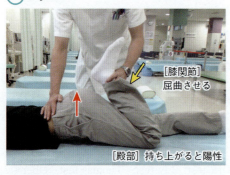
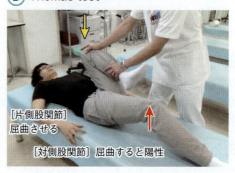
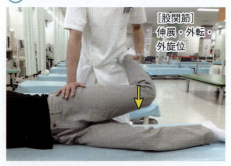

**図8 ● 股関節の整形外科テスト**

A) FABER test (Flexion abduction external rotation test)
検査側の足部を対側膝部に乗せ，検査側股関節を他動的に外転・外旋させる．鼡径部痛や殿部痛が出現した場合に陽性と判断する．また，左右の開きの差を確認する．内転筋の短縮，股関節機能異常，仙腸関節機能異常などを探る．

B) FADIR test (Flexion adduction internal rotation test)
股関節屈曲位から内転・内旋・屈曲させていく．陽性では鼡径部の疼痛やつまり感が出現する．股関節，仙腸関節の機能異常などを探る．THA後は禁忌動作となるので注意．

C) Ely test
大腿前面にある二関節筋（大腿直筋，縫工筋，大腿筋膜張筋）の短縮の有無を検査する．陽性では殿部が持ち上がる（⟶）．

D) Thomas test
片側股関節を最大屈曲させたときに対側股関節が屈曲してきた場合（⟶）に陽性とし，対側股関節屈筋群（大腿直筋，腸骨筋，大腰筋，縫工筋，大腿筋膜張筋）の短縮があると判断する．

E) Ober test
側臥位で上側下肢を他動的に股関節伸展・外転・外旋位とする．この状態で力を抜かせ重力で股関節を内転させる．股関節内外転中間位よりも内転しない場合や内転角度に左右差がある場合を陽性と判断する．殿部や大腿外側の軟部組織の伸張性低下を検査するテストである．

第4章　3. 変形性股関節症，人工股関節全置換術

有無は前額面で判断されるが，矢状面や水平面でもアライメントを確認しリハビリテーション治療に役立てる.

## 11) 歩行評価

- 10 m歩行速度や6分間歩行距離テスト，Timed Up & Go Testなどがある.
- 変形性股関節症の特徴的な歩容としてトレンデレンブルグ跛行とデュシェンヌ跛行がある（図1）.
- 歩行時の疼痛が出現するタイミングを確認する.

> **memo** Timed Up & Go Test
> 肘掛のついた椅子に深く腰かけた状態から立ち上がり，3 mを心地よい速さで歩き，折り返してから再び深く着座するまでの所要時間（秒）を測定するテストである.

## 12) 動作評価

- 疼痛の出る動作や日常生活で困難な動作を実際に行い，その動作の可否や運動パターンを確認する.

# 4　リハビリテーション治療の全体的な流れ

## 1) 保存療法の場合

- 疼痛軽減を目的として温熱療法，ストレッチング，セルフマッサージなどを用いる.
- 関節保護の観点から，股関節にかかる負担を軽減させるための動作指導や環境調整が必要である.
- 股関節の過負荷をコントロールするためには股関節周囲筋の筋力強化が重要であるが，疼痛を伴う運動は好ましくない.
- 杖を用いることで股関節にかかる負担を物理的に軽減させる（図9）.

## 2) THA後の場合

- 近年では早期の離床，荷重，退院が推奨され，セメント使用の有無にかかわらず，翌日から全荷重を許可する医療機関が多い.
- 荷重を含めたプロトコルは医療機関や担当医によって異なるので，詳細を確認する.
- 本稿では炎症期，非炎症期に大別した術後リハビリテーションを紹介する（図10）.

# 5　リハビリテーション治療の実際

## 1) ADL指導

- THA後約2週間は特に脱臼が生じやすい.
- 深屈曲や，屈曲・内転・内旋の複合運動による後方脱臼，伸展・外転・外旋複合運動による前方脱臼に注意して，これらを回避するような動作パターンを指導する（図11〜13）.

## 2) 歩行練習

- 術後早期は特に転倒に気をつけながら歩行練習を行い，疼痛や安定性を確認しつつ，歩行器からT字杖歩行，杖なし歩行へと進めていく.
- 階段昇降練習はT字杖歩行が可能となった後に，二足一段でT字杖と手すりを使用しながら開始し，疼痛や安定性を確認しながら徐々に一足一段へと移行していく.
- 中殿筋や大転子が再縫合されている場合は，術後1カ月程度はT字杖を用いた股関節外転位の歩行とし，縫合部に過負荷をかけないよう指導することがある.

Ⓑリハビリテーションプログラム　**287**

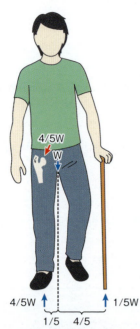

### 図9● 杖による股関節への影響

杖を使うことにより，自重による負担の1/5を杖が担うため，股関節にかかる負担は4/5 Wとなり，物理的負担が軽減する．
文献3を参考に作成．

**注意点**
- 術後早期は脱臼しやすい
- 筋や腱，骨を再縫合している場合は癒合不全を起こさないように十分に配慮する
- インプラントの種類や設置状態によって脱臼角度が変わるため執刀医に確認する
- 術後合併症の有無や術創部を確認する

**術前**
- ADL指導（杖指導，脱臼動作指導）
- 術前の介入リハビリテーション（筋力トレーニング，関節可動域運動，ストレッチングなど）

**術後早期（炎症期）**
- 静脈血栓塞栓症予防運動
- ADL指導
- 関節可動域運動
- ストレッチング
- 低負荷での運動
- 荷重練習
- 歩行練習（歩行器→T字杖）
- アイシング

**非炎症期**
- 温熱療法を開始
- 疼痛のない範囲での運動負荷を上げていく
- 術創部癒着予防のための皮膚モビライゼーション

**Memo**
- 術前の脱臼動作指導は術後脱臼予防に有効である
- 術前の介入リハビリテーションを行うことで柔軟性や筋出力が改善し，術後の回復過程を早めさせる可能性がある
- 術前の介入リハビリテーションを行うことで，運動療法に対する理解・習熟度が上がり，術後の運動療法をスムーズに進めることができる

**Memo**
- 熱感，腫脹が軽減してきたら次のステップへ進む（術後約3週）

### 図10● THA後リハビリテーションのフローチャート

第4章 3. 変形性股関節症，人工股関節全置換術

A ベッドからの起き上がり動作

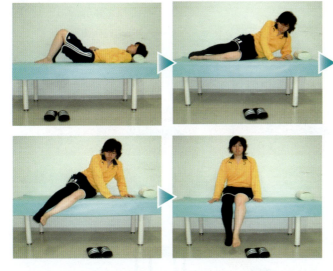

両脚を揃えた状態で寝返りをし，脚をベッドから降ろしながら起き上がる．両脚を揃えることで過内転を防止する．

B ベッドに横になる動作

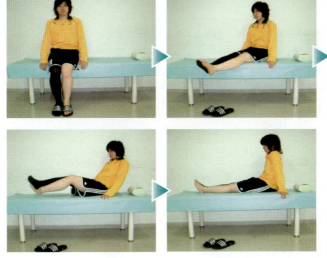

両脚を揃えた状態で膝がベッドに乗るところまで後ろに下がる．踵を持ち上げにくいときは非術側で術側下肢を挙上してベッドに乗る．

C 椅子の立ち座り動作

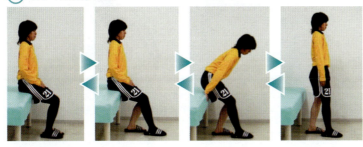

術側を前に出して立ち座りすることで深屈曲を防止する．特に膝よりも低い椅子やトイレに腰掛けるときには注意が必要である．

図11 ● ADL指導①
術側＝右，非術側＝左．

Ⓐ 床からの立ち座り動作

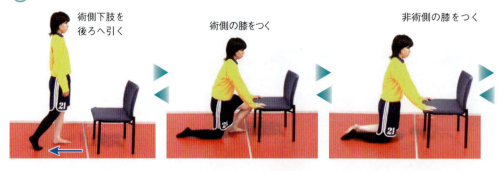

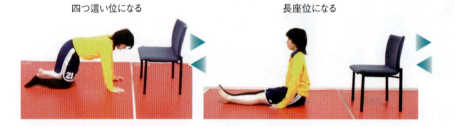

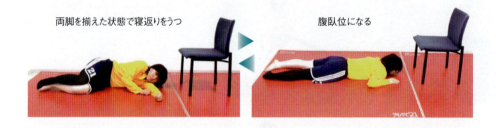

Ⓑ ソックスエイドを用いた靴下履き動作

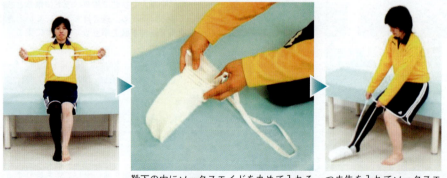

**図12● ADL指導②**
術側＝右，非術側＝左．
股関節屈曲可動域制限，筋力低下などにより靴下履きが困難な場合には"ソックスエイド"の使用を指導する．

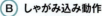
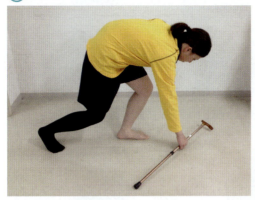
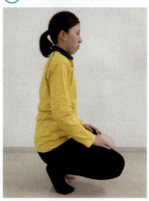

**図13 ● ADL指導③**
術側=右,非術側=左.
A) 術側下肢を後ろに引き,非術側下肢に体重を乗せて下のものを拾う.術側股関節が過伸展しないように術側の膝を屈曲させること.
B) 股関節を深屈曲しないように注意しながら,股関節を外転させ,挙げた踵に座るようにしゃがみ込むこと(蹲踞姿勢).

## 3) 運動療法

### A. 静脈血栓塞栓症予防
- 麻酔から醒めるとともに足を枕などで挙上し,足関節底背屈の自動運動を行うよう術前から指導しておく.

### B. ROM運動
- 寛骨臼が凹型,大腿骨頭が凸型となっている.大転子を他動的に操作しながら,大腿骨頭の**凸の法則**を意識してROM運動を行う(図14).
- 他動運動からはじめ,徐々に自動介助運動,自動運動へと進める.

### C. 筋機能をエクササイズ
- 術後に禁忌となる肢位や運動は手術内容によって異なるため,術者と十分に確認したうえで指導する.
- 保存療法で疼痛の強い時期や術後早期などの炎症期は,自動介助運動,除重力下OKC(open kinetic chain)運動,Semi CKC(closed kinetic chain)運動のような**低負荷での運動**を行う(図15).
- 保存療法で疼痛が少ない時期や術後の非炎症期では,抗重力下OKC運動や抵抗運動,CKC運動を行う(図16).
- hip spine syndromeに代表されるように,股関節と体幹機能には密接な関連性がある.運動療法を行う際には体幹機能を考慮してアプローチする(図17).

### D. ストレッチングおよびセルフマッサージ
- 変形性関節症の疼痛を緩和させるためにストレッチングやセルフマッサージを行う(図18).筋の柔軟性を維持・向上させることでADLの改善につながる.

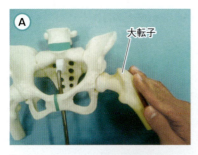
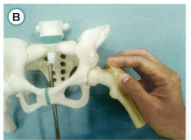
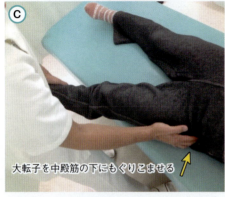
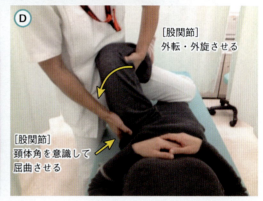

**図14 ● 関節可動域運動**
代償のない股関節だけの動きが上手に出せるようになるまで行う．
A) 大転子を他動的に動かす際の手の置き方．
B) 大転子に抵抗を加える際の手の置き方．
C) 大転子操作による外転可動域運動時の写真である．大転子を中殿筋の下にもぐりこませるように操作する．
D) 屈曲可動域運動を行う際は頸体角を意識し，外転外旋を伴わせた可動域運動を行う．術後も同様に行うことで脱臼を予防した関節可動域運動が可能となる．

---

**memo 凸の法則**
運動する関節面が凸の場合，滑走は骨の角運動とは反対の方向に生じる．

**memo 低負荷での運動**
- OKC（開放性運動連鎖）：肢体の遠位端が自由な状態で行う運動のこと（例：レッグエクステンション）．
- CKC（閉鎖性運動連鎖）：床に足底など身体の一部が接触，固定されていて多関節同時運動が原則で行われる運動のこと（例：スクワット）．
- SCKC（半閉鎖性運動連鎖）：免荷した状態で行うCKC運動のこと（例：エアロバイク）．

**memo hip spine syndrome**
股関節と体幹が密接に関連しているがゆえに，一方が破綻すると他方にも悪影響を及ぼしてしまう状態のこと．

**memo THA後のリスク管理**
髄腔が狭い場合や骨質が不良の場合は術後に骨折を伴うインプラントの沈み込みや脱転が起こることがある．術後骨折のリスクが高い患者の場合（特にセメントレスシステム），術後2〜3カ月の間に固着するまでは，回転・回旋トルクがかからないようにスクワットなどのトレーニングは控えるよう配慮する．

第4章　3．変形性股関節症，人工股関節全置換術

Ⓐ 股関節回旋運動
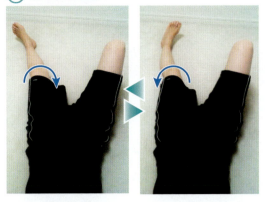

Ⓑ 股関節内外転運動
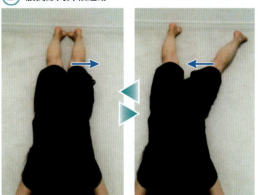

Ⓒ 股関節屈伸運動
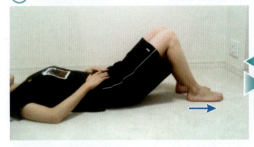
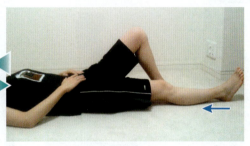

Ⓓ ヒップリフト
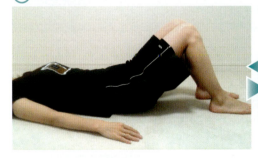
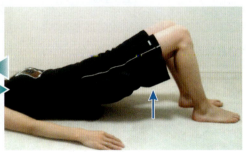

**図15● 炎症期の運動療法**
Aは1分間1セットからはじめ，徐々にセット数を増やしていく（3〜5セット）．B〜Dは左右5回3セットからはじめ，徐々に回数を増やしていく（5〜20回）．
A）膝や足部の力を抜いて股関節を内外旋する．
B）股関節を中心に内外転運動を行う．腹臥位の方が殿筋群に力が入りやすい．腹臥位がとれないときは背臥位で行う．
C）床上で踵を滑らせるようにして股関節屈伸運動を行う．股関節を伸展していく際に腰椎の前弯が出ないように腹筋でコントロールさせる．
D）床を踏みつけるようにして殿部挙上を行う．殿部挙上時に腰椎の前弯が出ないように腹筋でコントロールさせる．

Ⓑ リハビリテーションプログラム　293

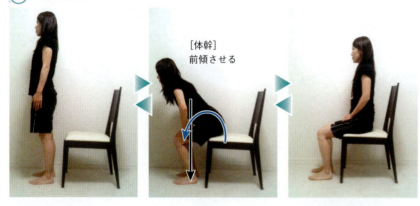
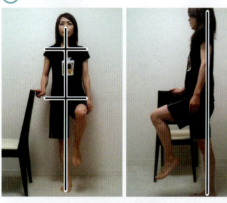
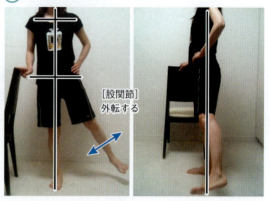

**図16 ● 非炎症期の運動療法**

A) 上半身の重心（→）が支持基底面に入るように，骨盤から体幹を前傾させ立ち座り運動を行う．5回3セットからはじめ，徐々に回数を増やしていく（1セット5～20回）．

B) 両肩と骨盤が傾かないように，両目，両肩，骨盤の中心を通る線が第2趾にくるように片脚立位練習をする．また，耳介－肩峰－大転子が直線上に並ぶようにする．15秒3セットからはじめ，徐々に秒数をのばしていく（15秒～1分）．

C) 片脚立位での姿勢を保ちながら外転運動（→）を行う．左右5回ずつ3セットからはじめ，徐々に回数を増やしていく（5～20回）．

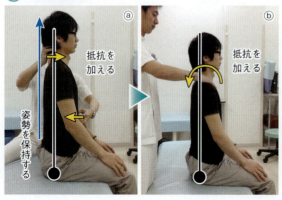
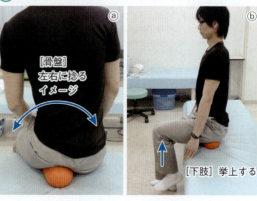

（次ページへ続く）

(前ページの続き)

Ⓒ 荷重練習

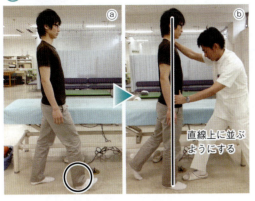

**図17 ● 体幹機能に対するアプローチ**
A) 耳介, 肩峰を通る直線（——）が坐骨結節に乗る座位姿勢をとらせる（ⓐ）. さまざまな方向への抵抗に対し, 姿勢が崩れないように保持させる. 5〜10秒ずつさまざまな方向から抵抗を加える. 弱い抵抗から徐々に強い抵抗へと変えていく（ⓑ）.
B) 両坐骨結節に体重をかけることを意識しながら骨盤運動（ⓐ）や下肢挙上運動（ⓑ）を行う. ⓐ, ⓑともに5〜20回3〜5セットを目安とし, 疼痛, 疲労度に合わせて回数を設定する.
C) 踵がつくと殿部の収縮が入る準備ができる（ⓐ）. 立脚中期で骨盤傾斜が中間位になるようにする. また, 耳介-肩峰-大転子が直線上に並ぶようにする（ⓑ）. 5〜20回3〜5セットを目安とし, 疼痛, 疲労度に合わせて回数を設定する.

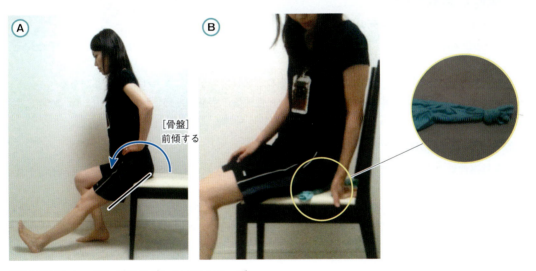

**図18 ● ストレッチングおよびセルフマッサージ**
A) 大腿後面のストレッチング：ストレッチングする下肢を伸展させ, 骨盤を前傾させていく. ストレッチングは伸張痛がでない範囲でリラックスして行うこと（1日20〜30秒3〜5セット）.
B) 殿部のセルフマッサージ：タオルを丸めて殿部を圧迫し, セルフマッサージを行う. 梨状筋や閉鎖筋群を狙って行うと疼痛の軽減がみられることが多い（毎日2〜3分）.

〈文献〉
1) 「変形性股関節症診療ガイドライン2024 改訂第3版」（日本整形外科学会, 日本股関節学会／監, 日本整形外科学会診療ガイドライン委員会, 変形性股関節症ガイドライン策定委員会／編）, 南江堂, 2024
2) 「人工股関節置換術〔THA〕のすべて 改訂第2版」（松野丈夫／監, 伊藤 浩／編）, メジカルビュー社, 2015
3) 「プラクティカルマニュアル 股関節疾患保存療法」（赤松功也／編）, 金原出版, 1997
4) 加藤 浩, 他：変形性股関節症に対する姿勢・動作の臨床的視点と理学療法. PTジャーナル, 40：179-191, 2006
5) 永井 聡：股関節の病態運動学と理学療法Ⅰ. 理学療法, 24：362-374, 2007
6) 建内宏重：股関節の病態運動学と理学療法Ⅱ. 理学療法, 24：474-482, 2007
7) 平尾利行, 他：股関節の低侵襲手術と理学療法. PTジャーナル, 56：177-180, 2022

第4章 股関節

# 4. 大腿骨頭壊死症

本間大介

**Ⓐ知識の整理**　　**Ⓑリハビリテーションプログラム**

## POINT

1. 大腿骨頭壊死症の原因・誘因を理解する
2. 大腿骨頭壊死症の病態，症状・障害を理解する
3. 大腿骨頭壊死症の診断学的検査について理解する
4. 大腿骨頭壊死症に対する手術療法の種類，方法を理解する

## 1 原因・誘因

### 1）症候性大腿骨頭壊死[1]

- 症候性大腿骨頭壊死は**壊死の誘因が明らかなもの**である．
  - ▶外傷性大腿骨頭壊死：大腿骨頚部骨折後や外傷性股関節脱臼後に血流の途絶が生じた場合に発生することがある．
  - ▶塞栓性大腿骨頭壊死：減圧症やGaucher症など血管内の塞栓により生じることがある．
  - ▶放射線照射後大腿骨頭壊死症：骨盤周囲の悪性腫瘍の治療のために放射線療法を行った際に生じることがある．

### 2）特発性大腿骨頭壊死[2, 3]

- 非外傷性かつ大腿骨頭の無菌性および阻血性の壊死をきたすものであり，大腿骨頭の圧潰や変形を生じる．
- **副腎皮質ステロイドの投与**や**アルコールの多飲**に関連したものも特発性大腿骨頭壊死症として扱われる．
- 発症要因として，上記以外にも脂肪塞栓，静脈還流量障害，血液凝固異常などが考えられるが，壊死の発生機序は依然として解明されていない．

## 2 病態

- 症候性，特発性ともに初期の病態においては骨頭の一部に壊死もしくは帯状硬化が出現する．
- 股関節への力学的ストレスにより，軟骨下骨が圧潰され，急性疼痛を生じることがある．
- 大腿骨頭の圧潰に伴い，股関節周囲の疼痛が増し，関節可動域制限，筋力低下，脚長差などを呈する．これらの症状は変形性股関節症に類似する．
- 本邦における特発性大腿骨頭壊死症は男性にやや多く，全国有病率は人口10万人あたり18.2人（0.0182 %）とされている[3]．

⚠️**注意** 隣接関節の疼痛にも注意しよう
　大腿骨頭壊死症の疼痛は殿部や膝関節に生じることがあるため，他関節の問題として診断され，発見が遅れることがある．そのため，既往歴や現病歴・治療歴に加えて，アルコールの摂取量など生活状況を把握する必要がある．

296　整形外科リハビリテーション　第2版

## 3 症状・障害

- 股関節に疼痛が生じることから，関節可動域制限，筋力低下が生じる．壊死に伴う骨頭の圧潰の進行により脚長差を呈することもある．これらの股関節周囲の機能障害は歩行能力の低下や跛行につながる．
- 特発性大腿骨頭壊死は多発性の骨壊死を呈することがあり，発生頻度は膝関節，肩関節，足関節の順に多い．そのため，他関節の疼痛の有無の確認など配慮が必要である．
- 大腿骨頭の壊死部はほとんどの症例で変化しない．**壊死の領域が荷重部の2/3を超える場合**，骨頭の圧潰を含めて病期が進行しやすいため注意が必要である[3]．

## 4 診断学的検査

- 厚生労働省特発性大腿骨頭壊死症調査研究班による診断基準の5項目において，2項目以上を満たし，除外基準に該当しない疾患が特発性大腿骨頭壊死症と診断される（表1）．
- 重症度は**荷重部に占める壊死部の割合**で病期（stage：表2）や病型（type：表3）が分類される．これらの分類は，厚生労働省特定疾患・特発性大腿骨頭壊死調査研究班により2001年に改定され，現在も診断や重症度の判断に用いられている．

### 表1 ● 特発性大腿骨頭壊死症の病期（Stage）分類

| stage 1 | X線像の特異的異常所見はないが，MRI，骨シンチグラム，または病理組織像で特異的異常所見がある時期 |
|---|---|
| stage 2 | X線像で帯状硬化像があるが，骨頭の圧潰（collapse）がない時期 |
| stage 3 | 骨頭の圧潰があるが，関節裂隙は保たれている時期（骨頭および臼蓋の軽度な骨棘形成はあってもよい）<br>　stage 3A：圧潰が3 mm 未満の時期<br>　stage 3B：圧潰が3 mm 以上の時期 |
| stage 4 | 明らかな関節症性変化が出現する時期 |

注1）骨頭の正面と側面の2方向X線像で評価する（正面像では骨頭圧潰が明らかでなくても側面像で圧潰が明らかであれば側面像所見を採用して病期を判定すること）
注2）側面像は股関節屈曲90°・外転45°・内外旋中間位で正面から撮影する（杉岡法）

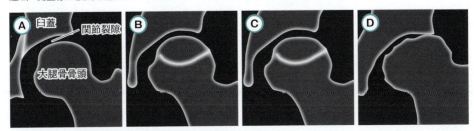

A）stage1：単純X線像の特異的異常所見は認めない．
B）stage2：帯状硬化像を認める．
C）stage3：骨頭の圧潰を認めるが，関節裂隙は保たれている．
D）stage4：関節裂隙は消失し関節症性変化を認める．
文献4，5を参考に作成．

### 表2 特発性大腿骨頭壊死症の診断基準

| | |
|---|---|
| X線所見 | 股関節単純X線の正面像および側面像で判断する．特発性大腿骨頭壊死症の病期（stage）分類のstage4を除いて関節裂隙の狭小化がないこと，臼蓋には異常所見がないことを要する．<br>1. 骨頭圧潰あるいはcrescent sign（骨頭軟骨下骨折線）<br>2. 骨頭内の帯状硬化像の形成 |
| 検査所見 | 3. 骨シンチグラム：骨頭のcold in hot像<br>　壊死部には核種の取り込みがないので白く抜けるcold像がみられ，その周辺では骨形成が盛んなために核種が強く集積するhot像がみられる．<br>4. MRI：骨頭内帯状低信号域<br>　T1強調画面でのいずれかの断面で，骨髄組織の正常信号域を分界する像．<br>5. 骨生検標本での骨壊死像<br>　連続した切片標本内に骨および骨髄組織の壊死が存在し，健常域との界面に線維性組織や添加骨形成などの修復反応を認める像． |
| 判　定 | 上記項目のうち，2つ以上を満たせば確定診断とする． |
| 除外診断 | 腫瘍および腫瘍類似疾患，骨端異形成症は診断基準を満たすことがあるが，除外を要する．なお，外傷（大腿骨頸部骨折，外傷性股関節脱臼），大腿骨頭すべり症，骨盤部放射線照射，減圧症などに合併する大腿骨頭壊死，および小児に発生するペルテス病は除外する． |

文献5より引用．

### 表3 特発性大腿骨頭壊死症の壊死域局在による病型（type）分類

| | |
|---|---|
| type A | 壊死域が臼蓋荷重面の内側1/3未満に留まるもの，または壊死域が非荷重部のみに存在するもの |
| type B | 壊死域が臼蓋荷重面の内側1/3以上2/3未満の範囲に存在するもの |
| type C | 壊死域が臼蓋荷重面の内側2/3以上に及ぶもの<br>type C-1：壊死域の外側端が臼蓋縁内にあるもの<br>type C-2：壊死域の外側端が臼蓋縁を超えるもの |

注1) X線/MRIの両方またはいずれかで判定する
注2) X線は股関節正面像で判定する
注3) MRIはT1強調像の冠状断骨頭中央撮像面で判定する
注4) 臼蓋荷重面の算定方法：臼蓋縁と涙痕下縁を結ぶ線の垂直2等分線が臼蓋と交差した点から外側を臼蓋荷重面とする

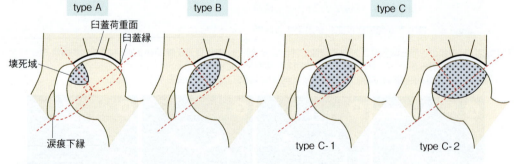

文献5より引用．

第4章　4. 大腿骨頭壊死症

## 5　医学的治療

- X線所見による病期分類や大腿骨頭荷重部における壊死部の割合に基づいた病型分類などをふまえ，治療方針が決められる．
- 手術療法には骨移植や細胞治療，骨切り術，人工股関節全置換術，人工骨頭挿入術などがあり，対象者の状態に応じて選択される．細胞治療や骨切り術では免荷や部分荷重を要するが，人工股関節置換術，人工骨頭挿入術などでは術後全荷重が許可されることが多い．
- 保存療法の主目的は疼痛の緩和や圧潰の進行予防である．松葉杖やロフストランド杖による免荷を選択することもあるが，免荷による圧潰の進行予防や手術の回避についてのエビデンスには議論がある[3]．
- 物理療法（体外衝撃波，電磁場刺激）や高圧酸素療法，薬物療法などは疼痛の緩和に有効との報告が散見される[3]．

⚠**注意**　好発年齢を考慮すると社会的な影響も大きい疾患であるため，身体機能への着目のみでなく，環境因子や社会的な因子にも配慮した治療が必要である．

Ⓐ知識の整理　**299**

第4章　股関節

# 4. 大腿骨頭壊死症

本間大介

Ⓐ知識の整理　　　Ⓑリハビリテーションプログラム

## ⭕ Do!

1. 症候性，特発性のどちらの壊死症かを確認する
2. 飲酒歴，ステロイド治療歴，既往歴などの情報を確認する
3. 他関節の痛みを含めて全身状態を確認したうえでアプローチする
4. 股関節への過負荷を考慮し，装具や補助具の使用を含めて ADL を指導する
5. 術式を確認し，荷重許可量に応じた指導を行う

## ❌ Don't!

1. 大腿骨頭への過負荷に注意し，圧潰の進行を助長しない
2. 術後リハビリテーションでは術式や禁忌事項の確認を怠らない

## 1 リハビリテーションプログラムの考え方

- 大腿骨頭の圧潰の程度や病期により治療やリハビリテーションの方針が異なる．
- 保存療法が選択された場合でも，将来的に手術の適応となる可能性があるため，**術後を想定したコミュニケーションやリハビリテーションが重要になる**．
- 保存療法，手術療法のいずれにおいても股関節への過負荷を考慮した運動療法や動作指導を行う．
- 社会的背景や環境因子を考慮して患者とかかわる．

## 2 リハビリテーションの流れ (図1)

- 症候性か特発性かによって大別される治療方針を把握する．
- カルテ等より既往歴，大腿骨頭の圧潰の程度，ステロイド治療歴や飲酒歴などを確認し，リハビリテーション開始時には患者の hope を共有する．
- 最終的には手術が選択される可能性を考慮して，リハビリテーションを提供する．
- 保存療法では，圧潰の進行抑制，除痛を目的とした歩行補助具の検討や関節負荷をコントロールするための動作指導が重要になる．
- 術後のリハビリテーションでは，術式により異なる荷重量や免荷期間に従って，過負荷を避ける．

300　整形外科リハビリテーション　第2版

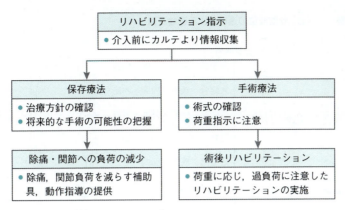

図1 ● リハビリテーションの流れ

## 3 リハビリテーション評価

### 1）事前の情報収集
- 基本情報：年齢，体重，身長など
- 社会的情報：家族状況，生活環境，職業など
- 医学的情報：既往歴，現病歴，画像所見（病期，病型など），罹患期間など
- 手術記録，主治医からの情報：術式，禁忌，術後合併症（脱臼など），荷重許可量など
- X線画像，MRI：骨盤の前後傾の程度，脚長差など

### 2）問診
- hope，ADLや疼痛が生じる動作，生活状況，社会的環境などを聴取する．
- 免荷を要する場合は杖などの補助具に対する抵抗感や使用経験を確認しておく．

> **memo　問診からわかること**
> 問診をしながら，認知機能や疾患への理解度を推察しておく．これらの情報は免荷を含めた動作指導を安全に進める際に役立つ．

### 3）疼痛評価
- 安静時痛，荷重時痛，夜間時痛，運動時痛を確認する．
- 痛みの日内変動について聴取しておく．
- visual analogue scale（VAS），numerical rating scale（NAS），フェイススケールを用いて痛みの程度を確認する．
- 日常生活で特に痛みを自覚しやすい動作を把握しておく．

### 4）形態測定
- 大腿骨頭の圧潰に伴う脚長差を確認するために棘果長，転子果長を計測する．
- 脚長差は筋の伸張痛や歩容に影響するため重要な評価指標である．
- 痛みを回避するための安静や免荷による罹患側下肢の筋萎縮の程度を大腿および下腿周径で確認する．
- X線画像から股関節・骨盤の形態や位置を評価する（第4章-3 図7参照）．

### 5）関節可動域測定
- 股関節に加えて，体幹，骨盤帯，膝など隣接関節を中心に可動域を測定する．
- 術式によっては股関節の回旋運動で痛みを伴うことがあるため愛護的に下肢を動かす．

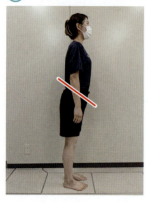 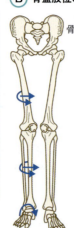 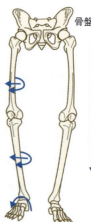

A 骨盤前傾での立位姿勢　B 骨盤肢位の違いによる運動連鎖

骨盤前傾
- 股関節：屈曲・内転・内旋
- 大腿骨：後方・内側・内旋
- 膝関節：伸展・外反・外旋
- 脛骨：後方・内側・内旋
- 足関節：底屈・回内
- 前足部：回外

骨盤後傾
- 股関節：伸展・外転・外旋
- 大腿骨：前方・外側・外旋
- 膝関節：屈曲・内反・内旋
- 脛骨：前方・外側・外旋
- 足関節：背屈・回外
- 前足部：回内

**図2● 姿勢評価**
股関節の被覆量を増加させ，荷重位置を壊死部から移動させるため，姿勢の変化を呈することがある．例として骨盤の前傾に伴う被覆の増加があるが，その際には腰椎の前弯が生じる（A）．また，骨盤の前後傾は下肢の運動連鎖に影響を与える（B）．
Bは文献6を参考に作成．

## 6）筋力評価
- 股関節周囲の筋力を評価する．
- 中殿筋等の股関節外転に寄与する筋の弱化は歩容に影響しやすいため，より注意深く評価する．
- 骨盤前傾など痛みを回避するための不良姿勢により下腹部筋の筋力が低下している場合があるため，体幹筋力の評価も怠らないようにする．

## 7）姿勢評価（図2）
- 大腿骨頭壊死部への荷重を減らす，もしくは分散するために**代償的な不良姿勢**を認めることが多い．
- 骨盤前傾により大腿骨頭に対する寛骨臼の被覆を増やす姿勢戦略をとっている場合は腰椎前弯が増強する．
- 痛みの回避や姿勢戦略による運動連鎖を考慮してアライメントを確認する．

## 8）整形外科テスト（第4章-3 図8参照）
- 罹患期間が長くなり，骨頭の圧潰が重度になると股関節周囲筋の短縮が問題になりやすい．
- 整形外科テストにより筋長を検査し，短縮やその非対称性が姿勢や動作にどのように影響するか推察する．例えば，Ely testで陽性の場合は大腿直筋の短縮，Thomas testで陽性の場合は腸腰筋の短縮を疑う．

## 9）歩行分析
- 股関節の疼痛に対する逃避的な跛行を呈することが多く，変形性股関節症患者と類似した跛行を呈する．
- 立脚期に骨頭に対する臼蓋被覆を増大させるために骨盤を前傾する姿勢戦略を認めることが多く，罹患期間が長い患者では股関節伸展が制限されている場合も少なくない．
- 体幹や骨盤の動揺を観察し，**トレンデレンブルグ徴候・デュシェンヌ徴候**の有無や合併を確認する（図3）．
- 歩行中における長期的かつ代償的な姿勢戦略によるアライメント不良は筋の短縮なども生じさせるため，問診，関節可動域測定，筋力測定，姿勢評価による情報を統合して要因を把握しておく．

## 10）動作分析
- 日常生活および社会的に必要な歩行や立ち上がり，荷物の運搬や階段昇降など，荷重ストレスが生じる動作を中心に評価する．

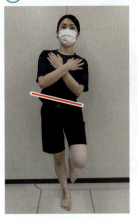 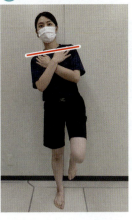

**図3● トレンデレンブルグ徴候とデュシェンヌ徴候**
Aは対側骨盤の下制，Bは立脚側への体幹の傾斜にて観察される．逃避的な動作としてはデュシェンヌ歩行が，より股関節のストレスの減少に寄与する．

- 股関節への力学的ストレスを減少させる観点から，動作の可否とともに，動作中のアライメント，関節角度，パターンを観察する．

## 4 リハビリテーション治療

### 1）保存療法

- 病期，病型を考慮し，保存療法が選択される．保存療法の主目的は，股関節への力学的ストレスの軽減，圧潰の進行抑制，除痛である．
  - 壊死の範囲が狭い例や壊死が非荷重部に存在する例（type A，B）などは経過観察をし，保存療法も検討することがある[1]．
- 股関節への力学的ストレスの軽減を目的とし，杖の使用などを，対象患者の環境および社会的状況を考慮しつつ提案していく．
- 股関節への力学的ストレスを軽減するために．適正体重のコントロールや重量物運搬の回避を推奨する．
- 荷物をリュックで運搬することや手荷物を罹患側で把持することは，股関節へのストレスをコントロールするのに有用である[7,8]．

### 2）術後のリハビリテーション

- 術後のリハビリテーションでは術式によりプログラムやリスク管理が異なる．
- 人工骨頭挿入術，人工股関節全置換術後のリハビリテーションでは早期に全荷重が許可されることが多いが，骨切り術や骨移植の併用術の後では免荷を要する場合がある．
- 手術で切離された筋について把握し，可動域運動や荷重位動作への影響を推察して過負荷を避けるなどのリスク管理に役立てる．
- 術後は全身状態や荷重などのリスクを管理しつつ早期の離床を促す．
  - 免荷を要する場合は，まずは車椅子を用いた移動の自立をめざす．
  - 全荷重が許可されている場合は，歩行器等を用いた立位・歩行の練習を可能な限り早く開始する．
- 離床や移動手段の再獲得により，股関節の運動範囲が増し，精神および身体機能によい影響をもたらす．また，深部静脈血栓症の予防にも有効である．

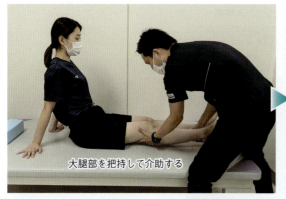
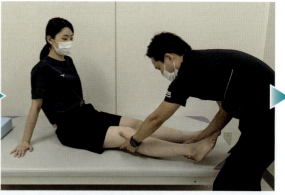
大腿部を把持して介助する

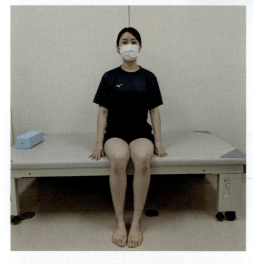

図4 ● 離床時の介助方法
回旋や過度な運動が生じぬよう，大腿部を把持し，愛護的に実施する．基本的には自動介助からはじめ，自動運動・動作の自立へと発展させる．
＊右が患側の場合の例．

### A. 基本動作，移動手段の再獲得

- ベッド上の端座位，車椅子への移乗，車椅子上での座位保持へと段階的に進める．術直後は下肢の自動運動が困難であるため，術側下肢を過不足なく支えながら，動作・移動を介助，支援する（図4）．
- 端座位や立位への体位変換はバイタルサインや自覚症状，表情を確認しながら慎重に進める．
- 全荷重が許可されている場合は，平行棒内での立位・歩行練習を開始する．痛みや荷重能力に問題がなければ早い段階で歩行器での歩行練習を開始する．
- 歩行器での歩行練習を開始した直後は**荷重への恐怖心**から体幹前傾や骨盤後退などのアライメント不良が生じ，股関節周囲筋の活動も不安定になりやすい（図5）．そのため，全荷重が許可されていることを改めて説明し，痛みや恐怖心を確認しながらアライメントの修正に努める．

### B. 関節可動域運動

- 手術で侵襲された筋に過負荷がかからないように運動の方向や角度を確認しながら愛護的に実施する．骨切り術後は回旋方向の動きが禁忌となる場合があるため特に注意して実施する．
- 関節可動域練習を行うなかで，制限が生じている筋などは代償動作から推測が可能なため，観察を行いつつ実施する．

### C. 筋力強化（図6）

- ベッド上での安静を要する時期から非術側下肢を含めて廃用症候群の予防に努める．
- 背臥位，腹臥位，端座位などの肢位で，股関節のそれぞれの運動方向で負荷量を段階的に上げて実施する．
- 基本的には低負荷で頻度を徐々に上げていくことで負荷量を増やしていく．
- 体重の50％の荷重が許可されていれば荷重位での筋力強化運動も開始する．

第4章　4. 大腿骨頭壊死症

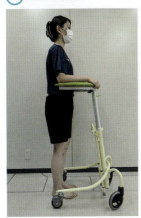
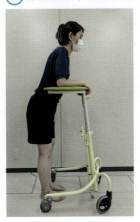

A 理想的な姿勢　　B 体幹前傾位，股関節屈曲位

**図5●前腕支持型歩行器**
B）前腕支持型歩行器を用いた歩行練習初期に生じやすい代償動作である．体幹，股関節が屈曲位であり，正常な筋活動の獲得が困難となる．そのため，しっかりと体幹が伸展した姿勢での歩行が望ましい（A）．

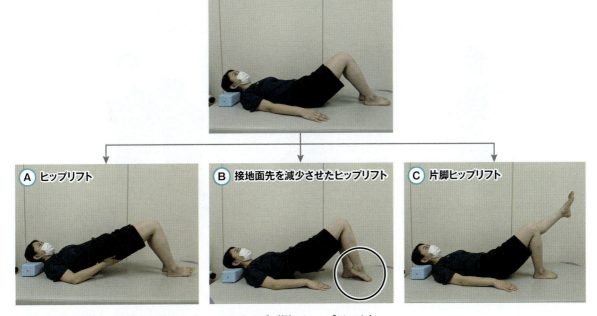

A ヒップリフト　　B 接地面先を減少させたヒップリフト　　C 片脚ヒップリフト

**図6●筋力の維持・改善を目的としたエクササイズ（例：ヒップリフト）**
運動強度は負荷量×回数で調整可能であり，1回あたりの負荷量を調整するため，段階的にエクササイズを実施して下肢への荷重を増やす．片脚での運動を実施する際には対側下肢との比較を行い，回復の程度を把握する．部分荷重時には事前に医師に確認してから実施する．

> **memo　運動の自己管理時のポイント**
> 運動の習慣化における自己管理では，運動強度の設定にフェイススケールや修正Borgスケール，NRSなどを用いることも痛みや痺れを反映でき有効である．

### D. 歩行練習
- 免荷を要する場合は許可されている荷重量を考慮して，平行棒，歩行器，杖などの歩行補助具を選択する．目安としては，**体重の1/2荷重までは両松葉杖歩行**とし，**2/3荷重から片松葉杖歩行**を検討する．
- 部分荷重の学習は体重計などを使用して視覚的に荷重量をフィードバックしながら行う．その際，免荷や恐怖心による過度な代償動作に注意する（図7）．
- 全荷重が許可された場合でも，筋萎縮や下肢の支持性低下を考慮して一定期間の杖の使用を検討する．

Ⓐ 正常パターン　　　　　　　　　　　　　　　　　　　　　　　　　Ⓑ 代償パターン

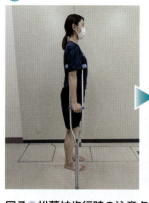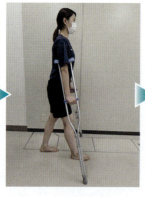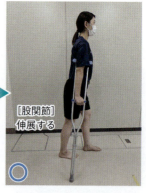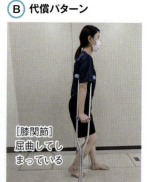

[股関節]
伸展する

[膝関節]
屈曲してしまっている

○　　　✕

**図7 ● 松葉杖歩行時の注意点**
立脚中期〜後期にかけ，Aは股関節の伸展が生じるが，Bは膝の屈曲で代償している．立脚期の短縮により股関節周囲筋の活動減少が生じてしまうため，丁寧に立脚期を確保し，正常な筋活動および歩行の再獲得に努める．

Ⓐ 立位での腸腰筋のストレッチング　　　　　　　　　　　Ⓑ 荷重練習

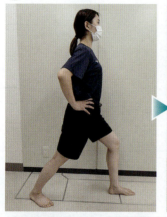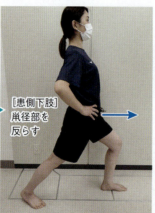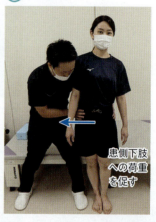

[患側下肢]
鼠径部を反らす

患側下肢への荷重を促す

**図8 ● 荷重位でのエクササイズ**
代償的な姿勢戦略により，股関節伸展不足やワイドベースでの歩行を呈することが多く，改善に向けて荷重位でのエクササイズを行う．腸腰筋のストレッチングは患側股関節伸展位にて患側下肢鼠径部を反らすように行う（A）．患側下肢への荷重を促す際は，患側股関節が内転位となるよう工夫する．全荷重後の荷重位においても疼痛に配慮して運動を実施する．

- 全荷重下での歩行練習では，骨盤や体幹の代償運動に注意し，正常な運動パターンの再獲得をめざした立位でのストレッチングや荷重練習を合わせて行う（図8）．

> **memo　歩行練習のポイント**
> 立脚後期の股関節伸展を再獲得し，歩行中の立脚時間の短縮を防ぐことで，大殿筋や中殿筋などの股関節周囲筋の活動を促すことができる．

〈文献〉

1) 「標準整形外科学 第14版」（井樋栄二，他／編），医学書院，2020
2) 「股関節学」（久保俊一／編），金芳堂，2014
3) 「特発性大腿骨頭壊死症診療ガイドライン2019」（日本整形外科学会，厚生労働省指定難病特発性大腿骨頭壊死症研究班／監，日本整形外科学会診療ガイドライン委員会，特発性大腿骨頭壊死症診療ガイドライン策定委員会／編），南江堂，2019
4) 高尾正樹：股関節の疾患 特発性大腿骨頭壊死症．整形外科看護，12：947-950，2007
5) Sugano N, et al：The 2001 revised criteria for diagnosis, classification, and staging of idiopathic osteonecrosis of the femoral head. J Orthop Sci, 7：601-605, 2002
6) 「身体運動学 関節の制御機構と筋機能」（市橋則明／編），メジカルビュー社，2017
7) Neumann DA & Cook TM：Effect of load and carrying position on the electromyographic activity of the gluteus medius muscle during walking. Phys Ther, 65：305-311, 1985
8) Neumann DA, et al：An electromyographic analysis of hip abductor muscle activity when subjects are carrying loads in one or both hands. Phys Ther, 72：207-217, 1992

第4章　股関節

# 5. 鼡径部痛症候群

平尾利行

**Ⓐ知識の整理**　　　　　　　　　Ⓑリハビリテーションプログラム

**POINT**

① 鼡径部痛症候群の定義を理解する

② 鼡径部痛の分類を理解する

## 1 鼡径部痛症候群

● スポーツ選手の長引く難治性の鼡径部痛（groin pain）のうち，痛みの原因となる器質的疾患が認められないものを鼡径部痛症候群とし，「体幹から下肢の可動性・安定性・協調性に問題が生じた結果，骨盤周囲の機能不全に陥り，運動時に鼡径部周辺にさまざまな痛みを起こす症候群」と定義されてきた[1]．

● 近年の画像診断，解剖所見の進歩により，器質的病変が認められない鼡径部痛は少なくなった[2]．

● 本稿では，スポーツ選手の難治性鼡径部痛を広義の意味での鼡径部痛症候群として取り扱う．

## 2 病態

● 明らかな病態は不明であるが，反復する強力な機械的刺激が鼡径管内筋や恥骨周囲の筋（内転筋，腸腰筋など）に加わり，解剖学的構造破綻が引き起こされることにより出現する鼡径部の症状と考えられている[3]．

● 方向転換やキック動作などが誘因となり，体幹から股関節の可動性・安定性・協調性の機能が低下した結果，鼡径部周辺に疼痛が発生し，機能障害が長引くことで慢性化する[4]．

● わが国では，20歳前後の男性に多く発症するとされている．

## 3 症状・理学所見

● アスリートの鼡径部痛は以下の3項目に分類されている[5]．

### 1）臨床症状による鼡径部痛分類（画像検査を用いない理学所見の分類）（図1）

①内転筋関連鼡径部痛

▶内転筋の圧痛があり，股関節内転抵抗運動時に内転筋の痛みが生じる．

②腸腰筋関連鼡径部痛

▶腸腰筋の圧痛があり，股関節屈曲抵抗運動および/または股関節前方ストレッチングで痛みが増強する．

③鼡径部関連鼡径部痛

▶触診で明らかな鼡径ヘルニアは存在しないが，鼡径管領域の痛みと鼡径管の圧痛があり，腹筋に対する抵抗テストやバルサルバ法，咳，くしゃみで痛みが増強する．

308　整形外科リハビリテーション　第2版

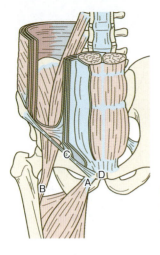

**図1 ● 臨床症状による鼠径部痛分類**
A）内転筋関連鼠径部痛, B）腸腰筋関連鼠径部痛,
C）鼠径部関連鼠径部痛, D）恥骨関連鼠径部痛.
文献5より引用.

④恥骨関連鼠径部痛
- 恥骨結合と直接隣接する骨の局所的圧痛がある．恥骨関連鼠径部痛を特異的に引き起こす特定の抵抗テストはない．

## 2）股関節関連鼠径部痛

- 股関節唇損傷や大腿骨寛骨臼インピンジメント（femoroacetabular impingement：**FAI**）などの股関節内の問題によって生じる．
- 股関節関連の鼠径部痛は他の原因から区別するのが難しく，他のタイプの鼠径部痛と共存している可能性がある．
- 鼠径部痛を訴えるすべての患者に対し，痛みの発症時期，性質，位置および**catching, locking, clicking, giving way**のような機械的症状の聴取に加え，股関節の可動域や整形外科テストなどの身体機能検査を実施することで，股関節関連鼠径部痛を除外する．

## 3）その他の要因

- 鼠径部痛を引き起こす原因には多くの可能性があるため，前述した臨床症状に合わない場合はその他の要因がある可能性を疑う．
- 原因を特定するためには筋骨格系だけでなく，より広範な既往歴の聴取や身体検査および適切な追加検査や他科紹介が不可欠である．

> **memo** catching
> 関節が動かされる際に異常な感覚や突然の痛みが生じること．関節内の組織の異常な摩擦や障害によって引き起こされる．

> **memo** locking
> 関節が動かされる際に突然に固まる，または動かせなくなること．関節内の組織が関節に挟まれたり，移動して関節の正常な動きを妨げたりすることで引き起こされる．

> **memo** clicking
> 関節が動かされる際に異常な音が聞こえること．関節内の組織が異常な位置に移動することによって引き起こされる．関節が異常な位置に動き，その位置から組織が戻るときに音が発生する．通常は痛みや不快感を伴わず，関節の機能に影響を与えることはない．しかし，他の症状や問題と一緒に現れる場合は，関節の異常や損傷がある可能性がある．

> **memo** giving way
> 関節が通常よりも強い負荷やストレスに対して制御を失うことで，急に力が抜けるような感覚や現象のこと．関節の不安定性や筋力の減少，神経障害，または他の身体部位の問題によって引き起こされる．

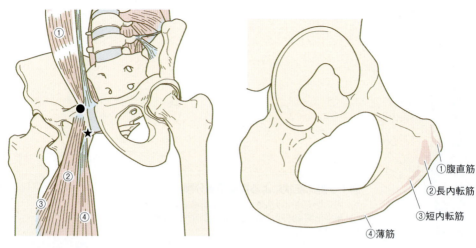

図2 cleft sign
①腹直筋，②長内転筋，③短内転筋，④薄筋
● superior cleft sign：①②の恥骨付着部微細損傷
★ secondary cleft sign：③④の恥骨付着部微細損傷
cleft signは，筋の恥骨付着部（pubic plate）の破綻（エンテーシス損傷）であり，スポーツ復帰が長引く要因である．MRIではエンテーシス損傷部が高信号域で示される．

## 4 検査・診断

- X線，CT，MRI，エコーなどの画像所見と症状・理学所見を用いて診断する．
- X線，CTは骨形態検査に有用であり，FAI，剥離骨折や石灰化などの器質的疾患を精査する．
- MRIは股関節唇損傷，軟骨損傷，筋・腱の炎症や恥骨浮腫などの骨髄浮腫，恥骨結合上部円盤膨隆などの診断に有用である．
  - 筋損傷には，内閉鎖筋や長内転筋などの内転筋群の筋損傷や腸腰筋の筋損傷がある．
  - **superior cleft sign**（腹直筋・長内転筋腱恥骨付着部微細損傷）や **secondary cleft sign**（短内転筋・薄筋腱恥骨付着部微細損傷）はスポーツ復帰が長引く要因になる（図2）[6]．
- エコーは鼠径ヘルニアを除外する唯一の動的ツールであり，鼠径部関連鼠径部痛の診断に有用である．

## 5 治療

- 鼠径部症候群の医学的治療には保存療法，手術療法がある．

### A. 保存療法

- 保存療法では，体幹から股関節の可動性・安定性・協調性の機能低下に対し運動療法を中心とした理学療法を実施する．
- その他の保存療法として，関節内注射，関節外ステロイド注射，ハイドロリリース，PRP（platelet-rich plasma）療法，拡散型圧力派治療，体外衝撃派治療が行われることもある．

### B. 手術療法

- FAIや股関節唇損傷には股関節鏡視下手術が行われ，良好な術後成績が期待できる．
- その他の手術療法として，内転筋腱起始部・腹直筋腱付着部腱切離術，鼠径管後壁補強修復術（スポーツヘルニア手術），骨盤底前方部分補強術などがあるが，近年では手術療法が行われることは少なく，保存療法が選択されることが多い[4, 7]．
- 手術後は，手術侵襲部位の安静度を主治医と確認したうえで，運動療法を中心とした理学療法を実施する．

**第4章 股関節**

# 5. 鼡径部痛症候群

平尾利行

**Ⓐ知識の整理**　　**Ⓑリハビリテーションプログラム**

## 🔵 Do!

1. 炎症の強い時期は除痛を目的とした生活指導，運動療法を行う
2. 股関節の可動性・安定性を改善する
3. 上肢・体幹・下肢の協調性を改善する

## ❌ Don't!

1. 疼痛が増悪するような運動療法は行わない
2. 患者の能力に見合わない運動課題を用いたトレーニングは行わない

## 1 情報収集

### 1) 主治医，看護師からの情報やカルテ

①年齢，身長，体重

②スポーツの種目，ポジション，競技レベル（例：レクリエーションレベル，アマチュアレベル，セミプロフェッショナルレベル，プロフェッショナルレベル，エリート・オリンピックレベル）

③練習・トレーニングの内容，1週間の平均回数，1回の平均時間

④膠原病や糖尿病などの既往

⑤鼡径部痛を含めた主な疼痛の部位，発症日，機転

⑥全身における外傷（受傷の年月日，部位，機転）や治療・手術（治療・手術の年月日，部位，種類）

### 2) 画像所見の確認

- 主治医の診断を念頭におき画像所見を確認する.
- 単純X線画像からアライメントを確認しておく（第4章-3 図7参照）.

## 2 患者を前にまず行うこと

- 問診や視診から日常生活およびスポーツ活動上の現在の問題点や合併症について推察する.

### 1) 問診

- 疼痛の確認（発症時期，安静時痛，夜間時痛，荷重時痛，疼痛部位，連続的・断続的）.
- 連続歩行可能な距離や時間.
- 下肢に痺れや放散痛，動かしづらさはないか.
- ADL，スポーツ活動などで不便なこと.

**Ⓑリハビリテーションプログラム**

- カルテや主治医，看護師から得られた事前情報の確認．

## 2）視診

- 患者を呼んで自分のところに来るまでの動作（立ち座り動作，歩容）を評価する．
- 下肢の腫脹，浮腫がないか確認する．
- 疼痛の出る動作や日常生活で困難な動作を実際に行い，どのタイミングでどこが痛むのか聴取するとともに動的アライメントを評価する．

# 3 リハビリテーション評価

- 慢性的な疾患である鼠径部痛症候群の評価では，患部だけではなく全身の運動連鎖を重視する．

## 1）臨床評価基準

- 臨床評価基準とは医療者側で股関節機能を評価する基準である．
- わが国で最も用いられている臨床評価基準は，**日本整形外科学会股関節機能判定基準**（JOA hip score）である．
- 国際的に最も普及している基準としては Harris hip score がある．ただし，国際的に統一された評価基準はない．

## 2）健康関連QOL評価法

- 患者が自身の健康関連 QOL を自己評価する患者立脚型アウトカムを用いる．
- 信頼性が高く実用的な **SF-36** を用いて全身健康状態を包括的に評価する．

## 3）ADL評価

- 患者が自身の ADL を自己評価する患者立脚型アウトカムを用いる．
- **日本整形外科学会股関節疾患評価質問票**（JHEQ）や**日本語版** lower extremity functional scale を用いて ADL の主観的な状態を数値化する．

## 4）疼痛検査

- 安静時痛，動作時痛，荷重痛，歩行時痛について visual analogue scale（**VAS**）や numerical rating scale（**NRS**）などを用いて数値化する．
- 局所炎症の有無を確認する．

> **memo** 局所の炎症
>
> 疼痛発症に明確な受傷機転がある場合や疼痛発症からの期間が短く，安静時や夜間時痛を認める場合は炎症期である可能性を疑う．また，圧痛・伸張時痛・収縮時痛の発生部位が常に同じ箇所である場合は局所に炎症が起こっていると判断する．

## 5）関節可動域（ROM）・柔軟性検査

- ROM 測定には，一般的に日本整形外科学会・日本リハビリテーション医学会が定めた測定法を用いる．
- 一般的な ROM 測定方法に加え，筋長検査を実施し短縮筋を特定する（図3）．
- ROM・柔軟性は股関節だけでなく，膝関節，足関節，体幹でも評価する．
- 特に既往歴のある部位やその周囲の ROM・柔軟性は確認しておく．

> **memo** ROM・柔軟性
>
> 既往歴のある部位やその周囲には ROM や柔軟性の低下が残存していることが多く，姿勢不良や動作制限の要因となりやすい．

第4章 5. 鼠径部痛症候群

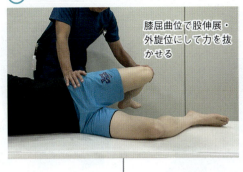

Ⓐ Ober test
膝屈曲位で股伸展・外旋位にして力を抜かせる

内転位にならない場合：陽性
内転制限因子
股関節外側軟部組織

modified Ober test　股伸展・外旋位のまま膝を伸展させる

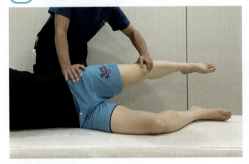

Ⓑ-1 内転位にならない場合（内転 0°以下）

内転制限因子
股伸展位で外転・内旋作用をもつ単関節筋
➡中殿筋前部線維，小殿筋前部線維

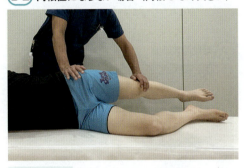

Ⓑ-2 内転位にならない場合（内転 0°より大きい）

内転制限因子
股伸展位で外転・内旋作用をもつ2関節筋
➡大腿筋膜張筋

**図3 ● Ober test を筋長検査の視点から紐解く**
筋長検査とは2関節筋を伸張位や短縮位にすることで関節可動域制限因子を推察する検査法である。
B-1) 股関節外側軟部組織のうち2関節筋よりも単関節筋・外側関節包の伸張性低下による影響が強いことが推察される．
B-2) 股関節外側軟部組織のうち単関節筋・外側関節包よりも2関節筋の伸張性低下による影響が強いことが推察される．

## 6) 筋機能検査

- 徒手筋力検査（MMT）を用いて股関節深層筋機能を評価する（図4）．
- 足趾屈曲機能を足関節背屈位と底屈位で評価する（図5）．
- 体幹安定性（コアスタビリティ）を評価する（図6）．

> ⚠注意　MMT
> 股関節最終域の筋力を測る際に，腰椎・骨盤の代償運動に注意する．側臥位で行う股関節外転筋力評価では，腰下にタオルを入れて腰椎・骨盤の代償を防ぐことで過大評価や過小評価を回避できる．

> memo　足趾屈曲機能
> 足趾屈曲機能が低下すると，CKC（closed kinetic chain）運動において重心を前方に保つことが困難になり，殿筋の筋力を十分に発揮できない．足関節底屈位における足趾屈曲機能評価では，筋長の長い長母趾屈筋や長趾屈筋の活動が制限されるため，筋長の短い足内在筋（短趾屈筋，足底方形筋，母趾外転筋，小趾外転筋，短母趾屈筋，母趾内転筋，短小趾屈筋，小趾対立筋，虫様筋，背側骨間筋，底側骨間筋）の筋力を主に評価することができる．

Ⓑ リハビリテーションプログラム

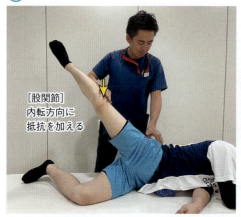 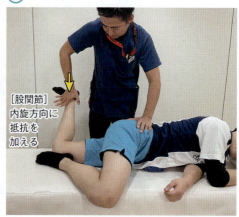

**図4● 徒手筋力検査**
ROM最終域では筋長の長い2関節筋の筋活動は制限され，筋長の短い単関節筋が優位に働くため，股関節深層筋である小殿筋や深層外旋六筋の筋機能検査となる．

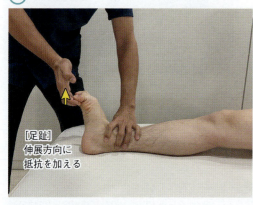 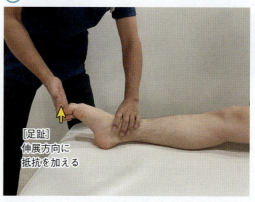

**図5● 足趾屈曲機能チェック**
足関節背屈位と底屈位で足趾を屈曲させる．また，徒手抵抗を加えることで筋力を評価する．
Bのように足関節底屈位で自動屈曲できない場合は、足趾伸筋群の短縮もしくは足趾屈筋群のうち足内在筋の機能低下を疑う．

第4章 5. 鼠径部痛症候群

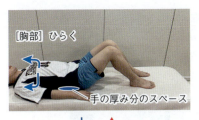

[胸部] ひらく

手の厚み分のスペース

吸気　呼気　　吸気　呼気　　呼気　吸気

Ⓐ 腹式呼吸のみ　　　　Ⓑ 腹式呼吸＋開排運動　　　Ⓒ 腹式呼吸＋ヒールスライド運動

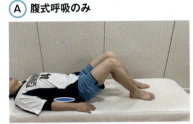 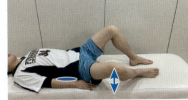 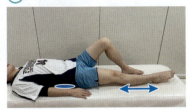

図6 ● 背臥位コアスタビリティ評価・エクササイズ
胸部をしっかりと開き，腰部に手の厚み分のスペースを保持させた状態で運動させる．
動作に伴い腰椎の代償によりスペースを開いたり潰してしまったりと，肢位を保持できない場合はコアスタビリティ不良と評価する．コアスタビリティの評価で行う運動は，Phase 1（⑤2）参照）のエクササイズとしても使用し，これらすべてができるようになるまではPhase 2には進まない．

Ⓐ 開始肢位　　　　　　　　　　　　　Ⓑ 股関節最大屈曲位

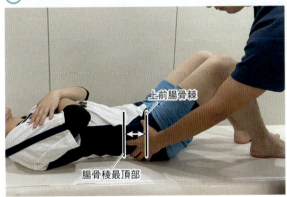 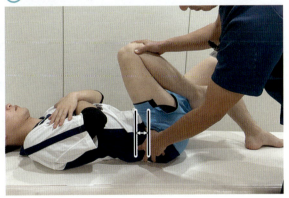

上前腸骨棘

腸骨稜最頂部

図7 ● pelvic mobility test
検者は一方の手の母指を上前腸骨棘に，示指あるいは中指を腸骨稜最頂部に当て，もう一方の手で他動的に股関節を最大屈曲させる．上前腸骨棘と腸骨稜最頂部との頭尾側方向の高位差（距離）の減少が開始時の1/2未満の場合は陽性である．

## 7) 整形外科テスト

- 股関節の病態や機能不全をFABER test，FADIR test，Thomas test，Ely test，Ober testなどの整形外科テストで確認する（第4章-3 図8参照）．
- 骨盤帯（仙腸関節）の機能不全はpelvic mobility test（図7），Gillet test（図8A），stork test（図8B）で確認する．
- 寛骨の不安定性および体幹と下肢の荷重伝達能力はactive straight leg raising（ASLR）testやresisted straight leg raising（RSLR）test（図9）で評価する．

Ⓑ リハビリテーションプログラム　315

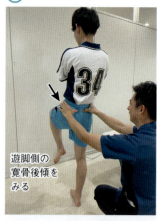
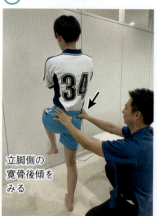

図8 ● 立位骨盤帯機能評価

片脚立位で股関節を90°屈曲させると正常機能では寛骨は遊脚側および立脚側ともに後傾する．
Gillet testは遊脚側の寛骨後傾，stork testは立脚側の寛骨後傾をみるテストである．
股関節90°屈曲時に，上後腸骨棘（PSIS）がS2棘突起よりも低位にあれば正常，同位または高位にある場合は骨盤機能不全があると評価する．

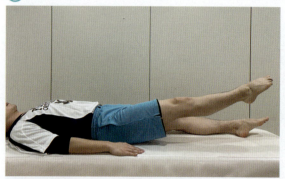
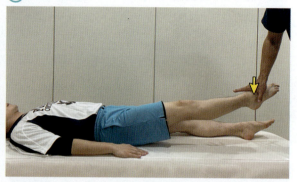

図9 ● straight leg raising (SLR) test

A) 片側下肢を膝伸展位の状態でベッドから20 cm離すように指示し，主観的上げにくさを6段階で評価する．
0点：まったく難しくない，1点：ほんの少し難しい，2点：いくらか難しい，3点：難しい，4点：とても難しい，5点：実施不可．
1点以上は陽性．
B) 片側下肢を膝伸展位の状態でベッドから20 cm離したところで抵抗を加える．
抵抗に十分耐えることができない場合，左右差がある場合，腰が反るなどの代償動作が出る場合は陽性．

> **memo** pelvic mobility test（図7）
> 健常人における股関節最大屈曲範囲の13～37％は骨盤の後傾が担っており（骨盤大腿リズム），pelvic mobility testが陽性であることは骨盤大腿リズムが破綻していることを示唆する．また，pelvic Mobility testが陽性のときは長・短内転筋の恥骨付着部微細損傷（MRI上におけるcleft sign，図2）も疑われる（感度76％，特異度39％）．

## 8）静的アライメント評価

- 鼠径部痛症候群の患者は関節可動域制限，筋長のアンバランスによりさまざまなアライメント不良を呈する．
- 背臥位，四つ這い位，端座位，立位，片脚立位での静的アライメントを評価する．
- 前額面では，両目を結んだ線，両肩峰を結んだ線，両側上前腸骨棘を結んだ線がすべて水平で，それらの中点を通る線が一直線の正中軸となっている理想的な脊柱アライメントからどのように逸脱しているかを目視や画像で観察する．
- 矢状面では，後頭隆起～第7～9胸椎棘突起～第2仙骨棘突起が一直線上にあり，腰背部には手の厚み分のスペースが空いている理想的な脊柱アライメントからどのように逸脱しているかを確認する（図10）．

第4章　5. 鼡径部痛症候群

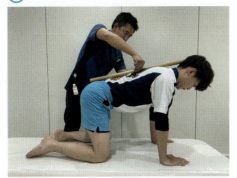

Ⓐ 四つ這い位

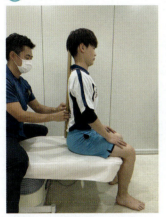
Ⓑ 端座位

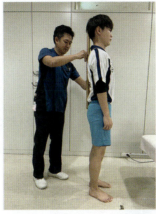
Ⓒ 立位

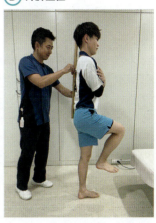
Ⓓ 片脚立位

**図10● 理想的な脊柱アライメント評価・エクササイズ（矢状面）**
理想的な脊柱アライメント（矢状面）は，いずれの姿勢においても，後頭隆起〜第7〜9胸椎棘突起〜第2仙骨棘突起が一直線上にあり，腰背部には手の厚み分のスペースが空いている状態である．評価する際には理想的な脊柱アライメントからどの程度逸脱しているかを観察・評価する．エクササイズする際には，棒などを背中に当て，理想的な脊柱アライメントを保つよう指示する．

- 理想的な脊柱アライメントから逸脱している場合は，指導により自己修正が可能か否かを確認するとともに，動作時の運動力学的連鎖との関連性について推察する．
- 床反力と股関節軸の位置関係から関節モーメントや股関節に掛かる負担を推察する（図11）．

### 9）動的アライメント評価

- 運動課題の難易度が低いものから動的アライメントを観察・評価する．
- 床反力と股関節軸の位置関係から関節モーメントや股関節負荷を推察する（図11, 12）．
- 理想的な脊柱アライメントを保ちながら運動できるかを目視や動画で観察・評価する（図12）．
- 立脚側股関節屈曲運動時に内転や内旋が伴ってないか目視や動画で観察・評価する（図13, 14）．

> **memo** 運動課題の難易度
> 動的アライメントは運動課題の難易度が高くなるほど理想的なアライメントから逸脱しやすい．運動課題は支持基底面が狭くなるほど，運動負荷が大きくなるほど，動作が複雑になるほど，運動速度が速くなるほど難しくなる．

### 10）神経筋コントロール評価

- 上肢と下肢を適切なタイミングで振ることができているかを確認し協調性や運動連鎖を評価する（図15）．

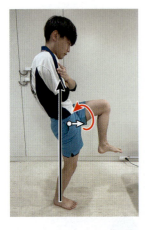
A) スウェイバック姿勢

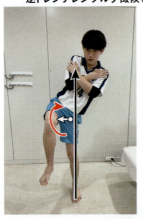
B) デュシェンヌ徴候(+)
逆トレンデレンブルグ徴候(+)

**図11 ● 床反力と関節モーメント**
A) スウェイバック姿勢では，床反力が股関節軸後方を通り，股関節屈曲モーメントが増大し，股関節屈筋群に負担が掛かっていることがある．
B) デュシェンヌ徴候と逆トレンデレンブルグ徴候陽性例では，床反力が股関節軸外方を通り，股関節内転モーメントが増大し，股関節内転筋群に負担が掛かっていることがある．
これらは運動タスクが上がるとより顕著に現れやすいため，観察しやすい静的アライメント評価時から注視しておくと，動的アライメント評価時に役立つ．

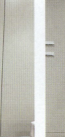
A) 理想的なスクワット

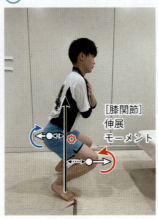
B) knee dominant スクワット

**図12 ● 床反力とレバーアームの関係性による関節モーメントの推察**
A) 理想的な脊柱アライメントを保ちつつ，股関節，膝関節，足関節の運動連鎖が取れている理想的なスクワット．床反力は股関節軸前方を通り，レバーアームも長いため，股関節伸展モーメントが増大し股関節伸展筋群が強く働く．
B) 膝の動きが強調されたスクワット．理想的なスクワットに比べ，膝の位置が床反力よりも大きく前に出ておりレバーアームが長くなっているため，膝関節伸展モーメントが増大して膝関節伸展筋群が強く働き，鼡径部にかかる負担が増大する．

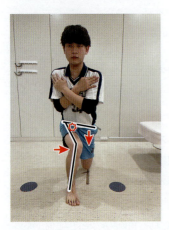

**図13 ● 股関節屈曲時に内転・内旋を伴うランジ動作**
体幹側方傾斜，遊脚側への骨盤傾斜，knee dominance，膝外反，toe out，足部外がえしなどの不良アライメントが生じた結果，股関節屈曲運動に内転・内旋運動が加わり鼡径部のインピンジメントが生じる．

第4章　5. 鼠径部痛症候群

A 理想的なカッティング
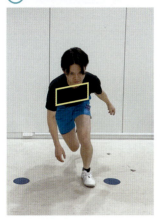

B 代償を伴うカッティング
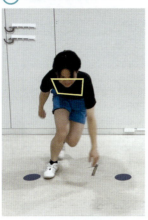

図14● カッティング動作評価・エクササイズ
A) 両側肩峰を結んだ線と両側上前腸骨棘を結んだ線が平行な四角形（スクエア）を保ちながらカッティング動作ができている。
B) 体幹側方傾斜，遊脚側への骨盤傾斜，knee dominance，膝外反，toe out，足部外がえしなどによりスクエアが崩れた結果，股関節屈曲運動に内転・内旋運動が加わり鼠径部のインピンジメントが生じやすい環境に陥る。
ランジ動作などで代償を伴わないエクササイズができるようになったとしても，カッティング動作のように速く力強く踏み込む動作をした際には，その前までの動作で出ていた代償動作が再度出てくることが多い。

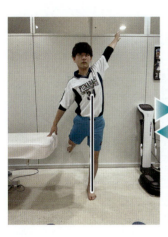
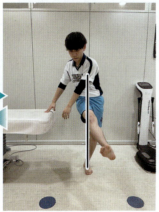

図15● 理想的なクロスモーション評価・エクササイズ
クロスモーション評価では，安定した運動軸を作れているか，振り足と対側上肢で同調したスムーズな運動ができているか，振り足を前方へ送る際には股関節外旋を伴っているかを評価する．Phase 2の神経筋エクササイズとしても実施する．

## 4 リハビリテーション治療の全体的な流れ

- 鼠径部痛症候群のリハビリテーションは，股関節機能回復時期（Phase 1），基礎体力・動作獲得時期（Phase 2），競技復帰に向けたエクササイズ時期（Phase 3）に分けて進めていく（図16）。

## 5 リハビリテーション治療の実際

### 1) ADL指導

- 痛みが出現する動作・運動・スポーツ活動は控えさせる．
- 過度な安静は筋萎縮などの廃用症候群につながるため，痛みが出現しない動作・運動・スポーツ活動は継続を許可する．

### 2) 運動療法

#### A. 局所炎症に対して
【Phase 1】
- 局所に強い炎症や痛みがある場合は，クライオストレッチングを行う（図17）。

Ⓑ リハビリテーションプログラム　319

| 注意点 | | Memo |
|---|---|---|

- Phase 1では鼠径部に負担のかかる下肢前方挙上運動（OKC運動）は行わない

**Phase 1**
股関節機能回復時期：疼痛が強い時期
（目安期間：初回〜1カ月）

- 炎症症状緩和，股関節可動域改善，股関節・骨盤周囲筋の筋緊張異常改善，股関節深層筋の筋活動促通，股関節単関節運動獲得，コアスタビリティ向上，足趾屈曲筋機能向上を目的としたエクササイズを行う時期

- 股関節周囲筋のMMTがすべて3以上で，背臥位で行う動的アライメント修正エクササイズのうち片脚開排運動および片脚ヒールスライド運動が可能であれば，Phase 2に移行する

- 記載した期間はあくまで目安であり，機能が向上したらPhaseを更新する
- すべてのPhaseにおいて，鼠径部に疼痛やつまり感を伴うエクササイズは行わない

**Phase 2**
基礎体力・動作獲得時期：疼痛が減少した時期
（目安期間：1〜3カ月）

- Phase 1の運動を続けつつ，基礎筋力・動作獲得に向け運動タスクを高くしたエクササイズを展開する時期

- 正常な股関節可動域が獲得されており，Phase 2までの運動を安定してくり返し行うことのできる機能（股関節，体幹，足・足趾関節の筋力，筋持久力，バランスなど）が得られていれば，Phase 3に移行する

**Phase 3**
競技復帰に向けたエクササイズ時期：スポーツ復帰をめざす時期
（目安期間：3カ月以降）

- ダッシュ，ジャンプ，カッティング動作を含め，競技特性に応じたエクササイズを行う時期

図16 ● 鼠径部痛症候群リハビリテーションのフローチャート

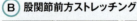

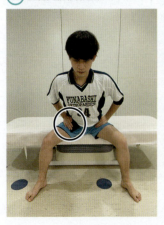

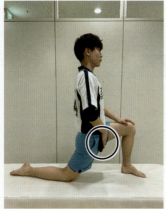

図17 ● クライオストレッチング

患部を冷やすクライオセラピーには，神経伝達速度を遅延させ，痛覚閾値を高め，疼痛耐性を高める効果がある．クライオストレッチングは患部を冷やしたあと，もしくは冷やしながら痛みのない範囲でストレッチングを行う方法であり，早期アプローチとしてアイシングのみを行うよりも機能改善に有効である．

## B. ROM・筋機能向上エクササイズ

### 【Phase 1】

- 筋長検査で特定した短縮筋に対して，周辺軟部組織との滑走性，筋自体の柔軟性，ROMを改善することを目的に筋・筋膜のリリースやストレッチングを行う．
- ストレッチングなどで増大したROMを自動運動や動作中でも十分に活用できることをめざして，大転子を操作しながら，凸の法則を意識したROM運動を行う（第4章-3 図14参照）．
- pelvic mobility testやGillet test，stork testで寛骨の後傾に制限や問題がある場合は，仙腸関節における仙骨の前屈運動（nutation）を誘導するエクササイズを行う（図18）．
- 股関節・足部の筋活動を促し，深層筋の機能を改善させるためのセルフエクササイズを指導する（図19）．
- 腰椎・骨盤・股関節複合体の安定性や持久性を高めるためにコアスタビリティエクササイズを指導する（図6）．

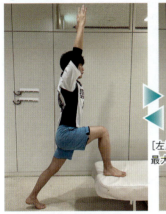
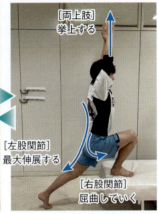

**図18 ● 片側仙骨前屈運動（nutation）誘導エクササイズ**

図は右側の仙腸関節における仙骨前屈運動（nutation）誘導エクササイズである．右足を台に乗せ，両上肢を挙上することで体幹伸展位を保ち，さらに左股関節を最大伸展することで左側の仙腸関節を固定する．この状態で右股関節を屈曲（右寛骨を後傾）してくことで，相対的に右側の仙腸関節における仙骨前屈運動（nutation）が誘導される．誘導したい側だけを3秒間ずつ5回実施する．

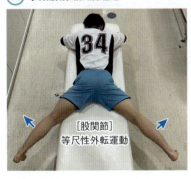
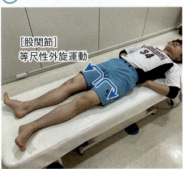
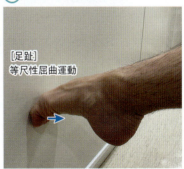

**図19 ● 深層筋機能改善運動**
A）背臥位よりも腹臥位の方が殿筋の収縮を得やすい．股関節最終外転位にした状態から等尺性外転運動を行わせる．
B）腰椎の代償が出ないように体幹筋を意識させながら，股関節最終外旋位にした状態から等尺性外旋運動を行わせる．
C）壁に押し当てることで足趾を底屈位にした状態で等尺性屈曲運動を行わせる．
最終可動域で筋長の長い筋の筋活動を抑制した状態から等尺性運動をすることで深層筋の筋活動を賦活させる．
筋の循環動態が不良な場合，攣ってしまうことがある．その場合は極弱い力でよいので筋の収縮と弛緩を小刻みにくり返させる運動を50回ずつ3セット行わせる．攣らないようであれば，痛みのない範囲の最大等尺性収縮を20回ずつ3セット行わせる．

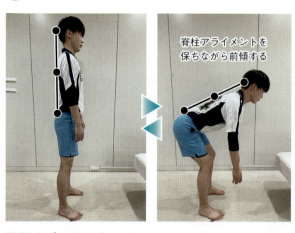
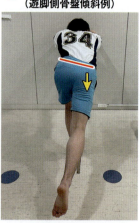

**図20 ● デッドリフト**
デッドリフトは理想的な脊柱アライメントを保ちながら行う股関節を中心とした運動（hip dominant exercise）であり，殿筋・ハムストリングスのトレーニングである．運動タスクは両足接地よりも片足接地で行う方が高くなる．片脚デッドリフトでは，遊脚側への骨盤傾斜があると相対的に股関節が屈曲・内転・内旋位となるため鼠径部のインピンジメントが生じやすい．

### C. アライメントおよび運動力学的連鎖修正エクササイズ
【Phase 2】
- 股関節屈曲のOKC（opened kinetic chain）運動を膝屈曲位から開始し，徐々に膝伸展位での運動も取り入れ，鼠径部負荷の高いエクササイズへと段階的に移行していく．
- CKC（closed kinetic chain）運動を開始する．
- CKC運動はデッドリフトのような股関節を軸とした運動（hip dominant exercise）から開始し，徐々にスクワットなどの多関節運動を伴う運動へと段階的に進める（図20）．

> **memo** 運動療法の進め方
> 運動課題の難易度が低いエクササイズから高いエクササイズへと段階的に指導を進める．課題難易度の低いエクササイズで生じるエラー（スクワット動作時に股関節が屈曲・内転・内旋してしまうなど）は，難易度が高くなると必ず生じるため，習得具合をみながら難易度の低いものから段階的に運動パターンやアライメントコントロールなどを習得させる．

### D. 神経筋コントロールエクササイズ
【Phase 2】
- 比較的応用的な動きを伴う協調性エクササイズを開始する（図15, 21）．
- 不安定板などを用いてバランスエクササイズを開始する．

【Phase 3】
- ダッシュ・ジャンプ・カッティングエクササイズを開始する（図14）．

> **memo** バランスエクササイズの難易度
> 両脚＜片脚，静的＜動的，整った床＜不安定な床，開眼＜閉眼のように難易度は高まる．

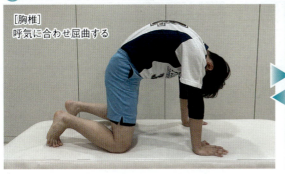
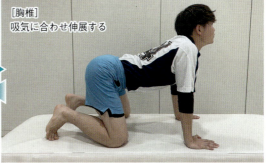
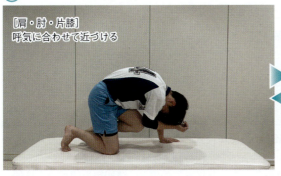
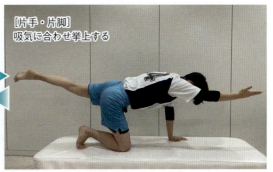

**図21 ● 四つ這い位協調運動**
A）呼気に合わせて胸椎を屈曲させ，吸気に合わせて胸椎を伸展させる．
B）呼気に合わせて肩・肘・片膝を近づけ，吸気に合わせて片手・片脚を挙上する．

〈文献〉
1) 仁賀定雄：スポーツによる鼠径部痛症候群の診断・治療指針．「運動器診療 最新ガイドライン」（中村耕三/編），pp623-625，総合医学社，2006
2) 仁賀定雄：難治性グロインペインの診断と治療・予防の歴史．MB Orthop, 34（8）：1-9, 2021
3) 「理学療法ガイドライン 第2版」（日本理学療法士協会/監，日本理学療法学会連合 理学療法標準化検討委員会ガイドライン部会/編），医学書院，2021
4) 仁賀定雄，池田浩夫：鼠径部痛症候群の診断と治療 総論（病態・歴史）．臨床スポーツ医学．23：733-741：2006
5) Weir A, et al：Doha agreement meeting on terminology and definitions in groin pain in athletes. Br J Sports Med, 49：768-774, 2015
6) Saito M, et al：The cleft sign may be an independent factor of magnetic resonance imaging findings associated with a delayed return-to-play time in athletes with groin pain. Knee Surg Sports Traumatol Arthrosc, 29：1474-1482, 2021
7) 仁賀定雄：鼠径部痛症候群：治療の変遷と展望を語る．Sportsmedicine. 26（1）：2-16：2014
8) 平尾利行，他：股関節深層筋トレーニングに関する検討：超音波画像診断装置を用いて．Hip Joint, 35：62-65, 2009
9) 平尾利行：FAI（大腿臼蓋インピンジメント）に対する理学療法を中心とした保存療法．専門リハビリテーション，15：38-43，2016
10) 平尾利行，他：磁気共鳴画像法（MRI）を用いた閉鎖筋の筋活動分析．理学療法科学，31：297-302, 2016
11) 「クリニカルリーズニングで運動器の理学療法に強くなる！」（相澤純也/監，中丸宏二，廣幡健二/編），羊土社，2017
12) 「疾患別整形外科理学療法ベストガイド 下肢編」（相澤純也，中丸宏二，平尾利行/編），中外医学社，2018
13) 「こだわり抜く関節可動域運動」（斉藤秀之，加藤浩/編），文光堂，2021
14) 「運動機能障害の理学療法 運動連鎖に基づく評価・治療」（相澤純也，大路駿介/編），羊土社，2021

# 第5章 膝

# 1. 前十字靱帯損傷, 再建術

相澤純也

## Ⓐ知識の整理

Ⓑリハビリテーションプログラム

## POINT

1. 前十字靱帯損傷の原因・誘因, 発生機序について理解する
2. 前十字靱帯損傷の病態, 症状・障害について理解する
3. 前十字靱帯損傷の診断学的検査について理解する
4. 前十字靱帯再建術の概要について理解する

## 1 原因・誘因

- 前十字靱帯（anterior cruciate ligament：**ACL**）損傷は代表的なスポーツ外傷の1つであり, リハビリテーション医療でよく遭遇する.
- 接触の有無による受傷機序は, 他者との接触が全くない**非接触型受傷**と, 膝関節周囲への直接的な外力による**接触型受傷**に大別され, 前者の発生割合が高い.
- 体幹や骨盤などに他者の身体が接触した状況で発生する**間接接触型受傷**も少なくない.
  - ▶ 非接触型受傷や間接接触型受傷は, ジャンプや切り返し後の片脚着地中に膝の屈曲が浅く, 外反が過大な場合に発生しやすい.
  - ▶ 非接触型受傷は, 足底接地直後において着地衝撃や脛骨大腿関節への圧迫・剪断力が急激に高まるタイミングで発生することが多い.
  - ▶ 典型的な接触型受傷は, 膝に他者の身体がのしかかり外反や回旋, 伸展が強制されて発生する.
- 非接触型受傷では, 膝崩れ（giving way）とよばれる亜脱臼現象を伴うことが多く, poppingとよばれる**断裂し外れるような音や感覚**を自覚する.
- 非接触型受傷は若年者や女性でより多く発生しており, リスク要因として年齢, 性別, 参加スポーツなどに一定の特徴がある（**表1**）[1~4].

表1 ● 前十字靱帯損傷の主なリスク要因

- 性別（女性）
- スポーツ活動のレベル・負荷の高さ
- 高体重
- 立位での過大な重心動揺
- 着地中の過度なアライメント不良（膝外反, 体幹傾斜, 足部内外転）
- 大腿骨顆間距離の短さ
- 家族性素因（ACL損傷の家族歴）

文献1~4を参考に作成.

324　整形外科リハビリテーション　第2版

## 2 病態

- ACLは大腿骨の外側顆内側壁から顆間隆起の前方に付着しており，全長3～4 cm，太さ約1 cmで，破断強度は約2,000 Nといわれている．
- ACLは大きく2束に分かれており，主に屈曲位で緊張する前内側線維束（anteromedial band：**AMB**）と主に伸展位で緊張する後外側線維束（posterolateral band：**PLB**）がある．
- ACLが断裂すると大腿骨に対する脛骨の前方移動や回旋，膝過伸展の制動が不安定になる．
- 内側側副靱帯および内側半月板の損傷を伴うことがあり，この複合損傷は不幸の三徴（unhappy triad）とよばれる．
- 断裂したACLは治癒せず，徐々に退縮するため，関節の安定性が受傷前の状態や非受傷側と同じ程度にまで自然に回復することは見込めない（図1）．
- ACL損傷を放置すると変形性膝関節症になるリスクが**約4倍**となり，半月板損傷を合併している場合は**6倍を超える**[5]．

## 3 症状・障害

- 受傷後は数時間から数日かけて炎症症状や痛みが悪化し，膝の屈伸運動や荷重が困難になる．
- 部分免荷や活動調整を含めた自己管理指導により，数週間の経過で炎症症状や痛みが軽減し，日常生活動作は補助具なしで可能となることが多い．
- 軽い直進走行が可能になるケースはあるが，ダッシュ，方向転換，ストップ動作，片脚着地などで膝の不安定性を自覚し，膝崩れを生じることもある．
- 無理な運動を続けて膝崩れをくり返すと関節腫脹が持続し，**半月板および関節軟骨の二次的な変性・損傷**にもつながる．

## 4 診断学的検査

- 受傷時の膝崩れやpoppingの自覚，受傷後の炎症症状の経過などからACL損傷の有無を疑う．
- MRIにおけるACLの不連続性，波状，膨化の所見より診断が確定される（図2）．
  ▶ MRIでは他の靱帯の損傷や，半月板損傷（ロッキング含む）の有無についても確認する．

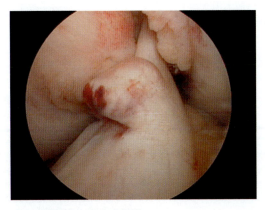

図1 ● 断裂した前十字靱帯

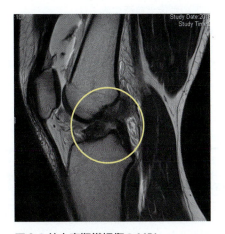

図2 ● 前十字靱帯損傷のMRI
前十字靱帯が断裂し波状に膨化している（正常では靱帯が直線状にはっきり見える）．

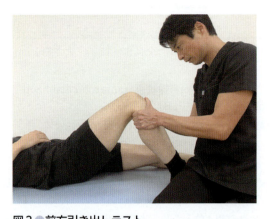

図3●前方引き出しテスト
膝90°屈曲位で脛骨近位部を両手で前方に引き出し，前方移動量の左右差を目視，触知で確認する．

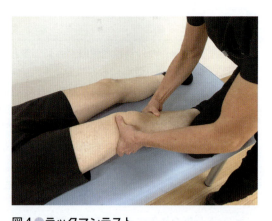

図4●ラックマンテスト
大腿遠位外側を固定し，他方の手で脛骨近位内側を把持し前方に引き出す．ACLの緊張により脛骨前方移動が止まる感触（エンドポイント）を確認する．

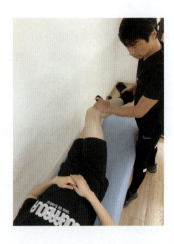

図5●ピボットシフトテスト
膝伸展位から他動的に外反，内旋させたまま屈曲させ膝の亜脱臼が整復される感触を確認する．

- 関節穿刺によって，関節液の貯留量とともに血液および脂肪滴の混在を確認する．
  ▶ 関節血腫がある場合はACL損傷が最も疑われ，脂肪滴がある場合は関節内骨折が疑われる．
- ACL付着部裂離骨折やSegond骨折（前外側構成体付着部の裂離骨折），骨挫傷などの異常は単純X線やCTの画像で確認する．
- ACL断裂による脛骨大腿関節の不安定性の程度は前方引き出しテスト（anterior drawer test，図3），ラックマンテスト（Lachman test，図4），ピボットシフトテスト（pivot shift test，図5），Nテスト（N-test）などで非受傷側との比較により確認する．
  ▶ ACL損傷の診断に関するメタアナリシスによる感度/特異度は，前方引き出しテストで83/85％，ラックマンテストで81/85％，ピボットシフトテストで55/94％とされている[6]．
- KT-1000やRolimeterのようなknee arthrometerとよばれる専用機器を使用すると脛骨前方移動距離を計測できる．

## 5 医学的治療

- 断裂したACLは自然治癒が見込めないことから，スポーツ復帰に向けて**自身の腱を用いた再建術**が第一選択となる．
- 受傷後は必要に応じて穿刺，関節内注射，内服薬，部分免荷，装具固定が行われ炎症症状の軽減を優先

第5章 1. 前十字靭帯損傷，再建術

する.

● 再建術までの待機期間は理学療法により機能障害を予防・改善する.

## 再建術

● 移植腱（グラフト）としては半腱様筋腱（semitendinosus tendon：ST），骨付き膝蓋腱（bone-patellar tendon-bone：BTB），大腿四頭筋腱（quadriceps tendon：QT）が主に用いられる.

　▸半腱様筋腱に薄筋腱を加えて再建される場合もある.

　▸STによる再建術では，ABMとPLBの機能分担を考慮して，この2束を解剖学的位置で再建する場合もある.

　▸STによる再建術ではハムストリングの筋力低下が残存しやすい.

　▸BTBやQTによる再建術では膝前部痛や四頭筋力低下が問題になりやすい.

● 再建術後はスポーツ復帰までに長期間を要することに加えて，受傷前レベルのパフォーマンスを発揮しきれないことや，非術側を含めた再受傷率が約10〜20％であることが大きな課題である[7〜12].

● 再建術後に変形性膝関節症になるリスクは，半月板部分切除術を合わせて受けた場合には2倍弱といわれている[13].

Ⓐ知識の整理　327

**第5章 膝**

# 1. 前十字靱帯損傷，再建術

相澤純也

**Ⓐ知識の整理**　　　**Ⓑリハビリテーションプログラム**

## ⭕ Do!

1. 患部の筋萎縮，柔軟性低下，可動域制限を最小限に留める
2. 再受傷につながる機能不全やアライメント不良を修正する
3. 参加スポーツの特徴を考慮して段階的な動作練習を計画・実施する

## ❌ Don't!

1. 再建靱帯（グラフト）の靱帯化・成熟過程を阻害しない
2. 術側膝以外の機能不全やアライメント不良を見逃さない

## 1　情報収集

- ACLを含めた膝関節損傷の有無や程度について画像所見を確認する．
- 受傷の状況や受傷後の経過を整理する．
- スポーツの種類，ポジション，レベル，復帰希望時期などについて情報を整理する．
- ACL再建術の日時，術式（使用グラフト，ルート，創部），禁忌・留意点を手術記録で確認したうえで，患者や術式の個別性に関する詳細を執刀医師に直接確認する．

## 2　患者を前にまず行うこと

- リハビリテーション室に入室する際の歩容・歩行補助具，表情を確認し，症状や心理状態を推察する．
- 自己紹介と氏名・年齢確認の後に症状を含めて主訴を確認する．
- 膝伸展制限，大腿四頭筋活動低下，創部痛など，再建術後早期に一般的に問題になりやすい症状や機能不全を説明し，現時点でどの程度注意する必要があるのか共有しておく．
- 歩行補助具や装具を使用している場合はそれらの目的や注意点を改めて確認する．
- 歩行（歩行補助具なし），ジョギング，スポーツ復帰を判断する時期を含めておおまかなスケジュールを共有しておく．

## 3　リハビリテーション評価

- 再建術後は**手術侵襲による痛み，腫脹，可動域制限**が生じ，一定期間は膝周囲筋活動や全荷重は困難となる．
  - ▶痛みや防御性筋収縮により膝伸展制限が生じやすい．
  - ▶痛み，恐怖心，関節腫脹，伸展制限，廃用などにより，特に**大腿四頭筋**に活動低下や萎縮が生じや

すい．
  ▶ 基本動作やエクササイズにおいて不安・恐怖，痛み，機能不全を回避，代償するために運動・動作不良が生じやすい．
- 過度な膝外反などのアライメント不良が受傷前から習慣化している場合も多く，再建術後，数カ月経過しても習慣性・代償性のアライメント不良が残存しやすい．
- 走行やジャンプ着地，アジリティが可能になりスポーツ動作練習を開始しても膝筋力や片脚ホップ能力の非対称性は残存しやすい．

### 1) 関節腫脹
- 膝関節の腫脹の程度や軽減・増悪傾向を膝蓋跳動テスト（図6）や周径で確認する．
- 周径は膝蓋骨の直上や5 cm近位で計測し，その左右差を確認する．

### 2) 痛み
- 損傷や炎症による痛みの程度，軽減・増悪傾向を11段階のnumerical rating scale（NRS）や100 mmの線を用いたvisual analogue scale（VAS）で数値化する．
- 安静時，立位・歩行時，特定の日常生活活動時などに分けて確認する．

### 3) 関節可動域
- 膝の伸展，屈曲角度をゴニオメーターで計測し，過少・過大や左右差を確認する．
- 自動運動での可動角度も確認する．
- 非受傷側も膝の過伸展の有無や角度を確認する．
- 再建術後では膝の完全伸展や深屈曲が一定期間禁忌とされる場合もあるため，あらかじめ主治医に確認しておく．

### 4) 筋機能
- 下肢の筋萎縮の程度や左右差を視診・触診と周径で確認する．
- 大腿四頭筋活動の不全や改善の程度は等尺性収縮中の筋のボリュームや硬さから推察する（図7）．
- 術後2〜3カ月が経過し膝の最大筋力測定が可能な場合は等尺性や等運動性の最大トルクを測定する．

### 5) 動作能力
- 関節腫脹や痛み，治癒過程を考慮しながら，立位，歩行，階段昇降での動作能力やアライメント不良を

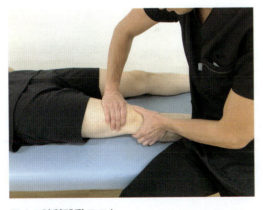

図6 ● 膝蓋跳動テスト
膝蓋骨近位にある膝蓋上嚢を圧迫したまま膝蓋骨を背側に押す．関節液が貯留していれば膝蓋骨が浮くため押すと跳動する．

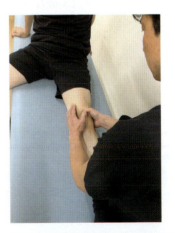

図7 ● 大腿四頭筋等尺性収縮中の筋硬度・ボリュームの触知

表2●前十字靭帯損傷・再建術後にみられやすい着地中のアライメント不良

| 膝 | 過度な外反や内外反動揺, 屈曲の不足 |
|---|---|
| 股関節 | 過度な内転・内旋, 屈曲不足 |
| 体幹 | 過度な側方・後方傾斜 |
| 足部 | 過度な内外転 |

表3●前十字靭帯損傷・再建術後に用いられる標準尺度

- International Knee Documentation Committee Subjective Knee Form
- Knee Injury and Osteoarthritis Outcome Score
- Tampa Scale of Kinesiophobia
- Anterior cruciate ligament-return to sport after injury (ACL-RSI) scale

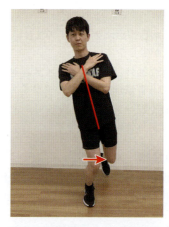

図8●片脚着地中の過度な体幹傾斜と膝外反

確認する.
- スクワット（両脚, 片脚, スプリット）, ランジ, ジョグ, ジャンプ着地, 切り返しなどの基本スポーツ動作の開始に合わせて, 各動作の可否やアライメント不良を再受傷予防やパフォーマンス向上の観点から観察・評価する.
- 前方や側方からの目視に加えて, 静止画や動画を撮影し, アライメントや関節角度を確かめる.
- 再建術後では, 再受傷リスク要因となりうる, **膝の過度な外反**, **足部と膝の向きの不一致**, **体幹の側方傾斜**, **股・膝関節屈曲不足**などを特に注意して確認する（表2, 図8）.

## 6）主観評価
- 客観的な身体機能変数に加えて, 患者の主観的な症状, 機能不全, 心理状態について標準尺度を用いて数値化する（表3）.

## 7）スポーツ復帰基準
- スポーツ復帰は術後8カ月が経過し, 膝筋力や片脚ホップ距離を含めた複数の身体機能テストで基準を超えたことを確認した後に判断する.

### A. 膝筋力
- 大腿四頭筋やハムストリングの筋力の不足や非対称性はスポーツ復帰の阻害要因である[14].
- 膝最大筋力の非対称性指数は90％を目安としてスポーツ復帰時期の判断基準とする.

### B. 片脚ホップ
- 片脚ホップの能力は片脚ホップテスト（片脚で前方に1歩跳躍する距離）, トリプルホップテスト（片脚で前方に3歩跳躍する距離）, クロスオーバーホップテスト（片脚でジグザグに跳躍する距離）, 6mホップテスト（片脚で前方に6m駆け抜けるまでの時間）で計測する（図9）.
- 片脚ホップ距離の不足や非対称性はスポーツ復帰の阻害要因である[15, 16].
- 片脚ホップ距離の非対称性指数は90％を目安としてスポーツ復帰時期の判断基準とする.

### C. その他の基準
- 復帰基準には心理面の尺度を含めることが推奨されている[17].
- 復帰基準をパスした者は再受傷率が47％低いとの報告がある[18].

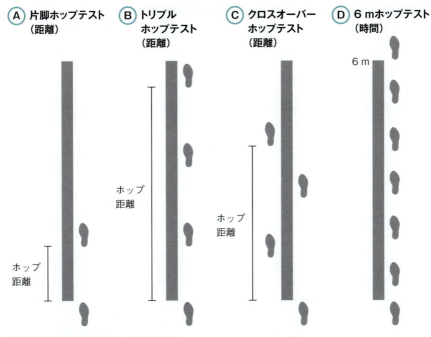

図9 ● 代表的な片脚ホップテスト

## 4 リハビリテーション治療の全体的な流れ

### 1) 再建術前

- 再建術までの待機期間や予定されている術式の情報を整理する．
- 炎症コントロールと二次損傷予防に努めながら，膝や隣接関節の機能障害を最小限に留める．
- 杖や装具を適時使用しながら，荷重位での膝安定性をサポートし，症状や筋力発揮の回復に合わせて補装具を段階的に除去する．
- 術後に生じうる合併症や機能障害を想定してケアや指導を開始する．
- 再受傷予防に向けて，立位や浅いスクワットでみられるアライメント不良や非対称性を修正しておく．
- ACL損傷患者は数週間〜数カ月の経過で，軽い直進走行やジャンプ着地が可能になることが多いが，ダッシュ，ストップ，片脚着地，切り返しで膝の不安定感や怖さを訴え，膝崩れが生じる危険性も高まる．
  - ▶膝崩れによる二次損傷を予防するために高強度のスポーツ動作は基本的には控えるよう指導することが一般的である．
- なお，初回受傷予防に向けたガイドラインでは，神経筋トレーニング，下肢筋力トレーニング，着地練習，経験のある専門職による指導が推奨されている[19]．

### 2) 再建術術後

- 侵襲部の治癒過程や，グラフト（移植腱）の固定性・成熟を考慮して，症状や身体機能不全の検査・測定，評価に基づき，自己管理や動作，エクササイズを段階的に指導する（表4）．
- 対象者が復帰を希望するスポーツで求められる動きを考慮し，パフォーマンス不足や再受傷の要因となりうる機能不全やアライメント不良を改善していく．
- 医療機関によって差はあるが，一般的には，術後2〜3カ月でジョギングを開始し，8〜9カ月でスポーツ復帰をめざす．
- スポーツ復帰の時期や環境は身体機能や心理状態を含めた復帰基準の達成度で判断される．
- 心身の状態が受傷前レベルに到達することは容易ではなく，**非術側を含めて再受傷する場合**もある．

**表4 ● 前十字靭帯損傷・再建術後リハビリテーションの流れの一例（半月板損傷・処置なし）**

| | 術後〜1週 | 1〜2週 | 2〜4週 | 4週〜 | 8週〜 | 3カ月〜 | 4カ月〜 | 6カ月〜 |
|---|---|---|---|---|---|---|---|---|
| **関節可動域の獲得** | | | | | | | | |
| 5〜90° | →→ | | | | | | | |
| 0〜120° | | →→ | | | | | | |
| 0〜135° | | | →→ | | | | | |
| 0〜145° | | | | →→ | | | | |
| 0〜完全屈曲 | | | | | →→ | | | |
| **物理療法** | | | | | | | | |
| • アイシング | ———————————— - - - - - - - - - - →| | | | | | | |
| • 経皮的電気刺激 | ———————————— - - - - →| | | | | | | |
| **モビライゼーション** | | | | | | | | |
| • 膝蓋骨，膝蓋下脂肪体，他 | ————————————————————————————————→| | | | | | | |
| **膝機能エクササイズ** | | | | | | | | |
| • 持続的膝伸展・屈曲 | ————————————————————————————————→| | | | | | | |
| • 大腿四頭筋セッティング | ————————————————————————————————→| | | | | | | |
| • ヒールスライド | ———————————→| | | | | | | |
| • レッグカール | | | - - - - - - - - - ————————————————→| | | | | |
| • レッグエクステンション | | | | - - - ————————————————→| | | | |
| • レッグプレス | | | | ————————————————→| | | | |
| **股関節・体幹機能トレーニング** | | | | | | | | |
| • 側臥位股関節外転 | ————————————————————→| | | | | | | |
| • クラムエクササイズ | | | ————————————————————→| | | | | |
| • ヒップリフト | | | | ————————————————→| | | | |
| • バンドウォーク | | | | - - - ————————————————→| | | | |
| **神経筋・バランストレーニング** | | | | | | | | |
| • 踏み出し，ニーベントウォーク | | | | ————————————————→| | | | |
| • 片脚立位保持 | | | | ————————————————→| | | | |
| **基本スポーツ動作練習** | | | | | | | | |
| • 両脚スクワット | | ———————————— - - - - - - - - →| | | | | | |
| • スプリットスクワット | | | ————————————— - - - - - →| | | | | |
| • 片脚スクワット | | | | ————————————————→| | | | |
| • ニーベントウォーク | | | | ————————————————→| | | | |
| • ランジ | | | | ————————————————→| | | | |
| • 両脚ジャンプ着地 | | | | | ————————————→| | | |
| • 片脚ジャンプ着地 | | | | | ————————→| | | |
| • 切り返し | | | | | | | ————→| |
| • ツイスティング | | | | - - - ————————————————→| | | | |
| • ジョギング，走行 | | | | ————————————————→| | | | |
| **スポーツ特異的動作練習** | | | | | | | ————→| |
| **有酸素性トレーニング** | | | | | | | | |
| • エアロバイク | | | | ————————————————→| | | | |
| • 水中運動 | | | | - - - ————————————————→| | | | |

## 5 リハビリテーション治療の実際

### 1) 炎症症状と痛みのコントロール
- 膝可動域制限や関節原性筋萎縮につながる関節腫脹は，再建術後数週間で消失していくのが理想である．
- 医療機関の方針によるが，術後数日間の急性炎症期は松葉杖による部分免荷，装具による固定，歩行距離の制限などで膝への負荷量を調整しつつ，アイシングや圧迫により炎症の軽減を促す．
- 急性炎症期以降も関節腫脹の程度を確認しながら歩行距離や荷重エクササイズを調整する．

### 2) グラフトへの過負荷の回避
- 再建術後は，グラフトが骨孔に固着し成熟するまで2～3カ月を要するといわれており，この期間に虚血壊死，血管再生，線維芽細胞増殖，リモデリングの過程を経て徐々に成熟していく．
- グラフトが張力に対して特に脆弱な状態にある術後3カ月未満の時期では，無理な関節運動や走行，ジャンプ着地，切り返しなどの高負荷動作を避ける．
- 運動・動作の負荷は医療機関の方針に従い段階的に増加させる．

### 3) 膝機能エクササイズ
- 再建術後はグラフトへの過大な張力を一定期間避けながら，膝の関節可動域制限や筋活動低下・萎縮などの術後合併症を最小限に留める．
- 術後の急性期における膝伸展制限に対しては，防御性に収縮しやすいハムストリングスや腓腹筋を弛緩させながら他動的かつ持続的に伸展させる（図10）．
- 膝の屈曲制限に対しては，長座位や端座位で大腿後面や下腿前面を抱え込み，踵を大腿後面に近づける自動介助運動（ヒールスライド）で屈曲角度を増大させる（図11）．
- 膝の可動域をより増大させるために膝蓋骨，内外側支帯，膝蓋下脂肪体，腸脛靱帯，膝蓋上嚢，膝窩筋，腓腹筋などのモビライゼーションを行う．
- 筋電位フィードバックや経皮的電気刺激を用いながら大腿四頭筋セッティングにより活動を促す（図12）．

### 4) 股関節・体幹機能トレーニング
- 再建術後の再損傷予防やパフォーマンス向上に重要な役割を果たす股関節・体幹の可動域や筋機能に着目し，スポーツ復帰に至るまで維持・向上をめざす．
- 側臥位股関節外転，クラムエクササイズ，ヒップリフト，バンドウォークなどで主に股関節外転・外旋筋群を強化し，膝の過度な外転のコントロールにつなげる（図13, 14）．

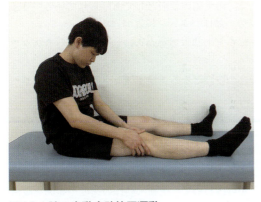

図10 ●膝の自動介助伸展運動
ハムストリングや腓腹筋のテンション・硬度を触知し弛緩させながら持続的に伸展する．

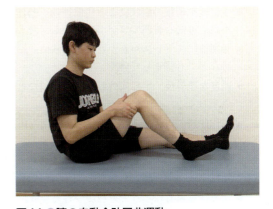

図11 ●膝の自動介助屈曲運動
踵を大腿後面に近づけるように屈曲する．

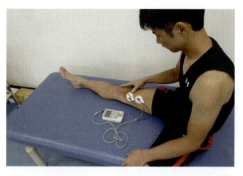

図12 ● 筋電位フィードバックと経皮的電気刺激を用いた大腿四頭筋セッティング

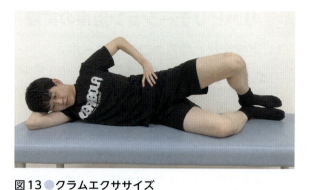

図13 ● クラムエクササイズ
側臥位，股・膝屈曲位で股関節を外転・外旋する．骨盤を触知し上方に回旋しないよう注意する．

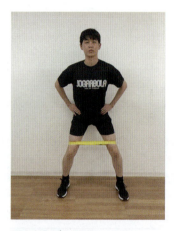

図14 ● バンドウォーク
大腿遠位部にバンドを巻き，スクワット姿勢のまま側方にステップする．膝外反，足部外転，体幹側方傾斜をコントロールする．

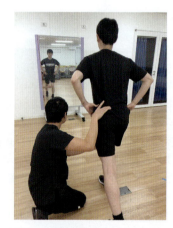

図15 ● 鏡を用いたアライメント修正指導

- サイドブリッジで腰椎・骨盤・股関節複合体の安定性や持久性を高める．

## 5）神経筋・バランストレーニング

- 受傷後や術後の症状による代償運動・動作に加えて，再受傷の要因としてあげられているアライメント不良を可能な範囲でコントロールし，理想的な姿勢・動作パターンに近づける．
- 膝関節にストレスがかかりにくい臥位，座位，立位などの基本姿勢からはじめて，歩行やスクワット姿勢などでも修正していく．
- **過度な膝外反，足部内外転，体幹傾斜**などの再受傷の要因となるアライメント不良のコントロールに重点をおく．
- 動作評価のポイントを念頭におき，踏み出し動作やニーベントウォークなどで理想的なアライメントや関節角度に近づくようくり返し指導する．
- 口頭指示，模倣，鏡・画像，徒手などの複数の手段を用いて不適切なアライメント，関節角度，荷重，筋収縮感などを共有しながら運動の学習や神経筋コントロールを促す（図15）．
- 指導は対象者にとって単純かつ容易な肢位，動作からはじめて，運動・動作の速度や範囲を段階的に増加させていく．
- 片脚立位でアライメントやバランスをコントロールするエクササイズも指導する．

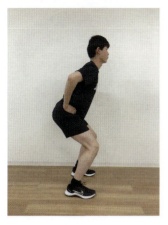
図16 ●スクワット

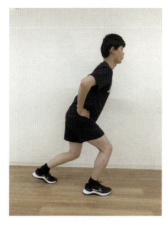
図17 ●スプリットスクワット

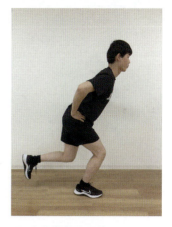
図18 ●片脚スクワット

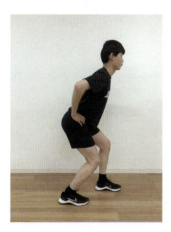
図19 ●ニーベントウォーク

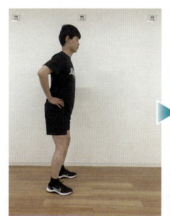
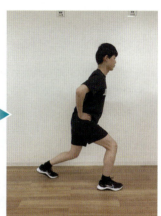
図20 ●ランジ

## 6) スポーツ動作練習

- 膝の炎症，痛み，可動域，筋力の改善を確認しながら，スクワット，スプリットスクワット，片脚スクワット，ランジ，ツイスティングなどのスポーツ動作の練習を段階的に開始する（図16～20）．
- これらの動作練習は姿勢の保持からはじめ，関節運動範囲や荷重量を徐々に高めていく．
- 片脚スクワットやランジが安定すれば，医療機関の方針・計画に従って，ジョギング・走行やストップ，ジャンプ着地などを開始し，これらが安定すれば切り返しなどのアジリティ練習へと進めていく．
- ジャンプ・着地は，スクワットやスクワットジャンプで正しいフォームを習得した後に，カウンタームーブメントジャンプの指導へと進める．
- ボックスやハードルを用いた応用的なジャンプ着地練習も実施する（図21）．
- 切り返しは，スクワットやスクワットポジションからのステップで正しいフォームを習得した後に，歩行やジョグで前進した後の切り返しの指導へと進める．
- 対象者の習熟度に合わせて，さまざまな方向への移動と切り返しの動作を組み合わせて指導する．

## 7) スポーツ特異的動作練習，復帰支援

- スポーツ活動への復帰に向けて，実際の練習や試合の環境を確認しながら，求められる身体機能や動作・判断能力をさらに高めていく．

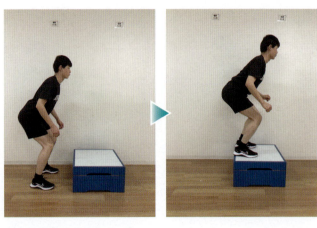

図21 ●ボックスジャンプ

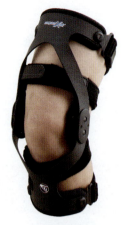

図22 ●前十字靱帯損傷・再建術後に用いられる硬性装具の一例

画像提供：Breg社.

- 参加スポーツで求められる動きを再現し，対象者の主観的な問題点や改善度を確認しながら無理のない範囲で動作改善を提案する．
- バスケットボールのリバウンド，サッカーのヘッディング，バレーボールのスパイク，柔道の組手，バドミントンのラケットスウィングなどの各スポーツの特異的な動作を模擬的に再現し，アライメントや着地衝撃のコントロールを学習する．
- パフォーマンス向上の観点から，対象者の希望や競技レベルに応じて，ダンベル，バーベル，ウェイトベストなどにより負荷を増した動作も確認し改善していく．
- 試合形式の練習や公式の試合への参加可否・状況は，医療機関ごとに設けられている復帰基準の達成度から**多職種で判断する**．
- スポーツ現場におけるパフォーマンス向上やリカバリー，そして再受傷予防では，スポーツ現場の医療スタッフやコーチと連携することが望ましい．
- 持久力低下による易疲労性は再受傷の要因になり得るため全身持久力を高める有酸素性トレーニングを積極的に行う．

## 8）装具・サポーター，テーピング

- 高強度トレーニングや実際のスポーツ活動では，関節の症状や不安定感の軽減，また再建靱帯を含めた関節の保護を期待して装具（図22），サポーター，テーピングを選択する．
- ACL再建術後では脛骨の前方移動や回旋の制動を主目的に種類，サイズ，装着，張り方を選択する．
- いずれも関節安定性向上や再受傷予防に対する効果には限界があるが，アスリートの希望や効果を考慮して使用を判断する．

〈文献〉

1) Montalvo AM, et al : "What's my risk of sustaining an ACL injury while playing sports?" A systematic review with meta-analysis. Br J Sports Med, 53：1003-1012, 2019
2) Collings TJ, et al : Risk Factors for Lower Limb Injury in Female Team Field and Court Sports: A Systematic Review, Meta-analysis, and Best Evidence Synthesis. Sports Med, 51：759-776, 2021
3) Li Z, et al : Correlation between notch width index assessed via magnetic resonance imaging and risk of anterior cruciate ligament injury: an updated meta-analysis. Surg Radiol Anat, 42：1209-1217, 2020
4) Jha V, et al : Does Femoral Intercondylar Notch Volume Differ in Anterior Cruciate Ligament-Injured Adult Patients Compared to the Uninjured?: A Meta-Analysis. Clin Orthop Surg, 14：76-89, 2022

5) Poulsen E, et al：Knee osteoarthritis risk is increased 4-6 fold after knee injury - a systematic review and meta-analysis. Br J Sports Med, 53：1454-1463, 2019

6) Sokal PA, et al：The diagnostic accuracy of clinical tests for anterior cruciate ligament tears are comparable but the Lachman test has been previously overestimated: a systematic review and meta-analysis. Knee Surg Sports Traumatol Arthrosc, 30：3287-3303, 2022

7) Hong IS, et al：Clinical Outcomes After ACL Reconstruction in Soccer (Football, Futbol) Players: A Systematic Review and Meta-Analysis. Sports Health, 15：788-804, 2023

8) Della Villa F, et al：High rate of second ACL injury following ACL reconstruction in male professional footballers: an updated longitudinal analysis from 118 players in the UEFA Elite Club Injury Study. Br J Sports Med, 55：1350-1356, 2021

9) Bloch H, et al：High revision arthroscopy rate after ACL reconstruction in men's professional team sports. Knee Surg Sports Traumatol Arthrosc, 31：142-151, 2023

10) Patel AD, et al：Does sex affect second ACL injury risk? A systematic review with meta-analysis. Br J Sports Med, 55：873-882, 2021

11) Ohji S, et al：Association of Knee Function at 6 Postoperative Months With Second ACL Injury Within 2 Years After Primary ACL Reconstruction. JOSPT Open, 1：20-28, 2024

12) Wiggins AJ, et al：Risk of Secondary Injury in Younger Athletes After Anterior Cruciate Ligament Reconstruction: A Systematic Review and Meta-analysis. Am J Sports Med, 44：1861-1876, 2016

13) Whittaker JL, et al：Risk factors for knee osteoarthritis after traumatic knee injury: a systematic review and meta-analysis of randomised controlled trials and cohort studies for the OPTIKNEE Consensus. Br J Sports Med, 56：1406-1421, 2022

14) Turk R, et al：Return to Sport After Anterior Cruciate Ligament Reconstruction Requires Evaluation of >2 Functional Tests, Psychological Readiness, Quadriceps/Hamstring Strength, and Time After Surgery of 8 Months. Arthroscopy, 39：790-801. e6, 2023

15) Kitaguchi T, et al：Importance of functional performance and psychological readiness for return to preinjury level of sports 1 year after ACL reconstruction in competitive athletes. Knee Surg Sports Traumatol Arthrosc, 28：2203-2212, 2020

16) Beischer S, et al：How Is Psychological Outcome Related to Knee Function and Return to Sport Among Adolescent Athletes After Anterior Cruciate Ligament Reconstruction? Am J Sports Med, 47：1567-1575, 2019

17) Turk R, et al：Return to Sport After Anterior Cruciate Ligament Reconstruction Requires Evaluation of >2 Functional Tests, Psychological Readiness, Quadriceps/Hamstring Strength, and Time After Surgery of 8 Months. Arthroscopy, 39：790-801. e6, 2023

18) Hurley ET, et al：Return to play testing following anterior cruciate reconstruction - A systematic review & meta-analysis. Knee, 34：134-140, 2022

19) Petushek EJ, et al：Evidence-Based Best-Practice Guidelines for Preventing Anterior Cruciate Ligament Injuries in Young Female Athletes: A Systematic Review and Meta-analysis. Am J Sports Med, 47：1744-1753, 2019

# 第5章 膝

## 2. 半月板損傷，切除・修復術

木村佳記，中田 研

**Ⓐ知識の整理**　　　　Ⓑリハビリテーションプログラム

### POINT

1. 半月板の機能解剖を理解し，半月板損傷の原因・誘因を理解する
2. 半月板の損傷形態と治癒能力の関係を理解する
3. 特徴的な機械的症状と疼痛の関係を理解する
4. 半月板損傷における理学所見と画像診断法を理解する
5. 手術療法の適応と治療方針を理解する

## 1 原因・誘因

### 1）機能解剖

- 半月板は，大腿脛骨関節間に存在する線維軟骨組織であり，**膝関節の適合性維持，荷重分散・伝達，衝撃吸収，潤滑**などの生体力学的機能を担っている．

#### A．適合性維持

- 粘弾性の高い半月板は，膝の屈伸に伴って移動・変形して適合を保持する．半月板は膝伸展に伴い前方へ，膝屈曲に伴い後方へ移動し，深屈曲では大きく変形する[1, 2]．

#### B．荷重分散・伝達

- 半月板のコラーゲン線維の多くは円周状に走行する線維（circumferential collagen fibers）からなり[3]，前角と後角において脛骨に強固に付着する．この構造は圧縮荷重を円周方向の hoop stress（circumferential stress）に変換して分散する機能をもつ（図1）[4]．半月板は縦方向への引っ張りには非常に強いが，横方向の剪断力には弱い[5]．

#### C．衝撃吸収

- 半月板は関節軟骨より弾性が低く変形しやすいが，半月板組織内の水分移動に対する抵抗は高いため，変形にある程度の時間を要する．これらの特性により高い衝撃吸収能力を有する．

#### D．血流

- 半月板の血流は，関節包側の外側縁1/4～1/3には分布しているが（血行野），実質部や内側縁には分布

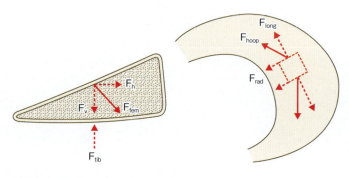

**図1● 半月板の荷重分散機能**

半月板に大腿骨から加わる荷重 $F_{fem}$ は，2方向の分力 $F_h$ と $F_v$ をもつ．$F_h$ は楔形の半月板を関節外へ逸脱させる力として作用する．半月板の circumferential fibers に生じた内力 $F_{hoop}$（hoop stress）がもつ2つの分力 $F_{long}$ と $F_{rad}$ のうち，$F_{rad}$ が $F_h$ と釣り合いを保持している．
文献4を参考に作成．

していない（無血行野，図2）[6]．そのため，特に実質部から内側縁の損傷では自然治癒能力が低い．

## 2）受傷機転

### A. 受傷機転・分類

- 半月板損傷は，外傷によるもの，くり返しの微小損傷によるもの，加齢に伴う変性を背景とするもの，円板状半月板のように形態的特徴を原因とするものがある[7]．また，単独損傷と靱帯損傷に合併する二次的な損傷に分けられる．
- 外傷による半月板損傷は，荷重下で半月板に異常な圧迫力と回旋力が組み合わさり，コラーゲン線維の耐性を超える剪断力が加わることで発生する[8]．
- スポーツでは，ジャンプの着地，切り返し，急停止での膝関節の捻り（過度の内外反・回旋）が主な受傷機転である[9]．キック動作や膝前方からのタックルによる膝過伸展でも受傷する．野球のキャッチャー，バレーボールのリベロ，柔道の選手などにおいて，膝深屈曲のくり返しに異常な回旋力が加わって受傷する場合もある．

### B. 靱帯損傷に合併する半月板損傷

- 半月板損傷は前十字靱帯損傷と合併することが多く，靱帯損傷時に生じる損傷と，膝くずれのくり返しにより生じる損傷がある．
- 陳旧性前十字靱帯損傷では内側半月板損傷が合併する頻度が高く，断裂片が顆間窩に挟まり膝伸展が不能になる**ロッキング**を呈することもある[10]．

### C. 高齢者の半月板損傷

- 明らかな受傷機転のない単独損傷が多く，加齢とともに有病率が増加する[11]．半月板の変性を背景とするものが多く，加齢に伴う微小損傷の蓄積，生活習慣病に伴う代謝変化，下肢アライメント変化など複合的な要因が考えられている[12]．
- 階段の降段，低いソファからの立ち上がりなどで受傷する場合もある．

## 2 病態

### 1）損傷形態

- 半月板は多様な損傷形態を呈し，縦断裂，横断裂，水平断裂，弁状（フラップ）断裂，バケツ柄断裂，変性断裂，多断裂などに分類される（図3）．損傷部位や断裂形態によって力学的環境や治癒能が大きく異なる[9]．
- **縦断裂**は，円周状に走行する線維に沿って断裂が起こる．血行野での損傷は半月板縫合術のよい適応となる．辺縁に比べて実質部の断裂で荷重分散・伝達機能が低下しやすい[14]．
- **横断裂**は，円周状に走行する線維を横断するように断裂し，荷重伝達機能が著しく損なわれる．無血行野を損傷することも相まって，臨床上治療の難しい損傷形態である．

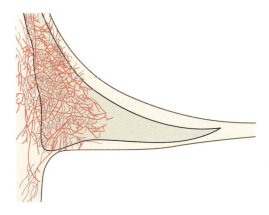

**図2 ● 半月板の血管分布（内側半月板の前額面での断面）**
半月板の血行供給は，外縁1/4～1/3に限られている．
文献6を参考に作成．

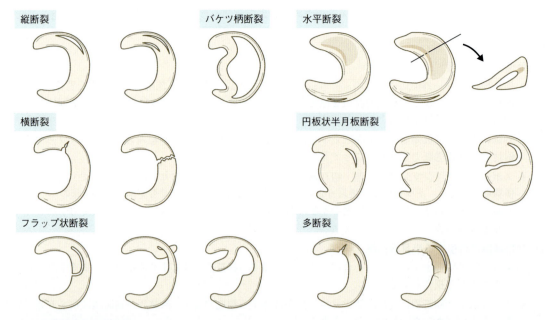

**図3● 半月板の損傷形態**
半月板損傷にはさまざまな損傷形態があり,損傷部位や範囲も含めて治癒や治療に大きな影響を与える.
文献13を参考に作成.

- **水平断裂**は,半月板が上下に分割されるような断裂である.損傷が大きい場合,膝屈曲時に断裂部が開大する[15].
- **フラップ状断裂**は,半月板の内側縁がめくれるように損傷して弁状になった損傷で,膝の屈伸に伴い引っ掛かることや,荷重時の不安定感につながることが多い.
- **円板状半月板**は,外側半月板が円板状を呈するもので,東洋人に頻度が高い.形態や線維構造が正常半月板と異なり力学的にも脆弱であり[16],明確な受傷機転のない変性断裂を生じやすい.他には,水平断裂,辺縁の断裂を生じる[10].損傷半月板は,前方や後方,顆間部に転位することがあり,これらによる可動域制限を理学療法で改善することは難しい.

## 2) 治癒過程

- 半月板の治癒過程は,主に動物実験で調査されている.半月板損傷後は,損傷部の再構築に2〜3カ月かかり,修復組織の強度は正常組織に劣ると報告されている[17, 18].半月板縫合術後は術後12週間で断裂修復部の不明瞭化が進み,術後24週間でさらに修復が進むが,線維成分の配列は不規則で縫合部の強度は不十分と推察されている[19].ヒトの半月板縫合術後の治癒過程には不明な点が多い.

## 3) 高齢者の半月板損傷

- 変形性膝関節症が併存することが多く,半月板変性損傷の程度は関節軟骨の変性と相関する[20].
- 半月板の環状構造の破綻による半月板逸脱は,変形性膝関節症の発症や進行にも相関する[21, 22].
- 外側半月板に比べて内側半月板損傷の頻度が高く,水平断裂,内側半月板後角の損傷が多い[23, 24].
- 内側半月板後角損傷は,大腿骨内側顆に特発性骨壊死を続発することがある[25].

> **memo　半月板の変性**
> 変性半月板では,病理学的にはコラーゲン線維の断裂や配列の乱れ,細胞外マトリックスの主成分であるプロテオグリカンの減少などが認められる[26].

⚠ **注意**　半月板損傷を漠然とした組織の損傷と捉えてしまうと,損傷形態・部位による治癒能力や荷重分散機能への影響をリハビリテーションで考慮することが難しくなり,治療方針が画一的なものになってしまう恐れがある.

第5章　2. 半月板損傷，切除・修復術

## 3　症状・障害

### 1）疼痛

- 通常，安静時痛はなく，膝の運動時や荷重位の膝屈伸・回旋時に疼痛を訴えやすい．関節裂隙の圧痛を認めることが多い．
- 関節内の痛覚線維は半月板の内側縁には存在しないため，半月板辺縁での損傷では疼痛を生じうるが，内側縁や実質部の損傷自体は疼痛の原因とはならない[27]．内側縁の損傷における疼痛は，損傷半月板への物理的圧迫や牽引により関節包に分布する侵害受容器が刺激されて生じていると考えられている．
- 腫脹がある場合，関節内圧の上昇により自由神経終末が刺激されて疼痛を生じると考えられる．
- 半月板前節損傷では膝伸展・過伸展により関節裂隙前方に，後節損傷では深屈曲時に関節裂隙後方や膝窩部に疼痛を訴えることが多い[28]．
- 内側半月板後角損傷は激痛とともに発症し，そのエピソードを患者が記憶していることが多い[29]．

### 2）機械的症状

- 機械的症状として，引っかかり感や**ロッキング症状**を訴える．これらの物理的刺激により疼痛や膝が崩れるような不安定感を生じると，スポーツ活動に支障をきたす．
- 機械的症状が頻繁に出現する場合は，損傷した不安定な半月板の存在が疑われる[28]．

### 3）関節可動域制限

- 半月板前節損傷では膝伸展制限，後節損傷では膝深屈曲制限を認めることが多い．顕著な拘縮を認める症例は少ない．
- 長期間にわたる**ロッキング**で膝伸展が制限された症例では，膝屈曲拘縮を認めることがある．

### 4）筋力低下

- 前述の症状による筋力低下や，運動量の減少に伴う筋力低下を認めることが多い．
- **ロッキング**や半月板の転位により長期間にわたって膝伸展が制限された症例では，大腿四頭筋の萎縮を認めることが多く，大腿四頭筋のセッティングも難しいことがある．

> **memo　ロッキング**
> 損傷半月板が顆間窩に挟まると，膝の伸展が不能となる．これをロッキングとよぶ．縦断裂において遊離縁のフラップが顆間窩に転位するとロッキングが生じる[30]．バケツ柄損傷では内側縁が顆間窩に挟まることでロッキングにつながる．

> ⚠️**注意**　膝伸展制限のある症例において，手術までの待機期間がある場合は，運動療法や物理療法（電気刺激）によって大腿四頭筋の収縮力を回復しておくことが重要である．

## 4　診断学的検査

### 1）理学所見

#### A. 関節可動域制限

- 膝の過伸展や深屈曲で疼痛とともに可動域制限を訴える場合が多い．
- 膝の伸展で強い疼痛と制限がある一方で屈曲は可能である場合，**ロッキング**が疑われる[10]．

#### B. 腫脹

- 水腫を生じる場合もあるが，診断に必須ではない．少量の血腫は半月板単独損傷で認める場合がある．大量の血腫は靱帯損傷や骨折の鑑別が必要である[10]．

#### C. McMurray test（図4）

- 膝最大屈曲位での内外旋により疼痛やクリック，異常音が誘発されるかを調べる[31]．膝・股関節を屈曲し，膝を伸展しながら下腿の内反・外旋（内側半月板負荷），外反・内旋（外側半月板負荷）を加える

Ⓐ知識の整理　341

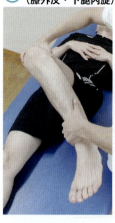
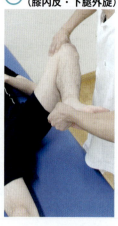

図4 ● McMurray test

方法も知られている[32]．
- テストの感度は低いが，特異度は高いと報告されている[33]．

### 2) 画像診断

#### A. X線検査
- X線検査では異常を認めない症例が多い．中高齢者では変形性膝関節症変化の有無が評価される．
- 大腿骨外側裂隙の開大や扁平な大腿骨外顆関節面は，円板状半月板を疑う所見である[10]．

#### B. MRI
- 半月板損傷の評価に最も有用な検査であり，損傷の形態・部位，程度，転位などが評価される．
- 水腫の有無や，靱帯損傷の診断にも有用である．

## 5 医学的治療

- 主な治療目的は，前述の症状を緩和し，半月板機能を改善することである．治療法は手術療法（縫合術，切除術など）と保存療法に分けられる．
- 血行野の縦断裂は半月板縫合術のよい適応である[9]．一方，無血行野の横断裂や変性断裂に加え，断裂部が不安定なフラップ断裂，多断裂などは治癒し難く適応外となることが多い．
- 前十字靱帯損傷に合併する外側半月板後角付近の損傷は，比較的血流が多いため，自然治癒することもある[10]．
- 半月板縫合術が困難な単独損傷は，保存療法が第一選択となる．保存療法に抵抗する場合は手術療法に切り替えられる．耐え難い疼痛がある場合，水腫や著しい関節可動域制限が持続する場合は半月板切除術が選択される[7]．
- 半月板縫合術により断裂部が修復すれば膝関節症状，半月板機能ともに改善が期待される．一方，半月板切除においては，膝関節症状は緩和されるが，半月板機能は損失するため，長期的には変形性関節症を発症するリスクが高まる．
- 損傷形態や部位によって術式が異なり，術後リハビリテーションプログラムも個別的に処方される．そのため，病態や術式，リハビリテーションを含めた治療方針・経過を医師とリハビリテーション担当者が共有する必要がある．

第5章 膝

# 2. 半月板損傷，切除・修復術

木村佳記，中田 研

Ⓐ知識の整理　　　Ⓑリハビリテーションプログラム

## ⭕ Do!

1 半月板切除術後は，関節軟骨への応力集中を考慮して慎重に運動負荷を調整する
2 半月板縫合術後は，病態や術式に応じて個別的・保護的にリハビリテーションを進める
3 膝関節機能，姿勢制御能力，衝撃制御能力の基礎を再獲得させる
4 長期的な膝関節の健康を考慮して膝関節機能や動作能力を高める

## ❌ Don't!

1 半月板切除術後にむやみに運動負荷を増加してはならない
2 半月板縫合術後は，疼痛の有無だけを目安に運動負荷を漸増してはならない
3 ロッキングにより長期化した膝伸展制限は，軽く考えてはならない
4 機能障害や姿勢・衝撃制御能力不全を残したままでのスポーツ復帰を避ける

## 1 リハビリテーションの概要

### 1）半月板切除術後

- 炎症を抑えつつ膝の可動域と筋力を回復し，正常歩行を獲得した後，運動負荷を漸増させてスポーツ復帰をめざす．
- 半月板縫合術後リハビリテーションに準ずる運動課題を用いて，**課題達成型リハビリテーション**（**memo**）を実施する．
- 一般的には関節運動制限や荷重制限は不要とされるが，負荷量や活動量は慎重に増加させる．
- 半月板切除により関節軟骨に応力が集中した結果，短期的に骨髄内病変を生じる例がある[34]．外側半月板切除後短期間で急激に軟骨損傷が進行する rapid chondrolysis[35] も報告されており注意が必要である．
- 長期的には関節軟骨の変性が進行することも考慮すべきである．

> ⚠️**注意** 半月板の切除後，単純に「障害は取り除かれた」と考えてはならない．手術侵襲，術前術後の廃用性機能障害，半月板機能の喪失による関節軟骨への応力集中などを考慮すべきである．スポーツ復帰を急いで運動負荷を急増すると，炎症の再燃やオーバーユース障害に類似した膝痛などを生じ，機能回復が遅れるだけでなく，症状が複雑化してスポーツ復帰困難に陥る場合もある．

### 2）半月板縫合術後

- 半月板縫合術は，手技の進歩，手術器具や縫合糸の改良により，従来よりも縫合部の力学的安定化や生物学的治癒が得られやすくなってきている．このため，リハビリテーションプログラムも執刀医と相談のうえで随時改良する必要がある．
- しかし，半月板縫合術後の治癒やバイオメカニクスにはいまだ不明な点が多く，リハビリテーションは保護的に進めざるを得ない[36]．また，病態や術式により個別的な対応が必要である．

Ⓑリハビリテーションプログラム　　343

- 便宜上，術後2カ月までを回復期，術後4カ月・6カ月までをそれぞれトレーニング前期・後期，それ以降を復帰期と分類している．そのリハビリテーションプログラム例を紹介する（表1）．本稿では術後早期のリハビリテーションを中心に述べる．

- 半月板は神経線維に乏しいため，疼痛の有無だけでなく，腫脹や熱感，引っかかりなどの機械的症状に注意する．

- 荷重分散機能が著しく低下する横断裂[38]や，力学的に脆弱な円板状半月板の損傷に対する縫合術後は，荷重トレーニングを特に慎重に進める必要があり，縦断裂の縫合術後よりもプログラムを2〜4週遅らせることが多い[37]．

- 術後早期は，日常生活での低い座面からの立ち上がり，しゃがみ込み，頻繁な階段昇降などを避けるように指導する．

> **memo** criteria based rehabilitation（課題達成型リハビリテーション）
>
> 　患部の治療による力学的強度の回復を考慮し，手術や外傷後の期間で運動の開始や負荷量が定められるtime based rehabilitationと，臨床症状や筋力値，動作テストなど，客観的な進行基準（criteria）の達成によりプログラムを進めるcriteria based rehabilitation（課題達成型リハビリテーション）がある．半月板切除術後は後者が当てはまり，早期の課題達成によりスポーツ復帰も早まる．半月板縫合術後は前者と後者の組み合わせであるが，時間的基準を前倒しにすることはない．

## 2 リハビリテーションの実際

### 1）半月板切除術後のリハビリテーション

#### A. 関節可動域の回復

- 術後早期は，**すみやかな消炎鎮痛，膝関節可動域および大腿四頭筋収縮の回復**が重要である．しかし，むやみに運動負荷や活動性を増加してはならない．

- 術直後は，術侵襲による炎症や腫脹による疼痛および緊満感にて膝屈曲制限を呈する症例が多い．膝蓋骨や膝周囲軟部組織の愛護的な授動操作（モビライゼーション）を用いて，術後2〜3日で膝屈曲120°程度までの回復をめざす．

- 腫脹の軽減に併せて可動域を漸増する．大腿四頭筋のストレッチは創部の治癒後に実施する．

- 膝伸展可動域は術直後から完全伸展の獲得をめざす．特に，**ロッキング**による膝伸展制限が長期化した症例では，軟部組織の拘縮により術後も伸展制限が残存しやすいため[39]，術後早期から積極的に膝伸展負荷を与える．

#### B. 筋力の回復

- 術後早期から**大腿四頭筋セッティングにおける収縮力**を回復させる．必要に応じて神経筋電気刺激を用いる．

- 腫脹や疼痛は大腿四頭筋の収縮不全を引き起こし，extension lag（膝伸展不全）を生じる．長座位でのstraight leg raising（SLR）にて評価できる．このような症例は，踵接地で膝伸展が不足する異常歩行パターンを呈し，筋力回復が遅延する悪循環に陥りやすい．

- leg extensionやleg curlなどの等張性・等速性運動は，関節炎症状がないことを確認しながら段階的に実施する．

#### C. スポーツ復帰

- 荷重下のトレーニングの段階は，半月板縫合術後リハビリテーションに準じる．

- システマティックレビューによると，半月板切除術後は7〜9週で受傷前の運動レベルに復帰でき，競技復帰率も高い[40]．

- 術後早期のリハビリテーションを適切に進めて，トラブルなく膝関節機能を回復することが重要である．

# 表1 ● 半月板縫合術後リハビリテーションプログラム

| | | 術後C週 | 1週 | 2週 | 3週 | 4週 | 5週 | 6週 | 7週 | 8週 | 9週 | 10週 | 3カ月 | 4カ月 | 5カ月 | 6カ月 | 7カ月 |
|---|---|---|---|---|---|---|---|---|---|---|---|---|---|---|---|---|---|
| | | | | | | メディカルリハビリテーション | | | | | | | アスレティックリハビリテーション | | | | |
| | | | | | 回復期 | | | | | | トレーニング前期 | | | | トレーニング後期 | | 復帰期 |
| ROM | | 外固定/軟性装具 → 膝蓋骨横動操作 | | | | | | | | | | | | | | | |
| | 縦断裂 | | | 0~90° | ~105° | ~120° | | | | | | | ~135° | | ~145° | 正座 | |
| | 水平断裂 | | | 0~75° | ~90° | ~105° | ~120° | | | | | | | ~140° | | | |
| | 横断裂 | | | 0~60° | ~75° | ~90° | ~105° | ~120° | | | | | | | | | |
| weight bearing/WB | 縦断裂 | | | 1/3PWB | 2/3PWB | full WB | | | | | | | | | | | |
| | 水平断裂 | 完全免荷 | | | 1/3PWB | 2/3PWB | full WB | | | | | | | | | | |
| | 横断裂 | | | | 1/3PWB | 1/2PWB | 2/3PWB | full WB | | | | | | | | | |
| 筋力（OKC）* | | | quad set-ting, SLR | | leg extention（等尺性） | | leg curl（自重） | | | （等尺性）（負荷漸増）→ | | | | （等速度）→ （等速度）→ | | | |
| 筋力（CKC）* | | | | | | half sitting exercise（図7） calf raise | | | 両脚squat dead lift | Bulgarian squat forward lunge | | | split squat（図8） ウエイト負荷 片脚squat squat | | | |
| 持久力* | | | | | | 固定自転車（無負荷） 水中歩行 | | 固定自転車（負荷漸増） 水泳（平泳ぎ以外） | | | | | | 持久走, インターバル走 | | | |
| 姿勢制御* | | | core exercise（OKC） | | | | | | | | 片脚squat姿勢（図9） | | core exercise（CKC）→ 不安定サーフェイス外乱（図10） lateral squat （外乱負荷漸増）→ | | | |
| 衝撃制御* | | | | | | | | | | | 両脚 modified drop squat | | 片脚 modified drop squat（図11） 両脚jump 片脚mini jump hopping 片脚jump着地 depth jump | | | |
| 走行* | | | | | | | | | | | | | | jogging → running → sprint | | | |
| パワー | | | | | | | | | | | | | | | power exercise（power clean, box jump, 自転車パワーなど）→ | | |
| 俊敏性 | | | | | | | | | | | | | | | agility（ラダー、ハードルなど）→ cutting, stop, turn | | |
| 競技 | | | | | | | | | | | | | | | 種目特異的競技動作 スキル（対人なし→あり）→ | | |

ROM : range of motion, PWB : partial weight bearing, OKC : open kinetic chain, CKC : closed kinetic chain, SLR : straight leg raising.
筋力（OKC）以下の項目は、縦断裂縫合後の標準的プログラムを示す.
*水平断裂、横断裂、円板状半月板損傷の縫合後は、開始を2～4週間遅らせる.
文献37を参考に作成.

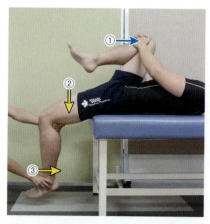

図5 ● modified Thomas test肢位での大腿四頭筋ストレッチング（近位）

非伸張側の股関節を最大屈曲して骨盤後傾位を保持した状態で（①），伸張側の股関節を伸展した後（②），膝関節を屈曲する（③）．過度な股関節伸展に注意する．また強い伸張が可能であるため，過剰な伸張に注意する．

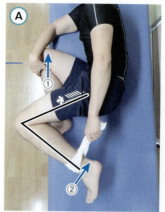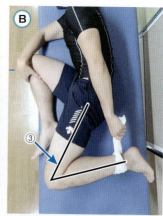

図6 ● 骨盤後傾位での大腿四頭筋ストレッチング（遠位）

非伸張側の股関節を最大屈曲して骨盤後傾位を保持した状態で（①），伸張側の膝関節を許可範囲内で屈曲した後（②），その角度を維持したまま股関節を伸展する（③）．

## 2）半月板縫合術後のリハビリテーション

### A. 関節可動域の回復

- 膝屈曲に伴う半月板の後方変位と変形[2]に留意し，術後早期は膝の過屈曲を回避する．また，膝過伸展による半月板前節への圧縮負荷にも注意する．
- 関節包は切開や縫合糸の締結によって柔軟性が低下する．膝蓋下脂肪体や滑膜などは関節鏡の侵入による侵襲を受けて瘢痕化しやすい[41]．外固定中は，膝蓋骨の授動操作に加えて，膝窩部や膝蓋下脂肪体周囲の軟部組織に愛護的な授動操作を行う．
- 術後早期の可動域運動では，過剰な他動運動や屈伸運動のくり返しを避け，軟部組織の授動操作や適切な負荷でのストレッチングを用いて可動域を回復させる．
- 半月板前節の縫合では，膝伸展可動域運動を遅らせる場合がある．膝完全伸展の許可が得られれば，直ちに完全伸展の獲得を促し，膝屈曲拘縮を生じないように注意する．
- Thomasテスト変法（modified Thomas test）の肢位を用いて股関節伸展後に膝関節を屈曲するストレッチ法[42]は，比較的小さい膝屈曲角度でも大腿四頭筋，特に大腿直筋近位の伸張が可能であり，柔軟性維持に有用である（図5）．
- 膝屈曲角度が120°に達すれば，骨盤後傾位で膝関節屈曲後に股関節を伸展するストレッチ法[43]を追加する．この方法により膝過屈曲を回避しながら大腿直筋と外側広筋の遠位を効率的に伸張できる（図6）．

### B. 筋力の回復

- まずは，前述の半月板切除術後リハビリテーションと同様に，大腿四頭筋セッティングでの収縮力を回復させる．
- leg extensionは，抵抗量の増加に伴い大腿脛骨関節に作用する圧縮力と剪断力が増加する[44]．剪断力の小さい膝屈曲60°付近での等尺性負荷からトレーニングを開始し，積極的な等張性負荷は術後2カ月以降とする．
- 荷重下の膝屈伸に伴う半月板の変位は非荷重下よりも大きい[45]．スクワットは術後2カ月間制限し，片側殿部を着座したhalf sitting姿勢で体幹を前・後傾するhalf sitting exerciseから開始する（図7）．
- half sittingで体幹を前傾する運動は，両脚スクワットと比較して，同等の荷重量における内側広筋の活動が高く，膝内外反負荷は小さい[46]．

第5章 2. 半月板損傷，切除・修復術

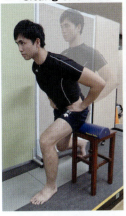
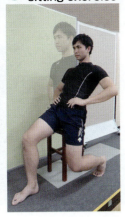

図7● half sitting exercise
A) forward half sitting exercise（前方の脚への負荷）
患側殿部で着座し，対側大腿は下垂して前足部で支持する．体幹は脊柱をまっすぐに保持し，側屈や回旋が生じないように骨盤とともに前傾する．患側下肢は，股関節が内転して膝外反位とならないようにする．
B) backward half sitting exercise（後方の脚への負荷）
健側殿部で着座し，患側大腿を下垂して前足部で支持する．体幹は脊柱をまっすぐに保持し，側屈や回旋が生じないように後傾する．腰椎過伸展による腰痛発生に注意する．患側下肢は，膝関節の回旋中間位を保持する．

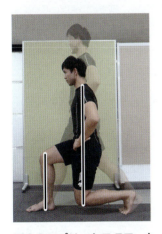

図8● スプリットスクワット
後方の脚の大腿四頭筋のトレーニングである．下肢長程度の幅で前後開脚し，下肢を屈曲して下降する．その際，前方の下腿，体幹，後方の大腿を垂直に保つ．

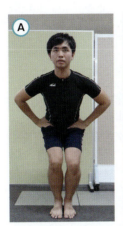
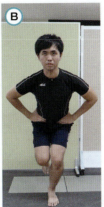
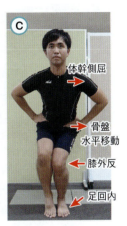

図9● 姿勢制御のトレーニング（片脚スクワット姿勢の獲得）
A) 両足を揃えた両脚スクワット姿勢において，体幹と膝を前額面上中間位に保持する．
B) 可能な限り姿勢を変化させずに，ゆっくりと荷重を支持脚に移行して片脚スクワット姿勢となる．
C) 姿勢制御能力の不全例では，体重移動の過程で過度の骨盤水平移動，体幹側屈，膝外反，足回内などの代償運動が生じる．

- half sittingで体幹を後傾する運動は，スクワットよりも小さい荷重量で大腿四頭筋の強力な筋活動が得られる[47]．
- スクワットが許可されても，トレーニング前期のウエイト負荷は控える．
- 前後開脚位で体幹と前方の下腿を垂直位に保持しながら下肢を屈伸するスプリットスクワットは，両脚スクワットと同等の荷重量における大腿脛骨関節の圧縮力が小さく，内側広筋の活動量は随意最大等尺性収縮に及ぶほど高まる[48]（図8）．

C. 姿勢制御能力の改善
- 片脚スクワットは，走行や跳躍などスポーツ動作の基本要素であるが，膝の過度な内外反や回旋の運動制御は容易ではない．
- 適切な片脚スクワット姿勢を安全に獲得するには，以下のように**段階的にトレーニングを進める**[49]．
  ▸ 両足部を揃え，体幹と膝を前額面上中間位に保持した両脚スクワット姿勢から，可能な限り姿勢を変化させずに，ゆっくりと患側の荷重を増加させて片脚スクワット姿勢に移行する（図9）．
  ▸ 姿勢制御能力の不全例では，体重移動の過程で代償運動が生じる．患者に代償運動のパターンとタイ

B リハビリテーションプログラム

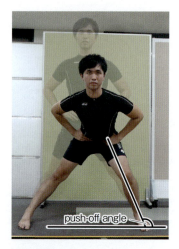

図10 ● lateral squat
股, 膝, 足関節を一直線に配置して下肢を屈伸する. 図に示すpush-off angleが大きいほど, 側方推進力が得られる. 下肢の屈曲時に体の側方移動が大き過ぎるとpush-off angleが失われて効率的な側方移動ができない.

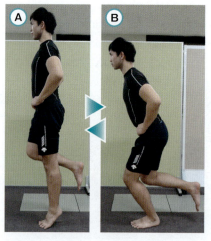

図11 ● modified drop squat
爪先立ち (A) から脱力して下降し, 踵接地の瞬間に膝を屈曲して衝撃を吸収する (B). 衝撃吸収が可能となれば, 膝屈曲位 (B) から膝伸展位 (A) への切り替えを反動的に行い, 下降動作による衝撃力を利用した効率的な上昇動作を習得する.

ミングを自覚させ, 良好な姿勢を保てる最大限の荷重をくり返すことにより, 片脚スクワット姿勢に必要な筋力と姿勢制御能力を獲得する.
- トレーニング後期では, カッティング動作の獲得に向けてlateral squat[50]を行い, 身体の側方移動における姿勢制御能力を高める (図10). 床面を外側に押すpush-off angleを保ちながら, 股・膝・足関節の中心を一直線に配置して下肢を屈伸する. 股関節の運動制御が難しい症例ではより入念に練習する.
- lateral squatが獲得できれば, 側方へのステップ動作, カッティング動作へと進める.

### D. 衝撃制御能力の改善
- 走行 (ジョギング・ランニング) の獲得に向けて, 膝関節での衝撃制御能力が必要である. 過負荷を回避しつつ衝撃吸収を評価・トレーニングする方法として, modified drop squat (MDS) が役立つ. MDSは爪先立ちから脱力して下降し, 踵接地の瞬間に膝を屈曲して衝撃を吸収する動作である (図11).
  ▶ MDSは膝関節での衝撃吸収にかかわる運動力学的特性が走行と類似する一方, 衝撃そのものや膝伸展トルクは走行より小さい. このため, 走行動作の前段階の評価や練習として有用である[51].
  ▶ 半月板縫合術の合併例を含む前十字靱帯再建術後患者において, 片脚MDSにおける膝屈曲角速度が遅いほど, ジョギング動作において膝屈曲角度が不足することが報告されており[52], 半月板単独損傷の縫合術後においても同様の結果が得られると推察される.
- 跳躍動作における衝撃制御は, **足部・足関節でのエネルギー吸収**が重要である. トレーニング前期から足趾屈筋および足関節底屈筋の筋力を回復させ, トレーニング後期には速い角速度での遠心性収縮トレーニングを段階的に実施して衝撃制御能力の獲得をめざす.

### E. スポーツ復帰
- 膝関節機能を回復し, 片脚での姿勢制御・衝撃制御能力を獲得した後, パワー発揮トレーニング, アジリティ, スプリント, 加速・減速, 方向転換などのスポーツ動作トレーニングを実施し, スポーツ復帰とパフォーマンスの向上につなげる.
- スポーツ復帰後は, 短期的には軟骨障害や再損傷例の発生, 長期的には半月板切除術後よりは少ないが変形性膝関節症への進行といった課題もある[53].
- 安全で効果的なリハビリテーションを追究し, 長期的に膝関節の健康を保つ観点が必要である.

⚠️注意　膝関節の機能障害や姿勢・衝撃制御能力が低下したままでのスポーツ動作トレーニングへの移行やスポーツ復帰は, 縫合半月板や関節軟骨への過負荷や二次損傷につながる.

第5章　2. 半月板損傷，切除・修復術

## 〈文献〉

1) Stärke C, et al：Meniscal repair. Arthroscopy, 25：1033-1044, 2009

2) 中田 研, 他：3D dynamic MRIによる前十字靭帯・半月板の動態解析. 整形・災害外科, 55：1375-1382, 2012

3) Bullough PG, et al：The strength of the menisci of the knee as it relates to their fine structure. J Bone Joint Surg Br, 52：564-567, 1970

4) 「Knee Meniscus：Basic and Clinical Foundations」（Mow VC, et al, eds）, pp37-59, Raven Press, 1992

5) Anderson DR, et al：Viscoelastic shear properties of the equine medial meniscus. J Orthop Res, 9：550-558, 1991

6) Arnoczky SP & Warren RF：Microvasculature of the human meniscus. Am J Sports Med, 10：90-95, 1982

7) 堀部秀二, 他：半月板損傷の保存治療. MB Orthop, 20：21-25, 2007

8) DeHaven KE & Bronstein RD：Arthroscopic medial meniscal repair in the athlete. Clin Sports Med, 16：69-86, 1997

9) 中田 研, 他：下肢のスポーツ損傷 半月板損傷 -縫合術-. 臨床スポーツ医学, 29：109-122, 2012

10) 前 達雄, 中田 研：半月板損傷の発症メカニズムと臨床診断.「アスレティックリハビリテーションガイド 第2版 競技復帰・再発予防のための実践的アプローチ」（福林 徹, 武富修治／編）, pp204-209, 文光堂, 2018

11) Englund M, et al：Incidental meniscal findings on knee MRI in middle-aged and elderly persons. N Engl J Med, 359：1108-1115, 2008

12) 小田邉浩二, 他：変性半月板の病理. Bone Joint Nerve, 4：7-16, 2014

13) 中田 研, 他：膝関節の鏡視下手術 半月板縫合術.「OS NOW Instruction No.12 下肢の鏡視下手術 基本手技の実際と応用手技のコツ」（安田和則／編）, pp71-85, メジカルビュー社, 2009

14) Tachibana Y, et al：A longitudinal tear in the medial meniscal body decreased the in situ meniscus force under an axial load. Knee Surg Sports Traumatol Arthrosc, 28：3457-3465, 2020

15) Amano H, et al：Analysis of displacement and deformation of the medial meniscus with a horizontal tear using a three-dimensional computer model. Knee Surg Sports Traumatol Arthrosc, 23：1153-1160, 2015

16) Kim JG, et al：Diagnosis and Treatment of Discoid Meniscus. Knee Surg Relat Res, 28：255-262, 2016

17) Arnoczky SP & Warren RF：The microvasculature of the meniscus and its response to injury. An experimental study in the dog. Am J Sports Med, 11：131-141, 1983

18) Hashimoto J, et al：Meniscal repair using fibrin sealant and endothelial cell growth factor. An experimental study in dogs. Am J Sports Med, 20：537-541, 1992

19) 石川大樹：半月板縫合術後の修復過程における断裂部の神経・血管の観察. 昭和医学会雑誌, 56：265-272, 1996

20) Zarins ZA, et al：Cartilage and meniscus assessment using T1rho and T2 measurements in healthy subjects and patients with osteoarthritis. Osteoarthritis Cartilage, 18：1408-1416, 2010

21) Hunter DJ, et al：Change in joint space width: hyaline articular cartilage loss or alteration in meniscus? Arthritis Rheum, 54：2488-2495, 2006

22) Berthiaume MJ, et al：Meniscal tear and extrusion are strongly associated with progression of symptomatic knee osteoarthritis as assessed by quantitative magnetic resonance imaging. Ann Rheum Dis, 64：556-563, 2005

23) Beaufils P, et al：Surgical management of degenerative meniscus lesions: the 2016 ESSKA meniscus consensus. Knee Surg Sports Traumatol Arthrosc, 25：335-346, 2017

24) Metcalf MH & Barrett GR：Prospective evaluation of 1485 meniscal tear patterns in patients with stable knees. Am J Sports Med, 32：675-680, 2004

25) Robertson DD, et al：Meniscal root injury and spontaneous osteonecrosis of the knee: an observation. J Bone Joint Surg Br, 91：190-195, 2009

26) 中田 研, 他：変性半月板に対する縫合術. Bone Joint Nerve, 4：85-92, 2014

27) Gray JC：Neural and vascular anatomy of the menisci of the human knee. J Orthop Sports Phys Ther, 29：23-30, 1999

28) 中田 研：半月板損傷.「新版 スポーツ整形外科マニュアル」（福林 徹／監）, pp301-308, 中外医学社, 2013

29) 幅田 孝, 他：中高齢者における内側半月板後角部の断裂について. 臨床整形外科, 29：617-622, 1994

30) 木村雅史：半月板損傷.「最新整形外科体系 17.膝関節・大腿」（越智隆弘／編）, pp316-326, 中山書店, 2006

31) McMurray TP：The semilunar cartilages. Br J Surg, 29：407-414, 1942

32) 「スポーツ膝の臨床」（史野根生／編）, 金原出版, 2008

33) Malanga GA, et al：Physical examination of the knee: a review of the original test description and scientific validity of common orthopedic tests. Arch Phys Med Rehabil, 84：592-603, 2003

34) Zhuang Z, et al：Post-arthroscopic osteonecrosis of the knee: A case report and literature review. Exp Ther Med, 20：3009-3016, 2020

35) Ishida K, et al：Rapid chondrolysis after arthroscopic partial lateral meniscectomy in athletes: a case report. Knee Surg Sports Traumatol Arthrosc, 14：1266-1269, 2006

36) 木村佳記, 他：組織のヒーリングプロセス 5) 半月板.「スポーツ理学療法プラクティス 急性期治療とその技法」（片寄正樹, 他／編）, pp39-47, 文光堂, 2017

37) 木村佳記, 他：半月板切除術・縫合術後のリハビリテーション. 臨床スポーツ医学, 38：1356-1361, 2021

38) Tachibana Y, et al：Effect of radial meniscal tear on in situ forces of meniscus and tibiofemoral relationship. Knee Surg Sports Traumatol Arthrosc, 25：355-361, 2017

39) 前 達雄, 中田 研：半月板縫合術 -inside-out法-. 整形・災害外科, 63：577-582, 2020

40) Lee YS, et al：Return to Sports After Athletes Undergo Meniscal Surgery: A Systematic Review. Clin J Sport Med, 29：29-36, 2019

41) Tang G, et al：Fibrous scar in the infrapatellar fat pad after arthroscopy: MR imaging. Radiat Med, 18：1-5, 2000

42) 木村佳記, 他：大腿四頭筋の伸長肢位と組織弾性の関係 -modified Thomas test 肢位と Ely test 肢位の比較-. 日本整形外科超音波学会会誌, 29：38-44, 2018

43) 木村佳記, 他：大腿四頭筋の伸長法と組織弾性の関係：骨盤肢位による影響. 日本整形外科超音波学会会誌, 28：28-33, 2016

44) Nisell R：Mechanics of the knee. A study of joint and muscle load with clinical applications. Acta Orthop Scand Suppl, 216：1-42, 1985

45) Vedi V, et al：Meniscal movement. An in-vivo study using dynamic MRI. J Bone Joint Surg Br, 81：37-41, 1999

46) 多田周平, 他：Half sitting での体幹前傾による下肢筋力トレーニングの運動力学的および筋電図学的検証. 理学療法学, 46：233-241, 2019

47) 瀬戸菜津美, 他：Backward half sitting exercise の運動力学的解析. 臨床バイオメカニクス, 40：181-186, 2019

48) 木村佳記, 他：スプリットスクワットの運動解析. 臨床バイオメカニクス, 32：441-448, 2011

49) 木村佳記, 他：下肢 5) 膝関節 - 半月板単独損傷（縫合術後）.「スポーツ理学療法プラクティス 急性期治療とその技法」（片寄正樹, 他／編）, pp184-194, 文光堂, 2017

50) Sato K & Liebenson C：The lateral squat. J Bodyw Mov Ther, 17：560-562, 2013

51) 近藤さや花, 他：衝撃吸収機能の評価としての modified drop squat の運動解析. 臨床バイオメカニクス, 37：327-334, 2016

52) Kimura Y, et al：Assessing knee kinematics relationship between modified drop squat and running after anterior cruciate reconstruction. 2024 The 7th IOC world conference on prevention of injury and illness in sport, abstract（E-poster presentation）, 2024
https://bjsm.bmj.com/content/58/Suppl_2/A102.1（2024 年 9 月閲覧）

53) Nepple JJ, et al：Meniscal repair outcomes at greater than five years: a systematic literature review and meta-analysis. J Bone Joint Surg Am, 94：2222-2227, 2012

第5章　膝

# 3. 変形性膝関節症，人工膝関節全置換術

飛山義憲

## Ⓐ知識の整理

## Ⓑリハビリテーションプログラム

## POINT

- ① 変形性膝関節症の発症のメカニズム，病態を理解する
- ② 変形性膝関節症の症状，障害を理解する
- ③ 保存療法，手術療法を理解する

## 1 原因・誘因

- 変形性膝関節症（knee osteoarthritis：膝OA）は年齢や肥満，不活動，遺伝などの**全身的要因**（systemic factors）と，関節形態やアライメント，筋力低下や外傷などの**機械的要因**（mechanical factors）が併存疾患や抑うつ，不安，痛覚過敏などと複雑に関連することで発症する[1].
- 明らかな原因がない一次性と原疾患に続発して発症する二次性に大別され，**一次性が大部分を占める**[2].
- これまでに明らかにされているリスクファクターには高齢，女性，肥満などの全身的要因，膝関節のアライメント不良や前十字靱帯損傷などの膝関節外傷の既往，膝関節への力学的負荷が強い職業，膝伸展筋力低下などの機械的要因が報告されている[2].

## 2 病態

- 膝OAは**軟骨の変性**や**骨変形**，**滑膜炎**などを特徴とする疾患であり，**膝関節の疼痛**を主症状とする[3, 4].
- 近年では関節軟骨の劣化による疾患ではなく，異常な関節荷重によって引き起こされる関節不全として捉えられている[5].
- 膝関節の疼痛を増悪させる因子には骨棘の存在[6]，関節裂隙の狭小化[7]，滑膜炎や骨髄病変の存在[8, 9]などが報告されている.
- 膝伸展筋力は膝OAの進行に関連する重要な因子であり，膝伸展筋力が弱いほど膝OAの症状増悪やX線上の変化がみられる[10, 11].
- 膝OAは糖尿病や腎障害，心血管障害による生命予後に関連し，死亡リスクを高めることが報告されている[12, 13].
- 膝関節の疼痛により活動量が減少すると，機械的要因が増大して膝OAが進行し，さらに疼痛が増悪するという悪循環を形成する[14].

### memo 骨髄病変

骨髄病変（bone marrow lesion：BML）とは関節軟骨が減少し衝撃吸収能が低下した結果，軟骨下骨のリモデリングと微小骨折が起きて骨髄内に炎症や浮腫が生じることを指し，MRIを用いた評価により判別される.

Ⓐ知識の整理　351

**表1 ● Kellgren-Lawrence 分類**

| Grade 0 | 関節裂隙の狭小化，変化はない |
|---|---|
| Grade 1 | 関節裂隙が狭小化している疑いがあり，骨棘がある可能性がある |
| Grade 2 | 明らかな骨棘，関節裂隙狭小化の可能性 |
| Grade 3 | 中程度の骨棘，明らかな関節裂隙の狭小化，若干の骨硬化，骨端の変形の可能性 |
| Grade 4 | 大きな骨棘，著明な関節裂隙の狭小化，重度の骨硬化，明確な骨端の変形 |

文献26，27を参考に作成.

## 3 症状・障害

- しゃがみ込みや起立などの荷重動作時に疼痛が生じる．病態の進行とともに自発痛や夜間痛が加わり[2]，恒常的で慢性的な疼痛へと変化することが多い[15, 16]．痛みは鋭く刺すような痛みだけでなく，鈍い痛み，ズキズキするような痛み，疼くような痛みと表現される[15, 17]．
- 膝OA患者における膝伸展筋力は患側だけでなく健側も同年齢の健常者に比べ低下しており[18]，大腿四頭筋の筋断面積の減少や筋内脂肪組織の増加[19]，随意的な賦活不全[20]が関与している．特に，筋断面積の減少と筋内脂肪組織の増加は症状増悪や将来的な人工膝関節置換術につながる[19]．
- 膝OA患者における膝伸展筋力の低下は歩行中のスラスト[21]や疼痛[22]，身体能力[23]，不活動[24]，疾患進行[10]と関連する．
- 膝関節屈曲・伸展の可動域制限も生じるが，変形性股関節症に比べると可動域制限の日常生活への影響は小さい[25]．
- 歩行では疼痛を避けるため，体幹側屈や立脚期の短縮などの疼痛回避性跛行を生じ，関節破壊が重度であれば歩行立脚期に膝関節が側方に動揺するスラストを生じやすい[2]．

## 4 診断学的検査

- 膝OAの診断には立位での単純X線画像が用いられ，**Kellgren-Lawrence分類**による重症度評価が広く行われている[2]．骨棘形成と関節裂隙狭小化をもって，グレード0〜4の5段階に評価する[26]（**表1，図1**）．
- 立位での単純X線撮影は有用な検査ではあるが，骨形態の変化以外の病変の検出力はMRIに比べて低いためMRIやエコー画像も確認して軟骨，軟骨下骨，半月板，滑膜炎などの変化をより詳細に捉えることが重要であると考えられている[2]．
- 臨床症状として，膝関節の疼痛だけでなく膝機能やQOL（quality of life：生活の質）を含めて包括的に評価することが望ましく，医師主導型評価であるKnee Society Score，日本整形外科学会膝疾患治療成績判定基準（JOAスコア），患者立脚型評価であるJapan Knee Osteoarthritis Measure（JKOM）[29]，Knee Injury and Osteoarthritis Outcome Score（KOOS）[30]などが用いられる．

## 5 医学的治療

- 膝OAは早期の予防と治療が可能であり，すべての患者が重度の疼痛や人工膝関節置換術に至るわけではない[31]．
- 膝OAの原因自体を治療する疾患修飾型治療法はなく，疾患の進行を遅延させる保存療法や，疾患そのものを改善させる手術療法が行われる．治療の原則は保存療法であるが，保存療法では十分な改善が期待できないと考えられる場合には高位脛骨骨切り術や人工膝関節置換術が実施される．

### 1) 保存療法

- 膝OAの治療目標は疼痛などの症状緩和と関節機能の回復を図り，ADL（activity of daily living：日常

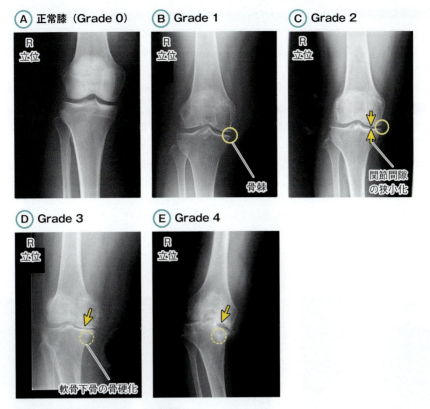

図1 ● Kellgren-Lawrence分類
文献28より転載.

生活動作）障害を改善させてQOLを向上させることであり[2]，保存療法では特に**疾患の進行を遅延させることが重要である**．
- 保存療法の中心は患者教育，運動療法であり，必要に応じて減量が指導される[2]．加えて，経皮的電気刺激（transcutaneous electrical nerve stimulation：TENS）や超音波治療などの物理療法，膝装具や外側楔型足底板を用いた装具療法，薬物療法が行われる．

## 2) 手術療法

- 主に高位脛骨骨切り術，人工膝関節置換術が選択される．膝OAに対する鏡視下半月板切除や鏡視下デブリドマンの有用性は限定的であることから，治療法としては行わないことが提案されている[2]．

### A. 高位脛骨骨切り術（high tibial osteotomy：HTO）

- HTOは脛骨を骨切りすることで膝OAによる関節変形を矯正する．術前に比べ疼痛や関節可動域を含めた臨床成績が大きく改善する[32, 33]．
- 身体活動性が高く，比較的年齢の低い膝OA患者に対して有用である[2]．
- HTO後の約8割は術前と同レベルの身体活動性が得られ，8割以上が元のスポーツに復帰できたと報告されている[34]．

> **memo** HTO
> HTOはclosed wedge HTO（CWHTO）とopen wedge HTO（OWHTO）がある．脛骨を外側から骨切りし矯正するCWHTOに比べ，脛骨内側を骨切りし，腓骨の骨切りまたは切除の必要がないOWHTOが近年増えており，骨切り部における人工骨の使用などにより早期荷重が可能となっている[2]（図2）．

### B. 人工膝関節単顆置換術（unicompartmental knee arthroplasty：UKA）

- 膝OAの病変が内側あるいは外側大腿脛骨関節に限局し、かつ前十字靱帯の機能不全がない比較的軽度な膝OAに対して、関節面の一部を人工関節に置き換える手術であり、疼痛の軽減、ADLの改善、QOLの向上に有用である[2]（図3）.
- HTOとUKAは適応症例が重なる部分が多いが、どちらの臨床成績がよいかは明確ではない[2].

### C. 人工膝関節全置換術（total knee arthroplasty：TKA）

- 膝OAの病変が内側、外側ともに進行した膝OAに対して、関節面全体を人工関節に置き換える手術であり、疼痛の軽減、ADLの改善、QOLの向上に有用である[2]（図4）.
- TKAの種類には前・後十字靱帯温存型（Bi-cruciate retaining：BCR）、後十字靱帯温存型（cruciate retaining：CR）や両靱帯を切除し膝関節の後方安定性をインプラントに依存する後方安定型（posterior stabilized：PS）などがある．またモバイルタイプあるいはフィックスタイプのインサートかなど機種間の違いがさまざまあるが、大きな差はないと考えられている[2].
- 人工膝関節には寿命があるが、93.0％が15年、90.1％が20年、82.3％が25年後でも人工関節を再置換することなく耐久性を保持していると報告されている[35].

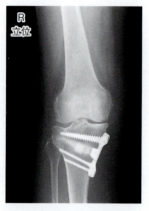

図2 ● open wedge HTO
脛骨内側を骨切りし矯正する．
文献28より転載．

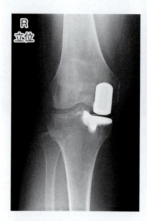

図3 ● UKA
内側関節面だけを人工関節に置換した症例．
文献28より転載．

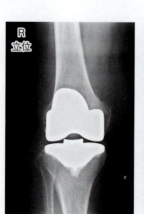

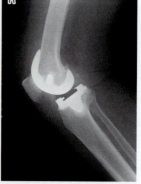

図4 ● TKA
関節面全体を人工関節に置換した症例．
文献28より転載．

第5章　膝

# 3. 変形性膝関節症，人工膝関節全置換術

飛山義憲

Ⓐ知識の整理　　　Ⓑリハビリテーションプログラム

## ⭕ Do!

1. 保存療法では疼痛軽減を図り，ADL障害を改善させ，活動量の低下を防ぐ
2. 保存療法では膝伸展筋力の改善により疾患の進行を遅らせる
3. 人工膝関節置換術後のリハビリテーションは術後24時間以内に開始する
4. 人工膝関節置換術後は疼痛や腫脹をコントロールしながら膝伸展筋力を改善させる
5. 人工膝関節置換術後は膝伸展筋力，関節可動域の改善により歩行能力を高める

## ❌ Don't!

1. 保存療法と術後のどちらにおいても疼痛に対し安静を指示しない
2. 術後は膝伸展筋力，関節可動域が不十分なまま歩行練習を進めない
3. 術後早期は創部周囲のモビライゼーションは行わない

## 1 情報収集

● 診療記録や他の医療スタッフから以下についての情報を収集する.

### 1）保存療法

● ADL障害を改善させるうえで年齢，性別，併存疾患，他の下肢関節疾患の有無を確認する.
● X線画像から膝OAの重症度を把握するだけでなく[2]，反対側を含め下肢の他の関節の異常所見を確認し代償的な動作獲得を想定する.

### 2）人工膝関節置換術前・術後

● 年齢や性別，併存疾患は術後の膝機能の回復に影響を及ぼすため，リハビリテーション実施前に把握しておく[36].
● 退院後の生活準備のため，家族や社会的支援の状況について確認し，住環境を評価しておく.
● X線画像から術前の変形の程度，重症度を確認する. 反対側を含め下肢の他の関節の異常所見を確認し，術後の代償的な動作獲得を想定する.
● 術前の疼痛や膝機能（可動域，伸展筋力），移動能力は術後の疼痛や膝機能，移動能力に影響するため把握しておく[36].
● 術中の膝関節可動域を確認し術後に獲得できる可動域の参考とする.
● 術前に使用していた補装具を把握し，術後の歩行手段の目標とする.

Ⓑリハビリテーションプログラム　　355

## 2 患者を前にまず行うこと

- 医療面接，問診から患者の主訴，生活状況や目標を把握する．

### 1) 保存療法
- 保存療法に至った主訴を聴取する．
- 生活面で困っていることを聴取し，目標を設定する．
- 設定した目標に向けて，関節機能の回復だけでなく，代償的な手段・方法についても検討する（リハビリテーションによって膝軟骨や関節構造そのものが修復されるわけではない）．

### 2) 人工膝関節置換術後
- 術後の睡眠状態，気分不良を含む体調について確認する．
- 生活面での術後の短期的な目標（退院時の歩行手段など），長期的な目標（仕事やスポーツへの復帰を含む）を聴取する．

## 3 リハビリテーション評価

- 症状や膝機能，移動能力などを中心に評価する．

### 1) 保存療法

#### A. 疼痛
- 標準的なツール〔visual analogue scale（VAS），numerical rating scale（NRS），フェイススケールまたは患者立脚型評価に含まれるスケール〕を用いて安静時や歩行時など主訴に基づいた疼痛の強さを数値化する．
- 疼痛の強さに加えて，疼痛の部位や軽快・増悪因子についても聴取する．

#### B. 腫脹
- 膝伸展筋力に大きく影響する腫脹の程度を，膝蓋骨上縁の周径により評価する（図5）．

#### C. 関節可動域
- 標準的な方法[37]に基づいて膝関節屈曲・伸展の可動域を測定し，制限や非対称性を確認する．
- 膝OAでは進行とともに関節変形がみられるようになるが，最終域でのエンドフィールは必ずしも骨性

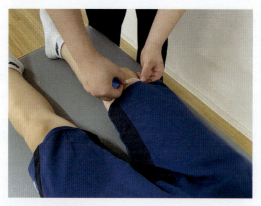

**図5 ●腫脹評価**
腫脹の評価は膝伸展位とし，膝蓋骨上縁の周径を計測する．

とは限らない．軟部組織の伸張性低下によるエンドフィールを含めて見極める．さらに股関節や足関節の肢位を変化させて測定し制限因子を特定する．

### D. 膝伸展筋力

- 膝伸展筋力は進行を予防するうえで最も重要な要素の1つである．徒手筋力検査に加えて徒手筋力計を用いた客観的な評価を行う（図6）．

> ⚠️ **注意** 患側膝においては関節運動に伴い疼痛が生じる可能性があるため，等尺性収縮による筋評価が望ましい．

### E. 移動能力

- 疼痛や膝伸展筋力低下などにより移動能力が低下する．10 m歩行速度，Timed Up & Go Test（図7）などにより移動能力を評価する．
- 膝OAでは転倒リスクが増大しているため[38]，評価中の**転倒予防**に注意を払う．
- **疼痛逃避性跛行**，**スラスト**，**立脚期の短縮**など，膝OAに特徴的な異常歩行の有無を確認する．

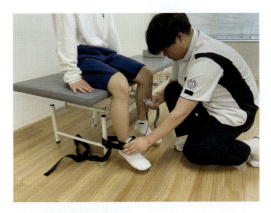

**図6 ● 膝伸展筋力評価**
端座位で下腿下垂位とし，徒手筋力計を下腿前面にベルトで固定して3秒間の最大等尺性収縮時の筋力を計測する．計測結果に関節中心からセンサーまでの距離であるアーム長を乗じたトルクを算出する．

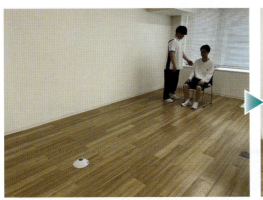 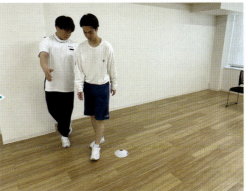

**図7 ● Timed Up & Go Test**
高さ40 cmの肘掛けのない椅子に腰かけた姿勢から立ち上がり，3 m先の目標物を回って再び椅子へ着座するまでの時間を計測する．原法では快適な速度としているが，測定時の心理状態や指示の解釈の違いによる影響をなくすために最大努力で行う方法も提案されている．

### F. バランス，転倒リスク

- バランス能力や転倒リスクは Timed Up & Go Test などの評価バッテリーに加えて，前述の歩行観察などによって総合的に評価する．

### G. 患者立脚型評価

- Japan Knee Osteoarthritis Measure（**JKOM**）や，Knee Injury and Osteoarthritis Outcome Score（**KOOS**）などを用いて主観的な症状や動作能力を数値化する．

> **memo** 患者立脚型評価
> - JKOM：日本で開発された変形性膝関節症患者に対する患者立脚型評価であり，膝の状態や日常生活の状態，普段していることや外出，健康状態に関する 25 問の自記式アンケートである．5 段階のリッカート尺度と visual analogue scale を用いた疼痛評価も含まれる．
> - KOOS：症状や疼痛，日常生活動作，スポーツやレクリエーション，生活の質に関する 42 問の自記式アンケートである．5 段階のリッカート尺度を用いた疼痛評価が含まれる．

## 2）人工膝関節置換術後

### A. 疼痛

- 標準的なツール（VAS, NRS，フェイススケールまたは患者立脚型評価に含まれるスケール）を用いて疼痛を数値化する．入院中は毎日，退院後は 1 カ月，3 カ月，6 カ月など定期的に評価する[39]．
- 疼痛の強さだけでなく，疼痛の部位，軽快因子，増悪因子についても聴取する．

### B. 腫脹

- 腫脹は膝伸展筋力に影響しやすいため，膝蓋骨上縁の周径を計測し非対称性を確認する．入院中，退院後も定期的に計測し周径の推移を確認する[39]（図5）．

### C. 関節可動域

- 標準的な方法[37] に基づき膝関節屈曲・伸展の関節可動域を測定する．入院中は毎日，退院後は 1 カ月，3 カ月，6 カ月など定期的に計測し制限や非対称性を評価する[39]．
- 術後早期は防御性収縮や，術前からの軟部組織の伸張性低下などの制限因子が混在する．最終域でのエンドフィールを確認し，さらに股関節や足関節の肢位を変化させることで制限因子を絞り込む．

### D. 膝伸展筋力

- 術後早期は膝伸展筋力が顕著に低下するため，入院中は徒手筋力検査により毎日評価する．
- 徒手筋力検査の段階 4 以上は客観性が低い．徒手筋力計を用いた評価を入院中は毎日，退院後は 1 カ月，3 カ月，6 カ月など定期的に行う[39]（図6）．

> ⚠️**注意** 術後早期は膝伸展筋力発揮に伴い疼痛が生じることもある．疼痛自制内での測定となるよう，慎重に少しずつ筋力を発揮するよう指示する．

### E. 移動能力

- 術後早期は移動能力が顕著に低下する．10 m 歩行速度，Timed Up & Go Test（図7）などにより移動能力を評価する[39]．
- 特に術後早期は転倒に注意しながら評価する．
- 移動能力の回復を確認するため，退院後も 1 カ月，3 カ月，6 カ月など定期的に評価する[39]．

### F. バランス，転倒リスク

- 術後は膝伸展筋力低下などに伴いバランス能力が低下し，転倒リスクが増大する．
- バランス能力や転倒リスクは Timed Up & Go Test などの評価バッテリーに加えて，歩行観察などによって総合的に評価する[39]．

### G. 患者立脚型評価

- JKOM，KOOS などを用いた患者立脚型評価を術後 1 カ月，3 カ月，6 カ月など定期的に行う[39]．

358　整形外科リハビリテーション　第 2 版

## 4 リハビリテーション治療の全体的な流れ

### 1）保存療法
- 患者教育，運動療法を中心に行い必要に応じて減量指導を組み合わせる．物理療法や装具療法も併用し，疼痛軽減を図るとともに関節機能の回復やADL障害の改善をめざす[2]．
- 前述の保存療法は疾患の進行を遅延させる効果も期待できる．

### 2）人工膝関節置換術後
- リハビリテーションは**術後24時間以内に開始し**[36]，クリニカルパスを用いて進める．早期のリハビリテーション開始により術後の合併症である深部静脈血栓症を予防する．
- 疼痛や腫脹をコントロールしながら膝周囲筋の防御性収縮や弛緩不全を改善させる．膝の伸展筋力と可動域を改善させ，移動能力を維持・向上させる．
- 術後早期から可能な範囲で活動性を上げ[36]，退院時には生活指導や術後6～8週程度継続するホームエクササイズを指導する[36]．

## 5 リハビリテーション治療の実際

### 1）保存療法

#### A. 患者教育
- 膝関節への過剰なメカニカルストレスを避けるため，起立や着座の動作では疼痛に応じて**反対側下肢や上肢を用いた代償動作**を含めて指導する（図8）．
- 必要以上の階段昇降は避けるよう指導する．避けることが難しい場合には手すりを使用してメカニカルストレスの蓄積を最小限に留めるよう配慮する．
- 歩行時は杖など歩行補助具の使用を推奨する．
- 疼痛を回避するための過度な安静は膝伸展筋力をさらに低下させ，疾患の進行を早めるという悪循環を形成する．可能な範囲で活動量を改善・維持することの必要性を説明する．
- 疼痛により活動量を維持することが難しい場合は水中療法[40]を検討する．

> ⚠️ 注意　活動量の維持・増加により痛みが増悪し，これによってさらに活動量が低下してしまう悪循環に陥ることを防ぐため，疼痛を評価しながら段階的に活動量を増やすよう指導する．

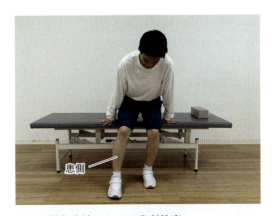

**図8　保存療法における患者教育**
疼痛に対しては起立や着座動作で反対側下肢や上肢を用いた代償動作を指導する．

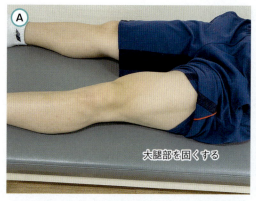
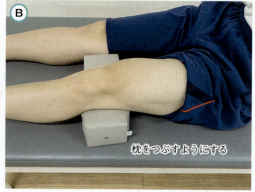
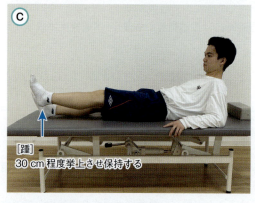

**図9 ● 保存療法における運動療法**
膝伸展筋力増強のため，セッティングでは大腿部を固くし収縮を求める（A）．場合によっては膝窩に枕を置き，枕をつぶすよう指導することで大腿四頭筋の収縮が得られることもある（B）．SLR では大腿部を固くした後，踵を 30 cm 程度ベッドから挙上させて保持する（C）．

### B. 運動療法

- 運動療法では膝伸展筋力の増強が最も重要である．関節運動による疼痛増悪を考慮してセッティングや SLR（straight leg raising）などの等尺性エクササイズを中心に指導する（図9）．セッティングにより膝伸展筋力の向上，大腿四頭筋厚の増大の効果を得るには10秒間の最大収縮を1日90回，週に5回，3週間継続[41]が必要になることなどを踏まえ，負荷設定を計画する．
- 神経筋電気刺激（neuromuscular electrical stimulation：NMES）により膝伸展筋の随意的な賦活不全を改善させる．NMESの設定については統一された見解はないものの，周波数 50 Hz 以上 75 Hz 以下，パルス持続時間 200〜400 μ秒，治療時間 20 分が推奨されている[42]．

### C. 物理療法

- TENS や超音波治療により疼痛を軽減させる[2]．

### D. 装具療法

- 膝装具，外側楔型足底板は使用する装具タイプや膝 OA の進行度により効果が異なるものの，疼痛軽減の効果が期待できる[2]．

## 2）人工膝関節置換術

### A. 疼痛コントロール

- 寒冷療法[36]や TENS[43]を用いて疼痛軽減を図る．
- 術後の起立および着座の動作では反対側下肢や上肢を活用することで術側下肢の荷重に伴う疼痛をコントロールし，徐々に荷重量を増大させていく（図10）．

第5章 3. 変形性膝関節症，人工膝関節全置換術

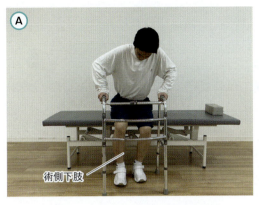
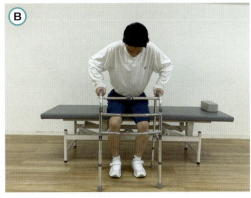

術側下肢

**図10● 疼痛コントロールのための動作指導**
術後は術側下肢への荷重に伴う疼痛をコントロールするため，非術側下肢や上肢を活用し（A），疼痛軽減とともに徐々に荷重量を増大させる（B）．

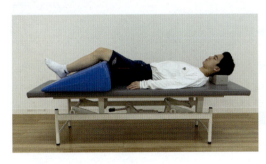

**図11● 腫脹コントロールのための膝屈曲位保持**
腫脹増悪を防ぐため，ベッド上では30〜90°の膝屈曲位とする．

- 後述する筋力増強とリラクゼーションを組み合わせた運動は膝周囲の弛緩不全の解消にもつながり，結果的に疼痛コントロールにも役立つ[44]．

### B. 腫脹のコントロール

- 入院中，病室で膝伸展位を保持することは膝窩静脈の緊張増加，静脈還流減少による不可視出血量の増大につながる[45]．
- 腫脹増悪を防ぐため，術後7日間はベッド上では30〜90°の膝屈曲位を保持するよう指導する[36]（図11）．

⚠ **注意** 病室では膝屈曲位となるよう指導しつつ，リハビリテーションにおいては膝伸展可動域を確保できるよう努める．

### C. 関節可動域の改善

- 術後の関節可動域は膝周囲筋の防御性収縮や弛緩不全，術前からの軟部組織（筋や関節包など）の伸張性低下，腫脹により制限されやすい．
- 術後早期は膝周囲筋の防御性収縮や弛緩不全が可動域制限や疼痛増悪の要因となりやすい．筋力増強とリラクゼーションを組み合わせた運動[44]や，等尺性収縮または小さな関節運動を伴うエクササイズから開始する[39]．
- 持続的関節他動運動装置（continuous passive motion：CPM）は初回術後で合併症のない症例では使用しないことが推奨されており[36]，CPMに比べ自動で行うヒールスライドの方が疼痛や膝機能，身体機能面で効果的であることから[46]，関節可動域運動は自動運動を基本とする（図12）．

B リハビリテーションプログラム 361

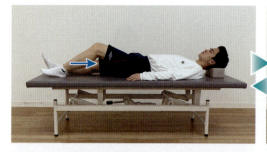 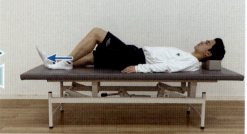

**図12 ● 関節可動域運動としてのヒールスライド**
背臥位にて足底をベッドに置いたまま、足底を滑らせるようにして膝関節の自動屈伸運動を行う．

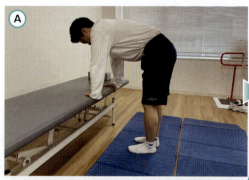 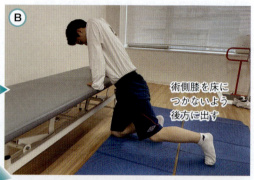
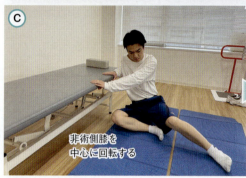 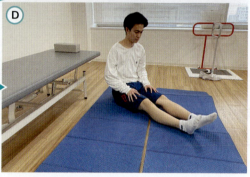

**図13 ● 床上動作**
台などを用いて手を置き（A），非術側膝を床に接地させて術側膝は床につかないよう後方に出した後（B），非術側膝を中心に回転して（C）長座位となる（D）．立ち上がる際は非術側膝を床に接地させて（B），上肢と非術側下肢を中心に立ち上がる．

### D. 膝伸展筋力の改善

- 術後早期の膝伸展筋力の低下は随意的な賦活不全（神経性筋力低下）によるところが大きい．早期に高強度の筋力増強を行うことで膝機能や身体機能の改善をめざす[36, 47]．
- NMESを併用することで膝伸展筋力を含めた身体機能の改善効果を高める[36]．

### E. 機能的トレーニング

- バランストレーニング，動作練習，歩行練習を組み合わせて指導する[36]．
- バランストレーニングでは片脚立位保持など静的なトレーニングから，ファンクショナルリーチ，ステップ練習など動的なトレーニングへと段階的に進める．
- 動作練習ではベッド周囲の移動，起立・着座動作，トイレ動作，床上動作などを指導する[39]．
- 床上動作では術側膝を接地させない動作パターンを指導する（図13）．

第5章　3. 変形性膝関節症，人工膝関節全置換術

● 歩行練習では平行棒，歩行器，杖の順に補助具を変えながら段階的に進める．荷重量は疼痛自制内とし，平地歩行から階段昇降などの応用的な歩行へと進める[39].

⚠️**注意**　人工関節の機種にもよるが，一般的には正座のような膝関節の深屈曲または膝を直接接地させる動作については行うべきでないと考えられることが多いため，執刀医に確認しながら慎重に判断する．

〈文献〉

1) Roos EM & Arden NK：Strategies for the prevention of knee osteoarthritis. Nat Rev Rheumatol, 12：92-101, 2016
2) 「変形性膝関節症診療ガイドライン2023」（日本整形外科学会／監，日本整形外科学会診療ガイドライン委員会，変形性膝関節症診療ガイドライン策定委員会／編），南江堂，2023
3) Muraki S, et al：Incidence and risk factors for radiographic knee osteoarthritis and knee pain in Japanese men and women: a longitudinal population-based cohort study. Arthritis Rheum, 64：1447-1456, 2012
4) Felson DT：Osteoarthritis as a disease of mechanics. Osteoarthritis Cartilage, 21：10-15, 2013
5) Neogi T：Clinical significance of bone changes in osteoarthritis. Ther Adv Musculoskelet Dis, 4：259-267, 2012
6) Muraki S, et al：Does osteophytosis at the knee predict health-related quality of life decline? A 3-year follow-up of the ROAD study. Clin Rheumatol, 34：1589-1597, 2015
7) Wluka AE, et al：How does tibial cartilage volume relate to symptoms in subjects with knee osteoarthritis? Ann Rheum Dis, 63：264-268, 2004
8) Neogi T, et al：Association of Joint Inflammation With Pain Sensitization in Knee Osteoarthritis: The Multicenter Osteoarthritis Study. Arthritis Rheumatol, 68：654-661, 2016
9) Aso K, et al：Association of subchondral bone marrow lesion localization with weight-bearing pain in people with knee osteoarthritis: data from the Osteoarthritis Initiative. Arthritis Res Ther, 23：35, 2021
10) Øiestad BE, et al：Knee extensor muscle weakness is a risk factor for the development of knee osteoarthritis: an updated systematic review and meta-analysis including 46 819 men and women. Br J Sports Med, 56：349-355, 2022
11) Gong Z, et al：Quadriceps strength is negatively associated with knee joint structural abnormalities-data from osteoarthritis initiative. BMC Musculoskelet Disord, 23：784, 2022
12) Mendy A, et al：Osteoarthritis and risk of mortality in the USA: a population-based cohort study. Int J Epidemiol, 47：1821-1829, 2018
13) Kluzek S, et al：Response to: 'Painful knee but not hand osteoarthritis is an independent predictor of mortality over 23 years follow-up of a population-based cohort of middle-aged women' by Gao et al. Ann Rheum Dis, 75：e23, 2016
14) Berteau JP：Knee Pain from Osteoarthritis: Pathogenesis, Risk Factors, and Recent Evidence on Physical Therapy Interventions. J Clin Med, 11：3252, 2022
15) Neogi T：The epidemiology and impact of pain in osteoarthritis. Osteoarthritis Cartilage, 21：1145-1153, 2013
16) Pan F & Jones G：Clinical Perspective on Pain and Pain Phenotypes in Osteoarthritis. Curr Rheumatol Rep, 20：79, 2018
17) Murphy SL, et al：Characterizing Pain Flares From the Perspective of Individuals With Symptomatic Knee Osteoarthritis. Arthritis Care Res（Hoboken）, 67：1103-1111, 2015
18) Vårbakken K, et al：Relative difference in muscle strength between patients with knee osteoarthritis and healthy controls when tested bilaterally and joint-inclusive: an exploratory cross-sectional study. BMC Musculoskelet Disord, 20：593, 2019
19) Mohajer B, et al：Role of Thigh Muscle Changes in Knee Osteoarthritis Outcomes: Osteoarthritis Initiative Data. Radiology, 305：169-178, 2022
20) Tayfur B, et al：Neuromuscular joint function in knee osteoarthritis: A systematic review and meta-analysis. Ann Phys Rehabil Med, 66：101662, 2023
21) Espinosa SE, et al：Lower knee extensor and flexor strength is associated with varus thrust in people with knee osteoarthritis. J Biomech, 107：109865, 2020
22) Muraki S, et al：Quadriceps muscle strength, radiographic knee osteoarthritis and knee pain: the ROAD study. BMC Musculoskelet Disord, 16：305, 2015
23) Luc-Harkey BA, et al：Associations among knee muscle strength, structural damage, and pain and mobility in individuals with osteoarthritis and symptomatic meniscal tear. BMC Musculoskelet Disord, 19：258, 2018
24) Pietrosimone B, et al：Association between quadriceps strength and self-reported physical activity in people with knee osteoarthritis. Int J Sports Phys Ther, 9：320-328, 2014
25) Hall M, et al：How does hip osteoarthritis differ from knee osteoarthritis? Osteoarthritis Cartilage, 30：32-41, 2022
26) Kellgren JH & Lawrence JS：Radiological assessment of osteo-arthrosis. Ann Rheum Dis, 16：494-502, 1957
27) Kohn MD, et al：Classifications in Brief: Kellgren-Lawrence Classification of Osteoarthritis. Clin Orthop Relat Res, 474：1886-1893, 2016
28) 「整形外科リハビリテーション」（神野哲也／監，相澤純也，中丸宏二／編），羊土社，2012
29) 日本整形外科学会運動器リハビリテーション委員会および作業部会，他：疾患特異的・患者立脚型変形性膝関節症患者機能評価尺度：JKOM（Japanese Knee Osteoarthritis Measure）．日本整形外科学会雑誌，80：307-315，2006
30) 中村憲正，他：日本語版Knee Injury and Osteoarthritis Outcome Score（KOOS）の異文化適応（cross-cultural adaptation）と妥当性の検証．日本整形外科学会雑誌，85：892-898，2011
31) Roos EM & Arden NK：Strategies for the prevention of knee osteoarthritis. Nat Rev Rheumatol, 12：92-101, 2016

Ⓑリハビリテーションプログラム　　363

32) Na YG, et al：Can osteoarthritic patients with mild varus deformity be indicated for high tibial osteotomy? Knee, 25：856-865, 2018

33) Ekeland A, et al：Good functional results following high tibial opening-wedge osteotomy of knees with medial osteoarthritis: A prospective study with a mean of 8.3years of follow-up. Knee, 24：380-389, 2017

34) Saragaglia D, et al：Return to sports after valgus osteotomy of the knee joint in patients with medial unicompartmental osteoarthritis. Int Orthop, 38：2109-2114, 2014

35) Evans JT, et al：How long does a knee replacement last? A systematic review and meta-analysis of case series and national registry reports with more than 15 years of follow-up. Lancet, 393：655-663, 2019

36) Jette DU, et al：Physical Therapist Management of Total Knee Arthroplasty. Phys Ther, 100：1603-1631, 2020

37) 日本リハビリテーション医学会：関節可動域表示ならびに測定法改訂に関する告知（2022年4月改訂）. https://www.jarm.or.jp/member/kadou.html（2024年9月閲覧）

38) Manlapaz DG, et al：Risk Factors for Falls in Adults with Knee Osteoarthritis: A Systematic Review. PM R, 11：745-757, 2019

39) Westby MD, et al：Development of quality indicators for hip and knee arthroplasty rehabilitation. Osteoarthritis Cartilage, 26：370-382, 2018

40) Bannuru RR, et al：OARSI guidelines for the non-surgical management of knee, hip, and polyarticular osteoarthritis. Osteoarthritis Cartilage, 27：1578-1589, 2019

41) Malas FÜ, et al：Effects of different strength training on muscle architecture: clinical and ultrasonographic evaluation in knee osteoarthritis. PM R, 5：655-662, 2013

42) Novak S, et al：New Guidelines for Electrical Stimulation Parameters in Adult Patients With Knee Osteoarthritis Based on a Systematic Review of the Current Literature. Am J Phys Med Rehabil, 99：682-688, 2020

43) Li J & Song Y：Transcutaneous electrical nerve stimulation for postoperative pain control after total knee arthroplasty: A meta-analysis of randomized controlled trials. Medicine（Baltimore）, 96：e8036, 2017

44) Eymir M, et al：Relaxation exercise therapy improves pain, muscle strength, and kinesiophobia following total knee arthroplasty in the short term: a randomized controlled trial. Knee Surg Sports Traumatol Arthrosc, 30：2776-2785, 2022

45) Fu X, et al：Postoperative leg position following total knee arthroplasty influences blood loss and range of motion: a meta-analysis of randomized controlled trials. Curr Med Res Opin, 32：771-778, 2016

46) Eymir M, et al：Active heel-slide exercise therapy facilitates the functional and proprioceptive enhancement following total knee arthroplasty compared to continuous passive motion. Knee Surg Sports Traumatol Arthrosc, 29：3352-3360, 2021

47) Mikkelsen EK, et al：Strength Training to Contraction Failure Increases Voluntary Activation of the Quadriceps Muscle Shortly After Total Knee Arthroplasty: A Cross-sectional Study. Am J Phys Med Rehabil, 95：194-203, 2016

第5章　膝

# 4. 膝蓋骨脱臼，大腿膝蓋靱帯再建術

川﨑智子

**Ⓐ知識の整理**　　　**Ⓑリハビリテーションプログラム**

## POINT

1. 膝蓋骨脱臼の発生因子について理解する
2. 膝蓋骨脱臼の病態と症状について理解する
3. 膝蓋骨脱臼にかかわる必要な検査・評価について理解する
4. 膝蓋骨脱臼により発生した病態と脱臼素因に対する医学的治療を理解する

## 1 原因・誘因

### 1）疫学と分類

#### A. 疫学

- 膝蓋大腿関節に解剖学的な形態異常があると，スポーツや日常生活の動作によって膝蓋骨が外側に脱臼してしまうことがある.
- 初回脱臼の発生率は10万人あたり5.8人，10〜17歳の女性では29人と10歳代の女性アスリートに多い[1, 2].
- アメリカンフットボール，サッカー，バスケットボール，体操などで発生しやすい[3, 4].
- 保存療法後の再脱臼率は15〜44％である[1, 5〜7].
- 先天性の脱臼素因を有する者に生じることが多い[3, 8, 9].
- 大腿骨に対して膝蓋骨が外側に脱臼する**外側脱臼**が多い.

#### B. 分類

- **外傷性**：外傷で生じた初回脱臼. 外旋・外反強制で生じる.
- **反復性**：不定期に生じる脱臼. 通常は整復位にあるが，外旋・外反強制で容易に脱臼をくり返すもの.
  - ▶「膝くずれ」がしばしばみられ，膝蓋骨・大腿骨滑車部の骨軟骨損傷や関節軟骨の変性をきたし，膝蓋大腿関節の変形や関節症の原因となる.
- **習慣性**：外傷の既往がなく，ある一定の膝屈曲角度で常に膝蓋骨が脱臼し，脱臼と整復をくり返すもの. 伸展位では整復され，屈曲していくと脱臼する.
- **恒久性**：どの肢位でも常に膝蓋骨が脱臼しているもの.

### 2）発生要因

- 機能解剖学的，運動学的，バイオメカニクス的要因により，膝蓋骨の大腿骨滑車への適合性が低下し，外側への牽引力が増大することで膝蓋骨が逸脱しやすくなる.

#### A. 機能解剖学的要因

- 膝蓋大腿関節は受動的および能動的安定化機構により安定性が保たれている. 主な受動的安定化機構は，腸脛靱帯，膝蓋腱，関節包，膝蓋支帯，膝蓋大腿靱帯（内側と外側），半月膝蓋靱帯（内側と外側）であり，能動的安定化機構としては大腿四頭筋があげられる[5]. 内側膝蓋大腿靱帯（medial patellofemoral

**Ⓐ知識の整理**　　365

**表1 ● 膝蓋骨脱臼の機能解剖学的要因**

| | | |
|---|---|---|
| 軟部組織 | 膝蓋腱 | 脛骨付着部外側偏位 |
| | 大腿四頭筋 | ベクトル異常 |
| | 膝蓋支帯 | 外側の拘縮・過緊張 |
| | 膝蓋大腿靱帯 | 内側の断裂・弛緩 |
| | 関節弛緩 | 反張膝，全身の関節弛緩 |
| 骨形態 | 膝蓋骨 | 低形成，高位 |
| | 大腿骨 | 滑車部の低形成，頚部前捻角増大，外反膝（Q-angle≧20°） |
| | 脛骨 | 上端の外捻 |

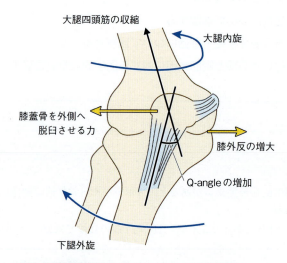

**図1 ● 膝蓋骨脱臼のバイオメカニクス的要因**
膝屈曲，下腿外旋位での大腿四頭筋の収縮に伴い，膝蓋骨を外側に脱臼させる力が働く．
文献12を参考に作成．

ligament：MPFL）は主な受動的安定化機構として外側制動の50〜80％を担う[10]．これらの組織の機能不全や形態の異常（表1）は脱臼素因となり，軽微な外力でも脱臼を生じやすくなる[3,8,9]．

### B. 運動学的要因

- 内側広筋の機能不全により，膝蓋骨の外方への制動力が低下する．外側広筋や大腿筋膜張筋（腸脛靱帯）の過収縮により，膝蓋骨が過度に外側へ牽引される．

### C. バイオメカニクス的要因

- ジャンプの着地，サイドカット，方向転換などの動作時に，足部や下腿が固定された状態で大腿の内旋（膝外反・屈曲・外旋）と大腿四頭筋の強い収縮が加わった場面で生じやすい．この際，膝蓋骨に加わる分力は外方成分がより大きくなり，膝蓋骨を外側に脱臼させる力が働く[8,11]（図1）．外傷の場合には膝への直達外力で生じることが多い．

第5章　4．膝蓋骨脱臼，大腿膝蓋靱帯再建術

## 2　病態

### 1）脱臼により生じる病態

- 受傷時は膝蓋骨が大腿骨滑車から逸脱するが，通常は膝関節の伸展運動に伴い自然に整復される．
- MPFL損傷は94〜100％の患者にみられる[13〜16]．

### 2）脱臼以前から存在する病態

- 膝蓋骨高位，脛骨粗面外方偏位，大腿骨滑車形態異常，Q-angleの増大，内側広筋機能不全などの脱臼素因がある．

### 3）合併症

- 衝突により骨挫傷や骨軟骨損傷を生じることがある[11]．
- MPFLによる牽引によって，膝蓋骨内側縁の剥離骨折を合併することがある．

> **memo　内側広筋の機能不全はいつ生じたのか？**
> 　内側広筋の機能不全は脱臼以前から存在する脱臼素因であるとともに，脱臼によりさらに助長される可能性がある．片側受傷の場合は内側広筋の機能を左右で比較し，素因について確認する必要がある．

## 3　症状・障害

- 新鮮例では，膝蓋骨内側組織の損傷による膝内側の疼痛や腫脹が生じ，歩行が困難なこともある．
- MPFL損傷により，膝蓋骨の外方への異常可動性が生じる．
- 脱臼後の不安感や疼痛などの症状は30〜50％の者で残存する[17]．
- 反復性では「膝くずれ」がしばしばみられる．

## 4　診断学的検査

- 通常は脱臼直後に自然に整復されるため，**診断時に脱臼が観察されることは少ない**．
- 脱臼によって生じた病態と脱臼素因を画像検査と徒手検査で観察し，骨軟骨骨折を除外したうえで総合的に判断する．

### 1）画像検査[5, 18〜20]

- 単純X線画像：脱臼や亜脱臼がある場合には，正面像で観察することができる．骨折を除外する．
  - ▷ 側面像で膝蓋骨の高さ（**図2A**）を観察し，軸写像で膝蓋大腿関節の形状や適合性（**図2B**），下肢のアライメントなどを観察する．
- CT：脛骨粗面の外方偏位を観察する（**図2C**）．膝蓋骨骨折や骨軟骨損傷を精査する．
- MRI：MPFLの断裂の程度や骨挫傷の有無を観察する．

### 2）徒手検査[20]

- 膝蓋骨異常可動性テスト（patellar hypermobility test，**図4**）やpatella apprehension testを行う（**Ⓑ リハビリテーションプログラム 2 参照**）．

### 3）その他

- 観察：下肢アライメント，膝蓋骨高位，反張膝
- 患者立脚型アウトカム：Kujala score

## 5 医学的治療

- 脱臼直後では整復した後に疼痛や腫脹に対して外固定などの一般的な処置を行う．
- 反復性脱臼や，脱臼素因が明らかで反復性脱臼になる可能性が高い場合には手術療法が勧められる[21]．
  - 手術療法ではMPFL再建が第一選択となる（図3）[22]．
  - 再建には半腱様筋腱を使用することが多い．大腿骨と膝蓋骨にそれぞれ骨孔をあけ，2つ折りにした

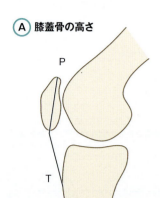
Ⓐ 膝蓋骨の高さ

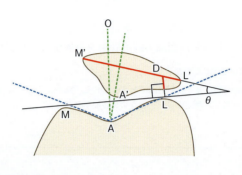
Ⓑ 膝蓋大腿関節の形状や適合性

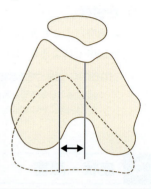
Ⓒ 脛骨粗面の外方偏位

**図2● 膝蓋骨の適合性に関する形態測定**

A) 単純X線側面像により，膝蓋骨の高さを観察する．
   Insall-Salvati ratio：T/P（＞1.2は膝蓋骨高位）
   T：膝蓋骨下極と脛骨粗面上縁間の距離，P：膝蓋骨上極と下極間の距離

B) 単純X線軸斜像により，膝蓋大腿関節の形状や適合性を観察する．外側顆と内側顆の最高点を結んだ線（ML）に対し，外側顆の最高点（L）より垂線を引き，膝蓋骨の両端を結んだ線（M'L'）との交点をDとし，外側顆の最高点（L）との距離をDLとする．
   sulcus angle（大腿滑車角）：∠MAL（---，正常値138±6°）
   congruence angle（膝蓋骨適合角）：∠A'AO（---，正常値-6±11°）
   lateral sift ratio（膝蓋骨外方偏位度）：DL/M'L'（—）
   tilting angle（膝蓋骨傾斜角）：θ
   M：大腿骨内側顆，A：大腿骨滑車面の深層部，L：大腿骨外側顆，A'：膝蓋骨下面最下点，AO：∠MALの2等分線，M'：膝蓋骨内側端，L'：膝蓋骨外側端

C) CT軸斜像により，脛骨粗面の外方偏位を観察する．
   TT-TG distance（tibial tuberosity-trochlear groove distance：脛骨結節-滑車溝距離）
   カットオフ値：20 mm．高値は外方偏位を示す．

文献8を参考に作成．

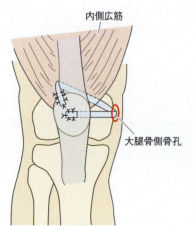

**図3● MPFL再建術**
大腿骨と膝蓋骨の骨孔に移植腱を通し，膝蓋骨前面と大腿四頭筋腱に縫着する．
文献22より引用．

移植腱を通す．膝蓋骨固定側は2本の枝とし，近位側は大腿四頭筋腱に，遠位側は膝蓋骨々孔を通し膝蓋骨前面に縫着する．術式は施設ごとに若干異なり，リハビリテーションを行ううえでは**移植腱に何を用いたか**を確認しておくことが重要である．

- MPFL再建に加えて脱臼素因に応じた処置が施行される[3, 18]．

  ▶ 外側支帯の拘縮：外側解離術

  ▶ 膝蓋骨高位（TT-TG distance ≧ 15 ～ 20 mm）：脛骨粗面移行術（遠位）

  ▶ ベクトル異常：脛骨粗面移行術（内側）

  ▶ 膝蓋骨溝低形成：滑車形成術

  ▶ 外反膝：大腿骨内反骨切り

  ▶ 大腿骨過前捻，脛骨外捻：減捻骨切り

## 第5章 膝

# 4. 膝蓋骨脱臼，大腿膝蓋靱帯再建術

川﨑智子

**Ⓐ知識の整理**　　**Ⓑリハビリテーションプログラム**

## ⭕ Do!

1 内側広筋の強化を行う
2 膝蓋骨脱臼を助長する姿勢・動作の改善を図る
3 再発予防のために必要な機能・動作の改善について患者の理解を促す

## ❌ Don't!

1 膝蓋骨の外側へのモビライゼーションは行わない
2 外側広筋活動優位での四頭筋セッティングは避ける
3 脱臼不安感を助長させるような運動やトレーニングは避ける
4 経過時期だけでプロトコルを進めない

## 1 情報収集

### 1）医学的情報

● カルテや画像所見から損傷の程度や脱臼素因，合併症の有無を確認する．
● 再建術後では，関節鏡所見，合併損傷の有無，術式（骨孔位置，再建靱帯材料），追加処置の有無，禁忌事項などを確認する．

### 2）一般的情報

● 現病歴や既往歴，スポーツ参加状況や活動量，復帰までのスケジュールなどを確認する．

## 2 リハビリテーション評価

### 1）問診

● 受傷の場面や機序，肢位，接触の有無について確認する．
● 初回脱臼なのか，もしくは脱臼の既往があるか，加えて，明らかな既往のない不安定障害なのかについても確認する．
● 症状は膝蓋骨が脱臼したときのみなのか，脱臼していないときも不安定障害があるかを聴取する．
● 反復性脱臼の場合，脱臼回数，過去の治療歴，家族歴についても確認する．

### 2）視診・触診

● 膝の腫脹の有無や下肢のアライメントを目視で確認する．
● 動作時に疼痛や怖さを回避するような動きが生じていないかを入室のタイミングを含めて観察する．

370　整形外科リハビリテーション　第2版

- MPFL損傷を合併することが多いため，大腿骨内側上顆の後方上部の圧痛（Bassett sign）の有無を確認する[20]．
- 膝屈伸運動中の膝蓋骨の動きを触知しながら確認する．

### 3）検査

#### A. 膝蓋骨異常可動性テスト（patellar hypermobility test）[5, 20, 23]（図4）
- 膝蓋骨の側方可動性を，膝完全伸展位と屈曲20〜30°でみる．
- 膝完全伸展位では，膝蓋骨は大腿骨滑車のより近位に位置しているため側方に動きやすく，膝蓋骨高位による過可動性を検出しやすい．
- 膝屈曲位では膝蓋骨は大腿骨滑車溝に引き込まれるため，正常であれば安定する．大腿骨顆と膝蓋骨が最も近くなり，内外側支持機構が緊張する肢位であるため，内外側支持機構の弛緩や過緊張による異常可動性が検出しやすい．
- 膝蓋骨を縦に4分割して，その可動量と脱臼不安感の有無を確認する（図5）．

【❶ lateral patellar glide test】
- 膝屈曲20〜30°で膝蓋骨の外側移動量をみる．
- 外側移動量が膝蓋骨幅の1/2以上では脱臼とされ，内側支持機構の機能不全と判断される．
- 外側移動量が膝蓋骨幅の1/2〜1/4は亜脱臼といわれる．

【❷ medial patellar glide test】
- 膝屈曲20〜30°で膝蓋骨の内側移動量をみる．
- 内側移動量が膝蓋骨幅の1/4以下では，外側支持機構の過緊張と判断する．

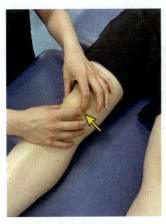
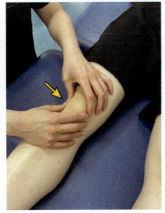

**図4● 膝蓋骨異常可動性テスト**
膝蓋骨の側方可動性を膝完全伸展位と屈曲20〜30°で評価する．

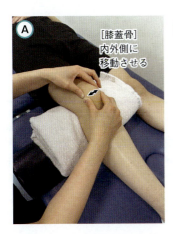
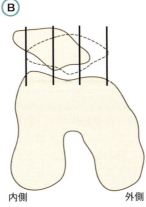

**図5● patellar glide test**
A）膝屈曲20〜30°で膝蓋骨の内外側移動を観察する．
B）膝蓋骨を縦に4分割してその可動量を評価する．
lateral patellar glide test：1/2以上で脱臼，1/2〜1/4で亜脱臼と判断する．
medial patellar glide test：1/4以下では外側支持機構の過緊張と判断する．

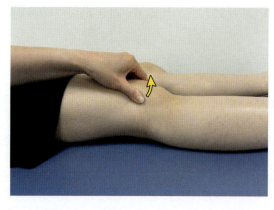
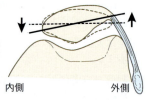

図6 passive patellar tilt test
膝蓋骨の外側縁を母指にて持ち上げる．水平以上に持ち上がらなければ，外側支持機構の過緊張と判断する．
文献5を参考に作成．

### B. passive patellar tilt test[5, 23]（図6）
- 膝蓋骨外側縁が水平以上に持ち上がらなければ，外側支持機構の過緊張と判断する．

### C. patella apprehension test[5, 20, 23]
- 膝蓋骨を外側に偏位させた際の不安感を聴取する．
- 端座位にて膝蓋骨を外側に偏位させながら大腿四頭筋の収縮が起こらないように他動的に膝関節を伸展させた際，膝屈曲10〜30°付近で膝蓋骨脱臼の不安感を聴取する．

### D. 膝蓋骨自動伸展テスト（active extension test）[5, 20]
- 膝を屈曲90°から自動で伸展させた際の膝蓋骨の動きを観察する．
- 膝蓋大腿関節の軋轢音（crepitation）も合わせて確認する．

### E. 膝蓋骨圧迫テスト（patellar compression test）[5, 20]
- 脱臼の反復による膝蓋軟骨障害の有無を確認する．
- 膝伸展位または屈曲20°で膝蓋骨を大腿骨に押しつけるように内外側に動かし，軋轢音や疼痛の有無をみる．

### F. 下肢アライメント評価[5, 23]
- Q-angle（図7A）
  ▶ 上前腸骨棘と膝蓋骨中心を結ぶ線と，膝蓋骨中心と脛骨粗面を結ぶ線のなす角度を計測する．角度が大きいほど膝蓋骨を外側へ脱臼させる力が大きくなり，20°以上では脱臼素因の1つと考えられる．
- Craig test（図7B）
  ▶ 腹臥位膝屈曲90°で大転子を触知しながら，股関節を内旋させる．
  ▶ 大転子が最も外側に突出する肢位で下腿の傾斜角を測定する（正常8〜15°）．
  ▶ 大腿骨の前捻が大きいと，荷重位にて股関節内旋が強くなり，動的にQ-angleが大きくなる．
- tibial torsion test（図7C）
  ▶ 膝屈曲90°にて内外果を結ぶ線と水平面がなす角度をみる．
  ▶ 脛骨捻転が強いと脛骨外旋が大きくなり，動的にQ-angleが大きくなる．
- 開排テスト（図7D）
  ▶ 小殿筋前部線維の拘縮により開排が制限されると，動的にQ-angleが大きくなる．

## 4）動作分析
- 大腿四頭筋の収縮，膝の屈曲・外反を伴う荷重動作では，膝蓋骨を外側に偏位させる力が加わる．このようなバイオメカニクス的因子が潜在しているのかを評価する．評価では脱臼後の不安感に対して回避的に生じている動きなのか，受傷前から潜在していた動きなのかを判断する．アライメントの左右差を観察することで，これらをある程度区別することができる．

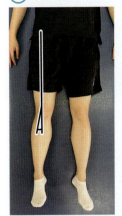
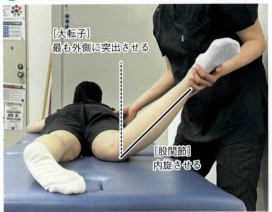
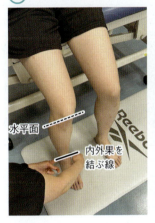
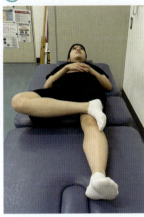

図7 ● 下肢アライメント評価
A) 上前腸骨棘〜膝蓋骨中心〜脛骨粗面のなす角度を計測する．
B) 腹臥位膝屈曲90°で大転子を触知しながら，股関節を内旋し，大転子が最も外側に位置する下腿の傾斜角を計測（正常8〜15°）する．
C) 端座位にて内外果を結ぶ線と水平面のなす角度を計測する．
D) 背臥位にて一側下肢の外果を反対側の膝蓋骨直上にのせ，重力方向に従って股関節の開排制限がないか確認する．

### A. 歩行
- 立脚期に膝外反や足部回内，骨盤や体幹の傾斜が過度に生じていないかを観察する．double knee actionの欠如や膝屈伸角度の減少，体幹の過度な前方傾斜が観察される場合には，脱臼不安感に対する回避的な歩行が疑われる．

### B. スクワット
- 両脚支持と片脚支持でアライメントを観察する．両脚支持で過度な膝外反や足部回内が観察される場合には，足関節背屈や股関節屈曲の不足や可動域制限による代償として生じている可能性がある．これらのアライメント不良が片脚支持のみで観察される場合には，膝関節および股関節周囲筋，体幹筋の機能低下の結果として生じている可能性がある．

### C. ランジ（図8A）
- 前方および側方へのランジ動作を観察する．着地の瞬間にアライメントをコントロールできるかを矢状面，前額面に分けて評価する．股関節伸展不足や足部の回内など後方脚のアライメント・動きも観察することで，動作パターンの特徴を捉えることができる．

### D. 回旋，側屈動作（図8B）
- 荷重位での前額面および水平面における運動を伴う基本的な動作を観察する．主にどの面での運動・動作で膝外反が生じやすいかを確認することで，その背景にある機能的な原因を推察する．例えば，回旋動作でより大きな膝外反が観察される場合には，股関節の回旋制限の代償として生じている可能性がある．

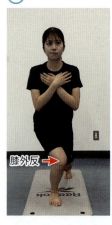
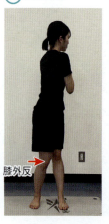

図8 ● 動作分析
A）前方へのランジ動作時に，膝屈曲に外反が伴って生じていないかを確認する．
B）回旋動作時に，膝外反が代償的に生じていないかを確認する．また，どの分節の回旋制限が代償動作の原因になっているかも観察する．

## 3 リハビリテーション治療の全体的な流れ

- 急性期〜亜急性期は**損傷組織や再建靱帯の保護**に努める．疼痛や腫脹，不安感の改善に応じて，可及的すみやかに**可動域の拡大**と**内側広筋の機能回復**を図る．
- 筋力の回復や再建靱帯のリモデリングによる膝安定化に応じて，荷重位でのトレーニングを段階的に行う．
- 受傷や手術からの経過期間と身体機能の回復状況に応じて，ジョギングやスポーツ動作を段階的に開始しスポーツ復帰を支援する．

## 4 リハビリテーション治療の実際

### 1) 保存療法[12]

#### A. 急性期（受傷後1〜6週）
- 損傷組織の修復を最優先とし，不安感のない範囲で膝の周囲筋筋力および可動域の改善をめざす．

【❶固定】
- 疼痛や腫脹が強い場合は装具にて膝を伸展位で固定し，症状が軽減したら除去する．筋出力が不十分で歩行が不安定な場合は**膝蓋骨脱臼防止用のサポーター**（図9）を使用する．

【❷物理療法】
- 組織損傷に対して，修復効果のある超音波（非温熱作用）や微弱電流を用いる．

【❸大腿四頭筋セッティング】
- 特に内側広筋の収縮を促す．外側広筋の過度な収縮や，ハムストリング，大腿筋膜張筋などの同時収縮を抑制しながら行う．**電気刺激による筋収縮の促通やフィードバックを用いながら行うと効果的である**（図10）．

【❹膝蓋骨周囲の軟部組織モビライゼーション】
- 膝蓋骨の上下および内側方向への可動性を確保することは，関節可動域および内側広筋機能を早期に改善させ，再脱臼のリスクを軽減させるために重要である．膝蓋下脂肪体や膝蓋上嚢，腸脛靱帯や外側広筋などの膝外側組織のモビライゼーションを行う．

【❺膝蓋骨のモビライゼーション】
- 膝蓋骨の上下および内側方向への可動性や可動域を不安感のない範囲で増大させる．外側方向へのモビライゼーションは，MPFLへの牽引ストレスや脱臼不安感を助長する可能性があるため避ける．

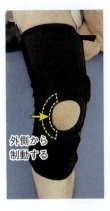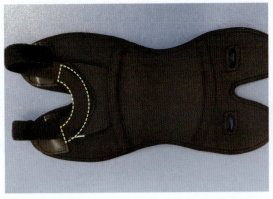

図9 ● 膝蓋骨脱臼防止用のサポーター

パッド（黄色部分）により膝蓋骨を外側から制動する．

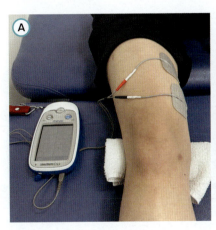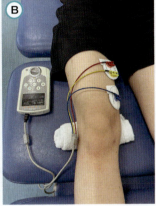

図10 ● 大腿四頭筋セッティング
A) 内側広筋の促通を電気刺激を用いながら行う．
B) 適切な筋収縮に対して電気刺激とランプの点灯によるフィードバックをする．

【❻膝関節可動域の改善】
- 疼痛や恐怖心が強い時期は，膝関節の屈伸運動に必要な膝蓋骨の上下方向への可動域獲得に向けたモビライゼーションに留める．徐々に不安感の少ない角度（膝伸展0〜10°，屈曲50〜90°）で膝関節の自動介助運動を実施する．屈曲に伴い，下腿が過度に外旋位にならないように注意する．

【❼股関節周囲筋トレーニング】
- 荷重制限や安静による股関節周囲筋の機能低下を予防する．加えて，再脱臼のリスクになる過度な膝外反を伴う動作を修正する．
  ▶ 股関節外転運動では，中殿筋の収縮感や硬度を確認し，大腿筋膜張筋や腸脛靱帯の過度な緊張が生じないように注意する．バランスボール等を用いて，伸展および外転の最終域で保持すると選択的な中殿筋の等尺性収縮が得られやすい（図11）．

## B. 亜急性期（受傷後4〜9週）
- 膝関節の荷重位での安定性向上をめざす．理想的なアラインメントでエクササイズや動作を遂行できているか，適切な筋収縮が伴っているかを重視し，段階的に負荷を上げていく．

【❶膝関節周囲筋トレーニング】
- 不安感の少ない角度での等尺性収縮からはじめ，徐々に膝関節の屈伸を伴う運動へ移行していく．筋力の回復と不安感の軽減に合わせて，チューブなどを用いた抵抗運動を開始する．膝伸展では内側広筋，屈曲運動では内側ハムストリングの収縮感や硬度が十分であるかを確認する．

【❷スクワット（図12）】
- 不安感のない膝屈曲角度での両脚スクワットからはじめ，徐々にスプリットスクワット，片脚スクワットへと移行する．この際，膝外反や足部回内，骨盤や体幹の傾斜が生じていないか，内側広筋や中殿筋の十分な収縮が伴っているか，外側広筋や大腿筋膜張筋の過度な収縮が生じていないかを確認する．

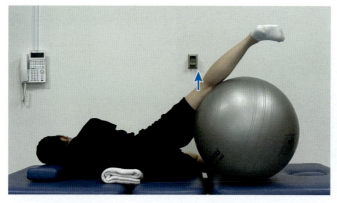

**図11● 股関節外転筋トレーニング**
側臥位でバランスボール上に下肢を乗せ，股関節を最大伸展・外転位とする．下肢をボールから持ち上げるようなイメージをさせ，中殿筋の等尺性収縮を促す．

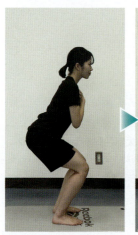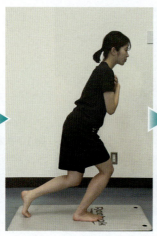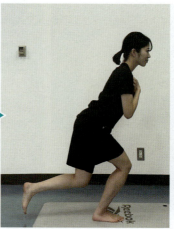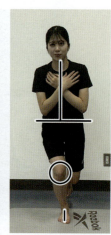

**図12● スクワット**
両脚支持から開始し，スプリットスクワット，片脚支持へと移行する．膝外反や足部回内，骨盤や体幹の傾斜が生じていないかを確認する．

> ⚠️ **注意** 膝蓋大腿関節内に損傷がある場合，膝屈曲位での四頭筋収縮は関節の圧力を高めるため，治癒するまでは禁忌となるか，膝屈曲範囲が制限される．

### C. 回復期（受傷後7〜12週）

**【❶走行動作】**

- ジョギングをゆっくりとしたスピードで短時間から開始し，フォームやアライメント不良，疼痛，腫脹が生じないかを確認する．徐々にスピードや距離を上げ，ランニングやダッシュへと移行する．急なストップや方向転換は避ける．

**【❷ジャンプ】**

- 両脚での垂直および前方へのジャンプから開始する．着地時に膝外反や足部回内が生じないか，両脚が同時に接地できているかを確認し，徐々に高さや距離を上げていく．動作に慣れてきたら側方へのジャンプや片脚でのジャンプ，高さのある台からのドロップ着地，連続ジャンプなど強度を高めていく．

**【❸バランストレーニング】**

- バランスマットやバランスボードなどを利用し，立位保持（両脚→片脚）やスクワットを行い，固有受容器の賦活と神経筋の協調性を高める．

### D. スポーツ復帰時期（受傷後10〜16週）

- 回旋や方向転換を伴う基本的な動作から開始する．不安感やアライメント不良なく行えるようになったら，各競技特性に応じてボールの使用や対人での動作獲得をめざす．

**【❶カッティング】**

● 浅い角度での切り返しから，徐々に鋭角な切り返しへと進めていく．この際に，過度な膝外反や足部回内，体幹の傾斜が生じていないかを確認する．

**【❷ツイスティング】**

● スクワットポジションで足尖と膝の向きを一致させて行う．膝の過度な回旋を抑制し，両母趾球を軸に股関節の回旋を利用して下肢をツイストする．

**【❸ピボッティング】**

● 足尖と膝の向きを一致させて，片足の母趾球を軸に全身でターンする．この際に，過度な膝外反や回旋が生じていないかを確認する．動作に慣れてきたら，さまざまな角度に対側下肢を踏み出せるようトレーニングする．

## 2) 再建術後 [12, 24]

### A. 急性期（術後〜3カ月）

**【❶膝関節可動域の改善】**

● 膝蓋骨周囲の軟部組織や膝蓋骨の上下方向へのモビライゼーションは，術後早期から疼痛や不安感のない範囲で開始する．特に，膝蓋下脂肪体や膝蓋腱は関節鏡による侵襲の影響で柔軟性が低下しやすく，伸展制限の一因となるため，術創部を避けながら患者自身でも行えるように指導する．

● 術後の腫脹により，膝蓋上嚢や膝蓋上脂肪体の滑走性も低下し，屈曲制限の一因となるため，術後早期よりモビライゼーションを開始する．膝蓋骨の可動性が確保されたうえで，不安感のない範囲で膝関節屈伸の自動介助運動を実施する．

⚠️**注意** 膝蓋骨の外側へのモビライゼーションはMPFLに伸張ストレスをかけるため，術後一定期間は禁忌となる．

**【❷膝関節周囲筋トレーニング】**

● 不安感の少ない膝関節角度で大腿四頭筋セッティングを行い，内側広筋活動の早期回復を促す．内側広筋の収縮が不十分な場合や，収縮する感覚が自覚しにくい場合には，電気刺激による筋収縮の促通やフィードバックを併用する（図10）．術後1カ月以降に膝屈曲位での等尺性トレーニングを開始し，徐々に膝関節の動きを伴うものへ移行していく．膝屈曲10〜30°付近では不安感が生じやすいため，膝屈曲40〜90°の範囲内で開始し，不安感を確認しながら伸展角度を上げていく．

● ハムストリングの強化については，半腱様筋腱を再建に用いた場合，腱再生に留意する必要がある．術後1カ月頃より，腱採取部への疼痛や違和感に注意しながら，両脚でのヒップリフトやレッグカールを開始する．この際，内側ハムストリングの収縮が伴っているか，外側ハムストリングが優位に収縮していないか，下腿が過度に外旋していないかを筋腱の硬度やアライメントにより確認する．

**【❸スクワット（図12）】**

● 松葉杖や椅子の背もたれを利用して，上肢で荷重をコントロールできる環境のもと，両脚支持にて不安感のない角度からはじめる．不安感や支持性を確認しながら徐々にスプリットスクワット，片脚支持，フォワードランジへと移行する．アライメントや筋収縮（硬度）を目視や触知にて確認する．

**【❹物理療法】**

● 手術による侵襲や腫脹により，関節原性筋抑制や，皮膚や軟部組織の滑走性低下が生じやすい．筋収縮の促通や組織の滑走性改善を目的として，電気刺激や超音波，コンビネーション治療などを積極的に利用する．

### B. 回復期（術後3〜6カ月）

● 術後3カ月で等速性膝筋力を測定し，大腿四頭筋，ハムストリングともに非対称性指数65％以上を1つの基準として短時間からジョギングを開始する．

● ジョギングやランニング，ジャンプ動作，バランストレーニングについては，保存療法の場合と同様に進めていく．運動の負荷量増加に伴って膝蓋下脂肪体など膝蓋骨周囲組織の柔軟性低下が生じることがある．膝前部痛の有無や柔軟性が維持できているかなどを確認しながら負荷量を上げていき，負荷量に応じた活動量管理やセルフケアを指導する．

**memo** 運動の難易度や負荷の設定

　時期で運動の難易度や負荷量を上げるのではなく，理想とするアライメントで動作を遂行できているか，適切な筋収縮が伴っているかを重視し，課題が達成できたら負荷を上げていく．まずは目的とするアライメントや筋収縮が得られる課題で角度や回数を設定し，徐々に角度や回数を増やす．安定した動作を獲得できた段階で，課題の難易度を上げていく．

## C. スポーツ復帰時期（術後6カ月～）

● 術後6カ月の時点で等速性膝筋力を測定し，膝の状態や身体機能，動作の習熟度，競技レベルなどを総合して，スポーツ復帰の可否を主治医と相談する．膝関節屈伸の筋力および，片脚ホップ距離の非対称性指数は90％以上を目標とする[25]．

● カッティングやツイスティング，スポーツ特異的動作の習得については，保存療法の場合と同様に進めていく．

〈文献〉

1) Fithian DC, et al：Epidemiology and natural history of acute patellar dislocation. Am J Sports Med, 32：1114-1121, 2004

2) Ercan N：Management of the First Patellar Dislocation.「Surgery of the Knee – From Arthroscopic to Open Approaches and Techniques」（Abdulwahab T, et al, eds), 2024

3) Lion A, et al：Risk factors for patellar dislocations：A narrative review. Sports Orthopaedics and Traumatology Sport-Orthopädie – Sport-Traumatologie, 32：139-147, 2016

4) Waterman BR, et al：Patellar dislocation in the United States: role of sex, age, race, and athletic participation. J Knee Surg, 25：51-57, 2012

5)「Surgery of the Knee 3rd ed」（Insall JN & Scott WN, eds), pp913-1043, Churchill Livingstone, 2001

6) Stefancin JJ & Parker RD：First-time traumatic patellar dislocation: a systematic review. Clin Orthop Relat Res, 455：93-101, 2007

7) Bitar AC, et al：Traumatic patellar dislocation: nonoperative treatment compared with MPFL reconstruction using patellar tendon. Am J Sports Med, 40：114-122, 2012

8) Duthon VB：Acute traumatic patellar dislocation. Orthop Traumatol Surg Res, 101：S59-S67, 2015

9) Levy BJ, et al：Current Concepts Regarding Patellofemoral Trochlear Dysplasia. Am J Sports Med, 49：1642-1650, 2021

10) Desio SM, et al：Soft tissue restraints to lateral patellar translation in the human knee. Am J Sports Med, 26：59-65, 1998

11) Kirsch MD, et al：Transient lateral patellar dislocation: diagnosis with MR imaging. AJR Am J Roentgenol, 161：109-113, 1993

12) Watson R, et al：Lateral Patellar Dislocation: A Critical Review and Update of Evidence-Based Rehabilitation Practice Guidelines and Expected Outcomes. JBJS Rev, 10：doi: 10.2106/JBJS.RVW.21.00159, 2022

13) Panni AS, et al：Acute patellar dislocation. What to do? Knee Surg Sports Traumatol Arthrosc, 21：275-278, 2013

14) Baer MR & Macalena JA：Medial patellofemoral ligament reconstruction: patient selection and perspectives. Orthop Res Rev, 9：83-91, 2017

15) Kang HJ, et al：Non-surgical treatment for acute patellar dislocation with special emphasis on the MPFL injury patterns. Knee Surg Sports Traumatol Arthrosc, 21：325-331, 2013

16) Yeung M, et al：Indications for Medial Patellofemoral Ligament Reconstruction: A Systematic Review. J Knee Surg, 29：543-554, 2016

17) Hawkins RJ, et al：Acute patellar dislocations. The natural history. Am J Sports Med, 14：117-120, 1986

18) Dejour DH, et al：Updated treatment guidelines for patellar instability: "un menu à la carte". J Exp Orthop, 8：109, 2021

19) Dejour H, et al：Factors of patellar instability: an anatomic radiographic study. Knee Surg Sports Traumatol Arthrosc, 2：19-26, 1994

20) 野村栄貴：スポーツ選手の膝蓋骨不安定症.「整形外科臨床パサージュ 7. 下肢のスポーツ外傷と障害」（中村耕三／編), pp294-304, 中山書店, 2011

21) Pagliazzi G, et al：A Meta-analysis of Surgical Versus Nonsurgical Treatment of Primary Patella Dislocation. Arthroscopy, 35：2469-2481, 2019

22) 大原敏之, 古賀英之：膝靱帯・半月板損傷—関節鏡下手術に対するアプローチ. MB Orthop, 31：135-145, 2018

23)「整形外来運動療法ナビゲーション 下肢」（整形外科リハビリテーション学会／編), pp144-147, メジカルビュー社, 2014

24) Sanford health：Non-Operative Patellar Dislocation Rehabilitation Guideline. https://www.sanfordhealth.org/-/media/org/files/medical-professionals/resources-and-education/non-operative-patellar-dislocation-rehab-guideline.pdf（2024年9月閲覧）

25) Ménétrey J, et al：Return to sport after patellar dislocation or following surgery for patellofemoral instability. Knee Surg Sports Traumatol Arthrosc, 22：2320-2326, 2014

第5章　膝

# 5. 膝蓋腱症（ジャンパー膝）

大路駿介

**Ⓐ 知識の整理**　　　　Ⓑ リハビリテーションプログラム

## POINT

[1] 膝蓋腱症（ジャンパー膝）は，ジャンプ着地や急激なストップ・方向転換をくり返し行うバレーボールやバスケットボールなどの球技の選手に多い

[2] 膝蓋腱炎（炎症性疾患：tendinitis）と同義で使用されているが，近年では膝蓋腱症（変性疾患：tendinosis）または膝蓋腱障害（tendinopathy）として理解する必要性が示されている

[3] 慢性化した膝蓋腱症は難治性で，スポーツ活動が長期的に制限される者や，断念する者がいる

[4] 膝蓋腱の過度なストレスには局所的な機能障害やアライメント不良に加え，足部や腰椎骨盤股関節複合体などの機能障害が関連する

[5] 理学療法では，膝蓋腱炎から膝蓋腱症への移行を予防すること，変性部分以外の膝蓋腱を強化すること，膝蓋腱への力学的な過負荷をコントロールすることがポイントとなる

## 1　原因・誘因 （表1）[1〜4]

● 膝蓋腱症（ジャンパー膝）の発生には内的および外的因子がある．内的因子には年齢や体格，関節機能などが含まれる．外的因子としては，競技特性やスポーツ用具，プレー環境などがあげられる．

### 1) 内的因子

● **危険因子**として，男性であること，大腿四頭筋とハムストリングスの柔軟性が低下していること，足関節背屈制限があること，カウンタームーブメントジャンプのジャンプ高が高いことなどが報告されている．

● **関連因子**として，男性であること，ウエストが大きいこと，膝蓋下脂肪体のサイズが大きいこと，Qアングルが大きいこと，ドロップバーティカルジャンプ課題における着地中の股・膝関節の屈曲角度が小さいことなどが報告されている．

> **memo** 危険因子と関連因子
> 危険因子とは，前向きコホート研究などで前後関係が示されているものであり，関連因子は横断研究によって膝蓋腱症の特徴として示されているものの，前後関係が不明なものである．

### 2) 外的因子

● トレーニングの総量やウエイトトレーニングの実施が膝蓋腱症の発症リスクであることが示唆されている．

● バレーボール，バスケットボール，ハンドボール，サッカーなど，**ジャンプ着地**や**急激なストップ・方向転換**を行う球技へ参加している選手は他のスポーツ種目に参加する選手より膝蓋腱症の発症率が高い．

### 3) 発症メカニズム

● ジャンプ着地や急激なストップ・方向転換によって，膝伸展機構に過度なストレスがくり返し加わり続けることで炎症が生じる〔急性：膝蓋腱炎（tendinitis）〕．

Ⓐ 知識の整理　**379**

**表1 ●膝蓋腱症の危険因子と関連因子**

| 危険因子 | | 病理変化（画像）または腱症（症状） |
|---|---|---|
| 性別 | 男性 | 両方 |
| 柔軟性 | 大腿四頭筋↓ | 腱症 |
| | ハムストリング↓ | 腱症 |
| 関節可動域 | 足関節背屈制限 | 腱症 |
| ジャンプ能力 | カウンタームーブメントジャンプ高↑ | 腱症 |
| トレーニング強度 | ウエイトトレーニングの実施 | 腱症 |
| 関連因子 | | |
| 性別 | 男性 | 両方 |
| 体格 | ウエスト↑ | 病理変化 |
| | 膝蓋下脂肪体サイズ↑ | 腱症 |
| | Qアングルが大きい | 腱症 |
| 関節可動域 | 足関節背屈制限 | 腱症 |
| 筋力 | 大腿四頭筋の筋力低下 | 腱症 |
| バランス能力 | 静的（重心動揺）・動的バランス（下肢リーチ距離）能力低下 | 腱症 |
| バイオメカニクス | ドロップバーティカルジャンプ中の膝・股関節の屈曲角度が小さい | 腱症 |

＊関連因子：前後関係が不明.

- 膝伸展機構に対する力学的ストレスへの反応によって，腱の付着部や実質部の組織に変性が生じる〔慢性：膝蓋腱症（tendinosis）〕.

## 2 病態

- 好発部位：**膝蓋腱付着部，膝蓋腱実質部**.
- 初期は炎症が，慢性期には変性が生じる．変性した部分には不可逆的な変化があり完全に回復することはない.

> **memo 組織変性に対する解釈と理学療法の考え方**
>
> 　変性とは細胞や組織が物理的に破壊され，正常では存在しない物質が沈着している状態を指す．変性した細胞・組織が変性前の組織に完全に回復することはない．時間が経てば損傷した組織が損傷前の状態まで回復すると誤解されていることが多く，注意が必要である．膝蓋腱症の理学療法においては変性組織の周辺にある正常組織の強化がポイントとなる．この治療概念は「ドーナツの穴（変性部）ではなく，ドーナツ（正常組織）を治療する」と比喩されている[5].

## 3 症状・障害

- 膝蓋腱症の主症状は**膝蓋腱の持続的な運動時痛**である.
- 痛みによって運動機能障害が生じ，パフォーマンス不足につながる.
- 膝蓋腱症により，肉離れや足関節捻挫など，他のスポーツ障害の発生率が高まる[6].

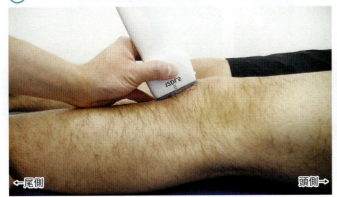
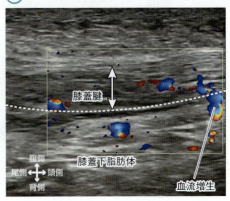

**図1 ● 超音波画像診断装置での評価**
膝蓋腱および脂肪体のドプラー反応（血流増生）が確認できる．

## 4 診断学的検査

- 膝蓋腱症自体の診断基準はなく，画像所見や疼痛テスト，質問紙などから総合的に診断される．

### 1）画像診断

- 膝蓋腱症の画像評価には，エコー画像やMRIが用いられる．エコー画像では，膝蓋腱周囲のドプラー反応（血流増生）や腱の肥厚（図1），fibrillar patternの不整像などが確認できる．MRIでは腱の肥厚や炎症部位の高信号パターンが確認できる．
- しかし，エコー画像またはMRIによる診断正確性を評価したレビューでは，画像上の陽性所見が臨床所見と一致しない可能性が指摘されている（エコー画像：感度58％，特異度94％，陽性的中率86％，陰性的中率77％，MRI：感度78％，特異度86％，陽性的中率93％，陰性的中率61％）[7]．

### 2）疼痛誘発テスト

- **25°傾斜台片脚スクワットテスト**：25°の傾斜台を用いて，膝伸展機構に力学的ストレスを加えることで疼痛が誘発されるか確認する[1]（図2A）．

### 3）圧痛テスト

- 膝蓋骨下極の圧痛の有無を確認する[8]（図2B，C）．

### 4）質問紙

- The Victorian Institute of Sport Assessment Scale for Patellar Tendinopathy questionnaire（VISA-P）：膝蓋腱炎の患者立脚型アウトカムであり，日本語版も報告されている[9]．80点以下を膝蓋腱炎症状ありとする．
- 膝蓋腱症のほかに膝の前面痛を訴えるスポーツ障害にはOsgood-Schlatter病，Sinding-Larsen-Johansson病，有痛性分裂膝蓋骨，膝蓋下脂肪体炎がある（memo）．

> **memo　膝前面痛を生じる類似疾患**
> - Osgood-Schlatter病：成長期にみられる骨端症．膝蓋腱脛骨付着部から脛骨粗面に疼痛を訴える．
> - Sinding-Larsen-Johansson病：成長期にみられる骨端症．膝蓋骨下端の成長軟骨に炎症や石灰化，骨端線離開（剥離）が生じる．
> - 有痛性分離膝蓋骨：成長期障害の一種で，何らかの原因により膝蓋骨が分離している状態．くり返しの力学的ストレスによって分離部に炎症を起こす．

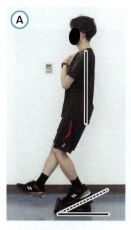 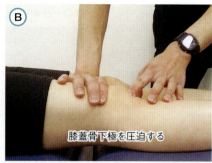 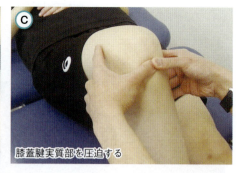

図2 ● 膝蓋腱部の疼痛検査
A) 25°傾斜台片脚スクワットテスト
　患者は体幹を垂直に保ち，踵を浮かさない状態で片脚スクワットをする．膝前面痛が誘発されれば陽性と判断する．疼痛強度を numerical rating scale（NRS）で聴取する．
B) セラピストは一方の手で膝蓋骨が動かないように支え，他方の手指で膝蓋骨下極を圧迫し，圧痛の有無と程度を確認する．
C) 患者は膝屈曲位で膝蓋腱を伸張させた状態とし，セラピストは膝蓋腱実質部を圧迫して圧痛の有無と程度を確認する．

## 5 医学的治療

### 1）注射

- 副腎皮質ステロイドや多血小板血漿（platelet rich plasma：PRP）療法などが用いられる．
  - ステロイド注射は抗炎症作用の強い治療であり短期的な鎮痛効果が強いが，腱の脆弱性を高め腱断裂のリスクを高めるため避けるべきとする意見がある．
  - PRP療法は組織修復による症状改善が目的であり保存療法で効果を認めない場合に使用されるが，わが国では自由診療であり適応範囲が狭い．

### 2）手術療法

- 保存療法で症状が改善しない場合に手術療法が選択されることがある．手術療法では直視法または関節鏡による腱部分切除が行われる．関節鏡の方が直視法に比べて侵襲性が低く，競技復帰までの期間は短い．

第5章　膝

# 5. 膝蓋腱症（ジャンパー膝）

大路駿介

Ⓐ知識の整理　　　Ⓑリハビリテーションプログラム

## ○ Do!

1. リハビリテーション初期では，膝伸展機構に過度な力学的ストレスがかかりやすいジャンプ着地やストップ・方向転換などの動作を休止する
2. 炎症初期には物理療法，装具テーピング療法で消炎鎮痛，負荷軽減を図る
3. 腱の変性部ではなく，その周辺の正常腱の力学的強度を高めるための運動療法を行う
4. リハビリテーション初期では等尺性筋収縮から開始し，運動の強度・速度を段階的に高める

## ✕ Don't!

1. やみくもな完全安静指導によって腱の力学的強度を弱化させない
2. 運動中に痛みがないからといって，急激に運動負荷を高めない

## 1　情報収集

- **現病歴**：膝蓋腱症では痛みが徐々に増すことが多い．痛みを含めて初期症状の発生タイミングを正確に聴取する．
- **発症の原因**：ジャンプ着地や急激なストップ・方向転換を中心に，痛みを自覚しはじめた動作・状況を確認する．
- **発症前の活動状況**：発症前の活動量を聴取し，発症へのオーバーユースの影響を推察する．過度な安静は腱の力学的強度を低下させるため[10]，安静を要したイベントの有無を確認する（例：学校のテスト期間で数週間運動していない，病気療養により寝たきり状態であったなど）．
- **発症前のケア状況**：運動前後のセルフケア不足による筋や関節の柔軟性低下は発症リスクとなるため，普段のストレッチングやマッサージなどの実施状況を確認する[11]．
- **既往歴**：他部位を含め既往歴を確認する．例えば足関節捻挫後の背屈可動域制限は膝蓋腱症の発症リスクを高める[12]．他関節のスポーツ外傷・障害による運動休止が膝蓋腱の力学的強度を低下させる可能性がある．
- **治療歴**：他院ですでに治療を受けている場合は，医学的治療やリハビリテーションの内容を確認し，治療計画に役立てる．

## 2　患者を前にまず行うこと

- 下記の点について患者やキーパーソンと共有して理解を得る．
  - ▶ 発症の原因を探るために日常生活の内容を含めた詳細な問診が必要であること．
  - ▶ 膝伸展機構への過度なストレスをコントロールするために病期や機能・能力に応じて負荷を調整する必要があること．

Ⓑリハビリテーションプログラム　　383

- 膝蓋腱症のリスクになる患部外の機能障害にアプローチすること．
- 制限のないスポーツ復帰までに3カ月以上を要する場合があること．
- 活動制限を遵守できないことで症状が慢性化しパフォーマンスが上がらない場合，スポーツ活動の引退もあり得ること．

## 3 リハビリテーション評価

- **疼痛**：痛みを訴える場所を確認する（図3）．25°傾斜台片脚スクワットテストで膝伸展機構に力学的ストレスを加え，膝前部痛の有無と強度を確認する（図2A）．
- **圧痛**：膝蓋腱の付着部や実質部の圧痛の有無や程度を確認する（図2B，C）．膝蓋骨周辺の軟部組織の圧痛も確認する．特に**膝蓋下脂肪体の痛みとの鑑別は重要である**（表2）．
- **静的アライメント**：体幹，下肢のアライメントを観察し，膝伸展機構へ加わる力学的ストレスへの影響を推察する（図4）．
- **関節可動域（ROM）**：足関節，膝，股関節の可動域を測定する．特に，膝蓋腱症の危険・関連因子である**足関節背屈可動域制限は必ず確認する**[12]（第6章-6 図6参照）．36.5°未満が膝蓋腱症発症のカットオフポイントである．
- **軟部組織柔軟性**：大腿四頭筋とハムストリングスの柔軟性を評価する[11]（図5）．

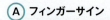

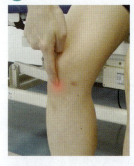

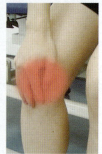

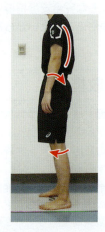

図3 ● 疼痛部位の指し方の特徴
A）局所的な痛みは指で指す（フィンガーサイン）．
　膝蓋腱症は膝蓋腱付着部または実質部を指し示すことが多い．
B）全体的な痛み，場所がはっきりしない痛みは手の平で指す（パームサイン）．
　損傷・障害組織が点在し，関節の炎症が生じている．
＊関節全体の炎症が起きている場合には，関節内構造の問題である可能性が示唆される．

図4 ● 静的アライメント評価
矢状面の立位姿勢評価．脊柱後弯，骨盤後傾，膝屈曲位．骨盤後傾により代償的に膝が屈曲し，外部屈曲モーメント（内部伸展モーメント）が増大するため，膝伸展機構に負荷が加わりやすい．

表2 ● 膝蓋下脂肪体，大腿四頭筋腱・膝蓋腱，膝蓋支帯に特徴的な所見

|  | 膝蓋下脂肪体 | 大腿四頭筋腱・膝蓋腱 | 膝蓋支帯 |
|---|---|---|---|
| 圧痛 | ・膝蓋腱の両脇に圧痛＋，膝屈曲位では圧痛－<br>・Hoffa sign ＋ | ・膝蓋骨上縁・下端，脛骨粗面付着部に圧痛＋<br>・膝伸展位，屈曲位で膝蓋腱に圧痛＋ | ・膝伸展位，屈曲位で膝蓋腱の両脇に圧痛＋ |
| 収縮時痛（大腿四頭筋セッティング） | 膝伸展位での痛み＋<br>膝屈曲位での痛み－ | ＋ | 稀に＋ |
| 伸張時痛（膝関節他動屈曲） | 稀に＋ | ＋ | ＋ |

- **筋機能評価**：スポーツ活動制限によって生じる下肢筋力の低下や非対称性を徒手筋力計で数値化する[13]．
- **静的・動的バランス能力**：静的バランス能力として閉眼片脚立位保持時間を測定する．動的バランス能力として下肢前方リーチ距離を測定する[14]（第6章-6 図2参照）．
- **動作中のアライメント**：歩行，スクワット，ジャンプ着地，ストップや方向転換中のアライメント不良を確認する（図6）．

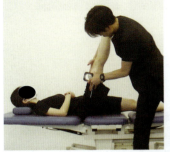
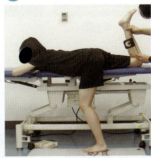

図5●軟部組織柔軟性の評価
A) 患者は背臥位とし，評価者は他動的straight leg raising（SLR）の角度を計測する．膝蓋腱症発症群は83.7±20.9°，未発症群は100.8±16.4°が参考値[11]である．
B) 患者は腹臥位で反対側下肢をベッドから出し足部は床に触れる．評価者は他動的膝屈曲角度を計測する．膝蓋腱症発症群は86.0±12.4°，未発症群は132.6±14.9°が参考値[11]である．

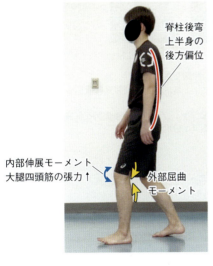
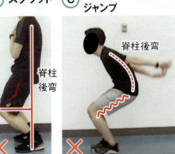
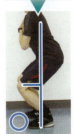
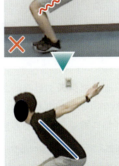
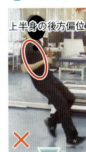
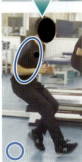

図6●動作中アライメント評価
A) 脊柱が後弯し上半身が相対的に後方に偏位する．これにより膝関節の屈曲モーメント（➡）が高まることで大腿四頭筋のモーメント（➡）が高まる．
B) 脊柱が後弯し股関節の屈曲，体幹前傾が不足することで相対的に膝関節屈曲が増大する．重心線よりも膝関節のモーメントアームが延長するため，大腿四頭筋のモーメントが高まる（quad dominance pattern）．
C) 脊柱と骨盤が後弯・後傾しておりハムストリングの筋長が短くなることで，相対的に大腿四頭筋の筋活動が高まる．
D) 体幹を後傾させ上半身を後方偏位させることで上半身重心と足部接地位置までの距離が長くなり，膝関節の屈曲モーメントが高まることで大腿四頭筋のモーメントも相対的に高まる．
〇：修正肢位．

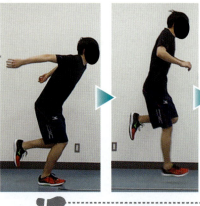
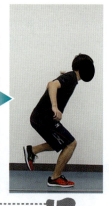
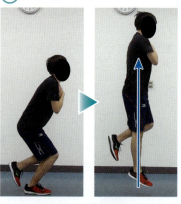
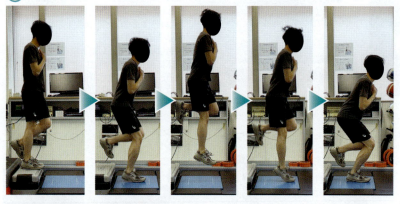

**図7 ● 復帰判断のための機能テスト**
A) 片脚で前方跳躍し，着地後姿勢を保持する．つま先から踵までの距離を測定する．
B) 片脚スクワットの状態から可能な限り反動を使わずに垂直にジャンプし，着地後姿勢を保持する．ジャンプ高を算出する (memo)．
C) 15 cm のステップ台から片脚で着地し，可能な限り素早く垂直にジャンプして着地後姿勢を保持する．ジャンプ高と接地時間から reactive strength index (RSI) を算出する (memo)．

- **ジャンプ着地パフォーマンス**：最終的なスポーツ復帰判断に向け，片脚でのジャンプ着地距離の下肢対称性指数 (limb symmetry index：LSI) を確認する（図7）．
- 上記のいずれの評価においても**左右差**や**非対称性**を必ず確認する．

> **memo** ジャンプ高および reactive strength index (RSI) の算出
> - 近年カメラ機能の向上によりスマートフォンやタブレットでの高速度動作撮影が可能となっている．ジャンプ高は滞空時間（つま先が地面から離れる瞬間から，ジャンプ後の着地でつま先が地面に接地するまでの時間）から以下の方程式で算出することができる．
> - $Height_{max} = \frac{1}{8}gT^2$ ＝重力加速度（＝9.81 m/s）
>   T＝滞空時間（s）
>   例）滞空時間0.4秒の場合　$1/8 \times 9.81 \times 0.4^2 = 0.196$ m (19.6 cm)
>   ＊意図的に空中で下肢関節を屈曲し滞空時間を延長させると誤差が生じるため注意する．
> - RSIは反応性筋力指数とよばれ，プライオメトリクス能力の指標である．ジャンプ高 (m) を接地時間 (s) で除す算出法が一般的である．
>   例）ジャンプ高0.1 m，接地時間0.3秒の場合　RSI＝0.1/0.3＝0.33

第5章　5. 膝蓋腱症（ジャンパー膝）

#### 表3 ●膝蓋腱症の運動療法進行プログラム

| フェーズ | ①症状管理と負荷軽減 | ②回復段階 | ③再構築段階 | ④制限なしのスポーツ復帰 |
|---|---|---|---|---|
| 時期目安（週） | 0～4 | 2～6 | 4～12 | 12～ |
| 負荷管理 | 疼痛モニタリングNRS≦2 | 疼痛モニタリングNRS≦2 | 疼痛モニタリングNRS≦2 | 疼痛モニタリングNRS≦2 |
| 目的 | 膝蓋腱への負担を減らすために，身体状態，トレーニング負荷量，痛みへの耐性を理解する | 身体活動量を徐々に増やし，漸進的負荷プログラムを導入する | 身体活動や運動プログラム中の負荷を増大させる | 身体活動やトレーニングの負荷では症状は最小限か全くない状態にする |
| 活動量 | ● ジャンプやスクワットなどをサイクリングや水泳に置き換える | ● スクワットや軽いスクワットジャンプを開始する<br>● スロージョギングを開始する | ● 最大のスクワットジャンプや低～中強度のプライオメトリクスを開始する<br>● ダッシュ，ストップ，方向転換動作を開始する | ● 制限なし（高強度のプライオメトリクスを含む） |
| エクササイズ例と進行 | ● 大腿四頭筋の等尺性収縮セッティング：30～60秒×5セット<br>● 等尺性レッグエクステンション：30～60秒×5セット<br>● 等尺性レッグプレス：30～60秒×5セット[毎日] | ● 両脚の求心性膝伸展抵抗運動：耐えられる負荷量または疼痛モニタリングモデルに基づき10～15回×3セット<br>● 25°傾斜台スクワットキープ（30秒）[毎日] | ● 25°片脚デクラインスクワット：約30秒，負荷は漸進する<br>● スクワット4セット×15RM<br>● レッグプレス4セット×15RM<br>● 耐容性に応じて，疼痛モニタリングモデルをもとに6RMまで進行させる[週3～5回，ウエイトトレーニングやプライオメトリクストレーニングは週2回] | ● 25°片脚デクラインスクワット：約30秒，負荷は漸進する<br>● スクワット4セット×6RM<br>● レッグプレス4セット×6RM<br>● 負荷の対応能に応じて，より大きな負荷に移行[週2～3回] |
| フェーズゴール | ● 上記の等尺性運動負荷を両脚で遂行可能<br>● 上記の等尺性運動負荷を片脚で遂行可能（重さは両脚の半分以下）<br>● 日常生活動作で膝痛がない<br>● 膝蓋腱の圧痛はわずかにある | ● 上記の運動負荷を遂行可能<br>● 日常生活動作で膝痛がない<br>● 膝蓋腱の圧痛はわずかにある<br>● 軽度のスクワットジャンプ着地での膝痛NRS≦2<br>● ジョギングを20分間遂行できる | ● 上記の運動負荷を両脚→片脚で遂行可能（片脚の場合，重さは両脚の半分以下）<br>● 日常生活動作で膝痛がない<br>● 膝蓋腱の圧痛はわずかにある<br>● 最大スクワットジャンプ着地および中程度のプライオメトリクスでの膝痛NRS≦2 | ● 上記の運動負荷を両脚で遂行可能<br>● 日常生活動作で膝痛がない<br>● 膝蓋腱の圧痛はわずかにある<br>● 片脚での最大スクワットジャンプ着地や両脚での最大プライオメトリクスにて膝痛NRS≦2<br>● 片脚ホップテスト，垂直ジャンプテスト，ドロップバーティカルジャンプテストの患健比が85～90％を超えている（memo） |

文献15を参考に作成.

## 4　リハビリテーション治療の全体的な流れ

● 膝蓋腱症に対するリハビリテーションでは，**段階的な運動負荷による膝蓋腱の負荷耐性の強化**が重要となる（表3）[15].

● 表3の進行プログラムと並行して，除痛や局所負荷軽減のための徒手療法や物理療法，膝伸展機構に過度な力学的ストレスがかからない運動指導を行う.

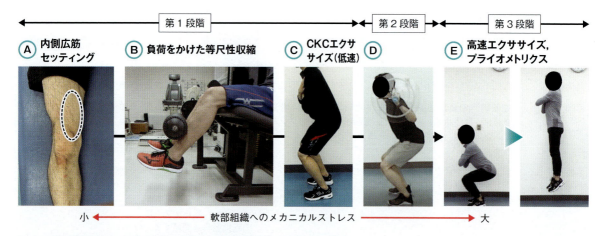

**図8 ● 膝前面痛の軟部組織損傷・障害の筋力低下に対する強化方法**
A) 内側広筋収縮や膝蓋骨の軟部組織運動を再獲得する．
B) 最大筋力の70％程度の負荷で腱の強度を高める．
C, D) 膝蓋大腿関節への負荷を最小限にし筋腱を強化する．
E) 強度の高いエクササイズによって，筋力強化およびスポーツ復帰への準備を進める．

**図9 ● 改変疼痛モニタリングモデル**
1. 活動中の痛みがNPRS2の範囲では負荷は継続とする．
2. 活動中・後の痛みがNPRSで3〜4であり，翌朝には痛みがセーフゾーンにある場合は負荷を継続する．
3. 1，2が達成されない場合は運動負荷を下げる．
文献16を参考に作成．

> **memo** 膝蓋腱症に対する運動負荷のポイント
> - 速度依存性：腱の負荷は速度依存的であり，高重量であっても運動速度が遅いことで膝蓋腱の痛みが誘発されにくい．初期は持続的な等尺性運動から開始し，低速度の重量エクササイズ，高速度のエクササイズへと段階的に進める（図8）．
> - 疼痛のモニタリング[16]：「痛みがある＝運動を中断する」のではなく，numerical pain rating scale（NPRS）を用いて0〜2（セーフゾーン）の範囲から悪化することなく遂行できる負荷は許容する（図9）．2点の感覚が理解できないという患者には「少し痛みがあるが，運動を継続することに問題はなく，代償動作なく運動できるレベル」と指導する．
> - リハビリテーションにおける運動負荷を決めるポイント（FLAPS）：疾病や障害によって医学的な対処が必要な患者に対する運動処方では，注意点を十分に考慮して運動負荷を決定する（表4）．

## 5 リハビリテーション治療の実際

### 1）段階的な運動負荷プログラム（表3）

#### A. 症状管理と負荷軽減の段階（0〜4週）

- この段階では，疼痛を軽減させるために過度な負荷を回避させる．正常腱の強化および疼痛軽減のために等尺性収縮の運動負荷は継続する[17]（図10）．

## 表4 ● リハビリテーションにおいて運動負荷を決めるポイント（FLAPS）

| FLAPS | |
|---|---|
| F | Feeling（Fear：恐怖/Fatigue：疲労） |
| L | Laxity（弛緩性） |
| A | Alignment（アライメント）/ Adherence（アドヒアランス） |
| P | Pain（痛み） |
| S | Strength（筋力） |
| S | Swelling（腫れ） |
| S | Sustainable（持続できる） |

＊膝蓋腱症においてlaxityを考慮する必要性は低い．

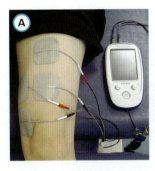
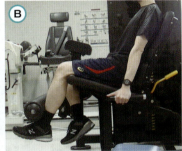
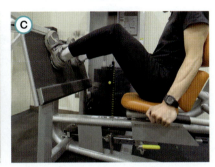

**図10 ● 等尺性収縮負荷**
A）四頭筋セッティング．30～60秒持続（5セット）．電気刺激を併用することで効率的に強化する．
B）レッグエクステンションを用いた等尺性伸展運動．30～60秒持続（5セット）．
C）レッグプレスを用いた等尺性伸展運動．30～60秒持続（5セット）．

### B. 回復段階（2～6週）

- この段階では関節運動を伴うトレーニングを指導する．低い運動速度において腱の微細損傷にかかわる力学的ストレスをコントロールした状態で膝伸展機構を強化する（図11）．
- 図12を参考にスロージョギングを開始する．
    - 例①：Week1-1を実施，走行中の痛みNRS1，1時間後の痛み悪化なし→Week1-2へ進む．同様にWeek1-3を達成すれば，Week2のトレーニングに進む．
    - 例②：Week3-8を実施，走行中痛みNRS＞2，翌日の日常生活で痛みがない→Week3-8を継続．翌日の日常生活で痛みがある→数日休息し，1つ前のトレーニング（week3-7以下）から再開する．

> **memo　トレーニング中の膝屈曲角度**
> - open kinetic chain（OKC）とclosed kinetic chain（CKC）で膝蓋大腿関節への力学的ストレスは異なる．リハビリテーションの初期段階では過度な力学的ストレスを回避した状態で膝伸展機構を強化する．
> - レッグエクステンションのようなOKCでは，膝蓋大腿関節への力学的ストレスが少ない膝屈曲45～90°の間で開始する．
> - スクワットやレッグプレスなどのCKCでは，膝屈曲0～45°の間で開始する．

### C. 再構築段階

- この段階では抵抗運動，ウエイトトレーニングを開始する．低速度の抵抗運動で負荷量を徐々に増加させ，並行して中強度のプライオメトリクストレーニングを開始する（図13）．
- 回復段階からのジョギングプログラムが達成できていれば，ダッシュを開始し，ストップや方向転換を段階的に開始する（図6）．

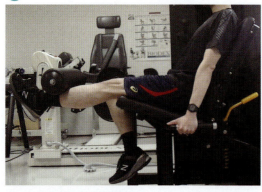 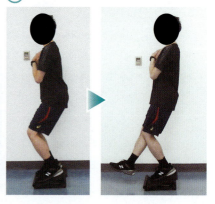

**図11 ● 運動負荷の漸増**
A) 回復段階では10〜15回×3セット，再構築段階では15 RM×4セット，復帰段階では6 RM×4セットを目安とした運動負荷を段階的に加える．
B) 回復段階では両脚で，再構築段階および復帰時期では片脚でそれぞれ行い30秒保持する（5セット）．
＊疼痛モニタリングモデル（図9）に準ずる．

| ジョギングプログラム |
|---|
| Week 1 |
| 1　歩行5分＋走行5分＋歩行5分 |
| 2　歩行5分＋走行5分＋歩行5分 |
| 3　歩行5分＋走行5分＋歩行5分 |
| Week 2 |
| 4　歩行5分＋走行10分または（走行5分，歩行1分）×2＋歩行5分 |
| 5　歩行5分＋走行10分または（走行5分，歩行1分）×2＋歩行5分 |
| 6　歩行5分＋走行10分または（走行5分，歩行1分）×2＋歩行5分 |
| Week 3 |
| 7　歩行5分＋走行15分または（走行5分，歩行1分）×3＋歩行5分 |
| 8　歩行5分＋走行15分または（走行5分，歩行1分）×3＋歩行5分 |
| 9　歩行5分＋走行15分または（走行5分，歩行1分）×3＋歩行5分 |
| Week 4 |
| 10　歩行5分＋走行20分または（走行5分，歩行1分）×4＋歩行5分 |
| 11　歩行5分＋走行20分または（走行5分，歩行1分）×4＋歩行5分 |
| 12　歩行5分＋走行20分または（走行5分，歩行1分）×4＋歩行5分 |

＊走行速度は時速8〜10 km．

**図12 ● ジョギングプログラムと進行のアルゴリズム**
文献18を参考に作成．

> ⚠️ **注意**　プライオメトリクストレーニングは素早く力強い動作であり，カウンタームーブメント（反動動作）または予備伸張といわれる伸張性筋活動とその直後の短縮性筋活動を利用したトレーニングである[19]．これにより筋腱に含まれる弾性要素を利用して強いパワーを生み出し，筋腱を強化できる．特に素早く高くジャンプするような球技種目に復帰する場合には重要なトレーニングである．しかし，やみくもな指導はかえって筋腱に過度な力学的ストレスとなり，膝蓋腱症を増悪させる可能性がある．セラピストはトレーニングの基礎科学を理解し，対象者がプライオメトリクストレーニングを実施できる状態にあるかを評価して，段階的に強度を調整する（表5）．

| 低強度 | | 中強度 | 高強度 |
|---|---|---|---|
| **アンクルホップ**<br>足関節だけを使って踏み切って、その場でホッピングする。 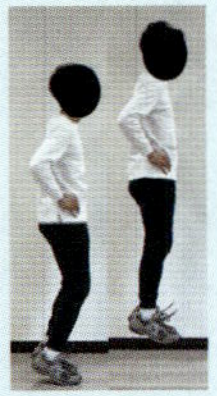 | | **ボックスからのジャンプ着地**<br>両脚でボックスから着地し、素早く着地衝撃を吸収する。 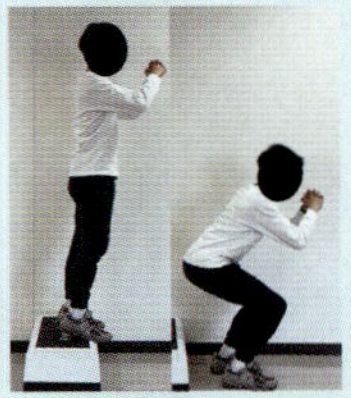 | **デプスジャンプ**<br>両脚で着地した瞬間にできるだけ高くジャンプする。 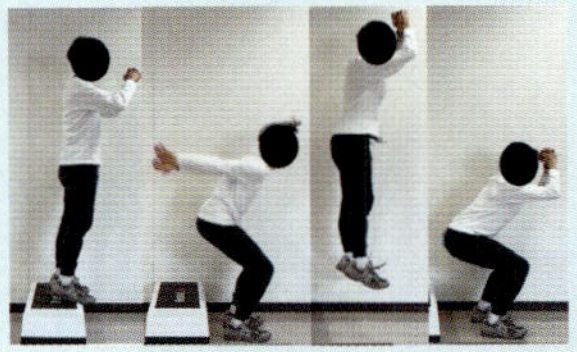 |
| **スキップ**<br>片脚で前上方にジャンプする。遊脚は股・膝関節を90°にする。着地の片脚後素早く反対の片脚で前上方にジャンプする。 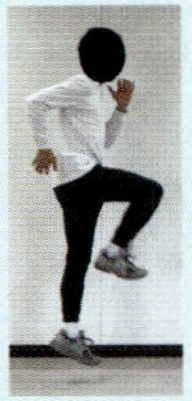 | | **両脚連続ホッピング**<br>前方へのロングジャンプを反復する。 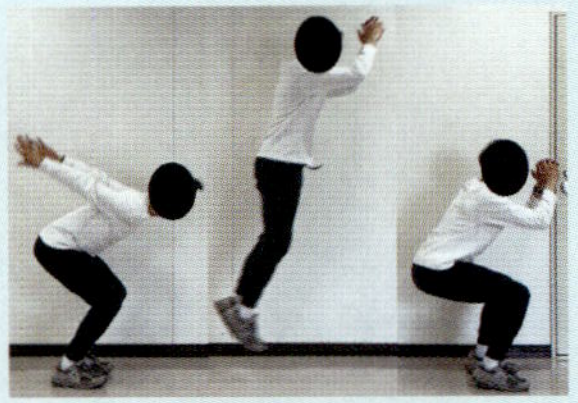 | **片脚カウンタームーブメントジャンプ**<br>片脚立位の状態から瞬間的に沈み込み、反動を使って高くジャンプする。 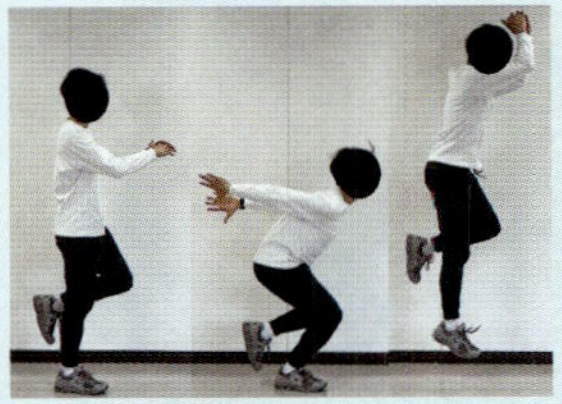 |
| **両脚ロングジャンプ**<br>ハーフスクワット姿勢になる。反動を使ってできるだけ遠くにジャンプし、衝撃を吸収する。 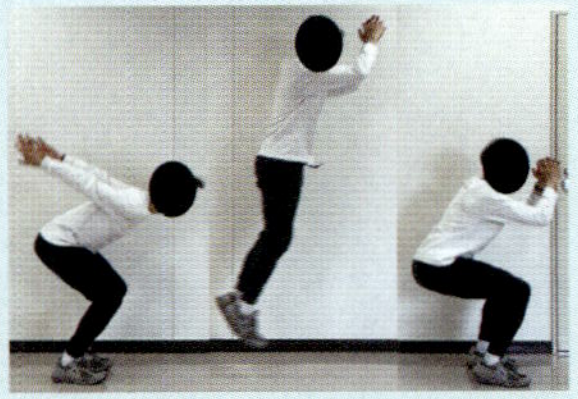 | | | **側方バウンド**<br>側方にジャンプし、着地後素早く反対方向へジャンプして、これを反復する。 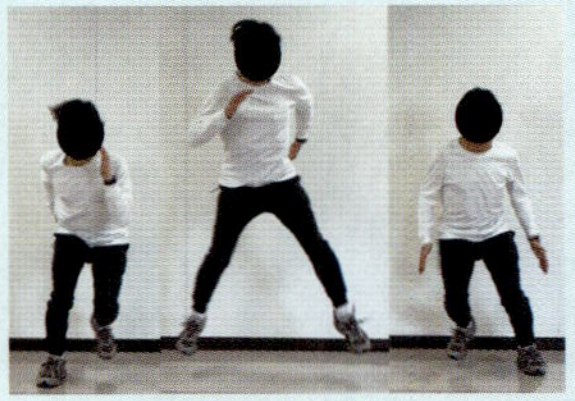 |
| **ボックスジャンプ**<br>ハーフスクワットの姿勢になる。両脚でジャンプし、ボックスの上に着地する。 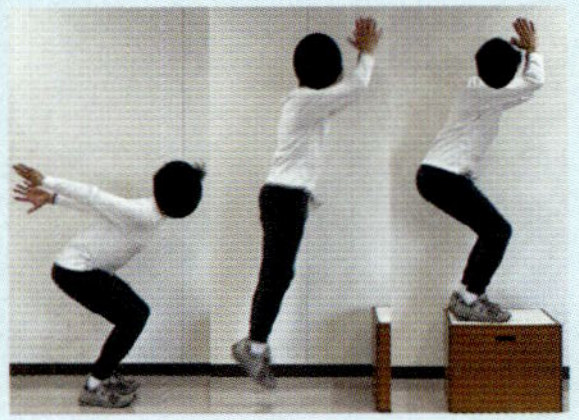 | | | |

**図13 ● 強度別プライオメトリクストレーニング**

回数や強度、ステップ台の高さ、脚（両脚または片脚）によって強度は異なる。
文献19を参考に作成。

表5 ●膝蓋腱症に対する下半身プライオメトリクストレーニングの運動処方のポイント

| 開始条件 | |
|---|---|
| 少なくともスクワットの1RMが体重の1.5倍ある，またはこれに近い運動が遂行可能．日常生活での膝痛がない．低速度高強度のレジスタンストレーニングによる症状の悪化がない． | |
| **留意点** | |
| 年齢 | プライオメトリクストレーニングを開始できるか，成長期障害がないか |
| トレーニング経験 | レジスタンストレーニングの経験があるか |
| 現在のトレーニングレベル | 現病歴・既往歴によるトレーニング休止期間の長さ |
| トレーニング目標 | プライオメトリクストレーニングの必要性（例：球技スポーツへの参加を希望） |
| **運動処方のポイント** | |
| 強度 | 低強度～高強度 |
| 頻度 | 週2回，連続しない曜日に実施することが適当 |
| 回復（休息） | セット間で2～3分，連続しない課題は，レップ（反復回数）間に5～10秒の休息を設ける |
| 量 | トレーニング経験によって，1セッション内の接地回数を40～120回前後に調整する |

文献19を参考に作成．

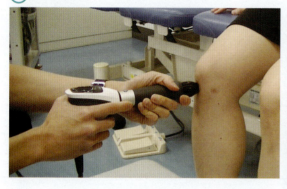
A 体外衝撃波

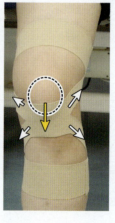
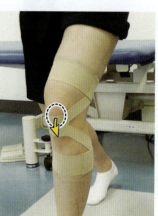
B 膝蓋骨前傾テーピング

図14 ●疼痛軽減のための物理療法とテーピング
A）治療パラメーターはショット数，周波数，空気圧（bar）である．周波数は10 Hz以下，ショット数は2,000～3,000発，空気圧は2～4 barで，合計治療時間は5分程度である．
B）端座位，膝軽度屈曲位で膝蓋骨の下半分または下1/3に伸縮性テープを貼付する．左右のテープを割き，膝蓋骨の前傾誘導（→）を維持したまま大腿後面と下腿後面にそれぞれ貼付する（⇒）．テープが剥がれないようにアンカーを巻く．荷重位で疼痛が減弱されているかを確認する．

### D. スポーツ復帰段階（制限なし）
- この段階では再構築段階での抵抗運動の負荷量を増大させ，高速度の筋力発揮を促す．
- ホップテスト，垂直ジャンプテスト，ドロップバーティカルジャンプテストにおいて跳躍距離，跳躍高，RSIを左右で確認し，LSIが85～90％を達成できていれば段階的にスポーツ復帰を許可する（図7）．

### 2）疼痛軽減のための物理療法とテーピング（図14）
- 膝蓋腱症に対して鎮痛効果のある体外衝撃波を使用する．その他，レーザー，超音波，高圧パルス電圧治療などを治療目的に応じて使用する．

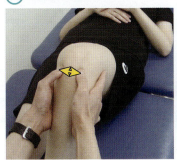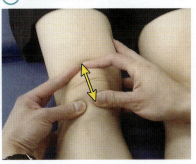

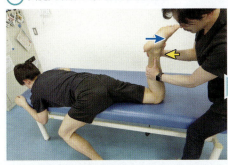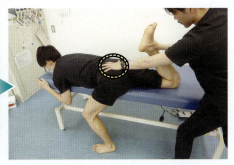

**図15 ● 軟部組織の柔軟性を改善させる徒手療法**

A）患者は背臥位で膝屈曲位になることで，セラピストは伸張された膝蓋腱を容易に触知できる．患者の症状を確認しながら愛護的に横断マッサージを加える（→）．

B）膝蓋骨が不安定にならないようセラピストの手指・指腹でしっかりと把持した状態で，患者の症状を確認しながら愛護的にモビライゼーションを行う（→）．

C）患者はベッド上腹臥位で，反対側の脚をベッドから出し足底を床につける．セラピストは患者のストレッチング側の下腿を把持し，ごく軽度（最大の10～20%程度）の膝屈曲抵抗（→）を5～10秒加え，患者はそれに抵抗する（→）．セラピストは患者の大腿四頭筋が収縮後に完全に弛緩したことを確認してからストレッチングをする．その際に骨盤が動かないよう反対側の手で確認する（---）．

- これらの物理療法は単独使用効果に乏しいため，運動療法の補助として活用する．
- テーピングで膝蓋骨の前傾を誘導し，荷重位での疼痛軽減効果を確認する．

### 3）軟部組織の柔軟性を改善させる徒手療法

- 膝蓋腱を含めた膝周辺の軟部組織の柔軟性を改善させるために横断マッサージを行う（図15A）．
- 膝蓋骨の上下の可動性を改善させるためにモビライゼーションを行う（図15B）．
- 大腿四頭筋やハムストリングの柔軟性が低下している場合には，モビライゼーション，等尺性収縮後弛緩（post isometric relax：PIR），ストレッチングを併用する（図15C，16）．
- いずれの治療においても非障害側の柔軟性と比べて**左右差がない状態**をめざす．

### 4）膝伸展機構の力学的ストレスの少ない運動方法の学習

- 股関節屈曲，体幹前傾により膝伸展機構の力学的ストレスを減弱するための運動パターンを学習させる（表6，図6，17）．

### 5）患部外の機能障害に対する治療

- 股関節周囲筋群の筋力低下を改善させる（図18）．
- 片脚立位保持中の姿勢や動揺性を改善させる（図19）．
- 足関節背屈制限がある場合には，ストレッチングやモビライゼーションを行う（第6章-6 図11参照）．

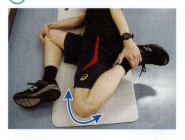 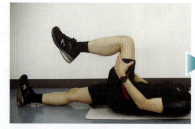 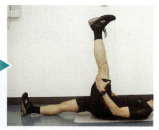

図16 ● セルフストレッチング
A) 患者は側臥位になり右の膝を抱えて股関節屈曲位をとり，骨盤前傾を抑制する．左手で左足首を把持し，大腿四頭筋の遠位側を30〜60秒ストレッチングする．
B) 患者は背臥位になり左股関節を90°屈曲位にする．大腿部が動かないよう意識した状態で膝を自動伸展しハムストリングを伸張させる．動作をゆっくりと10〜15回反復する．

表6 ● CKCエクササイズ中の膝伸展機構の力学的ストレスを減らす方法

| 面 | 股関節・体幹 | 膝 | 足関節・足部 |
| --- | --- | --- | --- |
| 矢状面 | 体幹前傾 | 膝の前方偏位が最小限 | 重心が踵を通る |
| 前額面 | 股関節ニュートラル（体幹側方傾斜がない） | 足部中央より膝のラインが内側に入る（動的外反を避ける） | 足部アーチ中間位 |
| 水平面 | 股関節ニュートラル（体幹回旋がない） | 足部中央より膝のラインが内側に入る（大腿の内旋を避ける） | 大腿骨の過剰な前捻がある場合にはそれを補正するために足部（下肢）を外旋する．大腿骨の過剰な後捻がある場合にはそれを補正するための足部（下肢）を内旋する． |

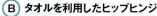

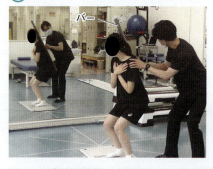 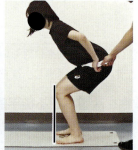

図17 ● 膝伸展機構の力学的ストレスを減弱するための運動方法の指導
A) バーを用いることで，脊柱の中間位を保持した状態での股関節屈曲，体幹前傾運動を促し，ミラーフィードバックによって患者に視覚的に確認させる．
B) タオルを股関節に挟み「タオルが抜けないようにスクワットしてください」というキューイングを用いることによって，ヒップヒンジを強調したスクワットを学習しやすい．初期段階では，足先から膝関節までのラインを一直線にすることで膝伸展機構の力学的ストレスを減弱させる（—）．
＊種目特性や個人の下肢長により調整が必要である．

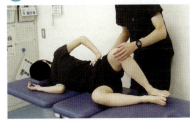 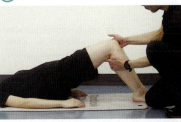 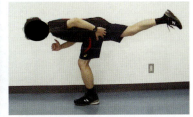
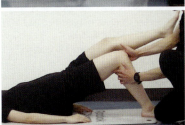 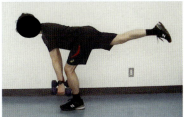

**図18 ● 股関節周囲筋群のトレーニング**
A) 股関節外旋筋群の強化．患者は側臥位で股・膝関節屈曲位になり，股関節を開排する．セラピストは患者の骨盤が後方に回旋しないよう注意を促す．段階的に開排した膝の位置を高くする．
B) 股関節伸展筋群の強化．患者は背臥位で股・膝関節屈曲位になり，殿部を持ち上げる．セラピストは患者の腰部が過度に前弯しないよう注意を促す．段階的に片脚ヒップリフトに移行する．
C) 股関節伸展筋群の強化．患者は強化側の片脚立位となり，膝を軽度屈曲させた状態で股関節をゆっくりと屈曲させる（遠心性収縮）．その後，素早く元の片脚立位姿勢に戻る（求心性収縮）．セラピストは患者の脊柱が後弯しないように，また背筋群を過剰に使用しないよう注意を促す．段階的に上肢に重りを負荷する．姿勢コントロールやバランス能力を複合的に強化することができる．

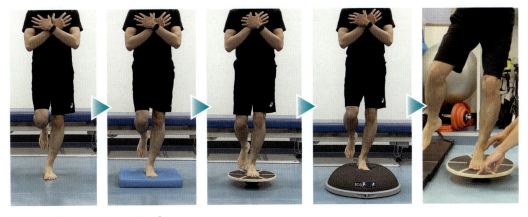

**図19 ● バランストレーニング**
不安定レベルを高めても片脚立位やスクワット姿勢を保持できるように段階的に進める．

〈文献〉
1) Rudavsky A & Cook J：Physiotherapy management of patellar tendinopathy (jumper's knee). J Physiother, 60：122-129, 2014
2) Reinking MF：current concepts in the treatment of patellar tendinopathy. Int J Sports Phys Ther, 11：854-866, 2016
3) Van der Worp H, et al：Jumper's knee or lander's knee? A systematic review of the relation between jump biomechanics and patellar tendinopathy. Int J Sports Med, 35：714-722, 2014
4) van der Worp H, et al：Risk factors for patellar tendinopathy: a systematic review of the literature. Br J Sports Med, 45：446-452, 2011
5) Cook JL, et al：Revisiting the continuum model of tendon pathology: what is its merit in clinical practice and research? Br J Sports Med, 50：1187-1191, 2016
6) Fendri T, et al：Athletes with unilateral patellar tendinopathy have increased subsequent lower extremity musculoskeletal injury risk. Eur J Sport Sci, 22：1908-1915, 2022

7) Warden SJ & Brukner P：Patellar tendinopathy. Clin Sports Med, 22：743-759, 2003

8) Ramos LA, et al：Prevalence of pain on palpation of the inferior pole of the patella among patients with complaints of knee pain. Clinics（Sao Paulo）, 64：199-202, 2009

9) Togashi I, et al：Cross-cultural adaptation, validity, reliability and responsiveness of the Japanese version of the Victorian Institute of sports assessment for patellar tendinopathy（VISA-P-J）. BMC Sports Sci Med Rehabil, 15：5, 2023

10) Couppé C, et al：The effects of immobilization on the mechanical properties of the patellar tendon in younger and older men. Clin Biomech（Bristol, Avon）, 27：949-954, 2012

11) Witvrouw E, et al：Intrinsic risk factors for the development of patellar tendinitis in an athletic population. A two-year prospective study. Am J Sports Med, 29：190-195, 2001

12) Backman LJ & Danielson P：Low range of ankle dorsiflexion predisposes for patellar tendinopathy in junior elite basketball players: a 1-year prospective study. Am J Sports Med, 39：2626-2633, 2011

13) Malliaras P, et al：Patellar Tendinopathy: Clinical Diagnosis, Load Management, and Advice for Challenging Case Presentations. J Orthop Sports Phys Ther, 45：887-898, 2015

14) Fendri T, et al：Patellar tendinopathy impairs postural control in athletes: A case-control study. Phys Ther Sport, 53：14-20, 2022

15) Rosen AB, et al：Clinical Management of Patellar Tendinopathy. J Athl Train, 57：621-631, 2022

16) Silbernagel KG & Crossley KM：A Proposed Return-to-Sport Program for Patients With Midportion Achilles Tendinopathy: Rationale and Implementation. J Orthop Sports Phys Ther, 45：876-886, 2015

17) Rio E, et al：Isometric exercise induces analgesia and reduces inhibition in patellar tendinopathy. Br J Sports Med, 49：1277-1283, 2015

18) Pairot de Fontenay B, et al：Reintroduction of Running After Anterior Cruciate Ligament Reconstruction With a Hamstrings Graft：Can We Predict Short-Term Success? J Athl Train, 57：540-546, 2022

19)「NSCAパーソナルトレーナーのための基礎知識 第2版」（森谷敏夫，岡田純一／監），pp443-499，NSCAジャパン，2013

第5章 膝

# 6. 鵞足炎

中田周兵

Ⓐ知識の整理　　　Ⓑリハビリテーションプログラム

## POINT

1. 鵞足炎は，長距離ランナーで発症しやすく，方向転換や減速，ジャンプの動作を多く求められるスポーツでも発症する
2. ランナーにおいては，トラック走の反復や道路の傾斜の影響によるアライメント不良が発症要因となる．特に，足部回内に起因する下腿内方傾斜が問題となりやすい
3. バスケットボールなどの球技では，ストップやジャンプ着地中の過度な膝外反や足部外転などの不良姿勢（マルユース）が発症に大きくかかわる
4. 主な病態は，鵞足に付着する縫工筋，薄筋，半腱様筋の腱炎もしくは付着部症とされているが，鵞足部にある滑液包の炎症との鑑別が難しい
5. 鵞足炎にはさまざまな病態が含まれていることを理解して対応することが重要である

## 1　原因・誘因

### 1）解剖

- **鵞足**は，縫工筋，薄筋，半腱様筋の付着部の総称であり，これら三筋の主な作用は膝関節屈曲と脛骨内旋である（図1）．
- 膝関節の内側は，関節包および内側側副靱帯（**MCL**）が静的安定性を担い，鵞足に付着する三筋が動的安定性を担っている．
- 鵞足とMCLの間には滑液包があり，組織間の滑走性に寄与している．

### 2）疫学

- 鵞足炎は，**長距離ランナー**での報告が多く，バスケットボールなどの**方向転換**や**減速**，**ジャンプ着地**を求められるスポーツでもみられる．

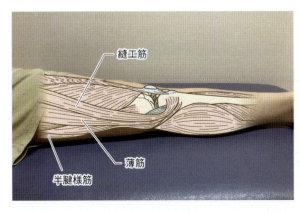

図1 ● 鵞足部の解剖
鵞足部には，上から縫工筋，薄筋，半腱様筋の順に付着し，膝関節に対する作用は屈曲と内旋である．

- 競泳選手においては，平泳ぎで膝痛を訴える場合に，鵞足炎や滑液包炎を比較的多く認めるとされる．
- 鵞足炎の発症率は決して高くはなく，大学生の女性アスリートを対象とした前向き研究では，1.9％と報告されている[1]．
- 一般の中高年者を対象とした調査では，変形性膝関節症（knee osteoarthritis：膝OA）で痛みを訴える人は痛みがない人に比べ，MRIやエコーにおいて鵞足部の異常所見を認める割合が高いと報告されている[2, 3]．これは，**鵞足炎が膝OAの痛みの原因の1つであること**を示唆している．

### 3）発症メカニズム

- 鵞足炎の発症メカニズムに関しては，病態がさまざまであるため，十分なエビデンスがないのが現状である．
- 主な発症メカニズムには，**鵞足部へ加わる伸張ストレスや付着部への捻れストレス，滑液包への摩擦ストレス**がかかわっている．
- ランナーでは，フットストライクにおける足部外側接地からの急激な足部回内運動と，サポートフェイズでの股関節内転・内旋が発症にかかわっていると考えられる．
  - ▶特に陸上トラックのインコース側（左下肢）の足部は回内位となりやすいため，発症リスクはより高まる．
  - ▶足部回内と股関節内転・内旋により下腿は内方傾斜し，鵞足への伸張ストレスや滑液包との摩擦ストレスが増大しやすい．
- 方向転換や減速，着地のくり返しにおいて発症する鵞足炎は，動作中の過度な膝外反，足部外転により鵞足への伸張ストレス，下腿回旋に伴う腱付着部への捻れストレスが蓄積されて発症すると考えられる．

## 2 病態

- スポーツ障害としての鵞足炎は，腱および付着部への直接的な伸張ストレスから生じると考えられているが，腱および付着部の構造的に，単純な伸張ストレスのみで発症するとは考えにくく，伸張ストレスに加え，腱付着部への捻れストレス，脛骨やMCLとの間の摩擦ストレスが関与しているものと思われる．したがって，これらの組織間に存在する**滑液包の炎症**も鵞足炎の病態に含まれる．
- その発症要因としては，静的および動的アライメント不良，ハムストリングスのタイトネス，下腿回旋の影響が推測されるが，鵞足炎のメカニズムを具体的に証明した研究は存在しない．
- 膝OAに伴う鵞足炎では，腱の退行変性も背景にある可能性がある．また，膝の外反や側方動揺（lateral thrust），肥満などと鵞足炎の発症との関連性が指摘されている．

## 3 症状・障害

### 1）膝内側の安静時痛と腫脹

- 基本的に鵞足炎は慢性発症のため，炎症所見を伴うことは稀である．しかし，負荷量の急激な増大などにより慢性症状から急性症状に移行することがあり，その場合には安静時痛を訴えることがある．それに伴い，鵞足部が広範囲に腫れていることがあるが，これは滑液包の炎症を示す所見である．

### 2）鵞足付着部筋の伸張時痛および収縮時痛

- 鵞足に付着する縫工筋，薄筋，半腱様筋の腱炎もしくは付着部症が痛みの本態である場合には，各筋の伸張時や収縮時に痛みを訴えることがある．各筋の走行に沿って伸張ストレスを加えると，どの筋由来の症状かを鑑別しやすい（鵞足炎のトリガー筋鑑別テスト，**図2**）[4]．
- 炎症所見を伴わない場合には，下肢の静的・動的なアライメント不良の修正や各筋のタイトネスの改善により，痛みが即時的に軽減することが多い．

A 縫工筋　　　　　　　　　B 薄筋　　　　　　　　　C 半腱様筋

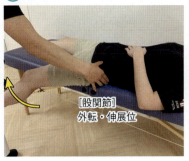
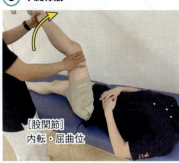

**図2 ● 鵞足炎のトリガー筋鑑別テスト**
A）縫工筋：側臥位にて股関節内転・伸展位から他動的に膝関節を伸展させる．
B）薄筋：背臥位にて股関節外転・伸展位から他動的に膝関節を伸展させる．
C）半腱様筋：背臥位にて股関節内転・屈曲位から他動的に膝関節を伸展させる．

### 3）階段昇降時の痛み

- 腱炎もしくは付着部症であれば，遠心性の負荷が加わることで痛みが誘発される．日常生活では，階段の降段動作において疼痛出現もしくは痛みによる脱力感を訴えることがある．

## 4 診断学的検査

- 鵞足炎の診断は，臨床症状に基づいてなされるため，画像検査は必須ではない．ただし，エコーにて患部を観察することで，滑液包の炎症や腱の肥厚を検出できる可能性がある．
- 画像検査の大きな目的は，他の疾患と鑑別することにある．膝関節内側に痛みを訴えるスポーツ障害として代表的な内側側副靱帯損傷や内側半月板損傷，膝関節前方に痛みを訴える膝伸展機構障害（オスグッド・シュラッター病や膝蓋腱炎）などと鑑別する際に，MRIやX線検査が用いられる．

## 5 医学的治療

- 治療は運動療法（ストレッチング，筋力トレーニング）やインソールによるアライメントコントロール（外反変形，扁平足の改善）を中心に進めるが，痛みが強い場合には内服（NSAIDs）や注射療法が検討される[5]．

## 第5章 膝

# 6. 鵞足炎

中田周兵

Ⓐ知識の整理　　Ⓑ**リハビリテーションプログラム**

## ○ Do!

1. 鵞足部への過度なストレスにつながる膝関節アライメント不良（脛骨内側の前方偏位など）を詳細に評価する
2. 膝関節内側の動的安定性を担う内側広筋や内側ハムストリング（特に半膜様筋）の機能を高める
3. 足部・足関節や股関節・体幹の機能も高め不良動作を修正する

## ✕ Don't!

1. 炎症所見がなければ，過度に運動量を制限しない
2. 痛みへの対症療法に終始しない
3. 痛みのある筋に対して安易にストレッチングをしない

## 1 情報収集

### 1）医学的情報

- カルテや画像の情報などから，他の疾患との鑑別，重症度に関する情報を得る．

### 2）一般的情報

- 主訴，現病歴，既往歴，トレーニング環境，運動量の変化，復帰までのスケジュールなどを把握する．
- 痛みが出現する前の状況やこれまでの経過を含めた現病歴を聴取し，発症メカニズムや重症度を推察して，治癒過程のどの段階にいるかを確認する．
- 既往歴を聴取することで，発症に関与している可能性のある機能不全（他関節も含めて）を推測する．
- 長距離ランナーであれば，**トレーニング環境の聴取**が特に重要である．主な練習場所が陸上トラックであれば，身体には左回りの負荷が加わり続けるため，それに伴うアライメント不良が習慣化されている可能性が高い．
- 運動量については，発症前に急激な増減がなかったか確認する．一定期間の運動休止後に短期間で急激に運動量を増大させた場合などは，腱障害の発症リスクが高まる．

## 2 リハビリテーション評価

### 1）痛みの評価

#### A. 圧痛

- 鵞足を構成する三筋の付着部から腱の走行に沿って正確に触診する．
- 関節裂隙や内側側副靱帯の走行に沿った圧痛を認める場合，特殊検査（マックマレーテスト，外反スト

400　整形外科リハビリテーション　第2版

レステスト）などと組み合わせて鵞足炎以外の疾患と鑑別する．
- 圧痛と合わせて，鵞足部の腫脹を確認する．滑液包の炎症が強ければ，腫脹が確認できる．

## B. 運動時痛
- 他動→自動→抵抗の順で膝伸展および屈曲運動を行い，疼痛の出る膝関節角度や運動方向を確認する．
- 他動運動にて痛みや違和感を訴えた場合は，脛骨内側の後方誘導などでアライメントをコントロールし，訴えが軽減する場合には，アライメント不良を引き起こしている原因にアプローチする．
- 自動運動にて痛みや違和感を訴えた場合は，徒手にて鵞足付着部筋を腹側もしくは背側に誘導し，訴えが軽減する場合，鵞足周辺の滑走不全の解消が必要と考える．
- 抵抗運動にて痛みや違和感を訴えた場合は，膝伸展時に内側広筋，膝屈曲時に半膜様筋が十分に収縮しているか硬度を触知して確認する．

## C. 動作時痛
- 主訴に基づいて動作を選択し，疼痛の自覚を確認する．非荷重位で運動時痛の訴えがある場合には，疼痛を自覚する膝関節角度に再現性はあるか，疼痛が増悪もしくは減弱する肢位はあるか確認する．
- 疼痛が増悪するタイミングの情報は発症に関与したストレスの推察に役立ち，疼痛が軽減する要因に関する情報はアプローチの方向性を決めるうえで重要である．
- 鵞足炎における疼痛は，スクワット動作において膝外反（knee-in）で増悪するか，内反（knee-out）で減弱するか，さらに足部内側縦アーチや外側縦アーチの降下で増悪するか，挙上で減弱するか確認する[6]（図3）．

Ⓐ スクワット＋knee-in
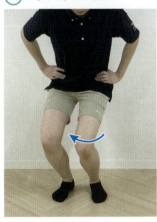

Ⓑ スクワット＋knee-out
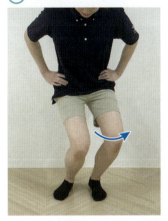

Ⓒ スクワット
　＋足部内側縦アーチ挙上
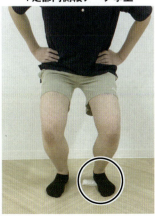

Ⓓ スクワット
　＋足部外側縦アーチ挙上
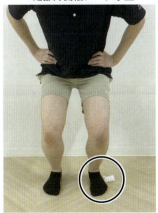

**図3 スクワットのアライメント操作による疼痛増悪・減弱テスト**
A) 本条件で疼痛が増悪すれば，knee-inが発症に関与していることが示唆される．
B) 本条件で疼痛が減弱すれば，股関節外転・外旋機能や下腿内旋可動性の獲得が治療アプローチのうえで重要であることが示唆される．
C) 本条件で疼痛が軽減すれば，足部内側縦アーチへのアプローチが必要であることが示唆される．
D) 本条件で疼痛が軽減すれば，足部外側縦アーチへのアプローチが必要であることが示唆される．
※いずれも左が患側の場合．

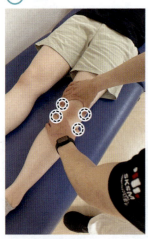
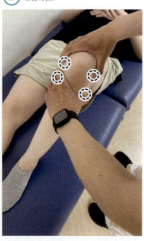
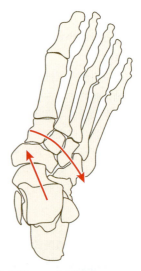

図4 ● 膝関節アライメント評価
膝関節伸展位（A）および屈曲位（B）における大腿骨に対する脛骨アライメントを評価する．特に脛骨内側の前方偏位（大腿骨内側上顆と脛骨内側顆の位置関係）を左右差で比較する．

図5 ● 内側縦アーチの評価について
内側縦アーチの降下に伴い生じる足部アライメント不良の典型例．距骨の内旋・底屈およびショパール関節の外転（舟状骨に対する楔状骨の外方偏位）が生じており，インソール等で内側縦アーチを挙上させるのみでは十分に問題は解決されない．

## 2) アライメントの評価

### A. 膝関節
- 下腿の過度な外旋は膝周囲のさまざまな慢性障害の原因となりうる．鵞足炎では下腿外旋に伴う脛骨内側の前方偏位の程度を膝伸展位と屈曲位で確認する（図4）．

### B. 足関節・足部
- 足部内側縦アーチの低下は荷重動作中の下腿内傾につながるため，舟状骨高の計測に加えて足部・足関節アライメントの過度，過少，非対称性を詳細に評価する．

> **memo 足部・足関節のアライメント不良**
> 足部内側縦アーチの低下は，距骨の内旋・底屈およびショパール関節の外転を含めた足部・足関節アライメント不良の結果であると捉える（図5）．

### C. 股関節
- 大腿骨内旋は，相対的な下腿外旋や動作時の過度な膝外反につながるため，股関節回旋アライメントを股関節屈曲位および伸展位で評価しておく．判断しにくい場合には，股関節内外旋可動性と合わせて評価する（図6）．

## 3) 筋機能評価

### A. 膝関節
- **内側広筋**：膝伸展位での大腿四頭筋セッティングで硬度やボリュームを触知して確認する．内側広筋の機能が低下していると縫工筋や外側広筋による代償運動や膝蓋骨外上方偏位が観察される．
- **半膜様筋，半腱様筋**：腹臥位，膝屈曲位にて抵抗下で膝を屈曲させ，内側と外側のハムストリングの収縮バランスを確認する．その後，下腿内旋位にて屈曲させ，半膜様筋と半腱様筋の収縮バランスを評価する（図7）．鵞足炎の症例では，半膜様筋の機能低下を認めることが多い．

### B. 足部，足関節
- **後脛骨筋**：足部内側縦アーチの保持に重要な後脛骨筋の機能を非荷重位と荷重位で確認する．
- **足部内在筋**：足部アーチ保持に必要な足部内在筋の機能を確認する．特に趾節間関節（IP関節）伸展位

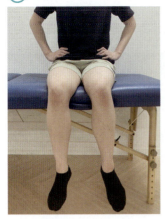

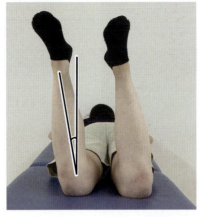

**図6● 股関節回旋アライメントの評価**

股関節屈曲位（A）および伸展位（B）における股関節アライメントを評価する．判断しにくい場合には，内外旋可動性を確認するとわかりやすい．股関節内旋アライメントを呈している場合，外旋可動性が低下していることが多い．

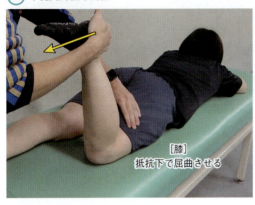
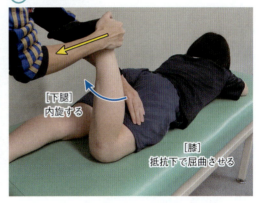

**図7● ハムストリングの評価**

下腿内外旋中間位（A）および内旋位（B）にてハムストリング機能を評価する．
中間位では内・外側ハムストリングの収縮バランスを，内旋位では半膜様筋と半腱様筋の収縮バランスを評価する．

を保持した状態での中足趾節関節（MTP関節）屈曲機能が重要である（図8）．

### C. 股関節

- 徒手筋力評価（MMT）にて外転筋力を評価する．
- 側臥位にて外旋筋力を評価する．この際，骨盤・体幹の固定性不足や他筋による代償がないか注意深く確認する（図9）．

### 4）荷重位での膝関節の機能的安定性評価

- スプリットスクワット肢位にて膝に**外反モーメント**が加わるよう外力を加える（図10）．
- 外力を加えた部位とその際の動揺の程度から，各部位の影響の度合いを推察する．
- 大腿近位部であれば股関節機能低下，大腿遠位部であれば大腿膝蓋関節の安定性低下や内側広筋の機能不全が主に関連しうる．下腿近位部であれば内側ハムストリングの機能低下，下腿遠位部であれば足部アーチ機能低下や足関節アライメント不良が関連していることが多い．

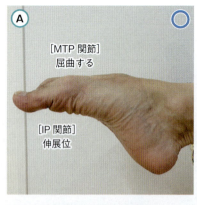 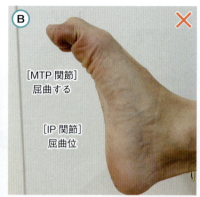

**図8 ● 足部内在筋機能の評価**
A) 内在筋機能を十分に発揮できている足趾屈曲運動.
B) 外在筋優位の足趾屈曲運動.

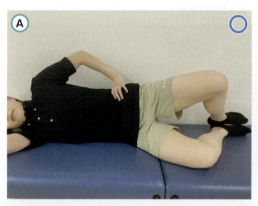 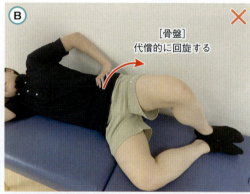

**図9 ● 股関節外旋筋機能の評価**
A) 股関節外旋筋を十分に発揮できている状態.
B) 体幹部の固定ができておらず代償的に骨盤の回旋で股関節外旋運動を遂行している状態.

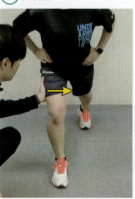 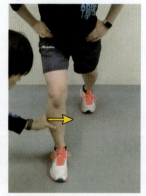

**図10 ● 荷重安定性評価**
スプリットスクワット姿勢にて膝関節へ外反モーメントが加わるよう外力を加えている. 大腿部（A）や下腿部（B）, さらには骨盤や体幹に外力を加え, その際の動揺の程度から各部位の影響の度合いを推測する.

404　整形外科リハビリテーション　第2版

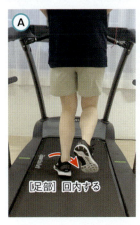
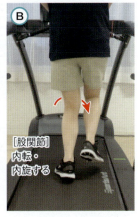

図11 ● ランニング動作の観察
A) フットストライクにおける足部外側接地からの急激な回内運動.
B) サポートフェイズにおける股関節内転,内旋運動.

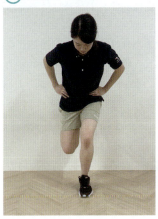
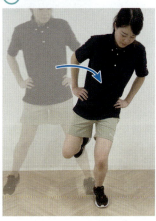

図12 ● スクワットおよび側方ホップ動作の観察
片脚スクワット（A）にて良好なアライメントであっても,側方ホップ動作（B）にてknee-inが観察される場合もあるため,外力の大きさや方向を意識して観察する動作を選択する.

## 5) 動作分析

### A. ランニング
- ランニングにおけるサポートフェイズにて,下腿の過度な内傾が生じていないか確認する（図11）.
- トラック走では,インコース側（左側）の足部回内が強制されるため,それに伴う下腿内傾が生じやすい.そのため,直線走だけではなく,**コーナー走の評価**も重視する.

### B. スクワット
- 両脚や片脚でのスクワットにおいて膝が過度に外反していないか確認する（図12A）.
- ジャンプなどによる負荷の増大や側方へのホップなどによる運動方向の変化に伴い,アライメント不良が出現もしくは増悪する場合がある（図12B）.
- 動作分析では,負荷の大きさや関節に加わる外力の方向を意識して動作を選択する.

## 3 リハビリテーション治療の全体的な流れ

- 患部に熱感や腫れなどの炎症所見がある場合や,日常生活動作で疼痛が出現する場合には,1～2週間ほど安静が必要である.

- 炎症所見がない場合には，疼痛減弱要因を絞り込み機能的問題の優先順位を決定していく．競技復帰は，疼痛消失だけで許可するのではなく，アプローチすべき問題（アライメント，筋機能，不良動作など）の解決に要する期間を考慮して時期を検討する．
- リハビリテーションでは，膝関節アライメントの修正と筋機能の改善，患部外機能（足部・足関節，股関節・体幹機能），動作の順に改善していく．

## 4 リハビリテーション治療の実際

### 1) 炎症管理
- 炎症症状の軽減のためには物理療法やRICE処置が基本となるが，鵞足部の腱と滑液包の間の滑走不全を引き起こすため，持続的な圧迫は最小限にする．

### 2) 膝関節アライメントの修正
- 脛骨内側が前方に偏位する下腿外旋位が鵞足炎の発症に関与していることが多いため，脛骨内側の後方可動性および内側ハムストリング機能を改善することでアライメントを修正する．
- 脛骨内側の後方可動性を改善するために，徒手にて腓腹筋内側頭〜半膜様筋間および鵞足付着部筋腱〜滑液包間を滑走させる（図13）．
- 半膜様筋の収縮を触知しながらレッグカールを行わせ，収縮が不十分であれば股関節を伸展させることで収縮を促す（図14A）．半腱様筋の収縮時痛がなければ膝深屈曲位でのレッグカールで活動を促す（図14B）．

### 3) 患部外機能の向上
- 足部・足関節では，内側縦アーチの支持機能を高める．舟状骨に対する楔状骨の内方可動性を改善させ，後脛骨筋や足部内在筋の機能を高める（図15，第6章-2 図6C参照）．
- 股関節では，過度な膝外反につながる股関節内転・内旋を制御する機能を高める．一般的な股関節外転エクササイズに加えて，ギヤロールとよばれる荷重位エクササイズを指導する（図16）．

### 4) 動作の改善
- ランニングではコーナー走，特にインコース側における足部過回内をコントロールする（図17）．減速や方向転換では過度な膝外反をコントロールする（図18）．

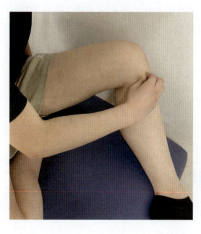

図13 ●鵞足周囲の滑走不全に対する徒手操作
鵞足と滑液包の間に指を滑り込ませるようにつまむ．

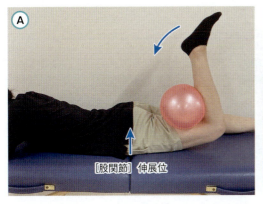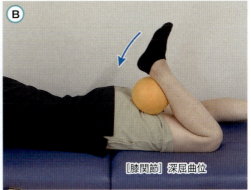

図14 ● ハムストリング機能改善のためのエクササイズ
A）主に半膜様筋をターゲットにしたレッグカール.
B）主に半腱様筋をターゲットにしたレッグカール.

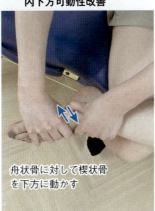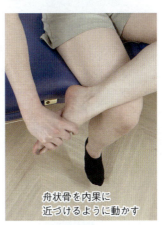

図15 ● 足部・足関節機能改善のためのエクササイズ

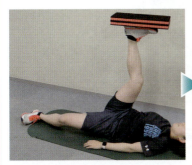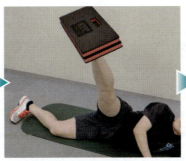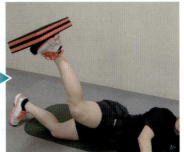

図16 ● 股関節機能改善のためのエクササイズ（ギャロール）
股関節外転・外旋筋を機能させながら股関節肢位を変化させていく必要があるため，荷重動作の導入として有効なエクササイズである.

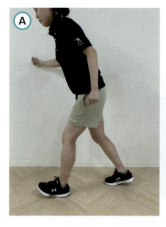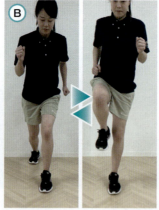

**図17 ● ランニング動作改善のためのエクササイズ**

A）フットストライク時の足部外側接地を改善するため，踵内側での踏みつけと内側ハムストリングの収縮を意識する．
B）サポートフェイズにおいて股関節内転・内旋しないように意識する．

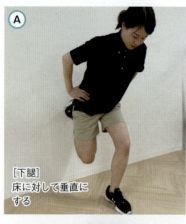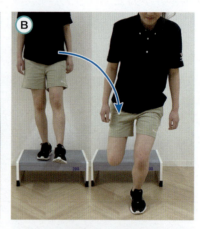
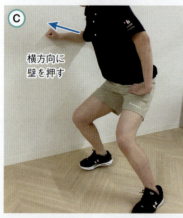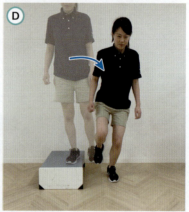

**図18 ● 減速・方向転換動作改善のためのエクササイズ**

A）左股関節を屈曲させながら，右脚で壁を押すことで，左股関節伸展筋の遠心性収縮を意識する．
B）台からの前方着地動作にてknee-inしないよう意識する．
C）横方向に壁を押し，股関節外転・外旋筋を意識した側方への力発揮を獲得する．
D）台からの側方着地動作にてknee-inしないよう意識する．
＊いずれも左が患側の場合．

第5章　6. 鵞足炎

## 5) 競技復帰

● 炎症所見がなければ過度に運動量をコントロールする必要はないが，不良動作をくり返すことによる患部へのストレス蓄積や，アライメント不良の習慣化などがリハビリテーションの進行を阻害する場合は，練習内容やトレーニング環境を本人や指導者と検討する．

● 機能や動作が十分に改善されているか判断する基準としては，各種評価や動作分析だけでなく，運動量の増大によって一度改善を確認したはずの機能不全やアライメント不良が再び悪化していないか確認することが重要となる．

> **memo** 競技復帰前後に評価すべきこと
>
> 　競技復帰に向けて運動負荷を増大していく段階で，痛みなどの再燃の有無を確認する．加えて現時点での運動負荷の量や質が適正範囲内かを判断する．再発予防の観点から，競技復帰前や直後には，「解決したはずの機能不全が再び悪化していないか」という視点で評価することが重要である．

〈文献〉

1) Devan MR, et al：A Prospective Study of Overuse Knee Injuries Among Female Athletes With Muscle Imbalances and Structural Abnormalities. J Athl Train, 39：263-267, 2004

2) Hill CL, et al：Periarticular lesions detected on magnetic resonance imaging: prevalence in knees with and without symptoms. Arthritis Rheum, 48：2836-2844, 2003

3) Uson J, et al：Pes anserinus tendino-bursitis: what are we talking about? Scand J Rheumatol, 29：184-186, 2000

4) 赤羽根良和，他：鵞足炎におけるトリガー筋鑑別テストについて．理学療法学 Supplement，29：285，2002

5) Helfenstein M Jr & Kuromoto J：Anserine syndrome. Rev Bras Reumatol, 50：313-327, 2010

6) 「スポーツリハビリテーションの臨床」（青木治人，清水邦明／監，鈴川仁人／編），pp110-121，メディカル・サイエンス・インターナショナル，2019

7) 中田周兵，鈴川仁人：前十字靱帯再建術後のアスリートに対するリコンディショニングとしての理学療法-バスケットボール選手の場合．理学療法，41：139-149，2024

Ⓑ リハビリテーションプログラム　　409

第5章　膝

# 7. 腸脛靱帯炎

柴田真子

**Ⓐ知識の整理**　　　Ⓑリハビリテーションプログラム

## POINT

1. 腸脛靱帯実質部の炎症は少なく，脂肪体の炎症が主な病態である
2. 内的因子だけではなく外的因子も発症に強くかかわる

## 1　原因・誘因

### 1）疫学

- ランニングにおけるオーバーユース障害として**長距離ランナー**に好発する[1,2]．
- 男性よりも女性で多く発症する[1]．

### 2）発生因子

- 内的因子：下肢アライメント不良，股関節周囲機能不全，性別[1]
  - ▶アライメント不良：静的アライメントにおいて内反膝は腸脛靱帯炎発生の危険因子とされている[3]．
  - ▶動作不良：ランニングにおける荷重時の過度な股関節内転・膝関節内旋・後足部外がえしが発症に関係する．特に女性においてはこれらの影響を受けやすい[4]．
- 外的因子：走行距離，走行環境

## 2　病態

- かつては，腸脛靱帯と大腿骨外側上顆間との**摩擦**が有力な説であった．
- 近年では，屍体解剖やMRIによる研究から腸脛靱帯と大腿骨外側上顆間に存在する脂肪体に圧迫ストレスが加わることによる**脂肪体炎**が主たる病態だと考えられている．

### 1）症状

- ランニング時の膝軽度屈曲位において膝外側に局所的な痛みが出現する．
- 軽度であれば走行後の痛みのみでランニングに影響はないが，重度になると痛みによりランニングが困難となる[5]．

### 2）解剖

- 腸脛靱帯は腸骨稜，大殿筋，中殿筋，大腿筋膜張筋を起始とし，脛骨のGerdy結節に停止する．
- 腸脛靱帯は5層構造となっており，大腿骨との間に脂肪体などの軟部組織が存在する[5]．

## 3　理学所見

- 大腿骨外側上顆周囲に鋭い痛みがみられる．

410　整形外科リハビリテーション　第2版

第5章 7. 腸脛靱帯炎

- ランニングやサイクリングなど継続した運動時に症状が誘発されることが多い.
- 腸脛靱帯のタイトネス・短縮，患部周囲の滑走不全を認めることが多い.

## 4 検査・診断

- エコーにおいては炎症の有無をカラードプラー法にて評価する.
  - ▶実際には，腸脛靱帯実質部に炎症を認めることは少なく，脂肪体にしばしば炎症が見受けられる.
- 整形外科的徒手検査にて評価する.
  - ▶Noble compression test[6]：背臥位にて患側の膝関節を90°屈曲位とする．検者は大腿骨外側上顆の腸脛靱帯を圧迫しながら膝を伸展させる．膝関節30°屈曲位付近で，ランニング時と同様の疼痛が誘発されれば陽性と判断する.

## 5 医学的治療

- 基本的には理学療法による保存療法が一般的である.
- 患部周囲の炎症が強い場合は，注射療法にて消炎をはかることもある[7, 8].

Ⓐ知識の整理　411

第5章 膝

# 7. 腸脛靭帯炎

柴田真子

**Ⓐ知識の整理**　　　**Ⓑリハビリテーションプログラム**

## ○ Do!

1 炎症を慢性化させないために活動・運動量をコントロールする
2 ランニング中のアライメント不良の改善をめざす

## ✕ Don't!

1 活動・運動量を急激に増大しない
2 安静のみによる疼痛軽減でスポーツ復帰を許可しない

## 1 情報収集

- 活動・運動量のコントロールが必要な疾患であることから，病態や活動・運動制限に関する説明について主治医やカルテから確認し，患者本人よりその理解度を聴取する．

### 1) 現病歴・既往歴

- **発症以前**：練習量の増加，練習環境の変化，走行環境の変更などを聴取する．膝関節周囲の筋機能不全が主な発生要因であるため，**既往歴については必ず聴取する**．
- **発症時**：疼痛が発生しやすい場面・状況や症状が誘発される条件について事前に聴取しておく．
- **発症後**：発症後の運動・活動量について聴取する．安静を指示されている場合，復帰までに段階的に運動・活動量を増やす必要がある．

### 2) 主訴

- 長時間歩行時に疼痛を認める場合があるが，日常生活ではほとんど支障にならないことが多い．荷重時に明らかな疼痛がある場合には，半月板損傷や膝蓋大腿関節症など膝関節構造体の損傷がないかを再確認する．
- ランニングやサイクリングなどの長時間の運動により疼痛が誘発されるか確認する．
- 患部周囲の滑走不全が問題となっている場合は運動時間延長に伴い症状が消失することがあるため確認が必要である．

### 3) 環境

- 環境因子
  ▶ 不整地，傾斜，勾配により下肢への負荷が増大する可能性があるため，トレーニング環境について聴取する．
- トレーニング因子
  ▶ 練習の量・強度の急激な増大，練習内容の変更などが腸脛靭帯炎を含むオーバーユース障害の発生にかかわるため聴取が必要である．

412 整形外科リハビリテーション 第2版

- その他
  - 今後の試合・練習のスケジュール，本人のニード，チームの状況を事前に聴取する．復帰までに要する見込みの期間を事前に共有しておく．

## 2 リハビリテーション評価

### 1）患部評価
- 鑑別評価
  - 膝側面の疼痛には腸脛靱帯を含めていくつかの組織の異常が混在している場合がある．特に，関節裂隙の疼痛は腸脛靱帯の付着部と隣接しているため，大腿骨外側顆の痛みに限局しているか否かを圧痛や動作時痛で鑑別する（図1）．

### 2）整形外科的評価
- タイトネス評価
  - Ober test：股関節内転制限があり大腿筋膜張筋および腸脛靱帯の短縮が認められる場合に陽性と判断する（第4章-5 図3参照）．

### 3）アライメント評価
- 静的アライメント：背臥位にて主に下肢のアライメントを評価する（図2A）．
- 動的アライメント：片脚立位・片脚スクワットにて評価する（図2B，C）．

### 4）可動性評価
- 大腿脛骨関節
  - 下腿の内反を呈する要因として腸脛靱帯・外側広筋・大腿二頭筋などの外側部のタイトネスがある．下腿内反に加え外旋を伴っている場合も多い．**脛骨の内側顆と外側顆の可動性**をそれぞれ評価し，外旋を呈している要因を絞り込む（図3）．
- 膝蓋大腿関節
  - 膝関節外旋を呈している場合，緊張力の影響を受け膝蓋骨が外側に偏位し，内側広筋の力発揮にも影響を及ぼす可能性があるため，**膝蓋骨の可動性**を評価する（図4）．

### 5）筋力・筋機能評価
- 内側広筋
  - 内側広筋の筋機能不全があると，荷重時の膝安定性が低下するため大腿外側筋群が過活動しやすい．

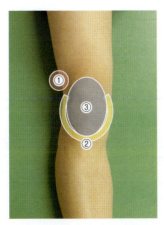

図1 ● 疼痛部位
①腸脛靱帯・脂肪体
②関節裂隙（半月板・膝蓋下脂肪体）
③膝蓋大腿関節

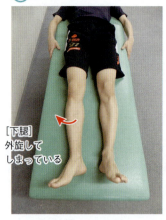
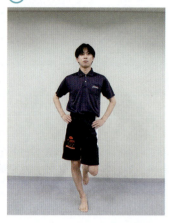
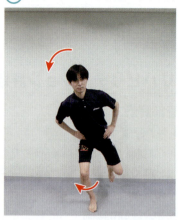

**図2 ● アライメント評価**
A）胸郭・寛骨の左右差や膝関節外旋・内反，足部アライメントを評価する．
B）片脚立位時の荷重位置の体幹の傾斜，骨盤帯の傾斜・シフトを評価する．
C）片脚スクワット時の骨盤帯の外方偏位やknee-in・outのエラー動作を評価する．

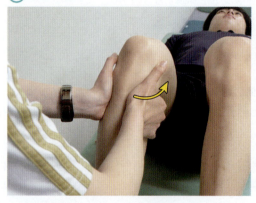
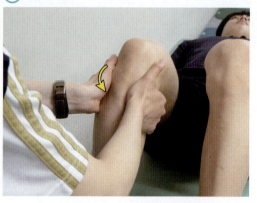

**図3 ● 大腿脛骨関節の可動性評価**
A）膝関節を屈曲させた状態で脛骨内側顆を後方に押し込みながら内旋させる．可動性が不足している場合は，半腱様筋・半膜様筋，腓腹筋内側頭，鵞足部のタイトネスを疑う．
B）膝関節を屈曲させた状態で脛骨外側顆・腓骨頭を前方に引き出しながら内旋させる．可動性が不足している場合は，大腿二頭筋，腓腹筋外側頭，腓骨筋のタイトネスを疑う．

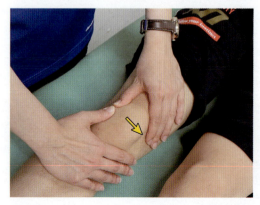

**図4 ● 膝蓋大腿関節の可動性評価**
膝を完全伸展させ脱力位にて膝蓋骨の可動性を評価する．
上方への制限：膝蓋下脂肪体の柔軟性低下
下方への制限：大腿直筋，膝蓋上嚢のタイトネス
内側への制限：外側広筋，外側支帯のタイトネス

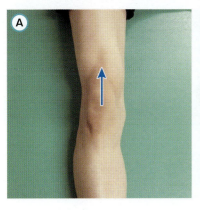
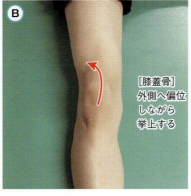

図5 ●内側広筋の収縮の評価
A）膝関節を伸展させた際の筋ボリューム・膝蓋骨の軌道を評価する．
B）収縮不全の場合は膝蓋骨が外側へ偏位しながら挙上するのが確認される．

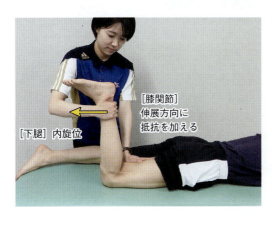

図6 ●内側ハムストリングの収縮の評価
下腿を内旋位とした状態での膝関節伸展抵抗にて評価する．

これは膝蓋骨のアライメント不良を引き起こす要因となるため，**内側広筋の収縮不全の有無**を評価する（図5）．
- 内側ハムストリング
  ▶内側広筋同様，膝関節の安定を担う**半膜様筋**および**半腱様筋の機能**を評価をする（図6）．

### 6）動作評価
- 連続ジャンプ
  ▶片脚での支持力や安定性を評価する（図7）．
- 前方ホップ
  ▶ランニング開始前の動作確認としてホップ能力を評価する（図8）．
- ランニング
  ▶発症につながるエラー動作やアライメント不良をいくつかの走行スピードで確認する（図9）．

## 3 リハビリテーション治療の全体的な流れ

### 1）スポーツ活動中の疼痛管理
- ランニング開始時より疼痛を自覚し，その疼痛が持続する場合にはランニングは休止する．
- ある一定の距離や時間で疼痛を自覚する場合には完全な休止ではなく，疼痛が増悪しない範囲でランニングを許可する．その際には，不整地ではなく整備された芝生で走るなど，着地衝撃に配慮する．
- 足部機能不全により膝関節機能が改善しにくい場合は，早期よりインソールの使用を検討する．

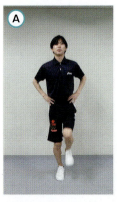 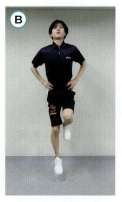 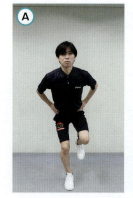 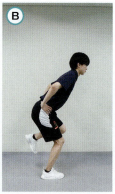

図7● 連続ジャンプの評価
けんけんするイメージで連続ジャンプを実施する．その際の膝の左右動揺の有無，体幹傾斜の有無，骨盤帯外側偏位の有無を確認する．

図8● 前方ホップの評価
前方ホップ時の着地動作を評価する．その際の膝の左右動揺の有無，体幹傾斜の有無，骨盤帯外側偏位の有無を確認する．

### 2) 荷重動作の改善
- 荷重時の疼痛などの問題が改善されたら段階的にスポーツ活動を再開していく．
- ランニング開始については，急激な運動量増加につながらないように1分ジョグ×1分ウォーク×5セットのように低負荷から開始する．ランニング中や翌日に疼痛が増悪していなければ2分ジョグ×1分ウォーク×5セットなどのようにランニング時間を漸増していく．

### 3) 段階的なリハビリテーション
- スポーツ復帰までのリハビリテーション治療の流れを図10に示す．

## 4 リハビリテーション治療の実際

### 1) 急性期
- 患部周囲の腫脹や発熱を認める場合は，炎症を慢性化させないように運動・活動量をコントロールする．炎症所見については運動後や翌日にも確認し，運動・活動量が適切かを判断する．炎症による疼痛が強い場合は，必要に応じてパルス波を用いた超音波療法や注射療法が適応となる．

### 2) 膝関節機能の改善
#### A. 軟部組織滑走性の改善
- 腸脛靱帯－外側広筋間（図11A）

#### B. 膝関節アライメントの改善
- タイトネスの改善
  ▶ 大腿筋膜張筋・腸脛靱帯，外側広筋，腓腹筋外側頭（図11B）
- 筋機能の改善
  ▶ 内側広筋，内側ハムストリング（図11C，D）

### 3) 隣接関節機能の改善
#### A. 股関節機能の改善
- 側方安定性の改善
  ▶ 骨盤帯の外方偏位は，腸脛靱帯の過度な緊張により大腿骨外側上顆間に存在する脂肪体を圧迫させるため，中殿筋のトレーニングを行う．

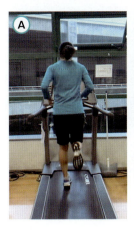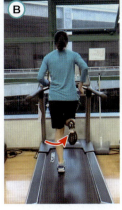

図9●ランニングの評価
A）ランニング時の着地動作を評価する．接地時の膝の左右動揺の有無，体幹傾斜の有無，骨盤帯外側偏位の有無を確認する．
B）ミッドサポートでの急激な股関節内旋に伴うknee-inが観察される．

膝関節機能の強化 → 足関節・体幹・股関節機能の改善／スポーツ中の疼痛コントロール　部分復帰 → ダイナミック動作の改善　完全復帰

図10●リハビリテーション治療の全体的な流れ

**A 腸脛靱帯 - 外側広筋間のリリース**

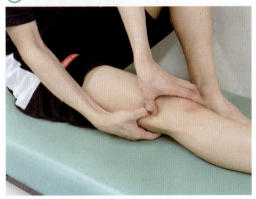

**B 大腿外側筋群のマッサージ**

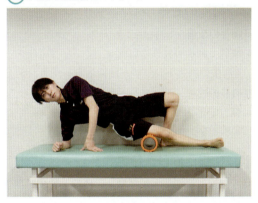

**C 内側広筋のエクササイズ**

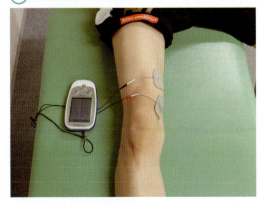

**D 内側ハムストリングのエクササイズ**

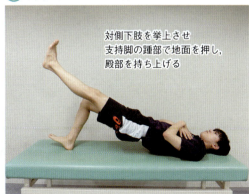

対側下肢を挙上させ支持脚の踵部で地面を押し，殿部を持ち上げる

図11●膝関節機能の改善

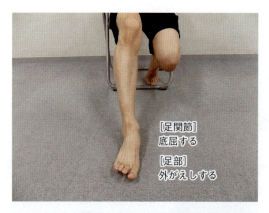

**図12 ● アーチ機能の改善（長腓骨筋エクササイズ）**
足関節を底屈させながら足部を外がえしする．膝が外反することによる見かけ上の足部外がえしに注意する．

### B. 足関節・足部機能の改善
- 背屈・底屈可動域の改善
- アーチ機能の改善
  - 立方骨挙上，母趾外転筋エクササイズ，ショートフットエクササイズ（第6章-7 図19，20参照）
  - 長腓骨筋エクササイズ（図12）

## 4）体幹機能の改善

### A. 可動性の改善
- 胸郭・胸椎可動性の改善
  - 胸椎伸展ストレッチ，回旋ストレッチ（図13）

### B. 筋機能の改善
- 側方安定性の改善
  - サイドブリッジ（図14）

## 5）競技復帰に向けた段階的トレーニング
- 膝関節，足関節・足部機能，体幹・股関節機能が改善されたら，段階的に競技特異的なトレーニングを進める．
- 腸脛靱帯炎では荷重動作における**前額面上の安定性**が特に重要となる．さらにランニングでは，遊脚をコントロールしながらの安定した荷重動作を重視する（図15）．
- 競技復帰に向けた段階的なトレーニング例を図16に示す．

第5章 7. 腸脛靱帯炎

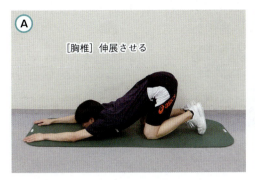
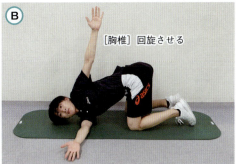
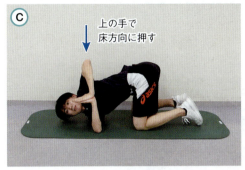

**図13● 胸郭・胸椎可動性改善の一例**
A）四つ這い位となり胸を床に近づけるようにバンザイをし胸椎を伸ばす．
B）肩の後面を床に着け対側の腕を天井に向け伸ばし胸椎を回旋させる．
C）胸の前で手を合唱し，天井に近い手を床方向に押し，胸椎をさらに回旋させる．

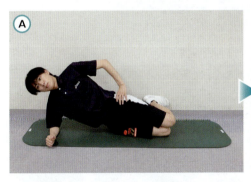
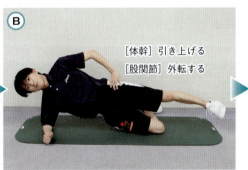
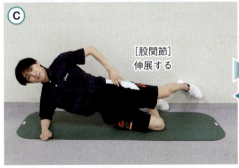
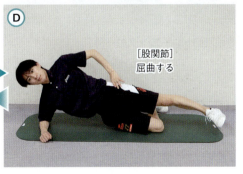

**図14● 体幹・股関節機能改善の一例**
A）肩の下に肘を置き体幹が側屈しないようにセットする．
B）股関節の外転で体幹を引き上げる．
C，D）体幹を引き上げ過度な腰椎前後弯が起こらないように注意したまま，股関節屈曲・伸展をくり返す．

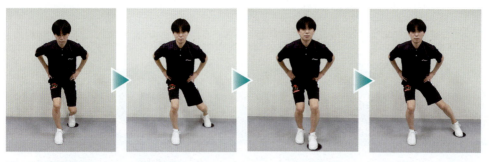

図15 ●支持脚トレーニングの一例
スライドディスクを用い四方へ足をリーチする．その際に，支持脚の前額面上の動揺が起こらないように注意をする．

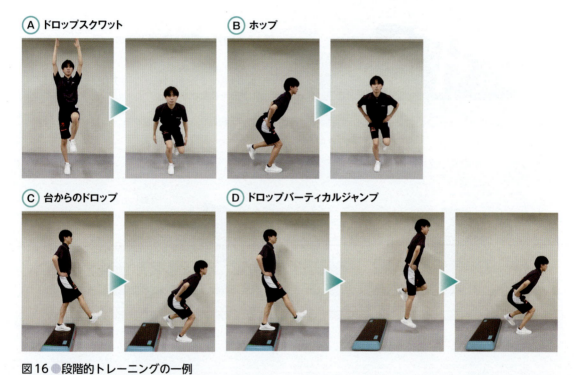

Ⓐ ドロップスクワット　Ⓑ ホップ
Ⓒ 台からのドロップ　Ⓓ ドロップバーティカルジャンプ

図16 ●段階的トレーニングの一例

〈文献〉
1) Taunton JE, et al：A retrospective case-control analysis of 2002 running injuries. Br J Sports Med, 36：95-101, 2002
2) van der Worp MP, et al：Iliotibial band syndrome in runners: a systematic review. Sports Med, 42：969-992, 2012
3) McNicol K, et al：Iliotibial tract friction syndrome in athletes. Can J Appl Sport Sci, 6：76-80, 1981
4) Vannatta CN, et al：Biomechanical risk factors for running-related injury differ by sample population: A systematic review and meta-analysis. Clin Biomech (Bristol, Avon), 75：104991, 2020
5) Terry GC, et al：The anatomy of the iliopatellar band and iliotibial tract. Am J Sports Med, 14：39-45, 1986
6) Noble CA：Iliotibial band friction syndrome in runners. Am J Sports Med, 8：232-234, 1980
7) Gunter P & Schwellnus MP：Local corticosteroid injection in iliotibial band friction syndrome in runners: a randomised controlled trial. Br J Sports Med, 38：269-72; discussion 272, 2004
8) Fredericson M & Wolf C：Iliotibial band syndrome in runners: innovations in treatment. Sports Med, 35：451-459, 2005

第6章 下腿，足関節，足部

# 1. 脛骨高原骨折

廣幡健二

Ⓐ知識の整理　　Ⓑリハビリテーションプログラム

## POINT

1. 脛骨高原骨折の受傷機序を理解する
2. 骨折の分類について理解する
3. 骨折に伴う合併症について理解する
4. 骨折の状態による治療方法について理解する

## 1 原因・誘因

- 脛骨高原骨折は関節内骨折であり，交通外傷やスポーツ外傷に多くみられる．
- 膝関節に対する内反・外反強制や軸方向への圧迫外力により**骨片の分離**や**関節面（プラトー）の陥没**を生じる[1]（図1）．

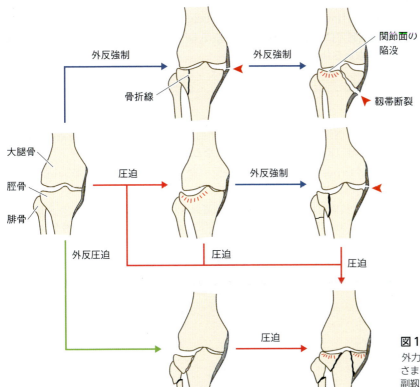

**図1 脛骨高原骨折の受傷機序**
外力の強さやその方向により骨折の形はさまざまである．外反強制による内側側副靱帯損傷を合併することが多い（▶）．
文献2を参考に作成．

Ⓐ知識の整理　421

## 2　病態

- 骨粗鬆症を背景とした高齢者の転倒などの低エネルギーに起因するものと，青壮年における交通外傷などの高エネルギーに起因するものに分けられる．
- 脛骨高原骨折後に関節面不整，荷重軸不良，関節不安定性の残存により外傷性変形性膝関節症を引き起こす可能性がある．
- 骨折患者のおよそ5％が，早期または後期に人工膝関節置換術を要する状態に至る[3]．

## 3　症状・障害

- 受傷直後から起立や膝関節運動が不可能となる．局所の圧痛，腫張，皮下出血が現れ，膝関節の変形がみられることもある（多くは外反変形）．
- 外力の大きさによっては半月板損傷，内側側副靭帯や前十字靭帯および後十字靭帯の断裂を伴い，膝関節不安定性を呈する[2]．脛骨高原骨折に合併する半月板損傷は外側半月板の後角に頻発すると報告されている[1]．
- ときに**コンパートメント症候群**[4]や膝窩動静脈・神経損傷を合併する．

> **memo　コンパートメント症候群（筋区画症候群）**
> - 骨折や筋組織の挫滅によって出血し，コンパートメント内圧が亢進することによって生じる．
> - 細動脈の閉塞により，神経組織，筋組織，皮膚の循環障害をきたす．
> - 主症状は疼痛，腫張，感覚障害，運動障害で，筋を他動的に伸張させたときにも疼痛が生じる（stretch sign）．

## 4　診断学的検査

- X線画像およびCT，MRIにより，骨折の程度や軟部組織損傷の有無を判断する．
- 分類では，骨折を6タイプに分けたHohl分類[5]（**図2**）やSchatzker分類[6]（**図3**）がよく用いられる．
- 受傷機序によって，内反・外反強制力による**骨片分離型**（split type）と軸方向への圧迫外力による**関節面陥没型**（depression type）に大別される．

## 5　医学的治療

- 治療の目的は疼痛のない良好な関節機能の再建であり，解剖学的関節面の修復，正常な荷重軸の獲得，関節安定性の確保，正常関節可動域（ROM）の獲得が目標となる．
- Hohl分類におけるundisplaced type（非転位型）か，転位（関節面の拡大や陥没）が5 mm以内のdepression type（陥没型）が保存療法としての適応となる[1, 5, 6]．
- 保存療法の適応にならないものでは積極的に観血的整復固定が選択される[7]．Hohl分類のⅥやSchatzker分類のⅤ・Ⅵは基本的に手術適応であるが，高エネルギー外傷にて発生することが多く，神経・血管を含めた高度の軟部組織損傷を伴うことから，成績不良であるとされている[8]．Hohl分類のⅡ・Ⅲでは関節鏡視下にてスクリューを用いた骨接合術（**図4**）や軟部組織に対する処置が行われることもある[9, 10]．
- 観血的整復固定術後は，可動域改善や筋力回復を目的とした早期からの積極的なリハビリテーションが推奨されている[11]．

第6章 1. 脛骨高原骨折

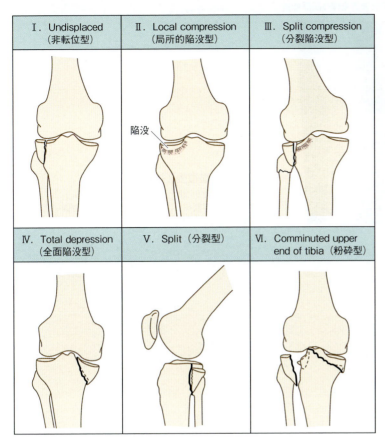

図2 ● Hohl分類
文献5を参考に作成.

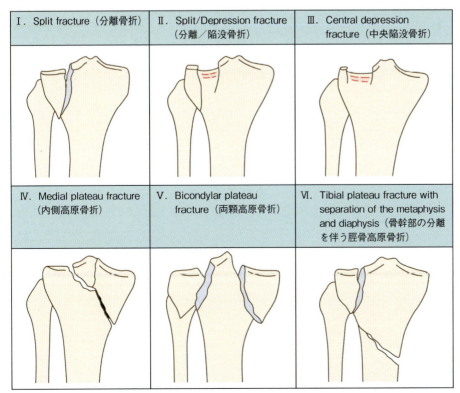

図3 ● Schatzker分類
文献2を参考に作成.

Ⓐ 知識の整理 423

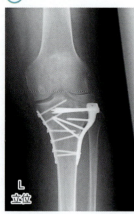
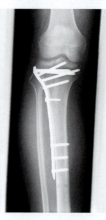

A 両顆高原骨折

B 骨幹部骨折を伴う高原骨折

**図4●観血的整復後X線画像**
A）脛骨の内側と外側からプレートで固定する.
B）顆部から骨幹部にかけての骨折は不安定性が強いため，強固な固定を必要とする.

第6章　下腿，足関節，足部

# 1. 脛骨高原骨折

廣幡健二

**Ⓐ知識の整理**　**Ⓑリハビリテーションプログラム**

## 🔵 Do!

1 骨折部の状態について詳細を確認する
2 合併症の有無を確認する
3 免荷や安静度のスケジュールに則したリハビリテーションプログラムを実施する

## ❌ Don't!

1 術後早期には強制的な膝屈曲可動域エクササイズは行わない

## 1 情報収集

- 主治医，診療記録から情報を収集する.
  ①受傷機序，受傷後の経過（現病歴），既往歴を確認する.
  ②保存療法が選択された場合は骨癒合の状態と免荷スケジュールを，手術療法後であれば術式と術後スケジュールを確認する.
  ③受傷による合併症の有無を確認する.
  ④現状の生活自立度や仕事内容，家族構成などの社会的背景を確認する.

## 2 患者を前にまず行うこと

- 問診や視診で，患者の重症度を把握する.
  ①最も困っていること（主訴）
  ②安静時，動作時の疼痛やその他の自覚症状
  ③受傷前の家庭での役割や具体的な仕事内容からの活動レベルの把握

## 3 リハビリテーション評価

### 1）視診・触診
- 体表から腫張，発熱，浮腫，発赤の程度を確認する.
- 安静固定中は，関節が不動となり筋萎縮をきたしやすいため，筋腹の膨隆の程度などを確認する.

### 2）疼痛の評価
- 安静時と動作時の疼痛の部位や性質を確認する. 疼痛の強さはVASやNRSを用いて量的に評価する.

Ⓑリハビリテーションプログラム　　425

表1 ● コンパートメント症候群

|  | 症状 |
|---|---|
| 前方コンパートメント症候群 | 下腿前外側の痛み・圧痛・腫脹<br>深腓骨神経領域の知覚障害<br>足関節背屈筋群の筋力低下<br>他動的足関節底屈運動に誘発される痛み |
| 側方コンパートメント症候群 | 下腿外側の痛み・圧痛・腫脹<br>浅腓骨神経領域の知覚障害<br>長・短腓骨筋の筋力低下<br>他動的足関節回外運動で誘発される痛み |
| 浅後方コンパートメント症候群 | 下腿後方の痛み・圧痛・腫脹<br>腓腹神経領域の知覚障害<br>下腿三頭筋の筋力低下<br>他動的足関節背屈運動で誘発される痛み |
| 深後方コンパートメント症候群 | 下腿後方の痛み・圧痛・腫脹<br>脛骨神経領域の知覚障害<br>後脛骨筋・長趾屈筋・長母指屈筋の筋力低下<br>他動的足趾背屈運動で誘発される痛み |

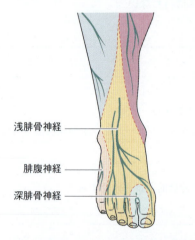
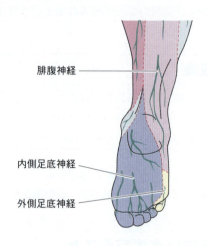

図5 ● 足関節周囲の感覚神経支配領域
末梢神経障害によって各領域の感覚鈍麻や消失が生じる．
文献10を参考に作成．

- コンパートメント症候群や神経・血管損傷を合併している可能性があるため，圧痛や伸張痛，放散痛についても確認する[12]（表1）．

## 3）形態測定

- 大腿周径，下腿周径，足囲を測定し，腫張，浮腫，筋萎縮の程度を確認する．

## 4）感覚検査

- 神経損傷が疑われる末梢神経ごとにデルマトームに基づいて感覚を検査する[6]（図5）．
- 筋力評価と合わせて，障害されている末梢神経を同定する．

## 5）膝関節不安定性検査

- 受傷時に靱帯損傷も合併することが多いため，安静固定期を過ぎ，局所の炎症所見が緩和した時期に膝関節内外の靱帯不安定性を改めて確認する．

### 6) 関節可動域（ROM）測定

- 安静固定中は，足関節，足趾，股関節，体幹のROMを**患部に疼痛を与えない範囲**で測定する．
- 免荷時期が比較的長い症例では，膝関節以外の関節においてもROM制限をきたす可能性が高まるため注意深く評価する．
- 安静固定期を過ぎ，骨癒合の状況により関節運動が可能となれば，主治医との確認のもと膝関節のROMを測定する．この際には，最終可動域でのエンドフィールを確認し，膝蓋骨可動性についても併せて評価しておく．

### 7) 筋力評価

- 安静固定中は，膝関節に過負荷となる徒手筋力検査（MMT）は行わず，骨癒合，回復段階に応じて適宜実施する．足関節周囲，足趾の筋力は詳細に確認し，神経損傷の有無を明確にする．
- 膝関節の自動運動が可能となれば，膝関節周囲筋について評価する．荷重位における膝関節の動的安定性に重要な股関節周囲筋についても，測定時の膝関節への過負荷を考慮しながら測定する．

### 8) 立位評価

- 部分荷重が開始された後，主治医の指示に基づいた荷重量にて立位での荷重時痛の有無や荷重感覚を確認する．

### 9) 歩行評価

- 両松葉杖歩行が主体となる免荷時期には両松葉杖歩行の安定性や実用性を判断する．事前に非受傷側下肢での片脚立位バランス能力を把握しておく．
- 部分荷重のスケジュールに合わせて，許可されている荷重量での荷重時痛の有無や歩行中の膝関節運動を確認する．

## 4 リハビリテーション治療の全体的な流れ

- 脛骨高原骨折後の保存療法では，膝関節運動の開始まで3〜4週間のギプス固定がなされ，荷重については8〜12週の免荷期間を要するとされる[2, 5, 7]．手術療法も同様にギプス固定が行われることが多い．術後の部分荷重スケジュールは，骨折部位や軟部組織の合併損傷の程度やそれに対する手術療法により異なる．
- 受傷および術後早期の安静固定中には，**炎症の緩和**と**末梢循環障害の予防**を図る．その後，主治医からの情報と画像所見より骨癒合状態を確認しながら，**ROMや筋力を中心とした膝関節機能**を改善させる．
- 部分荷重スケジュールに応じて両松葉杖歩行を開始する．部分荷重にて自宅退院となることも多いため，自宅や屋外で必要となる松葉杖歩行での応用動作も適宜指導する．免荷歩行から独歩まで動作レベルを過不足なく向上させる．
- 術後1年経過した後も，ROMや筋力などの膝関節機能は非受傷側と比べて低下しているとされる[13, 14]．残存しやすい機能不全をあらかじめ予測し，生活環境に対するアドバイスを行う．

## 5 リハビリテーション治療の実際

### 1) ROMの改善

- 患部の疼痛を誘発しないように注意を払いながらROMを改善させる．脛骨関節面後方に骨折部がある場合は，膝屈曲ROMの拡大に伴い，骨折部位への圧迫ストレスが増大する可能性がある[15]（図6）．そのため術後約4週までは膝屈曲ROM運動を90°までに制限するのが一般的である[2, 5, 7]．
- ROMを拡大する際には，骨折部の安定性や合併損傷について画像所見や主治医から情報を得たうえで，

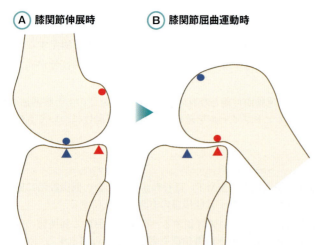

**図6 ● 膝関節屈曲運動と矢状面上接触面の変化**

膝関節屈曲運動時には，滑り・転がり運動により接触面が後方へ移動する．
文献15を参考に作成．

可動範囲に留意して指導，治療を進める．足関節ROM運動は早期から開始し，自動運動も積極的に行うことでポンピング作用により血流を維持する．

## 2) 非荷重下での筋力トレーニング

- 脛骨高原骨折に対する観血的整復固定術後の大腿四頭筋力は，術後1年経過した段階でも非受傷側に比べ低下しており，高齢の場合は回復がより遅延する[13]．
- 受傷および術後早期には，関節運動を伴う膝関節周囲筋のトレーニングは疼痛を誘発しやすいため注意する．大腿四頭筋セッティングなどの等尺性トレーニングより開始する（第5章-4 図10参照）．

## 3) 荷重下での筋力トレーニング

- 骨の治癒過程と荷重スケジュールに応じて閉鎖性運動連鎖（CKC）エクササイズを開始する．
- 脛骨高原骨折では内側側副靱帯や前十字靱帯などの不安定性を呈していることが多い（図1）．CKCエクササイズにおいて膝外反・足部外転に代表されるような不良肢位に注意を払い，アライメントをコントロールしながら膝関節へ過度なストレスが加わらないようエクササイズを指導する．
- 疼痛，腫脹，筋機能などの回復を確認しながら段階的に負荷を増やしていく．

## 4) 動作練習

- 受傷および手術後から全荷重となるまで，患者は松葉杖歩行での移動が主体となる．完全免荷期から1/2荷重期には両松葉杖歩行を，2/3荷重期には片松葉杖歩行を指導する．
- 部分荷重で自宅退院となる患者が多いため，入院中から屋外での応用歩行（またぎ動作，坂道歩行など）や階段昇降を練習し，安全な動作を獲得させる．

## 5) 生活指導

- 脛骨高原骨折後の**膝屈曲ROMの制限**が残存しやすく，予後は平均で135°と報告されている[14, 16]．そのため，しゃがみ込みや正座などの深屈曲動作が阻害されることが多い．和式の生活様式ではさまざまな動作が困難となる可能性があるので，患者の生活環境を評価し，環境設定や改修のアドバイスを行う．

〈文献〉

1) Mustonen AO, et al：MRI of acute meniscal injury associated with tibial plateau fractures：prevalence, type, and location. AJR Am J Roentgenol, 191：1002-1009, 2008
2) 上田昭吾，他：脛骨高原骨折．救急医学，20：815-819，1996
3) Haslhofer DJ, et al：Risk for total knee arthroplasty after tibial plateau fractures: a systematic review. Knee Surg Sports Traumatol Arthrosc, 31：5145-5153, 2023

4) McQueen MM, et al：Acute compartment syndrome in tibial diaphyseal fractures. J Bone Joint Surg Br, 78：95-98, 1996

5) Hohl M：Tibial condylar fractures. J Bone Joint Surg Am, 49：1455-1467, 1967

6) Markhardt BK, et al：Schatzker classification of tibial plateau fractures: use of CT and MR imaging improves assessment. Radiographics, 29：585-597, 2009

7) 山本謙吾, 山藤 崇：脛骨高原骨折に対する骨接合術. 整形・災害外科, 51：809-816, 2008

8) Babis GC, et al：High energy tibial plateau fractures treated with hybrid external fixation. J Orthop Surg Res, 6：35, 2011

9) Vangsness CT Jr, et al：Arthroscopy of meniscal injuries with tibial plateau fractures. J Bone Joint Surg Br, 76：488-490, 1994

10) 「プロメテウス解剖学アトラス 解剖学総論／運動器系 第2版」（坂井建雄, 松村讓兒／監訳）, 医学書院, 2011

11) Iliopoulos E & Galanis N：Physiotherapy after tibial plateau fracture fixation: A systematic review of the literature. SAGE Open Med, 8：2050312120965316, 2020

12) Shao J, et al：Incidence and risk factors for surgical site infection after open reduction and internal fixation of tibial plateau fracture: A systematic review and meta-analysis. Int J Surg, 41：176-182, 2017

13) Gaston P, et al：Recovery of knee function following fracture of the tibial plateau. J Bone Joint Surg Br, 87：1233-1236, 2005

14) Jensen DB, et al：Tibial plateau fractures. A comparison of conservative and surgical treatment. J Bone Joint Surg Br, 72：49-52, 1990

15) Smith PN, et al：Development of the concepts of knee kinematics. Arch Phys Med Rehabil, 84：1895-1902, 2003

16) Rademakers MV, et al：Operative treatment of 109 tibial plateau fractures：five- to 27-year follow-up results. J Orthop Trauma, 21：5-10, 2007

第6章 下腿，足関節，足部

# 2. 脛骨天蓋，足関節果部骨折

廣幡健二

## Ⓐ知識の整理　　Ⓑリハビリテーションプログラム

## POINT

1. 脛骨天蓋骨折と足関節果部骨折の受傷機序を理解する
2. 骨折の分類について理解する
3. 骨折の合併症について理解する
4. 骨折の状態に応じた治療方法について理解する

## 1 原因・誘因

- **脛骨天蓋骨折**および**足関節果部骨折**は，下肢において多くみられる骨折である．特に中高年の女性や若年男性に好発する[1]．
- 脛骨天蓋骨折はpilon骨折やplafond骨折とも呼ばれる．主に骨軸に沿った強い外力によるもので，受傷機序としては高所墜落や交通外傷などが多い[1,2]．
- 足関節果部骨折は脛骨天蓋骨折とは異なり，足部が回外位もしくは回内位に固定された状態で，下腿に捻転力や回旋力などが加わることによって生じる．受傷肢位と外力の方向によって骨折型はさまざまである[3,4]．

## 2 病態

- 脛骨天蓋骨折は，特有の受傷機序から踵骨骨折，脛骨高原骨折，骨盤骨折，脊椎損傷などを合併することがある[1,2]．神経血管損傷や**コンパートメント症候群**（**第6章-1**参照）を合併することもある．
- 足関節果部骨折は，足部の回外，回内，または回旋外力が足関節に加わることにより生じるため，靱帯をはじめとする軟部組織損傷を合併しやすい．
- 外力の方向によって損傷を受ける軟部組織が異なり，骨折部が治癒しても距腿関節の不安定性が問題になることが多い．

## 3 症状・障害

- 受傷直後から足関節の内外側の骨折部に一致した痛みを訴え，歩行が困難になる．転位の少ない内果および外果の単独骨折では歩行が可能なこともある．
- 転位が大きなものは回外，回内の変形を呈する．

## 4 診断学的検査

- 脛骨天蓋骨折ではRuedi-Allgower分類が一般的であり，**関節面の損傷と粉砕の程度**によって3タイプに

430　整形外科リハビリテーション　第2版

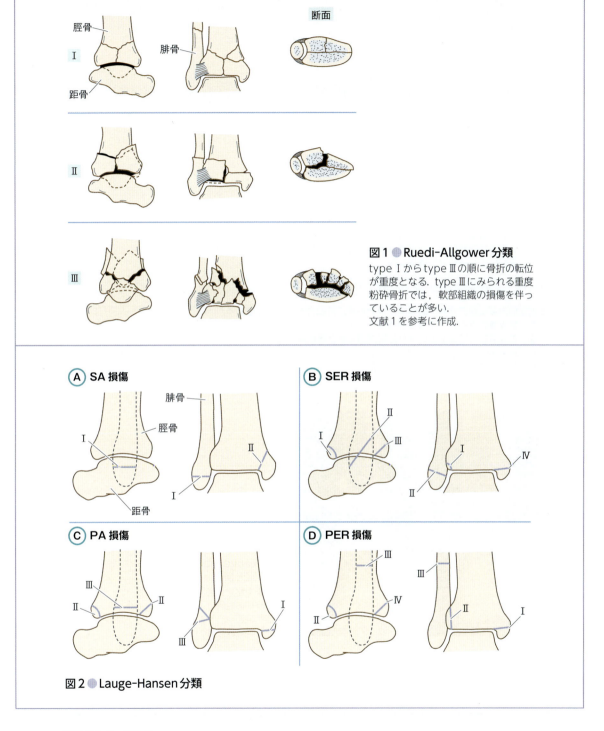

図1 ● Ruedi-Allgower分類
type I から type III の順に骨折の転位が重度となる。type III にみられる重度粉砕骨折では，軟部組織の損傷を伴っていることが多い。
文献1を参考に作成．

図2 ● Lauge-Hansen分類

分類される（図1）．
- 足関節果部骨折では，発生機序により分類したLauge-Hansen分類（図2，表1）が一般的に用いられる．骨折の発生機序を理解することにより，X線画像ではわからない軟部組織損傷の流れや足部の安定性を推測できる[3〜5]．腓骨骨折の位置で分類するWeber分類も使用される[3]．
- Lauge-Hansen分類では回外–外旋（supination-external rotation：SER）損傷が最も多いとされる[4, 6]（図3）．

表1 ● Lauge-Hansen分類

**Ⓐ SA（supination-adduction）損傷**

足部が回外位に固定され，距腿関節内で距骨に内転力が加わって生じる．
　Ⅰ．足関節より遠位での外果骨折あるいは外側靱帯断裂
　Ⅱ．内果骨折

**Ⓑ SER（supination-external rotation）損傷**

足部が回外位に固定され，下腿より中枢が内方に捻れ，距腿関節内で外旋力が加わって生じる．
　Ⅰ．前脛腓靱帯断裂あるいは付着部剥離骨折
　Ⅱ．外果の斜骨折
　Ⅲ．後脛腓靱帯断裂あるいは後果骨折
　Ⅳ．内果骨折あるいは三角靱帯断裂

**Ⓒ PA（pronation-abduction）損傷**

足部が回内位に固定され，距腿関節内で距骨に外転力が加わって生じる．
　Ⅰ．内果骨折あるいは三角靱帯断裂
　Ⅱ．前脛腓靱帯断裂および後脛腓靱帯断裂あるいはその付着部剥離骨折
　Ⅲ．足関節より近位での腓骨骨折

**Ⓓ PER（pronation-external rotation）損傷**

足部が回内位に固定され，距腿関節内で距骨に外転力が加わって生じる．
　Ⅰ．内果骨折あるいは三角靱帯断裂
　Ⅱ．前脛腓靱帯断裂あるいは付着部剥離骨折と骨間膜断裂
　Ⅲ．腓骨高位の骨折
　Ⅳ．後脛腓靱帯断裂あるいは後果骨折

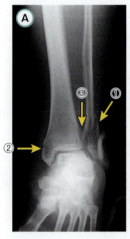
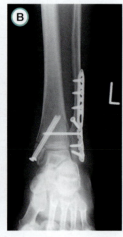

図3 ● Lauge-Hansen分類　SER損傷
A）外果の螺旋骨折（①），内果骨折（②），脛腓間の離開（③）を認める（⟹）．
B）腓骨のプレート固定，内果および脛腓間への海綿骨螺子固定．

## 5　医学的治療

- 手術療法の選択が一般的であるが，骨折が軽度，または超高齢者や重症な血行障害および糖尿病患者の場合は保存療法が選択される．

### 1）保存療法

- 下記の条件をすべて満たしている場合は保存療法の適応となる．
　①内果か外果の一方だけの骨折であること
　②健側のX線と比較して患側の脛腓間の離開がないこと

第6章　2. 脛骨天蓋，足関節果部骨折

**表2●骨折型による固定法の選択例**

| 骨折型 | 外果 | 内果 |
| --- | --- | --- |
| SA 損傷 | tension-band wiring | 海綿骨螺子 |
| SER 損傷 | 圧迫螺子＋プレート固定 | 海綿骨螺子<br>tension-band wiring |
| PA 損傷 | プレート固定 | 海綿骨螺子<br>tension-band wiring |
| PER 損傷 | プレート固定<br>positioning screw固定 | 海綿骨螺子<br>tension-band wiring |

文献4より引用.

③骨片の転位が1 mm以内であること
● 下腿以下のギプス固定を5〜6週間行う．骨癒合の状態により早ければ受傷後8週ほどで全荷重が許可される[4].

## 2) 手術療法

● Lauge-Hansen分類の骨折型により手術による固定法はさまざまである（表2）.
● 術後スケジュールについても骨折型によりさまざまである．従来，ギプス固定と完全免荷からの荷重スケジュールが適用されてきたが，近年では固定期間内でも早期荷重が推奨されることがある[7].

Ⓐ知識の整理　433

第6章　下腿，足関節，足部

# 2. 脛骨天蓋，足関節果部骨折

廣幡健二

**Ⓐ知識の整理**　　　**Ⓑリハビリテーションプログラム**

## ⭕ Do!

1. 固定期間と荷重スケジュールを把握する
2. 足関節運動の特徴を理解する
3. 歩行障害と足関節の機能障害を関連づける

## ❌ Don't!

1. やみくもにセルフストレッチングを行わせない

## 1 情報収集

- 主治医，診療記録から情報を収集する.
  - ①受傷機序，受傷後の経過（現病歴），既往歴を確認する. 受傷機序は骨折に加えて，靱帯などの軟部組織損傷の程度を観察するために受傷の状況は詳細に聴取する.
  - ②骨癒合の状態と免荷・部分荷重のスケジュールを確認する. 手術療法であれば術式と禁忌を確認する.
  - ③受傷による合併症の有無を確認する.
  - ④現在の生活自立度や仕事内容，家族構成などの社会的背景を確認する.

## 2 患者を前にまず行うこと

- 問診や視診から，患者の重症度を把握する.
  - ①最も困っていること
  - ②疼痛の有無やその他の自覚症状
  - ③受傷前の家庭での役割や仕事内容，スポーツ活動の有無

## 3 リハビリテーション評価

### 1）視診・触診

- 腫張，発熱，発赤，浮腫の程度を確認する.
- 腫脹の程度はfigure of eight法（**第6章-3 図6A**参照）による周径で確認する.
- 下腿三頭筋などの下肢筋の萎縮の程度や，足関節と足部のアライメントを評価する.
- ギプス固定期間中であれば，圧迫による腓骨神経麻痺（**第6章-1 図5**参照）の有無を確認する.

434　整形外科リハビリテーション　第2版

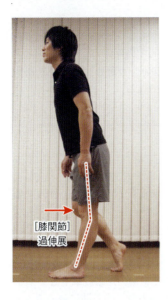

[膝関節]
過伸展

図4 ●足関節ROM制限と異常歩行例
左足関節に背屈制限を呈する患者の歩行．rocker functionが低下し，下腿の前傾が生じず，膝関節の過伸展（→）を生じやすい．

## 2) 疼痛の評価
- 安静時痛や動作時における疼痛の部位や性質を確認する．
- 疼痛の強さはVASやNRSを用いて数値化する．

## 3) 足関節周囲の靱帯機能評価
- 炎症症状が緩和された後に，骨折に伴う靱帯不安定性を確認する．
- 靱帯を触診し，圧痛所見の有無も確認しておく．

## 4) 関節可動域（ROM）測定
- ROM測定では，制限因子にかかわるend-feel，関節包内運動，疼痛などを併せて確認する．
- 遠位脛腓関節の離開に対しスクリューで固定された患者は，背屈運動に伴う脛腓関節および腓骨の運動が阻害されるため，背屈ROMが制限されやすい．したがって，画像所見では**骨折部位**とともに**術式**も必ず確認する．
- 足関節ROMの術後成績は報告によりさまざまであるが，骨の変形治癒をきたした患者では足関節ROMが底背屈ともに制限されやすい[8]．

## 5) 筋力評価
- 足関節周囲筋に徒手筋力検査（MMT）を行う．ROM測定と同様に，運動に伴う関節包内運動を確認する．
- 免荷期間に術側の股関節や膝の筋力も低下している可能性があるので，適宜評価する．

## 6) 立位・歩行評価
- 荷重時の痛みを確認しながら立位や歩行のアライメントや安定性を評価する．
- 立位では，体重計などを使用して術側下肢への荷重量を計測する．距骨下関節のアライメント（過回内の有無など）やアーチ高率（偏平足，ハイアーチなど）を評価する．
- 歩行では，**歩行周期における足関節の運動**を確認する（立脚期におけるrocker function，立脚後期の蹴り出しなど）．足関節背屈が制限されている患者では，立脚期に膝関節の過伸展を生じることがあるので注意深く観察する（図4）．足関節に背屈制限はないが底屈筋の機能が低下している場合は，立脚後期の踵離地のタイミングが遅延して蹴り出しが不足しやすい[9]．

### 7）疾患特異的患者立脚型評価尺度

- The Olerud-Molander Ankle Score（OMAS）を用いて主観的な機能や動作能力を数値化する[10]．
  - ▶OMASは，疼痛，こわばり，腫張，階段昇降，ランニング動作，ジャンプ動作，しゃがみ動作，補助具の使用，職業およびADLの9項目について患者立脚型の評価ができる．

## 4 リハビリテーション治療の全体的な流れ

### 1）保存療法

- 保存療法ではギプスにより5〜6週間固定されるため，筋萎縮・筋力低下を防ぐことを目的に足関節周囲を除く下肢の筋力強化や足趾の自動運動を積極的に行う．
- ギプス除去後から足関節，距骨下関節のROMエクササイズと筋力強化を開始する．

### 2）手術療法

- 手術療法後では，術直後の炎症の緩和と浮腫の軽減のために，枕などを用いた患肢挙上とアイシングを行う．その後の固定期間は術側の股関節，膝，足趾の可動域制限や筋力低下の予防に努める．
- 荷重が許可された後には，スケジュールに合わせ立位や松葉杖歩行の練習を開始する．
  - ▶完全免荷か部分荷重下での松葉杖歩行で自宅退院となる場合も多いため，あらかじめ患者の家屋状況を把握し，退院前に松葉杖を使用した応用動作の練習をしておく．
- 免荷期間であってもギプス固定が終了したら，足部と足関節のROMエクササイズをはじめる．その後は足関節機能の向上に努めながら，荷重スケジュールに合わせて，立位やスクワットなどの荷重下エクササイズを積極的に行う．荷重下では，痛みの発生や足関節の運動パターン，代償性アライメント不良に着目してプログラムを段階的に進めていく．
- 術後1年経過しても，多くの患者で症状や活動制限が残存しやすく，50％以上の患者が受傷前の身体活動レベルには至らないという報告もある[11]．社会復帰を阻害している機能障害や動作不良に対し，生活指導や環境調整も含めてアプローチする．

## 5 リハビリテーション治療の実際

### 1）ROM制限の治療

- 整復術後の活動レベルには動作時の疼痛と足関節の背屈制限が関与しやすい[8]（図5）．患部や術部の痛みを誘発しない範囲で特に背屈制限の改善に努める．
- 創部周囲の軟部組織の柔軟性低下もROM制限因子となるため，早期からモビライゼーションを併用する．

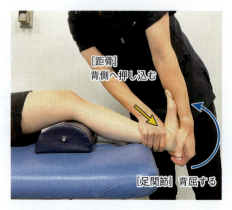

図5 ●足関節背屈制限に対する治療
足関節の背屈運動に合わせて距骨を背側へ押し込み，関節包内運動を誘導する．30秒を5回程度行う．

## 2) 筋力トレーニング

● ギプス固定が終了し，抵抗下での自動運動が可能となった段階から徐々に筋力トレーニングを開始する．

### A. 足内在筋トレーニング
● ギプス固定中から積極的に実施する（図6）．

### B. 足関節底屈運動
● 固定や免荷の影響により，抗重力筋である下腿三頭筋が筋萎縮しやすい．距腿関節の運動が不十分な段階では，足関節の底屈運動に伴い，足趾屈筋群による代償運動を認めることがある．
● このような代償運動が認められた際には，積極的な抵抗運動を開始する前に徒手的に距腿関節の運動を誘導し，下腿三頭筋の活動を促す．踵骨後面より尾側方向に抵抗を加え，踵骨を頭側へ引き上げるように誘導する（図7, 8）．
● 足関節底屈運動で距腿関節の動きに改善がみられたら，セラバンドを用いた抵抗負荷運動などへと負荷を上げていく．

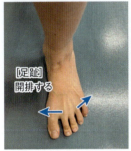
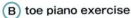
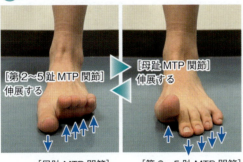
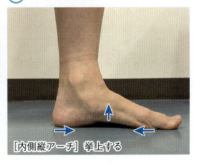

**図6●足内在筋トレーニング**
A）足関節底背屈中間位で足趾を開排する．このとき，足趾背屈などの代償運動に注意する．
B）第2〜5趾の伸展運動と母趾の伸展運動を交互にくり返す．代償運動として，第2〜5趾伸展時には足関節外がえし運動に，母趾伸展時には足関節内がえし運動に注意する．
C）内側縦アーチを挙上する．代償運動として，足関節内がえし運動や趾節間関節の屈曲運動に注意する．

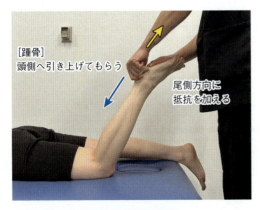
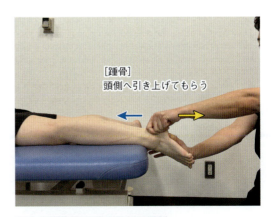

**図7●ヒラメ筋の徒手的抵抗運動**
10〜30回程度を1セットとする．
足趾屈筋群による代償に注意する．

**図8●腓腹筋の徒手的抵抗運動**
10〜30回程度を1セットとする．
足趾屈筋群による代償に注意する．

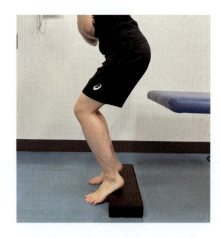

図9 ● 足関節背屈制限が強い症例に対する
スクワットエクササイズの工夫

足関節背屈制限の程度に合わせて，1〜5 cm程度の板を用いる．後足部を板の上にのせることで，背屈可動域を要さずに深いスクワット姿勢をとることができる．

### C. 荷重位でのエクササイズ

- 荷重スケジュールに従って両脚支持でのエクササイズからはじめ，全荷重が許可された後は片脚立位でのエクササイズへと進める[12]．
- スクワットでは，下腿の前傾を誘導し足関節の背屈運動を促す．足関節の背屈が著明に制限されている場合は，踵を少し高くすることで適切なスクワット姿勢が保ちやすくなる（図9）．
- 下腿三頭筋のトレーニングとして，ヒールレイズを実施する．

## 3）動作練習

- 全荷重が許可されるまで，移動手段は松葉杖歩行が主体となる．完全免荷期から1/2荷重期には両松葉杖歩行を，2/3荷重期には片松葉杖歩行を指導する．
- 部分荷重で自宅退院となる場合も多いため，退院後の生活環境を想定し，入院中から屋外での応用歩行（またぎ動作，坂道歩行など）や階段昇降の練習を行っておく．

〈文献〉

1) 大泉 旭，他：Pilon骨折．救急医学，20：823-825，1996
2) Topliss CJ, et al：Anatomy of pilon fractures of the distal tibia. J Bone Joint Surg Br, 87：692-697, 2005
3) 原口直樹：足関節果部骨折の病態と治療 新しいコンセプト．整形・災害外科，53：1449-1458，2010
4) 仁木久照：足関節部外傷の診断と治療 足関節果部骨折の診断と治療．関節外科，23：1132-1144，2004
5) Alexandropoulos C, et al：Ankle fracture classification: an evaluation of three classification systems : Lauge-Hansen, A.O. and Broos-Bisschop. Acta Orthop Belg, 76：521-525, 2010
6) Gougoulias N, et al：Supination-external rotation ankle fractures: stability a key issue. Clin Orthop Relat Res, 468：243-251, 2010
7) Lin CW, et al：Rehabilitation for ankle fractures in adults. Cochrane Database Syst Rev, 11：CD005595, 2012
8) Lin CW, et al：Pain and dorsiflexion range of motion predict short- and medium-term activity limitation in people receiving physiotherapy intervention after ankle fracture: an observational study. Aust J Physiother, 55：31-37, 2009
9) van Hoeve S, et al：Gait analysis related to functional outcome in patients operated for ankle fractures. J Orthop Res, 37：1658-1666, 2019
10) McKeown R, et al：Primary outcome measures used in interventional trials for ankle fractures: a systematic review. BMC Musculoskelet Disord, 20：388, 2019
11) Shah NH, et al：Five-year functional outcome analysis of ankle fracture fixation. Injury, 38：1308-1312, 2007
12) Nilsson GM, et al：Effects of a training program after surgically treated ankle fracture: a prospective randomised controlled trial. BMC Musculoskelet Disord, 10：118, 2009

# 第6章　下腿，足関節，足部

# 3. 踵骨骨折

大見武弘

**Ⓐ知識の整理**　　　Ⓑリハビリテーションプログラム

## POINT

1. 踵骨骨折の受傷機序を理解する
2. 踵骨骨折の病態，主な症状を理解する
3. 踵骨骨折に対する画像評価を理解する
4. 踵骨骨折に対する医学的治療を理解する

## 1　原因・誘因

### 1）疫学

- 踵骨骨折は全骨折の約2％を占める.
- 患者の男女比は約2.5：1であり，女性より男性が多い[1,2].
- 好発年齢は，男性では35〜39歳，女性では60〜64歳と比較的**高齢**である[2].

### 2）受傷機転

- 踵骨骨折の多くは**高所からの転落**や**交通事故**などの高エネルギーにより受傷する[1,2].
- 高齢で骨粗鬆症がある場合，転倒や階段の踏み外しにより受傷することもある[2].

## 2　病態

- **直達外力**による骨折や，転落による**圧迫骨折**が大半を占める（図1, 2）.
- 踵骨後方の剥離骨折は，アキレス腱の強力な牽引力により生じる.
- 踵骨前方の剥離骨折は，足部の内がえしによりショパール関節の二分靱帯に大きな牽引力が加わることで生じる.

## 3　症状・障害

- **踵部の内外側の著しい腫脹**と**皮下出血**が踵骨骨折の特徴的な症状である.
- 内外果後方部が腫脹している場合は踵骨隆起部の水平骨折が疑われる.
- 内果の直下に著しい腫脹がみられる場合は載距突起の単独骨折が疑われる.
- 外果と第5中足骨基部を結んだ線の中点の2cm上方や，前距腓靱帯の2cm前下方に著しい圧痛点がある場合は，踵骨前方突起骨折が疑われる.
- 高所からの転落受傷の場合，両下肢で着地することが多いため，両側の骨折が疑われる[3].

**Ⓐ知識の整理**　439

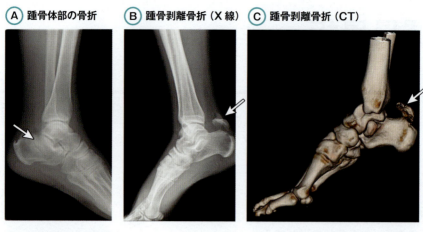

図1 ● 踵骨骨折の画像

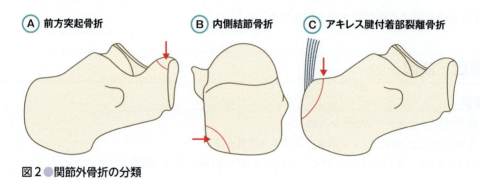

図2 ● 関節外骨折の分類

## 4 診断学的検査

### 1) 単純X線検査（レントゲン）

- 側面像では後距踵関節面の陥没・不整の有無，踵骨の高さを確認する．踵骨の高さは踵骨隆起の上端と踵骨の上方頂点を結ぶ線がなすベーラー角を用いて評価する（図3）．ベーラー角の基準値は20〜40°であり，踵骨体部骨折があると減少する[4]．
- Anthonsen撮影は足部の外面をフィルムの上に置き，20°上方，30°後方からX線を入射する方法である．この方法により撮影されたAnthonsen像は後距踵関節の関節面が側面像と比較して明瞭であり，関節面の転位の程度を詳細に評価できる[5]．
- Essex-Lopresti分類（図4）を用いて受傷部位とその形態を評価する．まず骨折が後距踵関節に及んでいるか否かで分類する．骨折が後距踵関節に及んでいる場合，踵骨突起骨折と踵立方関節に骨折が及ぶものに細分化する．骨折が後距踵関節に及んでいない場合は転位の有無により細分化する[6]．
- 転位がある舌状型は足部が底背屈中間位にあるときに，距骨滑車部へ垂直に外力が加わり，足根洞の外側殻骨折を起こさせる．
- 陥没型は足部が背屈位にあるときに，後距踵関節部に剪断力が加わり生じる．

### 2) CT検査

- 水平断では外側壁の膨隆や，腓骨筋腱脱臼または亜脱臼の有無を判断する．
- 矢状断では関節面の陥没の程度を確認する．
- 冠状断では関節面の転位の状態，踵骨横径の拡大を評価する．後距踵関節面の冠状断像においては，骨折線の数とその通過部位によるSanders分類が用いられる[7]（図5）．

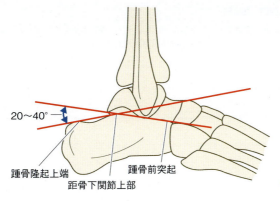

図3 ● ベーラー角

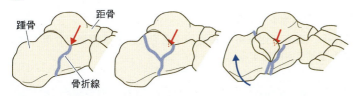

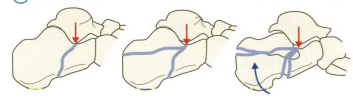

図4 ● Essex-Lopresti 分類
A）関節陥没型（joint-depression type），後関節内骨折
B）舌状型（tongue type）

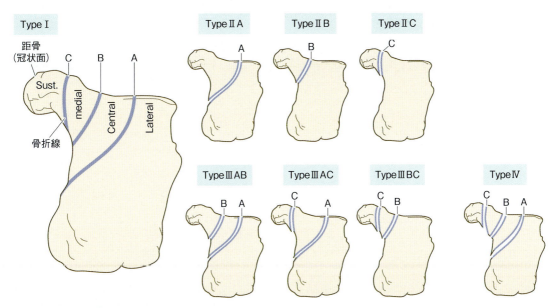

図5 ● Sanders 分類
Type Ⅰ：骨折線の数は関係なく，骨片転位のないもの．
Type Ⅱ：1本の骨折線の存在．
Type Ⅲ：2本の骨折線の存在．
Type Ⅳ：3本以上の骨折線の存在．
文献8を参考に作成．

> **memo** 踵骨骨折における腓骨筋腱の脱臼，亜脱臼
>
> 踵骨関節内骨折における腓骨筋腱脱臼の発生率は29.3％と報告されている[9]．骨折の重症度が増すと，腓骨筋腱脱臼のリスクも高まる．理学療法開始時には腓骨筋腱の不安定性や機能を評価する必要がある．

## 5 医学的治療

### 1）関節外骨折

#### A. 保存療法
- 隆起部水平骨折や垂直骨折で転位がない場合に適応となる．
- 骨折部にアキレス腱による牽引力がかからないよう底屈位で固定する．
- 前方突起骨折ではプラスチックキャストで固定する．

#### B. 手術療法
- 転位が著しく，徒手整復できなかった場合に適応となる．
- アキレス腱付着部を含む隆起上部骨折，前方突起骨折，距骨頭が落ち込んだ載距突起骨折ではスクリュー，Kirschner鋼線，ステープルなどで内固定する．

### 2）関節内骨折

#### A. 保存療法：早期運動療法
- 関節拘縮と骨萎縮の防止を主目的とする．
- 早期に足関節を運動させることにより，後距踵関節の転位の整復を試みる．

#### B. 手術療法
- スクリュー，Kirschner鋼線，ステープル，踵骨骨折用のプレートなどを用いて内固定する．

第6章 下腿, 足関節, 足部

# 3. 踵骨骨折

大見武弘

Ⓐ知識の整理　　　Ⓑリハビリテーションプログラム

## Ⓞ Do!

1 荷重や関節可動域運動のスケジュールを順守する
2 浮腫をすみやかに改善させる
3 免荷, 部分荷重期に患部外エクササイズを指導する
4 痛みやアライメント不良に注意しながら荷重能力を回復させる

## ✖ Don't!

1 関節可動域運動で踵骨に過度な牽引ストレスや圧縮ストレスをかけない
2 過度な免荷をしない

## 1 情報収集

### 1) 一般的事項

- 受傷機転を問診やカルテで確認する.
- 現病歴, 既往歴を聴取する. 特に足関節, 足部の外傷・障害については詳細を確認する.

### 2) 医学的情報

- 画像診断の結果を確認する. 特に骨折の転位については詳細な情報を把握しておく.
- 関節可動域運動の可否, 荷重スケジュール, 装具の使用などの保存療法について担当医師と共有する.
- 手術療法が選択された場合は損傷状態, 術式, 切開・侵襲部位を確認する.

## 2 患者を前にまず行うこと

### 足部の観察, 触診, リスク管理

- 炎症による発赤の有無, 循環障害による皮膚の変化を観察する.
- 足背動脈の拍動を触診し, 循環障害の有無を確認する.
- 装具やギプスを装着している場合, それらの適合性や擦過傷の有無などを確認する.
- 歩行補助具を使用している場合, 杖の長さ・高さや荷重量のコントロールが適切かを確認する.

## 3 リハビリテーション評価

- 足関節・距骨下関節を中心に評価を進める.

Ⓑリハビリテーションプログラム　443

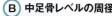
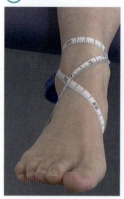
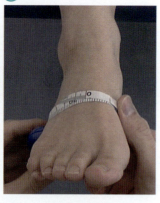

図6●足部周径法
A) 前脛骨筋腱と外果の中間を開始位置とする．舟状骨結節，第5中足骨底を通って前脛骨筋腱に戻り，そのまま内果下端を通過してアキレス腱を横切り，外果下端から再度開始位置に戻るまでの長さを計測する．
B) 足部浮腫を評価する1つの手法．中足骨底レベルで周径を計測する．

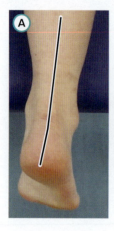
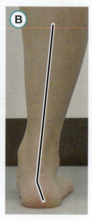

図7●leg-heel alignment（LHA）
下腿長軸と踵骨長軸が前額面上でなす角度を計測する．
A) 非荷重位．健常者では軽度内がえし位（1～8°）．
B) 荷重位．健常者では軽度外がえし位（3～7°）．

### 1) 形態測定
- テープメジャーを用いて足部周径を計測し（図6A），腫脹や浮腫の程度を定量化する[10]（図6B）．

### 2) 関節可動域
- 足関節底屈・背屈可動域を計測する．背屈可動域は非荷重位と荷重位で計測する[11]（第6章-6 図6参照）．
- 足関節・足部の外傷後は荷重位での背屈角度の計測が推奨されている[12]ため，全荷重が許可されたら定期的に計測する．
- 距骨下関節の可動域テストは，骨折の形態・転位の有無などを確認しながら実施する．

### 3) アライメント評価
- 非荷重位と荷重位でleg-heel alignment（LHA）を計測し，後足部のアライメントを定量化する（図7）．
- 体重の1/2以上の荷重が許可された後，foot posture indexを用いて足部のアライメントを点数化する（第6章-5 表2参照）．

### 4) 筋力評価
- 徒手筋力検査や徒手筋力計を用いて足関節周囲筋の筋力を計測する．
- 足関節の安定性を評価するために，荷重位でも底屈筋力を評価する[13]（図8）．

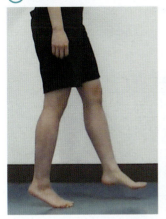
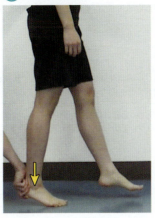
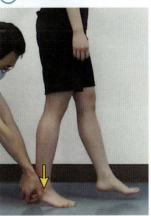

**図8● 足関節底屈筋筋力評価**
A）片脚立位にて足関節を最大底屈させ，そのまま保持が可能．
B）片脚立位にて足関節を最大底屈位で保持し，中等度の抵抗に耐えられる．
C）片脚立位にて足関節を最大底屈位で保持し，最大の抵抗に耐えられる．

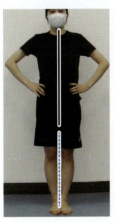
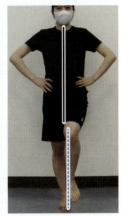

**図9● 両脚立位から片脚立位へ移行した際の姿勢評価**
体幹・骨盤のおおよその中心線（―）と，両側の内果を結んだ線の中点を通る垂直線（---）の位置関係を，健側・患側片脚立位でそれぞれ評価する．
体幹・骨盤の立脚側への過度な偏位が観察される場合は，それに伴う下腿の外方傾斜および足底外側荷重に注意する．

## 5）バランス評価

- balance error scoring system を用いてバランス能力を評価する[14]（第6章-6 図9A参照）．
- 両脚立位から片脚立位へ移行する際の動きを分析する（図9）．
- star excursion balance test（第6章-6 図2参照）やY-balance test で動的なバランスを評価する．

> **memo** リーチ距離に有意に関与する因子
> - 先行研究で明らかにされている各リーチ距離に有意に関与する因子をそれぞれ下記に示す．リーチ距離は下肢長で除すことで標準化して記録する．
> - 前方リーチ：足関節背屈可動域，足底感覚
> - 後内側リーチ：外がえし筋力，股関節外旋筋力
> - 後外側リーチ：内がえし筋力，股関節外転筋力

## 6）患者主観的評価（patient reported outcome measurement）

- 治療効果を判定する患者主観的評価として，日本足の外科学会 足部・足関節治療成績判定基準（日本語版）JSSFスケール[15〜17]（図10）やMaxfieldの判定基準[16]（表1）を用いる．

日本足の外科学会　足関節・後足部判定基準（JSSF ankle/hindfoot scale）

### 疼　痛 （40点）[1]　／40

| | 自発痛・運動時痛 | 日常生活時 | スポーツ・重労働時 | （参考：疼痛対策の有無） | |
|---|---|---|---|---|---|
| なし | 全くなし | なし | なし | （なし） | 40 |
| 軽度 | 時々運動時痛あり | なし | あり | （なし） | 30 |
| 中等度 | 常に運動時痛あり | 全ての動作時にあり | かなりあり | （時々必要） | 20 |
| 高度 | 常に自発痛あり | かろうじて歩行できる | （痛みで）できない | （常に必要） | 0 |

### 機　能 （50点）　／50

活動の制限
すべての活動に支障なし ……… 10
日常生活には支障はないが，レクリエーション程度の活動に支障あり ……… 7
日常生活，レクリエーションに支障あり ……… 4
日常生活，レクリエーションに著明な支障あり ……… 0

連続最大歩行可能距離[2]
600m 以上 ……… 5
400m 以上 600m 未満 ……… 4
100m 以上 400m 未満 ……… 2
100m 未満 ……… 0

路面の状況
どの路面でも問題なし ……… 5
凸凹道，階段，斜面でやや困難 ……… 3
凸凹道，階段，斜面はかなり困難，またはできない ……… 0

歩容異常
なし，またはあってもわずか ……… 8
あきらかな異常はあるが歩行は可能 ……… 4
著明な異常があり歩行が困難 ……… 0

矢状面可動域 (他動的背屈＋底屈の総計)[3]
正常，あるいは軽度の制限　　（30°以上） ……… 8
中等度の制限　　（15°以上30°未満） ……… 4
著明な制限　　（15°未満） ……… 0

後足部可動域 (他動的内がえし＋外がえしの総計)[4]
正常，あるいは軽度の制限　（健側の75%以上） ……… 6
中等度の制限　（健側の25%以上75%未満） ……… 3
著明な制限　（健側の25%未満） ……… 0

足関節と後足部の安定性（前方引き出しあるいは内外反ストレスによる不安定性の有無）[5]
安定 ……… 8
不安定 ……… 0

### アライメント （10点）　／10

良　　跛行性足[6]，変形なし ……… 10
可[7]　跛行性足，軽度～中等度の変形 ……… 5
不可[7]　非跛行性足，高度の変形 ……… 0

計　／100

脚注　※1　あてはまる項目のうち最も低い点数で選ぶ
　　　※2　連続して休まずに歩行できる最大限の距離
　　　※3　基本軸を腓骨，移動軸を足底面とし，膝関節屈曲位で計測する
　　　※4　基本軸を下腿への垂直線，移動軸を足底面とし，膝関節屈曲位で計測する
　　　※5　前方引き出しあるいは内外反ストレスでのエンドポイントで，抵抗感がある場合は「安定」，ない場合を「不安定」，とする
　　　※6　「跛行性足」とは，歩行時に足底接地が可能な足のことをいう
　　　※7　徒手的に矯正が可能な場合は「可」，不可能な場合は「不可」，とする

## 図10●日本足の外科学会 足部・足関節治療成績判定基準（日本語版）JSSFスケール
文献15より転載.

## 4 リハビリテーション治療

- 保存療法，手術療法のいずれが選択された場合でも，担当医師と荷重や関節可動域運動のスケジュールを確認する．
- 全荷重期に想定される問題に対して，対応可能なものについては非荷重期から対応しておく．
- 踵骨を含む後足部の骨折後のリハビリテーションは**長期的なアウトカムの改善**に重要である[18]．

### 1）浮腫管理

- 足部の浮腫の残存は可動域制限や痛み，組織の線維化を引き起こす．
- 足部の浮腫はアキレス腱深層，内外果後方，中足骨間に残存しやすい．
- キネシオテープを短冊状に切り，浮腫がある箇所に貼付する（図11）．
- 足趾や足関節の底背屈運動が許可されていれば積極的に行うよう指導する．

**表1 ● Maxfield の判定基準**

|  | 所見 |
|---|---|
| Excellent | 痛み，制限ともになし |
| Good | 重大な障害はないがわずかな不快感あり |
| Fair | 痛みにより活動が制限されている |
| Poor | 完全な障害により仕事を変更した |

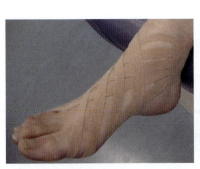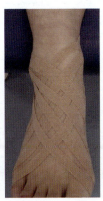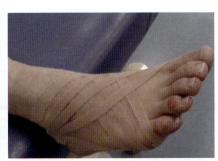

**図11 ● 浮腫管理の一例**
キネシオテープを用いた浮腫管理．長めに切った2本のテープを短冊状に縦方向に切り，それぞれをクロスさせるように患部に貼付する．

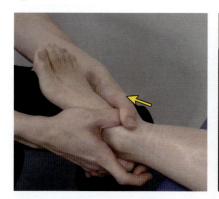 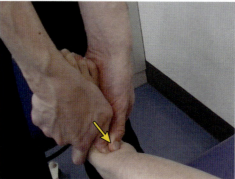 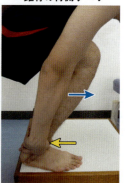

**図12● 足関節背屈可動域運動**
⇒：セラピストの力の方向，→：患者の動き.

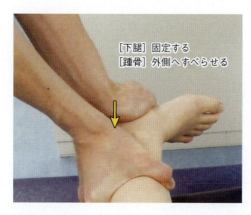

**図13● 距骨下関節モビライゼーション**
下腿を固定し，踵骨を外側へすべらせる.

## 2）関節可動域運動

### A. 関節モビライゼーション

**【a. 荷重期】**
- 非荷重位で足関節底背屈，距骨下関節内がえし・外がえしの運動を指導する.
- 徒手療法で距腿関節の牽引や距骨の腹背側滑りを促す（図12）.
- 距骨下関節の可動性を改善させるために踵骨の外方への滑りを促す（図13）.

**【b. 荷重期】**
- 距骨内旋・底屈，踵骨外旋・外がえし，下腿内旋を促しながら荷重位での足関節背屈角度を増大させる（図12C）.

### B. 脂肪体，軟部組織モビライゼーション
- 足関節・足部周囲の脂肪体（Kager's pad，足関節前脂肪体，踵骨下脂肪体）のモビライゼーションを行う（図14）.
- 足関節・足部周囲の筋，アキレス腱，屈筋支帯の伸張性，滑走性を促す（図15）.
- 踵骨隆起の骨折の場合，**アキレス腱にかかる張力**に注意する.

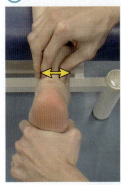
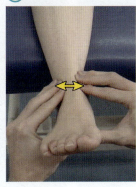
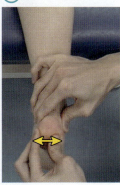

図14 ●脂肪体のモビライゼーション
A）足関節を底屈方向に動かしながらKager's padを滑走させる．
B）距腿関節を底背屈させながら内外側に動かす．
C）踵骨を固定して脂肪体を内外側へ動かす．

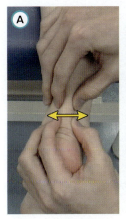
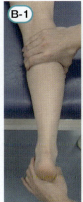
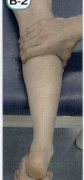
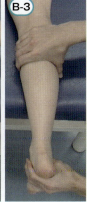
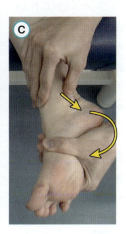

図15 ●軟部組織のモビライゼーション
A）アキレス腱の内外側方向への伸張性を出すためのモビライゼーション：左右差を確認しながら，足関節底屈位と背屈位それぞれでモビライゼーションしアキレス腱の伸張性を促す．
B）アキレス腱の水平方向へのモビライゼーション：他動的に足関節を中間位（B-1），外がえし位（B-2），内がえし位（B-3）としながらアキレス腱の伸張性を促す．
C）屈筋支帯のモビライゼーション：足関節を他動的に外がえしあるいは後脛骨筋を収縮させながらモビライゼーションをすすめる．
踵骨隆起の剥離骨折の場合，特に（B）の手技ではアキレス腱の張力に注意する．

## 3）筋力強化運動

### A. 非荷重期
- チューブやセラバンドを用いて足関節周囲筋（前脛骨筋，後脛骨筋，足趾屈伸筋）を強化する．
- 足部内在筋については端座位で活性化させる（第6章-4 図7参照）．

### B. 荷重期
- ヒールレイズにより下腿の後面や内外側の筋を強化する（図16）．
- 荷重位（両脚・片脚立位，ランジ肢位など）でも足部内在筋の活動を促す．
- 足関節の関節軸に注意しながら両脚・片脚スクワットを進める．

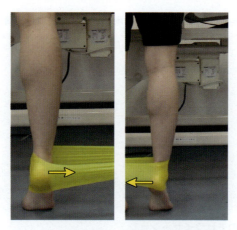

**図16● 足関節周囲筋・足部内在筋強化運動**
ヒールレイズ：最大底屈位で側方から抵抗を与える．

## 4）バランス強化トレーニング

### A. 非荷重期
- 四つ這い位や膝立ち位において股関節機能の維持・向上をはかる（図17, 18）．

### B. 荷重期
- half sitting位から受傷側の膝関節を伸展させ，抗重力方向への伸展を意識した荷重を促す（図19）．
- 評価で示したチェックポイントを修正しながら片脚立位能力を向上させる．
- 器具を用いて段階的にトレーニングの難易度を上げる（図20）．

## 5）動作練習

### A. 非荷重期
- 適切な松葉杖歩行ができているかを確認し，できていなければプッシュアップ動作で上肢・体幹の感覚を学習させる．

### B. 荷重期
- 歩行時の距骨下関節の安定性を評価しながら，荷重能力を高める．
- ジャンプやランニングは担当医師と情報共有しながら開始する．
- 特に着地動作では踵部ではなく，**前足部から柔らかく着地する**ように指導する．

> **memo** ランニングやウォーキングにおけるシューズ
> 歩行やランニング中に踵骨にかかる衝撃を和らげ後足部の安定性をサポートするために適切なシューズの選択は重要である．適切なシューズは後足部の障害の予防に寄与しうる[19]．必要に応じてシューズを履いた状態での動作や症状を評価し，治療の一助とする．

第6章 3. 踵骨骨折

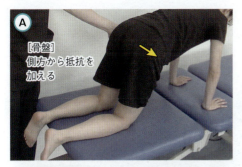

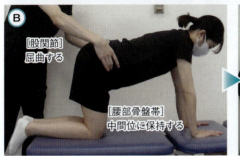 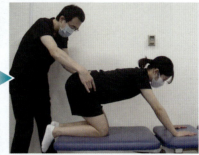

**図17●バランス能力保持・強化トレーニング：四つ這い位**
A）骨盤に側方から抵抗を与え，姿勢を保持させる．
B）腰部骨盤帯を中間位に保持しながら股関節を屈曲させる．このときに骨盤後傾や側方傾斜が出ないように注意する．

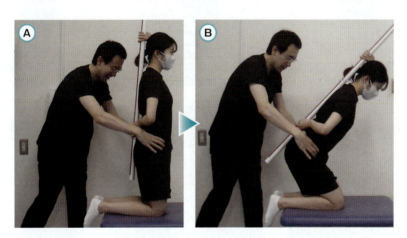

**図18●バランス能力保持・強化トレーニング：膝立ち位**
A）体幹直立位をとらせ，骨盤に側方から抵抗を与え，姿勢を保持させる．
B）（A）の姿勢から骨盤前傾運動に伴い股関節を屈曲させる．頭部後面から体幹後面に棒をセットすることで姿勢のガイド・確認ができる．

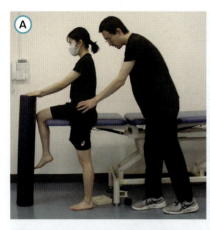
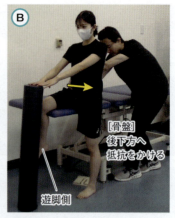

図19 ● 抗重力伸展を意識した荷重エクササイズ
A）half sitting位をとり，立脚側は股関節屈伸中間位，膝関節伸展位をとる．
B）遊脚側（図では右）の骨盤を前上方へ動かさせる．このとき，後下方へ抵抗をかける

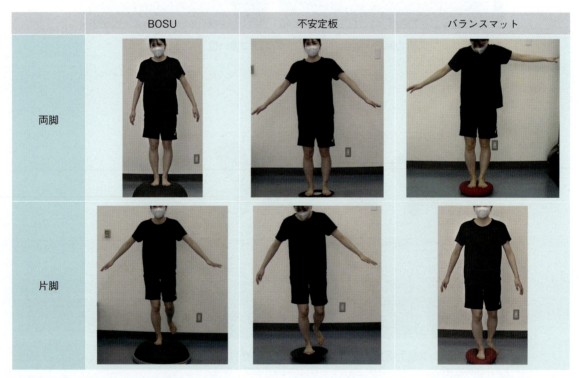

図20 ● 器具を使ったバランス練習

〈文献〉

1) Mitchell MJ, et al：The epidemiology of calcaneal fractures. Foot (Edinb), 19：197-200, 2009
2) Humphrey JA, et al：The epidemiology and trends in the surgical management of calcaneal fractures in England between 2000 and 2017. Bone Joint J, 101-B：140-146, 2019
3) 「骨折・脱臼 改訂5版」（冨士川恭輔，鳥巣岳彦/編），南山堂，2023
4) Böhler L：Diagnosis, pathology and treatment of fractures of the os calcis. J Bone Joint Surg, 13：75-89, 1931
5) Anthonsen W：An Oblique Projection for Roentgen Examination of the Talo-Calcanean Joint, Particularly regarding Intra-Articular Fracture of the Calcaneus. Acta Radiologica, 24：306-310, 1943
6) Essex-lopresti p：The mechanism, reduction technique, and results in fractures of the os calcis. Br J Surg, 39：395-419, 1952

第6章　3. 踵骨骨折

7) Sanders R, et al：Operative treatment in 120 displaced intraarticular calcaneal fractures. Results using a prognostic computed tomography scan classification. Clin Orthop Relat Res, 290：87-95, 1993

8) Sanders R：Intra-articular fractures of the calcaneus: present state of the art. J Orthop Trauma, 6：252-265, 1992

9) Mahmoud K, et al：Prevalence of Peroneal Tendon Instability in Calcaneus Fractures: A Systematic Review and Meta-Analysis. J Foot Ankle Surg, 57：572-578, 2018

10) Petersen EJ, et al：Reliability of water volumetry and the figure of eight method on subjects with ankle joint swelling. J Orthop Sports Phys Ther, 29：609-615, 1999

11) Chisholm MD, et al：Reliability and validity of a weight-bearing measure of ankle dorsiflexion range of motion. Physiother Can, 64：347-355, 2012

12) Koshino Y, et al：Differences and relationships between weightbearing and non-weightbearing dorsiflexion range of motion in foot and ankle injuries. J Orthop Surg Res, 19：115, 2024

13) Kobayashi T, et al：The Reliability and Validity of a Novel Ankle Isometric Plantar Flexion Strength Test. J Sport Rehabil, 31：529-535, 2022

14) Martin RL, et al：Ankle Stability and Movement Coordination Impairments: Lateral Ankle Ligament Sprains Revision 2021. J Orthop Sports Phys Ther, 51：CPG1-CPG80, 2021

15) 日本足の外科学会：足関節・後足部判定基準（JSSF ankle/hindfoot scale）
https://www.jssf.jp/medical/scale/#commonTab（2024年9月閲覧）

16) Niki H, et al：Development and reliability of a standard rating system for outcome measurement of foot and ankle disorders I: development of standard rating system. J Orthop Sci, 10：457-465, 2005

17) Niki H, et al：Development and reliability of a standard rating system for outcome measurement of foot and ankle disorders II：interclinician and intraclinician reliability and validity of the newly established standard rating scales and Japanese Orthopaedic Association rating scale. J Orthop Sci, 10：466-474, 2005

18) Maxfield JE & McDermott FJ：Experiences with the Palmer open reduction of fractures of the calcaneus. J Bone Joint Surg Am, 37-A：99-106; passim, 1955

19) Goldberg DA & Whitesel DL：Heel counter stabilization of the running shoe. J Orthop Sports Phys Ther, 5：82-83, 1983

第6章　下腿，足関節，足部

# 4. 脛骨内側ストレス症候群

大見武弘

**Ⓐ知識の整理**　　Ⓑリハビリテーションプログラム

## POINT

1 脛骨内側ストレス症候群（MTSS）の疫学を理解する

2 MTSSのリスクファクターを理解する

3 MTSSの症状を理解する

4 MTSSの画像所見を理解する

## 1　原因・誘因

### 1）疫学

- 脛骨内側ストレス症候群（medial tibial stress syndrome：**MTSS**）は，「運動時に生じる脛骨後内側縁の痛みで，疲労骨折や虚血性疾患を除いたもの」[1] と定義されている．
- MTSSはシンスプリントとも呼ばれる．
- ランナーの7割前後が下肢のランニング障害を経験する[2] が，そのうちMTSSは5～35％を占める[3, 4]．
- 女性であることはリスクファクターの1つにあげられている[5, 6]．

### 2）発症要因

- MTSSはトレーニングエラー（速度が速すぎる：too fast，量が多すぎる：too much）やバイオメカニクス的要因により発症する[7]．
- ランニング量やジャンプの回数が多いスポーツに参加しているとMTSSを発症する可能性が高くなる．

### 3）リスクファクター

- MTSSの発症のリスクファクターとして以下のものがあげられている[5, 6]．
  - ▶足部内側縦アーチの機能低下
  - ▶股関節屈曲位の外旋可動域拡大（男性のみで有意な因子）
  - ▶MTSSやランニング障害の既往がある
- MTSSのリスクファクターとしてのランニング中の不良なアライメントは以下のようなものがあげられている[8]．
  - ▶立脚相における骨盤の反対側への傾斜
  - ▶立脚相における足部の過度な外反

## 2　病態

### 1）traction theory

- traction theoryは，踵骨外がえしやヒラメ筋・後脛骨筋・長趾屈筋の収縮により，下腿筋膜が過度に伸

第6章　4. 脛骨内側ストレス症候群

**表1 ● Walshの分類**

| Stage | 症状 |
|---|---|
| Stage Ⅰ | スポーツ活動後に疼痛がある |
| Stage Ⅱ | スポーツ活動中に疼痛があるが，パフォーマンスに影響はない |
| Stage Ⅲ | スポーツ活動中に疼痛があり，パフォーマンスに影響がある |
| Stage Ⅳ | 日常生活でも疼痛があり，スポーツ活動困難 |

張されることでMTSSが発症するという説である[9].

- MTSSの症状が生じやすい脛骨遠位1/2には深部筋膜が付着しているため，ヒラメ筋や後脛骨筋はMTSSの発症・症状には関与していない[10, 11]という説が近年では有力である.

## 2) 脛骨のリモデリング説

- 脛骨の皮質骨の浮腫，微小外傷，骨密度の低下によりMTSSが発症するという説である[12, 13].
- 脛骨のリモデリングによりMTSSの症状が回復するという考えが近年では一般的である.

## 3　症状・障害

- 主な症状は**運動中・後の脛骨内側遠位1/2〜1/3に沿った痛みや圧痛**である.
- 痛みによる**Walshの分類**[14]を用いて，重症度を判断する（**表1**）.
- 発症初期ではトレーニング開始時に痛みを感じ，トレーニングを継続するにつれて痛みは緩和する.
- 病態の進行に伴い，日常生活や安静時にも痛みを感じるようになる.
- MTSSの症状として知覚障害はない.
- **脛骨疲労骨折や下腿コンパートメント症候群**と鑑別する必要がある.

> **memo** MTSSと鑑別が必要な疾患
>
> - 脛骨疲労骨折：脛骨に軽微な外力がくり返し加わることにより，骨皮質，海綿骨，骨梁の組織結合に断裂，骨膜反応が生じる．明らかな骨折にいたる場合もある．臨床的には圧痛範囲が骨上で2 cm未満の場合，脛骨疲労骨折が疑われる．MRIで鑑別は可能であり，骨髄内の異常信号のほかに，皮質骨にも異常信号を認めることがある[15].
> - （慢性）下腿コンパートメント症候群：閉鎖された筋膜コンパートメントの内圧が上昇することにより発症する．スポーツ活動中に下腿痛を自覚し，運動を中止すると痛みが軽快する．運動後に他動的なストレッチを行うと痛みが誘発される場合に本疾患が疑われる[16].

## 4　診断学的検査

- MTSSでは，単純X線やCTの画像では異常所見がないことが多い.
- MRIでは**骨髄や骨皮質**を評価し，これらをもとに重症度を判断する（**図1A，B，表2**）[17].
- エコー画像では，脛骨骨膜の炎症の有無を確認する（**図1C**）.
- 臨床評価として脛骨触診テスト（shin palpation test）と脛骨浮腫テスト（shin oedema test）が診断や予後予測に対して有用である（**図2**）.
  - ▶ 脛骨触診テストが陽性の場合，16カ月後のMTSSの発症リスクは4.63倍と報告されている[18].
  - ▶ 脛骨浮腫テストが陽性の場合，16カ月後のMTSSの発症リスクは76.1倍と報告されている[18].

Ⓐ知識の整理　455

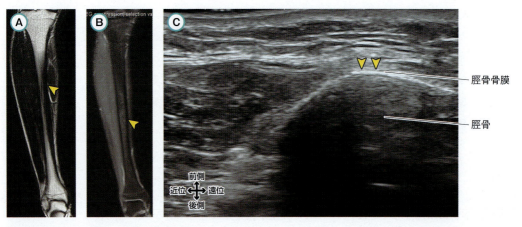

**図1● MTSSのMRI，エコー画像**
A，B）T1とT2強調画像の両方で骨髄の浮腫がみられる．
C）脛骨の長軸方向にプローブを当てている．エコーにて脛骨骨膜の炎症が観察される．

**表2● MTSSにおけるMRI所見**

| ストレス損傷のグレード | MRI所見 |
| --- | --- |
| 0 | 異常所見なし |
| 1 | 骨膜の浮腫はあるが骨髄に異常所見はみられない |
| 2 | 骨膜の浮腫があり，T2強調画像のみで骨髄の浮腫がみられる |
| 3 | 骨膜の浮腫があり，T1とT2強調画像の両方で骨髄の浮腫がみられる |
| 4a | 骨皮質内に異常所見があり，T1とT2強調画像の両方で骨髄の浮腫がみられる |
| 4b | 骨皮質内の線形状に異常所見があり，T1とT2強調画像の両方で骨髄の浮腫がみられる |

文献17より引用．

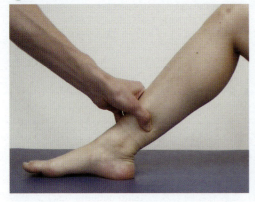
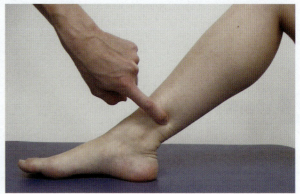

**図2● 診断に用いられる臨床評価**
A）脛骨後内側遠位2/3に十分な圧を加えて痛みの有無を確認する．
B）脛骨内側面遠位2/3を5秒以上持続して触診し，圧痕の有無を確認する．

**第6章　4. 脛骨内側ストレス症候群**

## 5　医学的治療

- MTSS患者のほとんどは**保存療法**（運動療法，物理療法，インソールなどの装具療法，薬物療法）で治療が進められる.
- 急性期の炎症に対しては内服薬が処方されることがある.
- 保存療法で効果が出ない場合，後方筋膜切開術（posterior fasciotomy）が選択される.
- 症状の完全な消失は難しいが，痛みや機能の改善が見込める[19].

第6章　下腿，足関節，足部

# 4. 脛骨内側ストレス症候群

大見武弘

Ⓐ知識の整理　　　Ⓑリハビリテーションプログラム

## ○ Do!

1. MTSS の発症要因を問診や評価から絞り込む
2. 物理療法を使いながら痛みを軽減させる
3. 再発のリスクファクターを減らす
4. 外的要因についても評価する

## ✕ Don't!

1. 「安静」だけで終わらせない
2. 安易にランニングフォームを修正しない

## 1 情報収集

### 1）一般的事項

- 以下のポイントに留意して現病歴を確認する．
  - ▸ 痛み（症状）をはじめて自覚した時期
  - ▸ Walsh の分類に基づいた，痛みを自覚するタイミング（練習開始直後，練習中など）
  - ▸ 発症直前から現在までのトレーニング負荷量の変化
  - ▸ シューズの使用期間
- 既往歴やリハビリテーション医療を受けた経験などを聴取する．
- 今後の練習，トレーニング，大会（試合）などのスケジュールを確認する．

### 2）医学的事項

- 担当医師と画像診断の結果を共有する．
- **疲労骨折の有無**については念入りに確認する．
- 炎症軽減のための活動コントロールの内容や期間についても担当医師と共有しておく．

## 2 患者を前にまず行うこと

- 下腿や足部の浮腫，炎症症状の有無を確認する．

## 3 リハビリテーション評価

### 1）痛み
- 現病歴で聴取した内容をもとにさらに詳細に評価する．
- **痛みの再現性**はあるか，すなわち練習すると毎回同じような部位が同じ程度で痛むかを確認する．
- 痛みの程度を visual analogue scale（VAS）や numerical rating scale（NRS）で数値化する．
- 一度出現した痛みが引くまでの時間を聴取する．
- 痛みのある部位を中心に，脛骨後内側部に沿って圧痛の有無や左右差を確認する．
- 圧痛部位は骨指標からの距離や痛みのある範囲を記録する．
- 脛骨の叩打痛の有無を評価する．叩打痛が認められた場合，脛骨の疲労骨折が疑われるため，担当医師と共有する．

### 2）下腿周径
- 最大膨隆部の周径を計測する．
- 大きな左右差がないかを確認する．

### 3）関節可動域テスト
- 下腿に付着する筋の硬さにより制限されやすい足関節底屈・背屈，距骨下関節内がえし・外がえし可動域を計測する．
- 足関節背屈は非荷重位に加えて，荷重位でも計測する（第6章-6 図6参照）．
- MTSSの発症リスクファクターの1つにもあげられている**股関節の可動域**を計測する．股関節屈曲・伸展位で内外旋可動域を計測する．

### 4）筋力評価
- ランニング動作中の不良アライメントに影響する足関節周囲筋の力を評価する．
- 荷重位での底屈筋力により足関節の安定性を評価する[20]（第6章-3 図8参照）．
- MTSS発症に関連するランニング中の骨盤傾斜[8]に影響する**股関節周囲筋**の力や機能を評価する（**図3**）．

A 股関節伸展筋

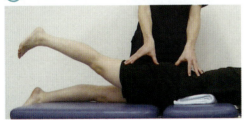

B 股関節外転筋

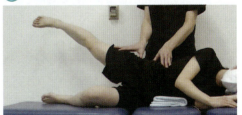

C 股関節外転筋

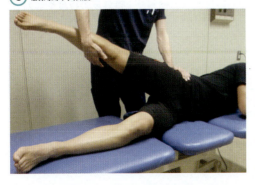

図3 ● 股関節周囲筋の筋力・筋機能評価
A）大殿筋がハムストリングスより先に活動していることを確認する．
B）中殿筋が大腿筋膜張筋より先に活動していることを確認する．
C）最大外転位で保持できるかを評価する．

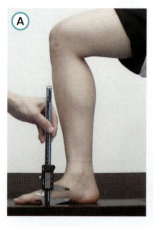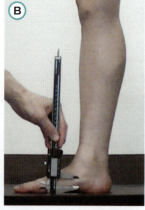

**図4● navicular drop test**
A) 股関節・膝関節90°屈曲位の端座位で舟状骨結節と地面との距離を計測する．
B) 端座位から足部を動かさずに立位をとらせ，舟状骨結節と地面との距離を計測する．
(B) と (A) の値の差を算出する．この差が10mm程度であれば正常であるが，15mmを超えると異常であるといわれている．

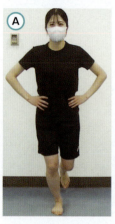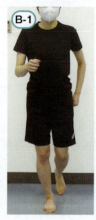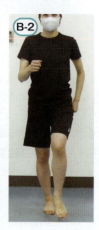

**図5● 動的アライメント評価**
A) 片脚スクワット：足部の過度な内・外がえし，膝外反，骨盤の遊脚側への傾斜，体幹の過度な側方傾斜，骨盤の過度な回旋に注目して評価する．
B) ランニング：遊脚側が立脚側より後方にあるとき (B-1) と前方にあるとき (B-2) の両者で評価する．足部の過度な内・外がえし，骨盤の遊脚側への傾斜，体幹の過度な側方傾斜，骨盤の過度な回旋に注目して評価する．

### 5) 静的アライメント評価

- MTSSの発症に関連しうる距骨下関節のアライメントをleg-heel alignmentを用いて評価する．
- leg-heel alignmentは非荷重位と荷重位で測定する（第6章-3 図7参照）．
- navicular drop test[21]を用いて，足部内側縦アーチを評価する（図4）．
- foot posture index[22]（第6章-5 表2参照）を用いて足部のアライメントを点数化する．
- ランニング中の骨盤傾斜[8]はMTSSのバイオメカニカルな発症因子の1つであるため，片脚立位でこれがみられていないかを確認する．

### 6) 動的アライメント評価

- スクワット，ジャンプ，歩行，ランニングでアライメントを確認する（図5）．
- MTSSのバイオメカニカルな発症因子である**骨盤の遊脚側への傾斜**[8]，**膝外反の程度や非対称性**に注目する．

## 4 リハビリテーション治療

### 1) 痛みに対する物理療法

#### A. 急性期

- 2〜6週の運動休止期間を設ける．加えて，アイシングを用いて患部の炎症を軽減させる[7]．

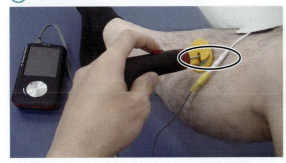
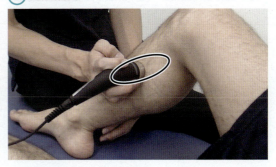
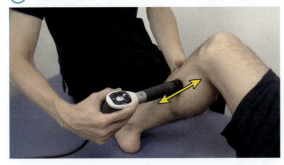

図6 ● 物理療法
A) 痛みのある部位に限局して用いる.
B) プローブの約2倍の広さで用いる.
Duty比：急性期10〜20％，慢性期100％.
周波数：1 or 3 MHz，治療する組織の深さによる.
強度：急性期 1.0 W/cm² 以下，慢性期 0.5〜2.0 MHz，治療時間5〜10分.
C) 痛みのある部位から脛骨後内側に沿って治療する．具体的には後脛骨筋または長趾屈筋が治療対象となる．後脛骨筋を治療する場合は，照射中に軽度の足部内がえし運動を行わせる．長趾屈筋を治療する場合は，照射中に足趾を屈伸させる．

### B. 亜急性期以降

- 圧痛や痛みのある部位に対し，Hi-voltageや超音波治療を併用する（図6A，B）.
- 痛みのある部位に対し，体外衝撃波を用いて治療する（図6C）.

> **memo** 体外衝撃波（拡散型圧力波治療）
> 2016年に国際衝撃波治療学会（International Society for Medical Shockwave Treatment）により発表された合意声明では，MTSSは経験的に試用される疾患群として明記されている．MTSSに対する拡散型圧力波治療の効果はおおむね良好である[23]．照射エネルギーは1.8〜2.8 bar，1回の照射は2,000発を目安に設定する[24]．

### 2) 関節可動域

- 荷重位における足関節背屈可動域はランニング立脚相の動きに影響するため，左右差が著明な場合は，セルフエクササイズを指導する（第6章-3 図12C参照，抵抗を自分で加えられるよう指導する）．

### 3) 筋力強化

- ランニングやジャンプの着地衝撃の緩和や力学的負荷の分散に寄与する股関節周囲筋を強化する（第5章-4 図11参照）．
- 下腿三頭筋のボリュームに左右差が生じないようにトレーニングを進める.

### 4) アライメント改善・動作練習

- 足部内側縦アーチ機能の改善に向けて，toe curl exerciseやshort foot exercise[25]（図7）を指導する．
- アライメントをコントロールしたうえで，片脚でのスクワットやジャンプの練習を進める（図8）．
- 鏡や映像による視覚的フィードバックやexternal focus（外的焦点）を用いてアライメントを意識させる．
- 体幹の前傾角度やサーフェスの硬さを変えるなど，複数のバリエーションで動作を獲得させる．

### 5) スポーツ動作練習

- 脛骨に過負荷がかかると考えられるランニングやジャンプ着地中のアライメント不良を意識させながらトレーニングを進める（図9〜11）．

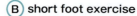
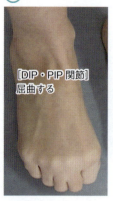
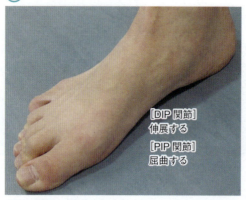

図7●足部機能改善
DIP 関節（distal interphalangeal joint：遠位趾節間関節），PIP 関節（proximal interphalangeal joint：近位趾節間関節）．

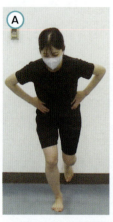
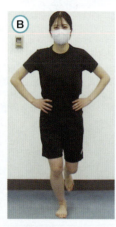

図8●動作練習
体幹の前傾を意識した片脚スクワット（A）と体幹を起こした片脚スクワット（B）．どちらの場合も骨盤の遊脚側への傾斜や体幹の過度な側方傾斜が起きないようにフィードバックしながら進める．

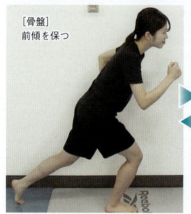
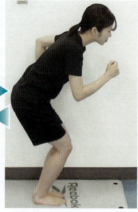

図9●スポーツ動作練習①
ランニング中の mid support phase のトレーニング．矢状面上では骨盤の前傾を保たせる．前額面上では骨盤の遊脚側への側方傾斜や膝外反を抑制させる．トレーニング開始時は上肢の動きはつけずに行う．アライメントのコントロールができたら上肢の動きをランニングに合わせる．

第6章　4. 脛骨内側ストレス症候群

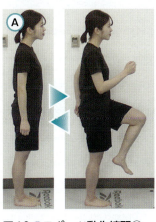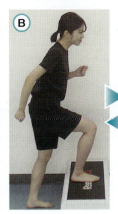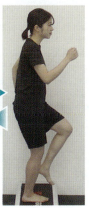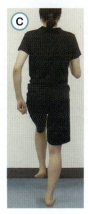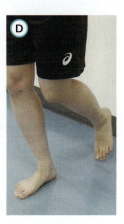

**図10● スポーツ動作練習②**
体幹直立位でのmid support phaseのトレーニング.
A) 長距離走を意識して体幹を直立位とする. 支持脚は矢状面上では骨盤の前傾, 前額面上では骨盤の遊脚側への側方傾斜や膝外反を抑制させる. 遊脚は過度な足関節底屈を抑制させる.
B) ステップ台を用いて, (A) より負荷を上げてトレーニングを進める. 意識するアライメントは (A) と同様である. ステップ台が高くなると足関節底屈が強くなる傾向があるので注意する.
C) 背面から観察した時に踵骨が過度に外がえしていないことを確認する.
D) 足部内側縦アーチの過度な低下が起きていないかを確認する. もし起きていた場合には, テーピング, アーチサポートのインソールなどの処方を選択肢の1つとする.

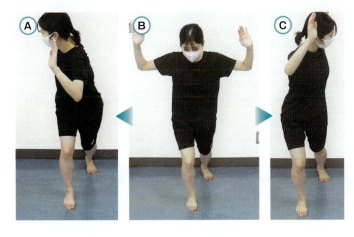

**図11● スポーツ動作練習③**
(B) の姿勢から膝外反, 内側縦アーチの低下に注意しながら (A), (C) のように回旋させる.

- 動作練習と同様に鏡や映像による視覚的フィードバックやexternal focusを用いてアライメントコントロールを意識させる.
- 患者の指導者 (コーチやトレーナー) がいる場合は, 密に連絡をとりフォームの修正を図る.

## 6) 外的要因のコントロール

- 普段の練習環境について変更できるポイントがあるかを, 患者や必要であればその指導者と相談する.
- MTSSをくり返している場合, 練習中のサーフェスを変更することも検討する.
- トラックの回る方向を変える練習を取り入れることは下腿に対する負荷の分散につながる可能性がある.
- 一足のシューズで約500 kmの走行量に達したらシューズの変更を推奨する[26].
- 回内足のランナーに対して回内制限を加えたシューズはランナーの障害を減らすことが示されている[27].

〈文献〉

1) Yates B & White S：The incidence and risk factors in the development of medial tibial stress syndrome among naval recruits. Am J Sports Med, 32：772-780, 2004

2) van Gent RN, et al：Incidence and determinants of lower extremity running injuries in long distance runners: a systematic review. Br J Sports Med, 41：469-80; discussion 480, 2007

3) Chandran A, et al：Epidemiology of Injuries in National Collegiate Athletic Association Women's Track and Field: 2014-2015 Through 2018-2019. J Athl Train, 56：780-787, 2021

4) Knobloch K, et al：Acute and overuse injuries correlated to hours of training in master running athletes. Foot Ankle Int, 29：671-676, 2008

5) Reinking MF, et al：Medial Tibial Stress Syndrome in Active Individuals: A Systematic Review and Meta-analysis of Risk Factors. Sports Health, 9：252-261, 2017

6) Newman P, et al：Risk factors associated with medial tibial stress syndrome in runners: a systematic review and meta-analysis. Open Access J Sports Med, 4：229-241, 2013

7) Galbraith RM & Lavallee ME：Medial tibial stress syndrome: conservative treatment options. Curr Rev Musculoskelet Med, 2：127-133, 2009

8) Willwacher S, et al：Running-Related Biomechanical Risk Factors for Overuse Injuries in Distance Runners: A Systematic Review Considering Injury Specificity and the Potentials for Future Research. Sports Med, 52：1863-1877, 2022

9) Michael RH & Holder LE：The soleus syndrome. A cause of medial tibial stress (shin splints). Am J Sports Med, 13：87-94, 1985

10) Stickley CD, et al：Crural fascia and muscle origins related to medial tibial stress syndrome symptom location. Med Sci Sports Exerc, 41：1991-1996, 2009

11) Nakamura M, et al：Differences in muscle attachment proportion within the most common location of medial tibial stress syndrome in vivo. Orthop Traumatol Surg Res, 105：1419-1422, 2019

12) Winters M, et al：Microcrack-associated bone remodeling is rarely observed in biopsies from athletes with medial tibial stress syndrome. J Bone Miner Metab, 37：496-502, 2019

13) Franklyn M & Oakes B：Aetiology and mechanisms of injury in medial tibial stress syndrome: Current and future developments. World J Orthop, 6：577-589, 2015

14) Walsh W, et al：Musculoskeltal injuries in sports.「The Team physician's handbook」(Mellion MB, et al, eds), pp251-258, Hanley & Belfus, 1990

15) 万本健生, 平野 篤：シンスプリントと脛骨疲労骨折のMRIによる鑑別. MB Orthopaedics, 25：9-14, 2012

16) 藤沢基之, 内藤正俊：慢性コンパートメント症候群の診断と治療. 関節外科, 30：756-762, 2011

17) Fredericson M, et al：Tibial stress reaction in runners. Correlation of clinical symptoms and scintigraphy with a new magnetic resonance imaging grading system. Am J Sports Med, 23：472-481, 1995

18) Newman P, et al：Two simple clinical tests for predicting onset of medial tibial stress syndrome: shin palpation test and shin oedema test. Br J Sports Med, 46：861-864, 2012

19) Yates B, et al：Outcome of surgical treatment of medial tibial stress syndrome. J Bone Joint Surg Am, 85：1974-1980, 2003

20) Kobayashi T, et al：The Reliability and Validity of a Novel Ankle Isometric Plantar Flexion Strength Test. J Sport Rehabil, 31：529-535, 2022

21) Brody DM：Techniques in the evaluation and treatment of the injured runner. Orthop Clin North Am, 13：541-558, 1982

22) Redmond AC, et al：An initial appraisal of the validity of a criterion based, observational clinical rating system for foot posture. J Orthop Sports Phys Ther, 31：160, 2001

23) Rompe JD, et al：Low energy extracorporeal shock wave therapy as a treatment for medial tibial stress syndrome. Am J Sports Med, 38：125-132, 2010

24) 野口幸志, 村上秀孝：シンスプリントに対する体外衝撃波治療.「運動器の体外衝撃波治療マニュアル」(日本運動器SHOCK WAVE研究会／編), pp123-131, 日本医事新報社, 2022

25) McKeon PO & Fourchet F：Freeing the foot: integrating the foot core system into rehabilitation for lower extremity injuries. Clin Sports Med, 34：347-361, 2015

26) 日本臨床スポーツ医学会編集委員会：骨・関節のランニング障害に対しての提言. 日本臨床スポーツ医学会誌, 13：Supple 243-248, 2005

27) Malisoux L, et al：Injury risk in runners using standard or motion control shoes: a randomised controlled trial with participant and assessor blinding. Br J Sports Med, 50：481-487, 2016

第6章　下腿，足関節，足部

# 5. アキレス腱障害

小林　匠

**Ⓐ知識の整理**　　　**Ⓑリハビリテーションプログラム**

## POINT

① 足関節底屈筋力の弱化や背屈可動性の低下，異常な足部アライメントのほか，運動負荷の急激な増加が誘因となりやすい

② 病態として，「反応性変化」「修復不全」「変性」の３つの段階がある

③ 主症状は，アキレス腱の腫脹と運動時痛，機能障害である

④ 圧痛等の臨床所見とMRIやエコーなどの画像所見で診断される

⑤ 治療の第一選択はリハビリテーションを中心とした保存療法である

## 1 原因・誘因

● アキレス腱は人体最大の腱であり，歩行時には体重の約4倍，走行時には約12.5倍の張力が加わるとされる[1,2]．アキレス腱障害の発生には，アキレス腱への異常な**引張りストレス**や**圧迫ストレス**が強く関連する．これらの異常なストレスを生じさせるものとして，主に下記の要因がある．

### 1) 筋力低下

● 足関節底屈筋力の低下は，アキレス腱障害の主な危険因子である[3]．

● 足関節底屈筋力が不十分だと，運動中に加わる筋腱複合体への力を吸収しにくくなるため，アキレス腱のオーバーユースにつながる．

### 2) 柔軟性不足

● 腓腹筋の過緊張による足関節背屈柔軟性の低下は，アキレス腱障害の危険因子となる[4]．

● 足関節背屈柔軟性の低下は，運動中の足関節異常運動や，アキレス腱への過度な引張りストレスにつながる．

### 3) 足部アライメント不良

● 後足部アライメント不良は，アキレス腱障害との関連が示唆されている[5]．

● 特に後足部の過度な外がえしを伴う足関節背屈運動は，アキレス腱内外側部での引張りストレスのインバランスにつながる（図1）．

### 4) 加齢・不活動

● 加齢によって腱組織のスティフネス（弾性）は低下する[6]．このスティフネス低下を代償するための適応としてアキレス腱の横断面積が増大する[7]．

● 不活動はスティフネスをはじめとするアキレス腱の構造・機能を脆弱化させる[8]．

### 5) 過度な運動負荷

● 運動負荷の急激な増加は腱組織の恒常性（ホメオスタシス）を崩壊させ，障害発生のリスクとなる[9]．

**Ⓐ知識の整理**　465

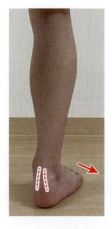

図1 ● 足部の異常アライメントとアキレス腱の関係
後足部の過度な外がえしを伴う足関節背屈では，アキレス腱内外側部の引張りストレスに差が生じる可能性がある．

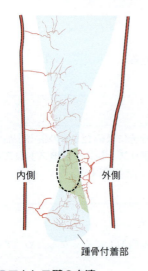

図2 ● アキレス腱の血流
踵骨付着部から近位2〜6 cm付近（◯）は血液供給が乏しく障害の好発部位とされる．
▢：後脛骨動脈による供給
▢：腓骨動脈による供給
文献10より引用．日本語訳は筆者．

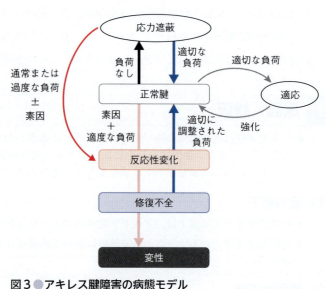

図3 ● アキレス腱障害の病態モデル
文献11より引用．日本語訳は筆者．

## 2　病態

- 症状を認める部位によってアキレス腱の実質部の障害と付着部の障害に分けられる．
- アキレス腱を包む腱傍組織（パラテノン）に炎症が生じている場合は，アキレス腱周囲炎と定義される．
- アキレス腱は部位によって栄養血管が異なり，**踵骨付着部から近位2〜6 cm付近**は血液供給が乏しく，障害が好発する（**図2**）[10]．
- アキレス腱を含む腱障害の病態としては，「**反応性変化**」「**修復不全**」「**変性**」の3つの段階がある（**図3**）[11]．
  - 反応性変化は急激なストレス増大に伴う非炎症性の反応であり，可逆性の変化である．
  - 修復不全は反応性変化が悪化した状態であり，血管や神経の増殖を認めることがある．
  - 変性は最終段階であり，変性部は正常な腱細胞とは異なる成分で構成され，病態の回復は見込めない．

第6章　5. アキレス腱障害

> **memo　アキレス腱障害の病態の複雑性**
> アキレス腱障害は解剖学的位置や症状，臨床所見などから，いくつかの病態に分けられる．本稿では主にアキレス腱実質部の障害をアキレス腱障害と定義しているが，アキレス腱付着部障害やアキレス腱周囲炎（障害），踵骨後部滑液包炎，アキレス腱皮下滑液包炎など，類似した病態が複数ある．アキレス腱障害＝アキレス腱実質部に問題を抱えていると安易に考えず，症状や臨床所見，画像所見から，障害を有している部位を適切に判断し，リハビリテーションを行うことが重要となる．

## 3　症状・障害

● アキレス腱障害の主な症状は，**アキレス腱の腫脹**と**運動時痛**，それに関連する**機能障害**である．

### 1) 腫脹

● アキレス腱障害では腫脹を認めるが，腫脹の部位がアキレス腱実質部なのかパラテノンなのかを慎重に確認する．

### 2) 運動時痛

● 足関節の底背屈運動中に疼痛を訴える．特に足関節背屈強制時に疼痛を訴えやすい．
● ランニングやホップ，ジャンプに関連する運動時に疼痛を訴える例が多い．
● 腫脹の強い例では，足関節運動時の疼痛に加えて軋轢音を認める場合もある．

### 3) 機能障害

● アキレス腱障害では，特に下腿三頭筋の筋力・柔軟性低下を認め，これらは足部や膝関節などの下肢関節のアライメント，キネマティクス異常を引き起こす可能性がある．

## 4　診断学的検査

● アキレス腱障害の診断には，臨床所見と画像所見が主に用いられる．

### 1) 臨床所見

● 腱に一致した圧痛と運動時痛が主にみられる．
● アキレス腱障害に対する圧痛検査の感度は0.84，特異度は0.73とされており[12]，特異度が高くないため，圧を加える際にはしっかりと腱のみを押すことや圧の強さに注意する．

### 2) 画像所見

● MRIでは，炎症・変性部位に一致したアキレス腱の肥厚や高信号像を認める．
● エコーでは，アキレス腱の肥厚と低エコー像を認める．また，ドプラーモードでは血流の増加を認める場合もある（図4）．

## 5　医学的治療

● アキレス腱障害に対する治療の第一選択は運動療法や徒手療法，物理療法（体外衝撃波など）などの保存療法である．
● 近年は，エコーガイド下でのハイドロリリースやプロロセラピー（高張ブドウ糖注射）など，病態に合わせた低侵襲な医学的治療が選択されるケースが増えている．
● エコーガイド下での医学的治療と，運動療法や徒手療法を組み合わせたリハビリテーションが今後さらに広がると考えられる．
● 難治例に対しては，多血小板血漿（platelet-rich plasma：PRP）療法が適応となる場合もある．

Ⓐ知識の整理　467

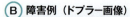
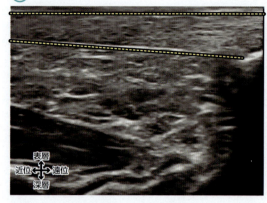
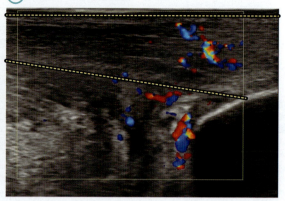

**図4 ● アキレス腱障害のエコー画像例**
アキレス腱踵骨付着部に長軸方向にプローブをあてる．障害例では，アキレス腱の肥厚と低エコー像，腱および脂肪体周囲の血流増加を認める．

第6章　下腿，足関節，足部

# 5. アキレス腱障害

小林　匠

Ⓐ知識の整理　　Ⓑリハビリテーションプログラム

## ⭕ Do!

1 疼痛発症機転と圧痛部位を詳細に確認し，類似疾患と判別する
2 関節可動域は荷重位でも測定する
3 足関節の底屈筋力を測定する
4 アキレス腱へのストレスを減らすため，腱の滑走性とアライメントを改善させる
5 トレーニングは等尺性エクササイズからはじめる

## ❌ Don't!

1 正常な荷重位での足関節背屈を獲得できていない状態で，エクササイズの負荷を増やさない
2 疼痛の増減を確認せずに，トレーニングの強度を上げない

## 1 情報収集

- 画像所見の結果をふまえ，詳細な疼痛発生部位についての情報を得る．
- 運動再開の基準や時期の目安を確認する．
- 薬物投与の有無を確認する．
- スポーツ歴，現病歴（発症から現在までの経過），発症の誘因に関する情報を丁寧に聴取する．

## 2 リハビリテーション評価

### 1）問診

- アキレス腱障害を含む腱障害では一般的に局所の疼痛を認めるため，疼痛部位の訴えが腱に限局しているかを問診で確認する．
- ランニングやジャンプなどの**腱のエネルギー貯蔵・放出動作**や，**腱に過度な圧迫ストレスが加わる動作**の頻度・希望について確認する（**表1**）[13]．

表1 ● アキレス腱への過負荷の例

- 高強度の負荷
- トレーニング頻度の増加
- 異なるトレーニングの導入
- 疲労時の高強度の負荷
- シューズの変更
- サーフェスの変更
- 筋がこわばった状態でのトレーニング

文献13より引用．

Ⓑリハビリテーションプログラム　469

- アキレス腱障害の既往がある場合，**腱の負荷耐用能**が低下し，通常よりもスポーツ復帰までの期間が長引く，再発のリスクが高まるなどの可能性があるため，注意深く確認する．
- 下肢疾患の既往による足関節周囲の可動域制限や筋力低下はアキレス腱障害の発症に関与しやすいため，既往歴については詳細に聴取する．
- 運動負荷の急激な増大はアキレス腱障害の発症リスクとなるため，発症前後の運動量の変化を聴取する．
- アキレス腱への過度の圧迫ストレスにつながりやすいテーピングやサポーターの使用，シューズの変更などの有無についても確認する．
- アキレス腱障害の症状に対する患者立脚型評価ツールとして，Victorian Institute of Sport Assessment-Achilles（VISA-A）スコア[14]やTENDINopathy Severity Assessment-Achilles（TENDINS-A）[15]などを用いる．

> **memo** 腱のエネルギー貯蔵・放出動作
> 腱のエネルギー貯蔵・放出動作とは，プライオメトリックエクササイズのように筋腱複合体が伸張された状態から急激に短縮する動作を指す．筋腱複合体が伸張される際，腱には弾性エネルギーが貯蔵され，短縮時に放出される．この弾性エネルギーの利用は運動パフォーマンスにも影響する．
>
> **memo** 負荷耐用能
> 負荷耐用能とは，組織が運動によって生じる力学的負荷に疼痛や障害を伴わずに耐えられる能力とされる[16]．

## 2）視診・触診

- アキレス腱部の腫脹の有無を視診・触診で確認する．
- 痛みを訴えている箇所がアキレス腱実質部なのか，それとも腱付着部などの実質部以外なのかを確認し，圧痛部位を触診で丁寧に確認する（図5）．
- アキレス腱の可動性低下の原因となる周囲組織間の癒着を触診で評価する（図6）．
- 足関節運動に伴う各組織間（下腿三頭筋と周囲筋の間，下腿三頭筋の間）の滑走性を確認する．

## 3）運動時痛

- 負荷の小さい動作から確認しはじめ，徐々にアキレス腱への負荷を増やした際にどの動作で疼痛を訴えるかを確認する．

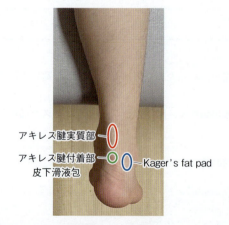

**図5● アキレス腱障害の圧痛部位**
アキレス腱障害では，アキレス腱実質部に圧痛を認めるのか，アキレス腱付着部やアキレス腱脂肪体（Kager's fat pad）などの痛みなのかを触診にて判断する必要がある．

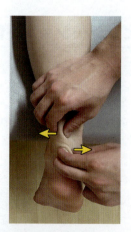

**図6● アキレス腱の可動性評価**
アキレス腱を内外側方向に動かし，その際の可動性と抵抗感を触診にて確認する．

第6章　5. アキレス腱障害

- 比較的負荷の小さいスクワットから確認し，カーフレイズ（両脚→片脚），ホップ（両脚→片脚）の順で運動時痛を確認していく．
- 腱への負荷は運動速度に依存するため，同じ動作でも運動速度を変化させた際の疼痛の出現や増減を確認する．

## 4) 関節アライメント

- 荷重動作での足部・足関節運動の問題に影響しやすい足部・足関節アライメント不良を評価する．
- アキレス腱障害との関連が示唆されている踵骨の内がえし・外がえしや下腿外旋のアライメント不良を確認する[5,17)].
- foot posture index-6 item version（FPI-6）を用いて，アキレス腱障害と関連のある足部・足関節アライメントを三次元的に評価する（表2）．

## 5) 関節可動域

### A. 背屈可動域

- 荷重位での足関節背屈可動域が制限されやすいため，この評価は必須である．
- weight-bearing lunge test（WBLT）を用いて荷重位での足関節背屈可動域を定量的に評価する（第6章-6 図6参照）．
- 背屈可動域制限を有する足では，膝と足尖の向きが一致した状態で背屈させた際，足部が内がえしし，距腿関節における骨性の安定性が不良な状態を認める．このような足では，足部を外転させると足部の内がえしが減少し，背屈可動域が増加するとともに骨性の安定性が高まる（図7）．
- 背屈可動域制限を有する足では，荷重位での足関節背屈時に足部を外転（toe-out）させることで背屈可動域と足関節の安定性を保とうとする．このような代償運動のくり返しは，アキレス腱への引張りストレスが局所に集中する原因となるため注意する（図8）．
- 荷重位での足関節背屈には距腿関節での運動（下腿に対する距骨の後方滑り）だけでなく，下腿の内旋や距骨下関節・ショパール関節の外がえし，足趾の伸展が関連するため，これらの可動域も評価する（図9）．

> ⚠️**注意**　足関節背屈運動は，荷重によって制限因子の影響度が変わりやすいため，非荷重位における可動域測定の結果に左右差を認めなくても，荷重位での測定を必ず実施する．治療効果の判定時には，非荷重位・荷重位両方での可動域の変化を確認する．

### B. 底屈可動域

- 足関節底屈可動域の制限は，下腿三頭筋の求心性収縮力の低下につながり，アキレス腱障害の発症に関連しうる．
- 特に踵骨の底屈可動性の低下は，下腿三頭筋の収縮に伴う踵骨の頭側への引き上げを制限し，下腿三頭筋の柔軟性や筋力の低下を招く．
- 足関節底屈可動域の評価では，踵骨の可動性も評価する（図10）．

## 6) 筋力・筋機能

- 足関節底屈筋力の低下は，アキレス腱障害発症の危険因子である[3)]．
- 足関節底屈筋力は，ハンドヘルドダイナモメーター（HHD）やBIODEXをはじめとした等速性筋力測定機器などを用いて定量的に評価する．
- plantar flexion break test（PFBT）を用いると等尺性底屈筋力をより簡便に評価できる[19)]（図11）．
- PFBTは，MMTによる踵挙上回数や，等尺性足関節底屈トルクと関連することが示されている[19)]．

表2 ● foot posture index 6-item version

| 評価項目 | | -2 | -1 | 0 | 1 | 2 |
|---|---|---|---|---|---|---|
| ①距骨頭の触診 | | 内側よりも外側を著しく触れられる | 内側よりも外側の方が触られれる | 内側と外側を同じくらい触られれる | 外側よりも内側の方が触られれる | 外側よりも内側を著しく触られれる |
| ②外果上下方の曲線 | | 外果下部が平坦か、もしくは凸型 | 外果下部の曲線が凹型だが、上部より平坦で凹型が浅い | 外果上下方の曲線が同じくらいの凹型 | 外果下方の曲線が大きい凹型 | 外果下方の曲線が著しく大きい凹型 |
| ③踵骨の前額面上の位置 | | 踵骨が約5°以上の内がえし位 | 踵骨が約5°以下の内がえし位 | 踵骨が垂直 | 踵骨が約5°以下の外がえし位 | 踵骨が約5°以上の外がえし位 |
| ④距舟関節の凹凸 | | 距舟関節部分が著明に凹型 | 距舟関節部分がわずかに凹型 | 距舟関節部分平坦 | 距舟関節部分がわずかに凸型 | 距舟関節部分が著明に凸型 |
| ⑤内側縦アーチの形態・適合性 | | アーチは高く、後方の傾斜が急峻 | アーチは中等度に高く、後方の傾斜がわずかに急 | アーチの高さは普通で、アーチ前後の傾斜が等しい | アーチは低く、中心部分がいくぶん平坦化 | アーチは非常に低く、中心部分が重度に平坦化して床と接する |
| ⑥後足部に対する前足部の内外転 | | 外側の足趾は見えないが、内側の足趾がよりはっきり見える | 外側の足趾よりも内側の足趾の方がよりはっきり見える | 内側と外側の足趾が均等に見える | 内側の足趾よりも外側の足趾の方がよりはっきり見える | 内側の足趾は見えないが、外側の足趾はっきり見える |

各評価項目を-2～2点で評価し、合計点で回外足（ハイアーチ、-1点以下）、正常足（0～5点）、回内足（偏平足、6点以上）に分類する。
文献18より引用、和訳.

第6章　5．アキレス腱障害

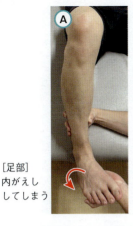
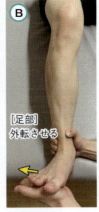

[足部]
内がえし
してしまう

[足部]
外転させる

図7●足関節背屈可動域制限を有する足で認める異常背屈運動
A）膝と足尖の向きを一致させた背屈では足部は内がえしし，可動域が制限されることで安定性が低下する．
B）足部を外転させると足部内がえしが軽減し，背屈可動域が増加することで安定性が増加する．

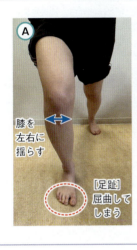
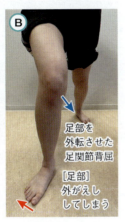

膝を
左右に
揺らす

[足趾]
屈曲して
しまう

足部を
外転させた
足関節背屈

[足部]
外がえし
してしまう

図8●荷重位での足関節背屈時の特徴的なアライメント異常
A）膝と足尖の向きを一致させた背屈では，膝を左右に揺らした際に足部・足関節は安定せず，足趾屈曲の代償を認める．
B）足部を外転させた背屈では，背屈可動域と安定性は増加するが，足部の過度な外がえしを認め，アキレス腱の内外側で引張りストレスの部位差が生じる恐れがある．

A 下腿内旋　　B 距骨下関節外がえし　　C ショパール関節外がえし　　D 足趾伸展

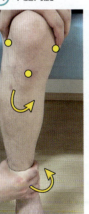
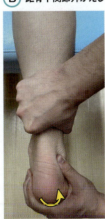
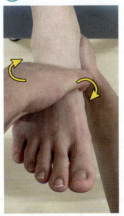
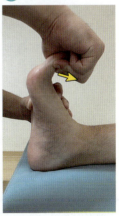

図9●各関節運動の評価
A）大腿骨内・外側顆を把持し，下腿を内旋させて可動性を評価する．
B）下腿を固定した状態で踵骨を把持し，外がえしさせて可動性を評価する．
C）一方の手で距骨下関節を中間位に固定し，もう一方の手で舟状骨および立方骨を把持し，外がえしさせて可動性を評価する．
D）足関節背屈位で中足骨部を把持した状態で足趾伸展の可動性を評価する．

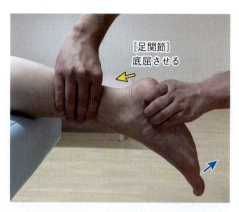

図10 ● 足関節底屈に伴う踵骨の底屈可動性評価
踵骨を把持しながら足関節を底屈させ，底屈に伴い踵骨が頭側方向へ十分に動くかを確認する．

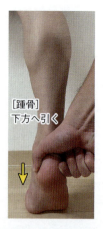

図11 ● plantar flexion break test
片脚立位で足関節を最大底屈させた状態から，踵骨を把持して下方へ引き，その際に保持可能であれば陰性（－），保持できない場合は陽性（＋）と判定する．陽性群は陰性群と比較して，等尺性足関節底屈トルクが小さい．

## 3 リハビリテーション治療

- 急性の炎症症状に対してはPEACE & LOVEの原則[20]に従って対応する．
  - P：protection（患部保護），E：elevation（挙上），A：avoid（抗炎症剤の使用を控える），C：compression（圧迫），E：education（患者教育），L：load（力学的負荷），O：optimism（楽観思考），V：vascularization（局所への血行促進），E：exercise（運動）．

### 1）等尺性エクササイズ期

#### A. アキレス腱へのストレスのコントロール

- アキレス腱に対する過度なストレスを軽減させるため，**腱の滑走性**と**アライメント**の改善をはかる．
- 足部・足関節の運動に合わせて，アキレス腱に過度な圧迫，剪断ストレスが加わらないようにアキレス腱と周囲組織間の滑走性を徒手的に改善させる（図12）．
- 正常な足関節底背屈運動に必要となる各関節の可動域を運動療法や徒手療法で改善させる．具体的には，下腿内旋，距骨前後滑り，距骨下関節外がえし，ショパール関節外がえし，リスフラン関節背屈，足趾伸展の改善をめざす（図13）．
- 治療後には，荷重位での足関節底背屈運動にて疼痛や違和感がないことを確認する（図14）．

#### B. アキレス腱の剛性向上

- 腱へのストレスは運動速度に依存するため，腱の剛性向上を目的としたトレーニングは**等尺性収縮**によるものから開始する．
- 等尺性トレーニングの負荷量は，最大筋力の70％相当の重量で45秒間×5セットを目安とする[13]（図15）．
- 最大筋力の測定が難しい場合は，45秒間保持可能な重量で設定する．
- アキレス腱に過度な圧迫ストレスが加わらないよう，トレーニングは底背屈可動域の中間域にて実施する．

#### C. 進行基準

- 前述のトレーニングを問題なく実施でき，トレーニング実施24時間後に片脚カーフレイズでの疼痛が減少している場合には，次の段階へと進める．

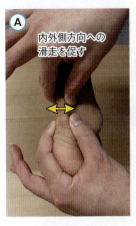
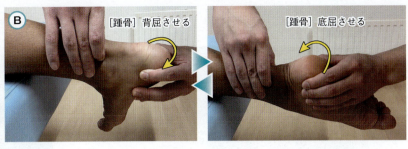

図12 ●アキレス腱の滑走改善を目的とした徒手療法
A) アキレス腱を把持し，内外側方向への滑走を促す．
B) アキレス腱を把持しながら踵骨を底背屈させ，頭尾側方向への滑走を促す．

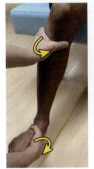
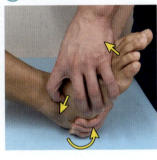
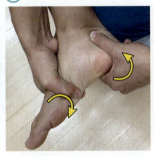
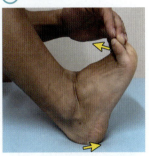

図13 ●足関節背屈改善を目的とした運動療法・徒手療法
A) 一方の手で下腿を内旋させながら，もう一方の手で足部の外がえしを促す．
B) 一方の手で踵骨を把持して背屈を誘導しながら，もう一方の手で距骨の後方滑りを促す．
C) 一方の手で踵骨を内がえしさせ，もう一方の手で中足部を外がえしさせる（逆方向も行う）．
D) 足関節を背屈させた状態で，足趾を伸展させる．

## 2) 低速高重量エクササイズ期

### A. アキレス腱へのストレスのコントロール
- 等尺性エクササイズ期で実施した治療を継続し，荷重位での足関節底背屈運動が問題なく実施できる状態を維持する．

### B. アキレス腱の剛性向上
- この段階では，遅い速度の運動で重量を増やすことで腱の負荷耐用能や筋力の向上をめざす．
- 遅い速度で求心性〜遠心性エクササイズを行い，トレーニング後の疼痛状況を確認しながら徐々に重量を増やしていく（図16）．
- 運動範囲は中間域からはじめ，徐々に全可動域へと広げていく．

### C. 進行基準
- トレーニングを問題なく実施でき，トレーニング実施24時間後に片脚カーフレイズやホップで疼痛の減少を確認できれば，次の段階へと進める．

## 3) 高速エクササイズ期

### A. アキレス腱の剛性向上
- この段階では，前段階で実施してきたエクササイズを**より高速で**実施する．

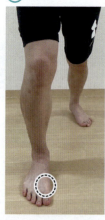

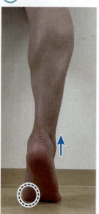
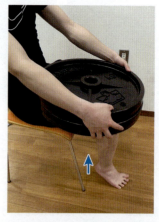

図14 ● 荷重位での足関節底背屈運動の確認
A) 膝と足尖の向きを一致させた状態で足関節を背屈させた際に，アキレス腱やその周囲に違和感や疼痛がないこと，足部・足関節が安定していることを確認する．
B) 足関節を最大底屈させた際に，アキレス腱やその周囲に違和感や疼痛がないこと，足部の内がえしや外転が生じていないことを確認する．

図15 ● アキレス腱の剛性改善を目的とした等尺性トレーニング
椅子座位で大腿部に最大筋力の70％相当の重量を載せたまま，関節運動中間域まで踵を挙上させた状態を保持する．

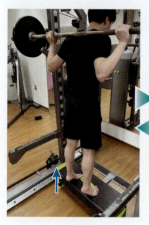
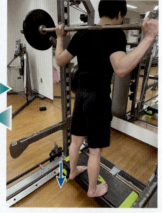

図16 ● アキレス腱の剛性改善を目的とした低速高重量トレーニング
台の端に立ち，バーベル等の重りを担いだ状態で遅い速度のカーフレイズ（求心性～遠心性）を行う．運動範囲は中間域から始め，疼痛状況に合わせて全可動域へと広げていく．

- 求心性～遠心性エクササイズで疼痛を訴えなければ，プライオメトリックトレーニングを開始する（図17）．
- ジャンプやダッシュ，カッティングなどの腱のエネルギー貯蔵・放出動作の練習を開始する（図18）．
- エクササイズの実施回数，動作の速さや高さの順で段階的に負荷を増大させ，スポーツ特異的な動作へとつなげる．

### B．進行基準

- 前述のトレーニングを問題なく実施でき，トレーニング実施24時間後に片脚ホップ等のエネルギー貯蔵・放出動作で疼痛の軽減を確認できれば，次の段階へと進める．

⚠️ **注意** この時期にはオーバートレーニングで腱へのストレスが過大になると症状が再燃するリスクが高まる．プライオメトリックトレーニングや腱のエネルギー貯蔵・放出動作の練習は3日に1回の頻度から開始し，間の2日間では等尺性エクササイズや低速高重量エクササイズを実施することで，アキレス腱への負荷蓄積をコントロールする[21]．

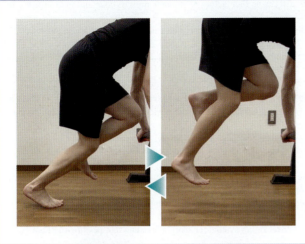

図17 ●スポーツ復帰へ向けたプライオメトリックトレーニング
足関節角度を固定した状態で，その場でのバウンシングをくり返す．

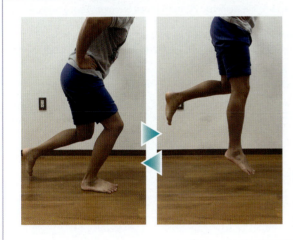

図18 ●スポーツ復帰へ向けた腱のエネルギー貯蔵・放出動作
下肢関節の協調的な運動を心がけながら片脚ジャンプ動作をくり返す．

## 4) スポーツ復帰期

- 等尺性エクササイズや低速高重量エクササイズと並行しながら，徐々にスポーツ復帰を許可する．
- 復帰初期には，アキレス腱への過度な圧迫ストレスが危惧される動作や腱のエネルギー貯蔵・放出動作を避けるように心がけ，段階的に練習メニューを増やしていく．
- 参加するメニューを増やす際には，各段階で疼痛悪化がないか確認しながら，競技への復帰をめざす．

〈文献〉

1) Giddings VL, et al：Calcaneal loading during walking and running. Med Sci Sports Exerc, 32：627-634, 2000
2) Komi PV：Relevance of in vivo force measurements to human biomechanics. J Biomech, 23 Suppl 1：23-34, 1990
3) Mahieu NN, et al：Intrinsic risk factors for the development of achilles tendon overuse injury: a prospective study. Am J Sports Med, 34：226-235, 2006
4) Kaufman KR, et al：The effect of foot structure and range of motion on musculoskeletal overuse injuries. Am J Sports Med, 27：585-593, 1999
5) Waldecker U, et al：Epidemiologic investigation of 1394 feet: coincidence of hindfoot malalignment and Achilles tendon disorders. Foot Ankle Surg, 18：119-123, 2012
6) Magnusson SP, et al：Human tendon behaviour and adaptation, in vivo. J Physiol, 586：71-81, 2008
7) Magnusson SP, et al：Increased cross-sectional area and reduced tensile stress of the Achilles tendon in elderly compared with young women. J Gerontol A Biol Sci Med Sci, 58：123-127, 2003
8) Almeida-Silveira MI, et al：Changes in stiffness induced by hindlimb suspension in rat Achilles tendon. Eur J Appl Physiol, 81：252-257, 2000

9) Orchard JW, et al：Cricket fast bowling workload patterns as risk factors for tendon, muscle, bone and joint injuries. Br J Sports Med, 49：1064-1068, 2015

10) Chen TM, et al：The arterial anatomy of the Achilles tendon: anatomical study and clinical implications. Clin Anat, 22：377-385, 2009

11) Cook JL & Purdam CR：Is tendon pathology a continuum? A pathology model to explain the clinical presentation of load-induced tendinopathy. Br J Sports Med, 43：409-416, 2009

12) Hutchison AM, et al：What is the best clinical test for Achilles tendinopathy? Foot Ankle Surg, 19：112-117, 2013

13) Cook JL & Purdam CR：The challenge of managing tendinopathy in competing athletes. Br J Sports Med, 48：506-509, 2014

14) Robinson JM, et al：The VISA-A questionnaire: a valid and reliable index of the clinical severity of Achilles tendinopathy. Br J Sports Med, 35：335-341, 2001

15) Murphy MC, et al：TENDINopathy Severity Assessment‐Achilles（TENDINS-A）：Development and Content Validity Assessment of a New Patient-Reported Outcome Measure for Achilles Tendinopathy. J Orthop Sports Phys Ther, 54：1-16, 2023

16) Cook JL & Docking SI："Rehabilitation will increase the 'capacity' of your … insert musculoskeletal tissue here …." Defining 'tissue capacity': a core concept for clinicians. Br J Sports Med, 49：1484-1485, 2015

17) Becker J, et al：Biomechanical Factors Associated With Achilles Tendinopathy and Medial Tibial Stress Syndrome in Runners. Am J Sports Med, 45：2614-2621, 2017

18) Redmond AC, et al：Development and validation of a novel rating system for scoring standing foot posture: the Foot Posture Index. Clin Biomech (Bristol, Avon), 21：89-98, 2006

19) Kobayashi T, et al：The Reliability and Validity of a Novel Ankle Isometric Plantar Flexion Strength Test. J Sport Rehabil, 31：529-535, 2022

20) Dubois B & Esculier JF：Soft-tissue injuries simply need PEACE and LOVE. Br J Sports Med, 54：72-73, 2020

21) 窪田智史：腱障害の評価・治療.「軟部組織損傷・障害の病態とリハビリテーション」（熊井 司，片寄正樹／監，小林 匠，窪田智史／編），pp37-57，2021

# 第6章 下腿，足関節，足部

## 6. 足関節捻挫

越野裕太

**Ⓐ知識の整理**　　　Ⓑリハビリテーションプログラム

### POINT
1. 足関節捻挫の疫学と発生因子，病態を理解する
2. 複雑多様な症状・障害を理解する
3. 重症度分類と検査法を理解する
4. 医学的治療を理解する

## 1 原因・誘因

### 1）疫学
- 足関節捻挫は**最も多いスポーツ外傷**であり，特に外側靱帯を損傷することが多い．
- 足関節捻挫は種々のスポーツ競技で発生し，特にラグビー，サッカー，バレーボール，バスケットボールで多い[1]．
- 足関節の再発性捻挫，giving way（制御・予測不能な足関節の内がえし：いわゆるひねり，くじき），不安定感が長期的に続く症状を**慢性足関節不安定症**といい，初回の足関節捻挫症例の40％が進展する[2]．
  ▶ 慢性足関節不安定症の有病率はアスリートにおいて10～20％であり，特にバスケットボールやバレーボールで多い[3]．

### 2）足関節外側靱帯損傷の発生因子

#### A. 受傷メカニズム
- 着地，急な方向転換，他者の足を踏んだ状況で受傷することが多い．
- 足関節が急速に内がえし，および内転した際に受傷する[4]（図1）．
- 足関節底屈の増大も外側靱帯の損傷メカニズムの1つとされているが，必ずしも底屈位で受傷時しているわけではない[4]．

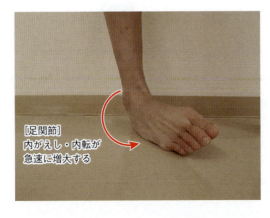

[足関節]
内がえし・内転が
急速に増大する

**図1 ● 足関節外側靱帯の損傷メカニズム**
足関節の内がえしと内転が急速に増大した際に受傷する．

### B. 危険因子

- 足関節背屈可動域が狭いことは危険因子の1つである[5]．
- 静的および動的姿勢バランスの低下も危険因子としてあげられる[6]．動的バランスはstar excursion balance testを用いて評価することができ，前方，後内方，後外方へのリーチ距離が短いと受傷リスクが高い[6,7]（図2）．
- 足関節の背屈筋力および底屈筋力の左右差（15％より大きい）や股関節の伸展・外転筋力の低下も危険因子である[6,8]．
- 足関節捻挫の既往歴や高いbody mass index（BMI）は，受傷リスクを高める[6]．

## 2 病態

### 損傷部位

#### A. 靱帯

- 足関節捻挫の85.3％が前距腓靱帯損傷，34.5％が踵腓靱帯損傷，26.4％が前下脛腓靱帯損傷，12.3％が後距腓靱帯損傷，5.4％が三角靱帯損傷，4.1％が後下脛腓靱帯損傷を認める[9]．
- **単独の前距腓靱帯損傷**が39.9％と最も多く，次に**前距腓靱帯と踵腓靱帯の複合損傷**が19.1％と多い．
- その他の損傷パターンとして，前距腓靱帯と前下脛腓靱帯の複合損傷が9.2％，単独の前下脛腓靱帯損傷が6.0％，前距腓靱帯・後距腓靱帯・踵腓靱帯の複合損傷が4.4％，前距腓靱帯・前下脛腓靱帯・踵腓靱帯の複合損傷が4.1％で認められる[9]．

#### B. 骨軟骨

- 足関節の過度な内がえしにより距骨内側面と内果下方が衝突して骨挫傷が生じることがあり，特に前距腓靱帯断裂例に多い[10]．
- 小児（6～12歳）の場合では，足関節外側靱帯損傷における腓骨遠位の剥離骨折が62％も存在し，この剥離骨折があると再発性捻挫のリスクが高まる[11]．

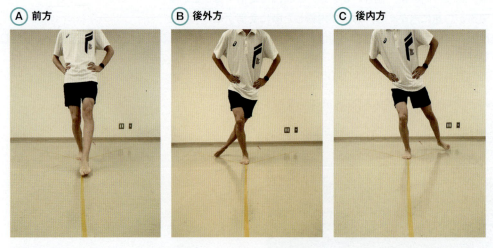

**図2** star excursion balance test
前方・後外方・後内方の3方向に下肢をリーチする．リーチ距離が動的バランスの指標値となる．距離は棘下長で除すことで標準化する．

### memo 損傷部位による活動復帰への影響

足関節捻挫による損傷部位の違いによって，スポーツ活動等への復帰時期は大きく影響を受けることに注意が必要である．例えば，前下脛腓靱帯損傷がある場合には，ない場合に比べて復帰は遅れる[12]．内側の骨挫傷がある場合にも復帰は遅れ，3カ月ほど要する例もある[10]．したがって，損傷した靱帯や骨軟骨損傷の有無を確認することは必須である．

## 3 症状・障害

### 1）急性症状
- 腫脹，疼痛，発赤，皮下出血が生じる．
- 関節内の腫脹によって，足関節周囲筋の筋出力が抑制される可能性がある．

### 2）構造的な障害[13]

#### A. 関節不安定性
- 前距腓靱帯損傷によって距骨の前方不安定性が生じ，踵腓靱帯も損傷することによって足関節の内がえし不安定性が生じる．
- 前下脛腓靱帯損傷では，遠位脛腓関節が不安定となり離開しやすくなる．

#### B. 関節可動域制限・アライメント異常
- 受傷直後では腫脹や疼痛によって足関節のあらゆる方向の可動域が制限される．
- 足関節背屈可動域制限は残存しやすく，その潜在的原因として前距腓靱帯の機能不全によって距骨がわずかに前方に偏位してしまう位置異常がある[14]．
- 足関節周囲の軟部組織タイトネスや筋機能低下などによって，背屈および底屈した際にアライメント異常を認めることがある（図3）．これは疼痛の継続や異常動作につながることがあるため注意が必要である．

### 3）機能的な障害[13]

#### A. 筋力低下
- 急性期においては足関節の底屈，背屈，内がえし，外がえしなどのあらゆる方向の筋力低下を認める．特に，底屈筋力の回復には時間を要する．
- 慢性足関節不安定症では外がえし筋力の低下を認めることが多い．

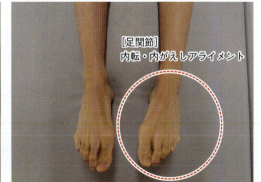

図3 ● 足関節を背屈または底屈した際のアライメント異常
足関節背屈した際には代償的に外転・外がえしアライメントとなりやすい．一方で，底屈した際には内転・内がえしアライメントとなりやすい．

- 足関節だけでなく，股関節外転筋力など近位関節の周囲筋の筋力低下も認める．

### B. 姿勢バランス障害
- 受傷後から静的姿勢バランス（片脚立位バランス検査など）と動的姿勢バランス（star excursion balance test など）に低下を認める．
- 慢性足関節不安定症においても，静的および動的姿勢バランスが低下する．

### C. 体性感覚の変化
- 足関節の靱帯損傷により固有受容感覚が低下し，底屈や内がえし方向の関節位置覚のエラーが大きくなる．
- 足底感覚の低下を認め，特に慢性足関節不安定症では踵部，第1中足骨頭部，第5中足骨底部の領域の感覚低下を認める[15]．

### D. 神経筋制御・動作異常
- 急性期から慢性期にかけて，歩行などの動作において患側の足関節内がえしが増大しやすく，損傷靱帯への伸張ストレスの増大あるいは再損傷につながるリスクがある[16]．
- 歩行や着地といった動作時の長腓骨筋の活動低下や反応遅延によって，異常な足関節運動につながっている可能性がある．特に，慢性足関節不安定症では足が接地する前から筋活動低下を認めることから，フィード・フォーワード制御機構の変化が関与している[17]．

## 4) 感覚知覚的な障害[13]

### A. 主観的な足関節の不安定性や機能障害
- 急性期から慢性期にかけて，多くの症例が主観的な足関節の不安定性や機能障害を有する．

### B. 運動恐怖の増大
- 足関節捻挫を1度でも経験すると，運動や再損傷に対する恐怖が増大する[18]．この恐怖の増大は身体活動の回避を招くことで，さらなる機能障害の助長に関与しうる．

### C. 疼痛
- 急性期においては強い疼痛が特徴的であり，足関節内側の疼痛があるとその後の活動復帰が遅延しやすいため注意を要する[19]．
- 慢性足関節不安定症においても高い割合で足関節の疼痛を有する[20]．

# 4 　診断学的検査

## 1) 重症度分類
- **靱帯の損傷程度**に基づく分類がよく使用されている．
  - ▶グレード1：靱帯が伸張された状態で不安定性はない．
  - ▶グレード2：靱帯の部分損傷があり不安定性がある．
  - ▶グレード3：靱帯が完全断裂し重度の不安定性がある．
- **非損傷側との症状の差**から重症度を分類する方法もあり，重度になるほど活動復帰までの期間が長くなる[21]．
  - ▶グレード1：底屈・背屈の総可動域制限が5°未満，周径（figure of eight 法）が0.5 cm未満，ストレスX線（前方引き出しテスト）が正常．
  - ▶グレード2：底屈・背屈の総可動域制限が5～10°，周径が0.5～2.0 cm，ストレスX線が正常．
  - ▶グレード3A：底屈・背屈の総可動域制限が10°超え，周径が2.0 cm超え，ストレスX線が正常．
  - ▶グレード3B：底屈・背屈の総可動域制限が10°超え，周径が2.0 cm超え，ストレスX線が3.0 mm超え．

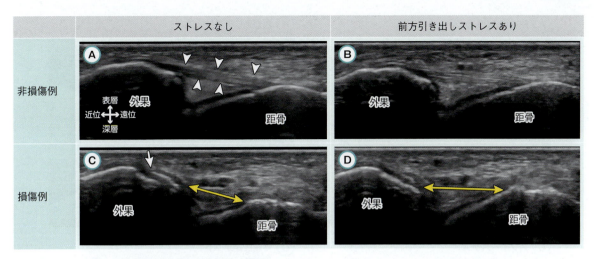

**図4 ● エコーを用いた足関節の前方不安定性の評価**
プローブを外果から距骨をまたぐよう前距腓靱帯の走行に沿って置く．上段の非損傷例の画像では，前距腓靱帯は明瞭に描出される（Aの▷）．ストレスあり（B）で距骨の前方移動量はわずかである．下段の損傷例の画像では外果の骨不整像がみられ（Cの⇨），ストレスあり（D）で距骨の前方移動量が大きく，外果と距骨の距離が増大する（⬌）．本症例は小学生の頃に足関節捻挫による外果剥離骨折の既往がある．

## 2）画像検査

### A. X線
- **ストレスX線**：脛骨に対する距骨の前方引き出しテストにより前距腓靱帯損傷による関節不安定性を評価する．また，内がえしストレスを加え，脛骨に対する距骨の傾斜角を測定することで不安定性を評価する．それぞれ距骨の前方移動量や傾斜角を左右差で評価する．
- 腓骨遠位の剥離骨折の有無を確認することも重要となる．

### B. MRI
- 損傷した靱帯の確認や，骨軟骨損傷の合併の有無を確認することができる．骨挫傷による信号変化の有無を確認することも重要である．

### C. エコー
- 侵襲なく，靱帯の連続性や関節不安定性を評価することができる（図4）．

## 3）整形外科徒手検査法

### A. 前方引き出しテスト[22]（図5A）
- 座位にて，足関節を軽度底屈位とし，下腿に対して把持した踵部を前方に引き出すことで，足関節の前方不安定性を評価する．前方に引き出した際に反対側に比べて移動量が大きい場合に陽性とし，前距腓靱帯が損傷している可能性を疑う．

### B. 内がえしテスト[22]（図5B）
- 座位もしくは背臥位にて，足関節を底背屈中間位とし，下腿に対して足関節を内がえしさせるよう力を加える．反対側に比べて内がえしが大きい場合に陽性とし，踵腓靱帯が損傷している可能性を疑う．

### C. スクイーズテスト[22]（図5C）
- 座位もしくは背臥位にて，下腿中央部で脛骨に対して腓骨を圧迫した際に，遠位脛腓関節に疼痛が発生した場合には，前下脛腓靱帯が損傷している可能性が疑われる．

### D. 背屈圧迫テスト[23]（図5D）
- 荷重位にて足関節を背屈させ，次に徒手で遠位脛腓関節を圧迫した条件で同様の荷重位背屈を行う．徒手で圧迫した条件において，背屈角度が増大もしくは疼痛が減弱した場合に陽性とする．このテストは感度が高いことから，陰性であった場合には前下脛腓靱帯が損傷していない可能性があると推察される．

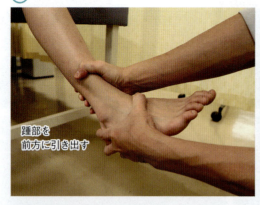
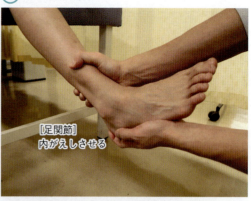
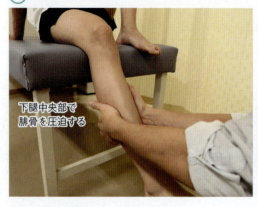
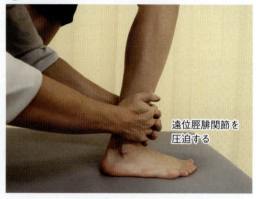

図5 ● 徒手検査法

> ⚠ **注意** 急性期では痛みが強く防御性筋収縮が起こりやすいため，徒手検査の精度は高くはない．何回もテスト行うことで損傷靱帯に過度なストレスを加えてしまうリスクもある．最小限の回数でテストを行うことは重要であり，時期によっては実施可否について医師にも確認しながら慎重に判断する．

## 5 医学的治療

### 1) 保存療法（リハビリテーション以外）

- 足関節捻挫のグレード1や2では，シーネやギプス等で関節を固定することよりも，装具などで関節を保護する方が機能回復が早い[24]．しかし，グレード3になると関節固定が推奨されている[24]．固定の有無や期間については医療施設や医師によって異なる．
- 過剰な安静・固定や荷重制限は，靱帯への治癒やリモデリングを逆に妨げてしまうことから，注意が必要である．

### 2) 手術療法

- 足関節の構造的な不安定性が重度である場合には，前距腓靱帯・踵腓靱帯の再建術や修復術が行われることがある．

第6章　下腿，足関節，足部

# 6. 足関節捻挫

越野裕太

Ⓐ知識の整理　　　　　　Ⓑリハビリテーションプログラム

## 〇 Do!

1. 損傷組織や合併症を把握し，リハビリテーションプログラムを計画する
2. 構造・機能・感覚知覚の障害を正確に評価し，それに応じたリハビリテーションを実践する
3. 再発の原因となる構造・機能・感覚知覚の障害をすべて改善させることをめざす
4. スポーツ活動などに復帰した後の再発を予防する

## ✕ Don't!

1. 受傷後の靱帯の治癒や機能障害の最小化のために過剰な安静は指導しない
2. 複数の靱帯や骨軟骨の合併損傷を見逃さない

## 1 情報収集・医療面接

### 1) 情報収集

- 担当医師やカルテ，検査画像から損傷靱帯の部位，靱帯以外の合併損傷の有無を確認する．
- 一般情報や現病歴などはカルテや医療面接・問診を通じて収集する．

### 2) 医療面接・問診

#### A. 現病歴

- 受傷機転（受傷時の姿勢，他者との接触など）や，受傷に至るまでの経緯を確認する．
- 受傷からの経過日数，受傷直後の対応，炎症や疼痛の経過についても確認する．

#### B. 既往歴

- これまでの足関節捻挫の受傷回数を確認し，再発の有無やその頻度を必ず確認する．
- 受傷以前における足関節の不安定感やgiving wayの有無を確認する．

#### C. 主観的症状

- **関節不安定性**：Cumberland Ankle Instability Tool[25] もしくはIdentification of Functional Ankle Instability[26] を用いて評価する．
- **機能障害**：Foot and Ankle Ability Measure[27] やSelf-Administered Foot Evaluation Questionnaire（SAFE-Q）[28~30] を用いて評価する（SAFE-Qは一般社団法人日本足の外科学会のウェブサイトにて公開されている）．
- **心理的因子**：Tampa Scale for Kinesiophobiaを用いて評価する[31]．

#### D. その他

- 主訴，要望，目標などを確認する．

Ⓑリハビリテーションプログラム　485

## 2 リハビリテーション評価

### 1) 急性症状の評価

#### A. 疼痛
- **圧痛**：部位・範囲を確認する．前距腓靭帯や踵腓靭帯にあたる足関節前外側や下外側に加えて，内果下部の圧痛も確認する．
- **運動時痛**：背屈，底屈，内がえし，外がえしのどの方向でどこに疼痛が発生するかを，自動運動と他動運動で確認する．疼痛を自覚する角度，範囲についても確認する．
- **動作時痛**：両脚立位，片脚立位，歩行，階段昇降，スクワットにおける疼痛を確認する．可能であれば基本的なスポーツ動作中の疼痛も確認する．荷重のみで痛いのか，足関節運動によって痛いのかといった観点で確認し疼痛の原因を探る．

#### B. 腫脹
- figure of eight 法を用いて足関節周囲の周径を測定する（第6章-3 図6A 参照）．

### 2) 構造的な評価

#### A. 関節不安定性
- エコーや整形外科徒手検査法を用いて構造的な関節不安定性を確認する（図4，5）．

#### B. 関節可動域
- 足関節の全方向の可動域を評価する．特に残存しやすい**背屈可動域制限**は必ず確認する．非荷重位の背屈可動域測定だけでは背屈制限を見逃す可能性があるため[32]，荷重位でも測定する（図6）．

#### C. アライメント
- 足関節中間位に加えて，背屈位や底屈位でのアライメントを確認する．非荷重位（図3），荷重位（図7）の両方で確認する．
- 後足部や前足部のアライメントが内がえし方向に偏位しているかを確認する（図8）．静的な状態で過度な内がえしがあると動作中に内がえしが大きくなることが推察される．

### 3) 機能的な評価

#### A. 筋力
- 徒手筋力検査（MMT）にて，足関節底屈・背屈・外がえし・内がえしの筋力を評価する．可能ならばハンドヘルドダイナモメーターで定量的に評価する．荷重位での底屈筋力も評価する（第6章-5 図11 参照）．

#### B. 姿勢バランス
- 静的姿勢バランス：balance error scoring system（BESS）や foot lift test を用いて評価する[33]（図9）．

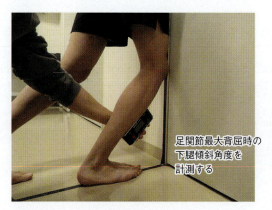

足関節最大背屈時の下腿傾斜角度を計測する

**図6 ● 荷重位背屈可動域の測定**
テープに膝中心，第2趾，踵中心が揃うように配置する．踵を接地させたまま最大背屈位となるよう足部位置を調整し，最大背屈時の下腿傾斜角度を計測する（傾斜計を脛骨粗面より15 cm遠位の点に配置する）．もしくは母趾と壁の間の距離をメジャーで測定する．

BESSでは柔らかい床条件で評価することで，姿勢バランス不良を検出しやすい．BESSでは全身のエラーを観察する必要があるが，foot lift testでは足部だけを観察するため，エラーを見逃しにくい．
- 動的姿勢バランス：star excursion balance testによって評価する[34]（図2）．

### C. 体性感覚
- モノフィラメントを用いて足底感覚を評価する．

### D. 神経筋制御・動作異常
- 歩行，走行，着地，切り返し動作中の足関節運動を主に観察する．動画を撮影すると足関節運動をより詳細に観察しやすい．
- 動作中における荷重位置の外側偏位の程度を観察する．患者による主観的な荷重位置も聴取する．

## 4）感覚知覚的な評価
- 質問紙調査によって，感覚知覚的な評価はおおむね完了できる（**1 情報収集・医療面接**参照）．

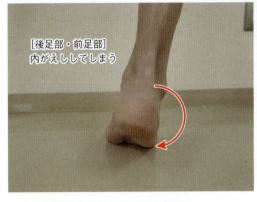
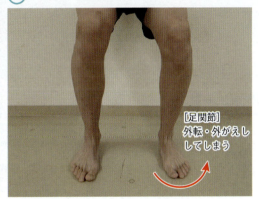

**図7 ● 荷重位でのアライメント評価**
ヒールレイズ時に後足部や前足部が内がえしするかどうかを確認する．スクワットやランジ動作において，足関節の背屈に伴う外転・外がえしの有無を確認する．

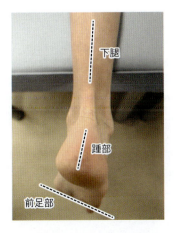

**図8 ● 後足部と前足部のアライメント評価**
下腿の軸に対する踵部の内がえし・外がえし角度を確認する．また，踵部の軸に対する前足部の内がえし・外がえし角度を確認する．

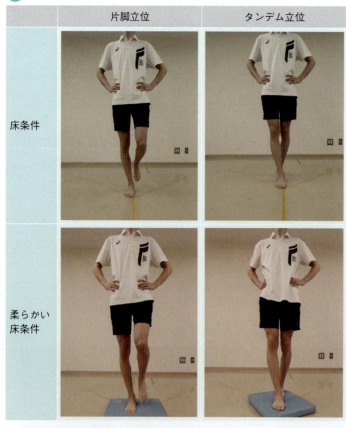
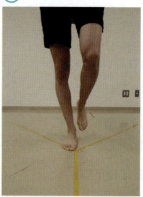

**図9 ● 静的姿勢バランスの評価**

A) balance error scoring systemは床条件と柔らかい床条件において，片脚立位，タンデム立位をそれぞれ閉眼で20秒間保持する．姿勢保持中の姿勢動揺エラー回数を上限10回として数える．
エラー：腸骨稜から手が離れる，開眼する，よろめく・転倒する，股関節が30°以上屈曲・外転する，前足部や踵がもち上がる，5秒以上テスト姿勢を保持できない．
オリジナルのテストでは両脚立位条件も含まれるが，難易度が低い課題であるためバランス不良を検出しにくい．

B) foot lift testは閉眼で30秒間，床上で片脚立位を保持する．検査者は足を観察し，エラー（足部のいずれかの部位が床から浮く，反対側の足が床に接地する）の回数を数える．

## 3 リハビリテーションのポイントと実際

### 1) 各病期のポイント

#### A. 急性期〜亜急性期

- 急性期は炎症症状を管理しながら患部を保護する．例えば，損傷した前距腓靱帯にストレスがかかる内がえしや底屈の運動を制限することで損傷組織を保護する．一方で，医師を含めて多職種で検討したうえで背屈や外がえしの運動を疼痛がない範囲で許可するなど，過度な安静を避けることで機能障害を最小化する．
- 炎症が増悪しないよう身体活動量を調整し，装具等によって関節を保護しながら日常生活を行うよう指導する．必要に応じてアイシングも行う．
- 医師を含めて多職種で検討したうえで，疼痛や炎症が増悪しない範囲で荷重活動も行うよう指導し，背屈可動域の改善，等尺性収縮による筋力強化を開始する．可能であれば静的姿勢バランス練習も開始する．

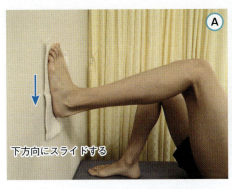
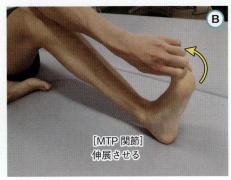

図10 ウォールスライドと長母趾屈筋のストレッチング
A）壁に足を置き下方向にスライドする．
B）足関節背屈位で行う．

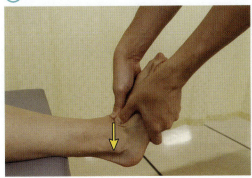
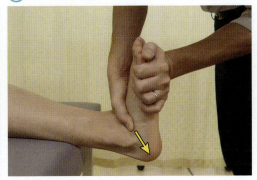

図11 距骨を後方に押すモビライゼーション・背屈可動域運動

### B. 回復期
- 回復期では日常生活動作に問題がないことを確認した後に，左右対称な関節可動域・静的姿勢バランス，そしてスクワットやジョギングなどのスポーツ基本動作の獲得をめざす．

### C. 強化期〜復帰期
- この時期は高負荷・高速度運動による筋力強化や，プライオメトリックやアジリティトレーニングを開始し，スポーツ特異的動作の練習も積極的に行う．左右対称な筋力，動的バランス，機能的パフォーマンスの獲得，そしてスポーツ活動において疼痛や不安感がない状態をめざす．
- 足関節捻挫の再発予防としてテーピングや装具を必要に応じて使用し，予防的なバランストレーニングを継続する．

## 2）構造的障害に対する介入

### A. 関節不安定性
- 構造的な関節不安定性を改善させるための有効なトレーニングはないが，テーピングや装具を用いて制御することは可能である．テーピング方法については専門の成書を参考にしていただきたい．

### B. 関節可動域
- 背屈可動域の改善のために単純な背屈可動域運動に加えて，下腿三頭筋や長母趾屈筋のストレッチングを行う（図10）．
- 距骨を後方に押し込みながら背屈可動域運動を行うことも有効である[35]（図11）．腫脹や疼痛がない場合は，テーピングを用いて距骨後方移動を誘導しながら背屈運動を行うことができる[36]（図12）．

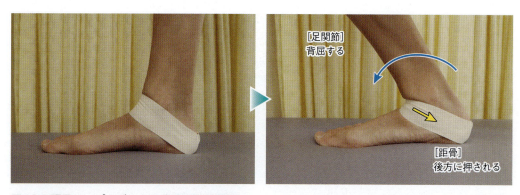

**図12 ● 距骨テーピングによる背屈可動域運動**
足関節中間位もしくは軽度底屈位で非伸縮テープを図のように1〜2周貼る．背屈することでテープが距骨を後方に押す力が働く．

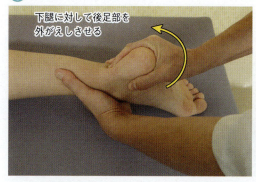

Ⓐ 後足部モビライゼーション

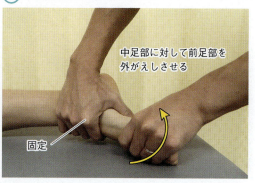

Ⓑ 前足部モビライゼーション

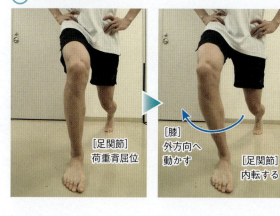

Ⓒ 足関節内転運動

**図13 ● アライメント不良に対するモビライゼーション**
後足部（A）と前足部（B）の外がえしモビライゼーション．荷重背屈位で膝を外方向に動かすことで相対的な足関節内転運動を行う（C）．

## C. アライメント

- 足関節中間位や底屈位において足関節・足部の内がえしアライメントを認める場合，外がえし方向へのモビライゼーションを行う（図13A, B）．
- 背屈時に足関節の過度な外がえしや外転を認める場合は，背屈位で足関節を内転させるモビライゼーションを行う（図13C）．

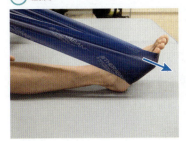
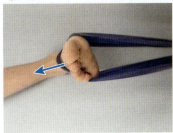
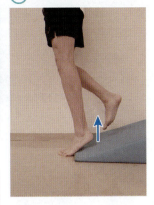
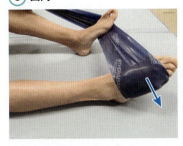
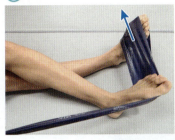

**図14　チューブによる足関節4方向の筋力強化**
最終域ヒールレイズでは，開始肢位を底屈位とし，そこからさらに底屈することで最終域まで踵を挙上して底屈筋力を強化する．

## 3) 機能的障害に対する介入

### A. 筋力
- 急性期は等尺性収縮による強化から開始し，徐々にチューブを用いた抵抗運動，そして荷重位運動による強化へと進める（図14）．
- ジャンプ着地などのつま先接地時の衝撃力を吸収できる底屈筋力を獲得するため，底屈最終域までヒールレイズができ，その肢位で衝撃に耐えられるようになることをめざす（図14E）．

### B. 姿勢バランス
- 漸進的なバランストレーニングを計画する．特に閉眼や不安定面でもトレーニングを行う（表1）．
- 片脚ジャンプから着地中の姿勢安定を保つような動的バランストレーニングも行う[37]（第5章-7 図16D参照）．
- 全身振動刺激装置上でバランストレーニングを実施することも有用である[38]．

### C. 体性感覚
- 足底マッサージを行うことで，足底感覚および姿勢バランスの改善が期待できる[39]（図15）．

### D. 神経筋制御・動作異常
- 動作時の荷重位置が外側に過度に偏位しないよう口頭指導にて修正する．
- チューブを用いた動作練習で腓骨筋群の活動を促す（図16）．

## 4) 感覚知覚的障害に対する介入
- ここまで解説した構造および機能に対するリハビリテーションを実施することで，主観的な足関節不安定性や機能障害の改善が期待される．慢性的に問題となりやすい主観的な足関節不安定性に対してはバランストレーニングが特に有効である[40]．

## 5) 再発予防のための介入
- ここまで解説したリハビリテーションにより各障害を改善させることは再発予防につながる．構造的な不安定性がある場合は装具やテーピングの継続使用を検討する．
- バランストレーニングの継続によって再発を予防する（表1，第5章-7 図16D参照）．

表1 ● 片脚立位で行うバランストレーニングプログラムの例

|  | レベル1 | レベル2 | レベル3 |
|---|---|---|---|
| 視覚 | 開眼 | 閉眼 | 閉眼 |
| 床面 | 硬い床 | バランスマット | バランスディスク |
| 運動 | なし | 非支持脚を前後・左右に開く | 上肢の動きを追加（ボールパス等） |
| 負荷 | なし | 非支持脚の開く運動に対しチューブを巻いて抵抗をかける | チューブの硬さを強くする |

視覚，床面，運動，負荷の要素ごとに難易度を設定する．

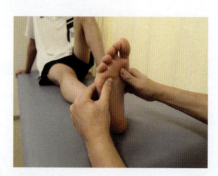

図15 ● 徒手による足底マッサージ

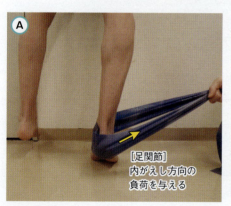
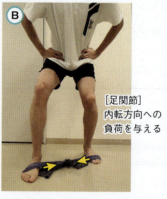

図16 ● チューブを用いた動作時の腓骨筋群の促通

ヒールレイズ中に足関節内がえし方向の負荷をチューブにより与える（A）．足関節内転方向への負荷をチューブでかけたままスクワット姿勢で前方に歩く（B）．

〈文献〉

1) Fong DT, et al：A systematic review on ankle injury and ankle sprain in sports. Sports Med, 37：73-94, 2007
2) Doherty C, et al：Recovery From a First-Time Lateral Ankle Sprain and the Predictors of Chronic Ankle Instability: A Prospective Cohort Analysis. Am J Sports Med, 44：995-1003, 2016
3) Koshino Y, et al：Prevalence and characteristics of chronic ankle instability and copers identified by the criteria for research and clinical practice in collegiate athletes. Phys Ther Sport, 45：23-29, 2020
4) Lysdal FG, et al：What have we learnt from quantitative case reports of acute lateral ankle sprains injuries and episodes of 'giving-way' of the ankle joint, and what shall we further investigate? Sports Biomech, 21：359-379, 2022
5) de Noronha M, et al：Do voluntary strength, proprioception, range of motion, or postural sway predict occurrence of lateral ankle sprain? Br J Sports Med, 40：824-8; discussion 828, 2006
6) Delahunt E & Remus A：Risk Factors for Lateral Ankle Sprains and Chronic Ankle Instability. J Athl Train, 54：611-616, 2019
7) de Noronha M, et al：Intrinsic predictive factors for ankle sprain in active university students: a prospective study. Scand J Med Sci Sports, 23：541-547, 2013
8) Powers CM, et al：Hip Strength as a Predictor of Ankle Sprains in Male Soccer Players: A Prospective Study. J Athl Train, 52：1048-1055, 2017
9) Swenson DM, et al：Epidemiology of U.S. high school sports-related ligamentous ankle injuries, 2005/06-2010/11. Clin J Sport Med, 23：190-196, 2013

第6章　6. 足関節捻挫

10) Chan VO, et al：Medial joint line bone bruising at MRI complicating acute ankle inversion injury: what is its clinical significance? Clin Radiol, 68：e519-e523, 2013

11) Yamaguchi S, et al：Avulsion fracture of the distal fibula is associated with recurrent sprain after ankle sprain in children. Knee Surg Sports Traumatol Arthrosc, 27：2774-2780, 2019

12) Wright RW, et al：Ankle syndesmosis sprains in national hockey league players. Am J Sports Med, 32：1941-1945, 2004

13) Hertel J & Corbett RO：An Updated Model of Chronic Ankle Instability. J Athl Train, 54：572-588, 2019

14) Kobayashi T, et al：Abnormalities of foot and ankle alignment in individuals with chronic ankle instability: a systematic review. BMC Musculoskelet Disord, 22：683, 2021

15) Powell MR, et al：Plantar cutaneous sensitivity and balance in individuals with and without chronic ankle instability. Clin J Sport Med, 24：490-496, 2014

16) Doherty C, et al：Lower extremity function during gait in participants with first time acute lateral ankle sprain compared to controls. J Electromyogr Kinesiol, 25：182-192, 2015

17) Delahunt E, et al：Changes in lower limb kinematics, kinetics, and muscle activity in subjects with functional instability of the ankle joint during a single leg drop jump. J Orthop Res, 24：1991-2000, 2006

18) Houston MN, et al：College Athletes With Ankle Sprain History Exhibit Greater Fear-Avoidance Beliefs. J Sport Rehabil, 27：419-423, 2018

19) O'Connor SR, et al：Predicting functional recovery after acute ankle sprain. PLoS One, 8：e72124, 2013

20) Koshino Y, et al：Factors associated with persistent pain in college athletes with a history of lateral ankle sprain. Phys Ther Sport, 64：27-31, 2023

21) Malliaropoulos N, et al：Acute lateral ankle sprains in track and field athletes: an expanded classification. Foot Ankle Clin, 11：497-507, 2006

22)「適切な判断を導くための整形外科徒手検査法 エビデンスに基づく評価精度と検査のポイント」（松村将司，三木貴弘／編），メジカルビュー社，2020

23) Netterström-Wedin F & Bleakley C：Diagnostic accuracy of clinical tests assessing ligamentous injury of the ankle syndesmosis: A systematic review with meta-analysis. Phys Ther Sport, 49：214-226, 2021

24) Martin RL, et al：Ankle Stability and Movement Coordination Impairments: Lateral Ankle Ligament Sprains Revision 2021. J Orthop Sports Phys Ther, 51：CPG1-CPG80, 2021

25) Kunugi S, et al：Cross-cultural adaptation, reliability, and validity of the Japanese version of the Cumberland ankle instability tool. Disabil Rehabil, 39：50-58, 2017

26) Mineta S, et al：The reliability, and discriminative ability of the identification of functional ankle instability questionnaire, Japanese version. Phys Ther Sport, 35：1-6, 2019

27) Uematsu D, et al：Evidence of validity for the Japanese version of the foot and ankle ability measure. J Athl Train, 50：65-70, 2015

28) 仁木久照, 他：自己記入式足部足関節評価質問票 Self-Administered Foot Evaluation Questionnaire（SAFE-Q）作成報告書（平成24年12月17日）．日本整形外科学会雑誌，87：451-487，2013

29) Niki H, et al：Validity and reliability of a self-administered foot evaluation questionnaire（SAFE-Q）. J Orthop Sci, 18：298-320, 2013

30) Niki H, et al：Responsiveness of the Self-Administered Foot Evaluation Questionnaire（SAFE-Q）in patients with hallux valgus. J Orthop Sci, 22：737-742, 2017

31) 松平 浩, 他：論述 日本語版 Tampa Scale for Kinesiophobia（TSK-J）の開発：言語的妥当性を担保した翻訳版の作成．臨床整形外科，48：13-19，2013.

32) Koshino Y, et al：Differences and relationships between weightbearing and non-weightbearing dorsiflexion range of motion in foot and ankle injuries. J Orthop Surg Res, 19：115, 2024

33) Linens SW, et al：Postural-stability tests that identify individuals with chronic ankle instability. J Athl Train, 49：15-23, 2014

34) Picot B, et al：The Star Excursion Balance Test:An Update Review and Practical Guidelines. International Journal of Athletic Therapy and Training：26, 285-293, 2021

35) Vicenzino B, et al：Initial changes in posterior talar glide and dorsiflexion of the ankle after mobilization with movement in individuals with recurrent ankle sprain. J Orthop Sports Phys Ther, 36：464-471, 2006

36) Yoon JY, et al：Three-dimensional analysis of foot motion after uphill walking with mobilization with movement using tape applied to the talocrural joint in women with limited ankle dorsiflexion. Foot Ankle Int, 35：1217-1225, 2014

37) McKeon PO, et al：Balance training improves function and postural control in those with chronic ankle instability. Med Sci Sports Exerc, 40：1810-1819, 2008

38) Koshino Y & Kobayashi T：Effects of Conservative Interventions on Static and Dynamic Balance in Individuals With Chronic Ankle Instability: A Systematic Review and Meta-analysis. Arch Phys Med Rehabil, 104：673-685, 2023

39) Wikstrom EA, et al：Comparative Effectiveness of Plantar-Massage Techniques on Postural Control in Those With Chronic Ankle Instability. J Athl Train, 52：629-635, 2017

40) Tsikopoulos K, et al：Does Multimodal Rehabilitation for Ankle Instability Improve Patients' Self-assessed Functional Outcomes? A Network Meta-analysis. Clin Orthop Relat Res, 476：1295-1310, 2018

# 第6章　下腿，足関節，足部

# 7. 足底腱膜炎

柴田真子

**Ⓐ知識の整理**　　　　　　Ⓑリハビリテーションプログラム

## POINT

1. スポーツ活動だけではなく日常生活活動においても疼痛を訴えることがある
2. 足底腱膜に加えて踵部脂肪体や母趾外転筋の疼痛も混在している場合がある

## 1 原因・誘因

### 1）疫学

- 発生率に性差はなく40〜60歳で高い.
- 一般人口の足部傷害の原因において15％を占める[1].
- ランナーにおける発生率は4.5〜10％，有病率は5.2〜17.5％である[2].

### 2）発生因子・危険因子

- 歩行，ランニング，ジャンプなどで**荷重負荷がくり返されること**により発生する.
- ランニングによって生じるオーバーユース障害が主体であるが，長時間の歩行や立位などの日常生活活動においても発生しうる.
- 身体的な危険因子として，高いBMI，足関節・足部周囲筋機能の低下，踵部骨棘の存在がある．アスリートにおいては発症とBMIの関連は低いと報告されている[1].

### 3）可動域制限・アライメント不良

- 足関節背屈や足趾伸展に制限を認めることが多い（図1）.
- 内側縦アーチの扁平化を認める場合が多いが，足底腱膜の過度な緊張によりハイアーチとなっている場合もある[3, 4]（図2）.
- 踵骨下関節の外がえしや内側縦アーチの低下による足底腱膜への過度な捻転ストレスに加えて，荷重による踵部への圧迫ストレスや，足趾伸展に伴う伸張ストレスが複合して発症に至る（図3）.

### 4）動作不良

- 荷重動作中の体幹側屈，骨盤挙上・下制，knee-in，toe-outなど前額面上のアライメント不良が誘因となりやすい（図4）.
- 踏み込み動作では，距骨下関節の外がえしや横アーチの低下など，内側縦アーチの低下に起因することが多い.

494　整形外科リハビリテーション　第2版

第6章 7. 足底腱膜炎

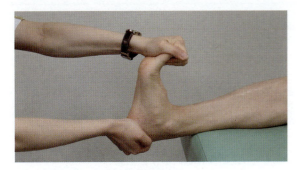

図1 ●足関節・足趾可動域評価
足関節背屈を促しながら足趾の伸展可動域を評価する.

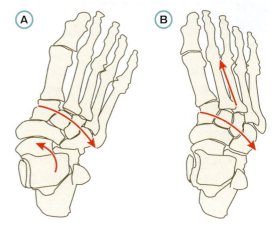

図2 ●典型的なアライメント不良
A) 扁平足：距骨の内旋，舟状骨の内下方偏位，楔状骨の内がえしが起こる.
B) ハイアーチ：踵骨の内がえし，立方骨の降下，中足骨の内転が起こる.

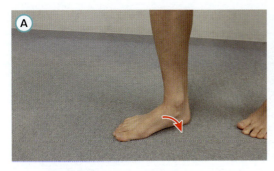

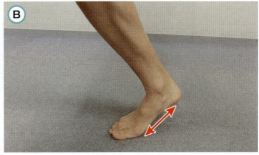

図3 ●典型的なアライメント不良
A) 距骨下関節の外がえしによる内側縦アーチの低下に伴い，足底腱膜への捻転ストレス荷重による圧迫ストレスが増大する.
B) 足趾伸展に伴い伸張ストレスが増大する.

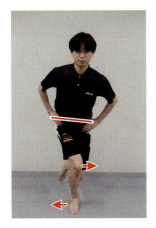

図4 ●動作不良
体幹側屈，骨盤帯の対側下制，knee-in，toe-outが観察される.

Ⓐ 知識の整理　495

## 2 病態

### 1）症状

- 起床後の歩きはじめの**疼痛**が特徴である.
- 運動開始時には強い疼痛があるが時間の経過とともに軽減する場合がある. 発症の初期では運動が不可能となることは少ない.

### 2）解剖[5]

- 足底腱膜炎は踵骨隆起の内側結節から起始し，第1〜5趾基節骨底面に停止する.
- 主な病態は**足底腱膜付着部の微細外傷**や**変性**である. 足底腱膜実質部において炎症を認めることは稀であるが，何らかの病変がある[6].

## 3 理学所見

- 踵部内側に疼痛を訴えることが多い. 踵部脂肪体や母趾外転筋付着部などの疼痛が混在している場合もある.
- 踵部や母趾外転筋付着部周囲に腫脹を認めることがある.

## 4 検査・診断

- 単純X線検査
  - ▸発症者は未発症者と比較し，踵部に骨棘を認める割合が8倍高い[1]. しかし，骨棘は足底腱膜内には存在しないことから，発症への寄与は不明である[7].
- エコー画像診断[1]
  - ▸Bモード：足底腱膜の肥厚，低エコー像を認めることが多い（図5）.
  - ▸剪断波エラストグラフィ：低い剪断弾性率（組織が柔らかいこと）を認めることが多い.
- 整形外科的徒手検査
  - ▸ウィンドラス検査：足関節を中間位とし母趾を伸展させた際に疼痛が誘発されれば陽性と判断する[4]（図6）.

## 5 医学的治療

- 注射療法：コルチコステロイドの注射療法により鎮痛効果，線維芽細胞増殖の軽減，基質タンパク質の軽減が期待される. ただし，長期的な治療効果は期待できない可能性がある[1].
- 体外衝撃波療法：鎮痛効果，変性組織における血管新生およびコラーゲン合成の促進が期待される[8]. 拡散型よりも収束型の方が鎮痛効果としては有効であることが示されている[9]. しかし，変性した足底腱膜の治癒に対する効果について一定の見解は得られていない.

第6章　7. 足底腱膜炎

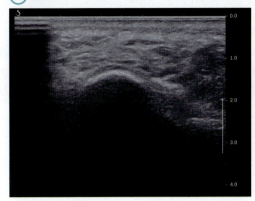
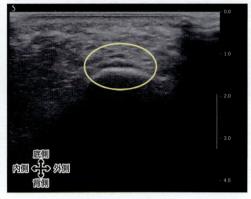

**図5 ●エコー画像**
プローブを踵骨にまたぐように短軸方向に置く．患側（B）は健側（A）と比較し足底腱膜が肥厚しているのが観察される．

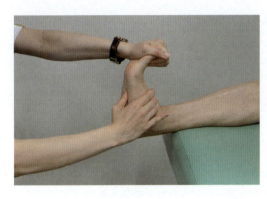

**図6 ●ウィンドラス検査**
足関節中間位にて母趾を伸展させる．足底腱膜付着部を触知し圧痛が認められたら陽性と判断する．また，同時に足底腱膜の緊張も評価する．

Ⓐ 知識の整理　　497

**第6章　下腿，足関節，足部**

# 7. 足底腱膜炎

柴田真子

Ⓐ知識の整理

**Ⓑリハビリテーションプログラム**

## O Do!

1. 疼痛を増悪させないために運動量をコントロールする
2. スポーツ復帰段階では足底部にかかる物理的負荷を考慮し練習環境を調整する

## ✕ Don't!

1. 安静のみで疼痛をコントロールしようとしない

## 1 情報収集

- 活動・運動制限について主治医やカルテから確認する．加えて，病態や活動・運動量コントロールの理解度について患者本人から確認する．

### 1) 現病歴・既往歴

- 発症前：練習量の増加，練習環境の変化，シューズの変更，走行環境の変更について聴取する．発生要因となる足部・足関節周囲の既往や筋機能不全の有無についても必ず聴取する．
- 発症後：疼痛が発生した状況について聴取する．症状が誘発されやすい条件についても聴取しておく．発症後の安静期間や運動量を確認する．

### 2) 主訴

- 歩行時痛，特に**起床後の歩きはじめの疼痛**の有無を確認する．
- スポーツ活動においてはランニングやジャンプ着地などの，瞬発的な動作中の疼痛を確認する．

### 3) 環境

- 環境因子
  - ▸ サーフェスの種類：症状が誘発されやすいコンクリートや硬いタータンでの運動の有無や頻度について確認する．芝生や砂場での運動において症状が軽減するか否かについても確認する．
  - ▸ シューズの種類：シューズのクッション性，ソールの厚みやしなり具合について確認する．
- トレーニング因子
  - ▸ 足底腱膜炎を含むオーバーユース障害の発生にかかわる，練習の量・強度の急激な増加，練習内容の変更などについて聴取する．
- その他
  - ▸ 今後の試合・練習のスケジュール，本人のニード，チームの状況を事前に聴取する．復帰までに要する見込み期間を事前に共有しておく．

## 2 リハビリテーション評価

### 1) 患部評価
- 鑑別評価
  ▶ 踵部の疼痛には足底腱膜を含めていくつかの組織の異常が混在している場合がある．圧痛，伸張時痛，収縮時痛をもとに鑑別する（図7）．

### 2) 整形外科的評価
- Ⓐ知識の整理，④検査・診断参照．

### 3) アライメント評価
- 静的アライメント：端座位で下肢のアライメントを確認する（図8）．
- 動的アライメント：片脚スクワットにてアライメントを確認する（図9）．

### 4) 可動域・可動性評価
- 足関節・踵骨
  ▶ 荷重時の内側縦アーチを低下させる要因である．背屈可動域制限を評価する．距腿関節の背屈を中足骨の背屈で代償している可能性があるため，踵骨を下方へ牽引しながら踵骨背屈の可動性も確認する（図10）．

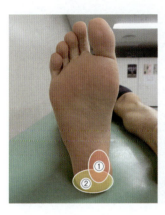
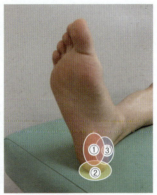

図7●疼痛部位による鑑別
①足底腱膜
②踵部脂肪体
③母趾外転筋

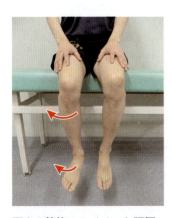

図8●静的アライメント評価
膝関節外旋・内反，足部外転が観察される．

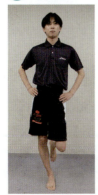
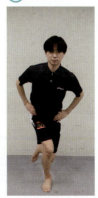

Ⓐ 片脚立位　Ⓑ 片脚SQ

図9●動的アライメント評価
A) 膝関節外旋・内反が観察される．
B) 骨盤帯対側下制，knee-in, toe-outが観察される．

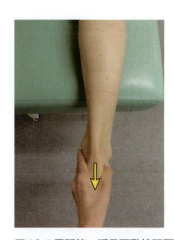

図10●足関節・踵骨可動性評価
踵骨を下方へ牽引し可動性を評価する．

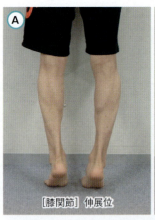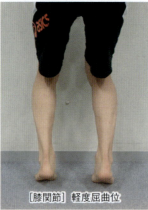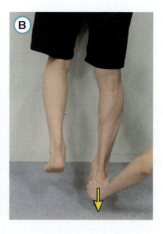

図11 ●下腿三頭筋の筋機能評価
A）腓腹筋の評価は膝関節伸展位，ヒラメ筋の評価は膝関節軽度屈曲位とする．
B）踵骨を下方へ牽引し，踵骨が下方へ降下するか否かを評価する．

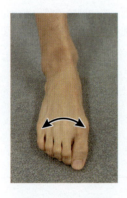

図12 ●虫様筋の評価
ボールを包み込むイメージで横アーチが形成されるか否かを評価する．

- 足趾（MTP関節）
  ▶ 足関節中間位にて足趾伸展の可動域を測定する．この際，足底腱膜の緊張度合いを触知しウィンドラス機能も評価する（図6）．足底腱膜のタイトネスが認められる場合は第1中足骨が底屈し足底腱膜の緊張が触知しにくいことがある[4]．

## 5）筋力・筋機能評価

- 体幹・股関節周囲筋
  ▶ 前額面上の身体動揺の制動に寄与する腹斜筋や中殿筋の機能を評価する．
- 足関節周囲筋
  ▶ 下腿三頭筋の機能を評価する（図11）．特に，ヒラメ筋は踵骨の内側へ付着し距骨下関節の外がえし制動や内側縦アーチの保持に寄与することから，膝伸展位・屈曲位で機能を評価する．足部アーチ保持に寄与する長腓骨筋と後脛骨筋の機能も評価する．
- 足部内在筋
  ▶ 内側縦アーチを保持する母趾外転筋と，横アーチを保持する虫様筋の機能を確認する（図12）．

## 6）動作評価

- 連続ジャンプ
  ▶ 片脚での安定性・支持機能を評価する（図13）．

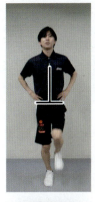
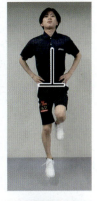
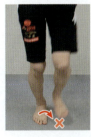
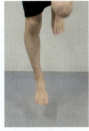

図13 ● 連続ジャンプ
ジャンプ時・着地時に内側縦アーチの低下の有無や体幹・股関節周囲の挙動を評価する．

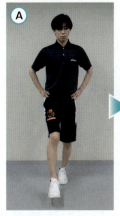
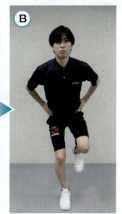

図14 ● 前方ホップの評価
前方ホップ時の着地動作を評価する．その際の膝の左右動揺，体幹傾斜，骨盤帯外側偏位の有無を確認する．

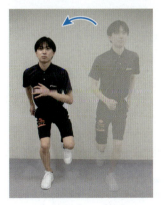

図15 ● 側方ホップの評価
側方ホップ時の着地動作を評価する．その際の膝の左右動揺，体幹傾斜，骨盤帯外側偏位の有無を確認する．

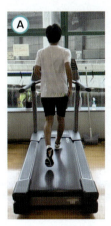
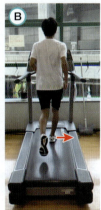
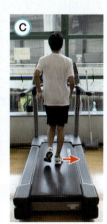

図16 ● ランニングの評価
A）接地時に足部内反を伴いながら接地する．
B）急激な後足部外がえしが起こる．
C）蹴り出しまでtoe-outが見受けられる．

- 前方ホップ
  - ランニング開始前の動作確認として評価する（図14）．
- 側方ホップ
  - 切り返し動作開始前の動作確認として評価する（図15）．

## 7）ランニングの評価

- 図16のような代償動作に注意しながら評価を行う．

## 3 リハビリテーション治療の全体的な流れ

### 1) 疼痛管理
- 疼痛が強いうちはインソールやテーピングなどを用いた疼痛を慢性化させないための対処を優先する．
- 普段履く靴については，ローファーやハイヒールなどは極力避け，クッション性の高いものを推奨する．

### 2) 足関節・足部機能の改善
- 体重を支える土台となる足部機能を改善する．

### 3) 段階的なリハビリテーション
- スポーツ復帰までのリハビリテーション治療の流れを図17に示す．

## 4 リハビリテーション治療の実際

### 1) 炎症と疼痛のコントロール
- 患部周囲に炎症所見がある場合は，炎症を慢性化させないために活動・運動をコントロールする．炎症所見は，運動の直後だけでなく翌日にも確認する．疼痛が強い場合は，パルス波を用いた超音波治療を検討する．

### 2) 足関節・足部機能の改善

#### A. 軟部組織滑走性の改善
- 患部のストレッチング
  ▶ 足底腱膜周囲の滑走性を改善させるため，足趾の伸展により足底腱膜を伸張させる（図18）．

#### B. 足部筋機能の改善
- 立方骨モビライゼーション
  ▶ 立方骨の下で割り箸やペンを踏みながら前方へ踏み込む（図19）．足関節の背屈制限や膝関節外旋のアライメント不良の改善も並行して行う．

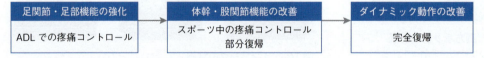

**図17** リハビリテーション治療の全体的な流れ

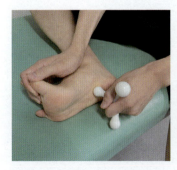
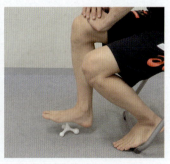

**図18** 患部のストレッチング
足底腱膜含む周辺組織をストレッチする．

- 筋機能の改善
  - ▶ 足趾開排やショートフットエクササイズにより母趾外転筋などの足部内在筋機能を高める（図20）．
  - ▶ 足関節底屈位でのMTP関節屈曲により虫様筋の収縮を高める（図12）．長母趾屈筋や長趾屈筋による足関節背屈の代償運動に注意する．

### C. 足関節機能の改善

- 可動域改善
  - ▶ 足関節背屈可動域を改善するために腓腹筋，ヒラメ筋，長母趾屈筋をマッサージする（図21）．
- 筋機能の改善
  - ▶ カーフレイズにより下腿三頭筋の活動を高める．足趾伸展で痛みがなければ，足底腱膜の変性がない正常部の線維を強化することを目的とした高負荷トレーニングを開始する[5]（図22）．

## 3）体幹機能の改善

### A. 可動性の改善

- 胸郭・胸椎可動性の改善
  - ▶ 胸椎の回旋に左右差を認める場合，上半身での腕振りの不足に影響を及ぼす．結果として，重心のコントロールが不十分となり，骨盤帯・股関節の過度な回旋が膝関節の内外反を誘発するため，胸椎の可動域改善を図る（第5章-7 図13参照）．

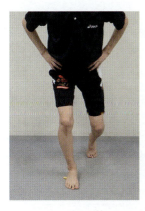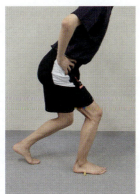

**図19 立方骨モビライゼーション**
立方骨の直下で割り箸やペンを踏みながら前方へ踏み込む．

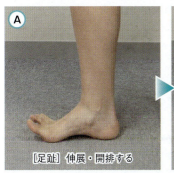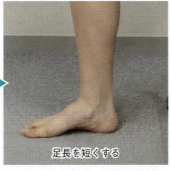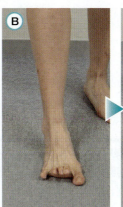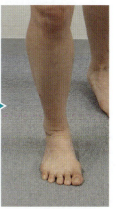

**図20 ショートフットエクササイズの一例**
A）座位にて足趾伸展＋開排させた後，地面を足全体で吸引するイメージで甲を高く持ち上げ足長を短くする．
B）立位においても同様に行う．この際に，荷重がかかることによる足趾の内転（閉鎖）やアーチの低下が起こらないように注意する．

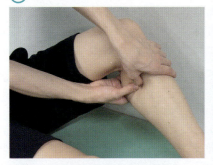
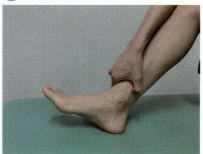

図21 ● 足関節背屈可動域の改善

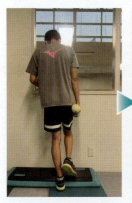
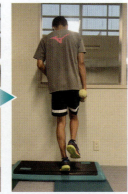

図22 ● カーフレイズの一例
前足部にのみ荷重した状態で足関節背屈域から底屈運動を実施する．

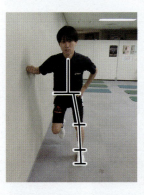
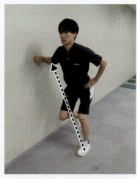

図23 ● 壁スクワット
スクワットのポジションにて肘で壁を支え，壁に対して外側の下肢で壁方向に押す．骨盤帯の外側偏位・膝関節の内外反・足部内側縦アーチの低下が起きないように注意をする．

### B. 筋機能の改善
- 側方安定性の改善
  - 荷重位にて，骨盤帯の外側偏位・膝関節の内外反・足部内側縦アーチの低下が起こらないように，壁方向へ地面を押す．体幹の固定と中殿筋の筋発揮を促す（図23）．

## 4) 競技復帰に向けた段階的トレーニング
- 足関節・足部機能，体幹・股関節機能の改善を確認した後，段階的にトレーニングを進める．
- 足関節・足部に過度に依存した蹴り出し動作とならないよう，股関節伸展筋群の活動も促す（図24, 25）．
- 競技復帰に向けた段階的なトレーニングは第5章-7を参考にしたい．

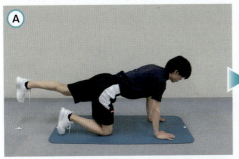
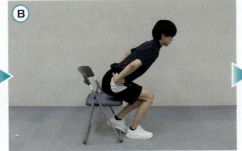
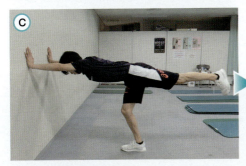
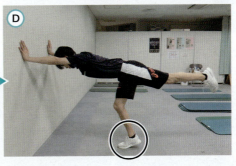

**図24 ● 押し動作の獲得のための一例**
A）四つ這い位にて股関節屈曲方向に重心を移動し，殿部で荷重を支える．
B）重心を前方に移動させ殿部で荷重をコントロールしながら股関節伸展動作を用い立ち上がる．
C）デッドリフト様に股関節を曲げ，床からの反力を殿部を使い壁へ伝える．
D）Cに加え，尖足立ちとなり，殿部と下腿部を協調させながら床からの反力を壁へ伝える．

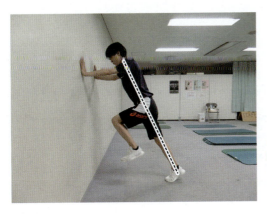

**図25 ● ウォークドリルの一例**
図24のコンビネーションが可能となったら，実際の動きに合わせて練習する．体幹から足関節までを一直線に保ちつつ，地面を股関節と足関節で叩きつけながら足を踏み変える．

## 5）補装具

### A. インソール
- アライメント不良による疼痛をコントロールする目的で，主に内側・外側縦アーチを補助する．踵部に衝撃吸収材を用いることもある．

### B. テーピング
- テーピングの制動は主に短期的な効果であるため，試合・競技会などの短時間での使用を推奨する（図26）．

A 足底腱膜のサポート

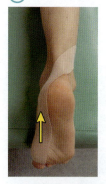

B 足底腱膜のサポート＋アーチのサポート

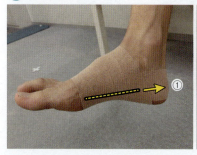 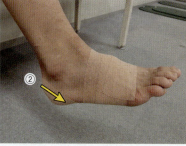 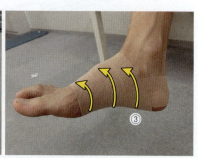

**図26 ● テーピングの一例**
A) 内側足底腱膜に沿ってテープを貼る．
B) ①母趾外転筋の走行に沿ってテープを貼る．
　②外側のヒールロックにて踵骨内がえし方向へ誘導する．
　③踵骨足底内側から内側縦アーチを補強するようにテープを何周か巻く．

〈文献〉
1) Rhim HC, et al：A Systematic Review of Systematic Reviews on the Epidemiology, Evaluation, and Treatment of Plantar Fasciitis. Life（Basel），11：1287, 2021
2) Lopes AD, et al：What are the main running-related musculoskeletal injuries? A Systematic Review. Sports Med, 42：891-905, 2012
3) Schwartz EN & Su J：Plantar fasciitis: a concise review. Perm J, 18：e105-e107, 2014
4) 「スポーツリハビリテーションの臨床」（青木治人，清水邦明／監，鈴川仁人／編），メディカル・サイエンス・インターナショナル，2019
5) 「軟部組織損傷・障害の病態とリハビリテーション 組織特性に基づくアプローチ法の構築」（熊井 司，片寄正樹／監，小林 匠，窪田智史／編），メジカルビュー社，2021
6) Ieong E, et al：Ultrasound scanning for recalcitrant plantar fasciopathy. Basis of a new classification. Skeletal Radiol, 42：393-398, 2013
7) Kumai T & Benjamin M：Heel spur formation and the subcalcaneal enthesis of the plantar fascia. J Rheumatol, 29：1957-1964, 2002
8) Speed C：A systematic review of shockwave therapies in soft tissue conditions: focusing on the evidence. Br J Sports Med, 48：1538-1542, 2014
9) Wang YC, et al：Efficacy of Different Energy Levels Used in Focused and Radial Extracorporeal Shockwave Therapy in the Treatment of Plantar Fasciitis: A Meta-Analysis of Randomized Placebo-Controlled Trials. J Clin Med, 8：1497, 2019

第7章　脊椎，脊髄

# 1. 頚椎症性神経根症，頚椎症性脊髄症

大坂祐樹

**Ⓐ知識の整理**　　　Ⓑリハビリテーションプログラム

## POINT

1. 頚椎症性神経根症，頚椎症性脊髄症の病態を理解する
2. 頚椎，神経根，脊髄に由来する症状を理解する
3. 頚椎症性神経根症，頚椎症性脊髄症に対する保存療法，手術療法を理解する

## 1 原因・誘因

- 頚椎や椎間関節，椎間板，ルシュカ関節などの組織が，加齢により**変形・変性**をきたし，**脊髄や神経根**を圧迫することで生じる.

## 2 病態

- 好発年齢は**50歳代**で，**男性**に多い.
- 頚椎の加齢変化は椎間板からはじまり，椎体辺縁の骨棘形成，椎間関節やルシュカ関節の変性，黄色靱帯の肥厚などが生じ，これらの変性が神経を圧迫することで，運動や感覚の障害を引き起こす.
- 加齢変化により，頚椎可動域制限や頚部痛などの症状を呈した状態を変形性頚椎症という.
- 頚椎組織の変性により，頚椎神経根が障害され神経根症状が出現しているものを**頚椎症性神経根症**，頚髄が障害され脊髄症状が出現しているものを**頚椎症性脊髄症**という.
- 頚椎症性脊髄症は**第5/6頚椎**に最も多く認め，次いで第6/7頚椎，第4/5頚椎の順に認める. 頚椎症性神経根症では**第7頚椎神経根**の障害が最も多く，次いで第6頚椎神経根が障害される.

## 3 症状・障害

### 1）頚椎症状

- 頚部痛や頚椎可動域制限が生じる.
- 頚椎疾患で生じる疼痛は，椎間関節や筋・筋膜などが原因で生じる頚部痛と，神経障害により生じる神経性疼痛に分けられる.
- 頚椎を側屈した際に同側の疼痛やつまり感が誘発される場合は椎間関節性疼痛，対側に伸張されるような疼痛が誘発される場合は筋・筋膜性疼痛である可能性が考えられる.
- 神経性疼痛は肩から上肢にかけての放散痛が生じ，頚椎伸展で症状が増悪しやすい.

### 2）神経根症状

- 神経支配領域に一致した疼痛や感覚障害，**筋力低下**が生じる（図1）. **片側性**に症状が出現することが多い.

**Ⓐ知識の整理**　507

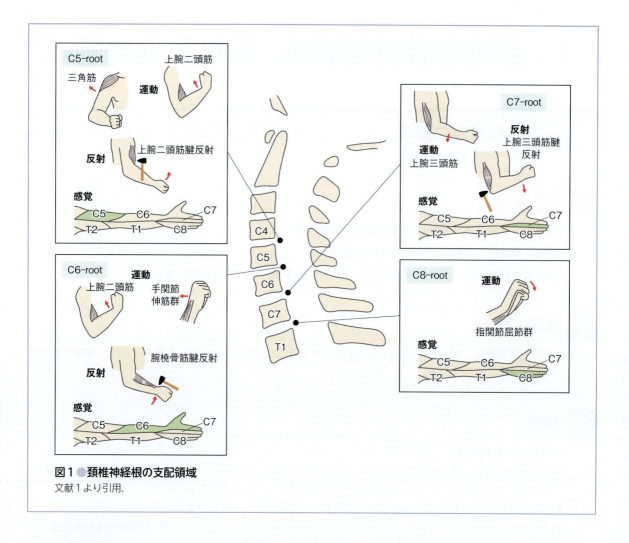

図1 ● 頚椎神経根の支配領域
文献1より引用.

### 3) 脊髄症状

- 上下肢の感覚障害や筋力低下，myelopathy hand，手指の巧緻性低下，バランス能力低下，歩行能力低下などが生じる．**両側性**に症状が出現することが多い．

> **memo** myelopathy hand
> 頚椎症性脊髄症に伴う特有の手指症状である．手内在筋の萎縮が起こり，小指や環指の内転・伸展運動の障害や，手指の速い離握手が困難となる．

## 4 診断学的検査

- 症状と画像所見は必ずしも一致しない．症状がなくとも典型的な画像所見を示す症例も多く認めるため，**臨床症状と画像所見が一致するかを確認することが重要である**．

### 1) 単純X線検査

- 椎間板腔の狭小化，椎体終板の硬化，椎体辺縁の骨棘形成を確認する（図2）．

### 2) CT

- 骨病変の抽出に優れており，骨性狭窄が観察しやすい．

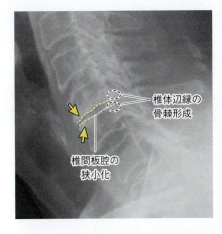

図2 ● 頚椎症性脊髄症のX線画像
⇨：椎体終板の骨硬化．

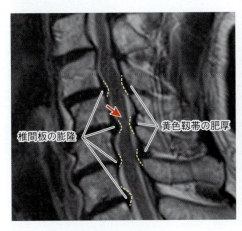
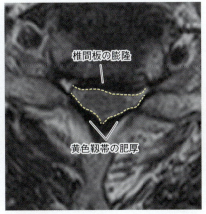

図3 ● 頚椎症性脊髄症のMRI
→：脊髄の圧迫を認める部位．

### 3) MRI

- **神経の狭窄**を確認するために有用である．脊髄の圧迫，椎間板の膨隆，黄色靱帯の肥厚，脊髄内の輝度変化の有無や程度を確認する（図3）．

## 5 医学的治療

- 頚椎症性神経根症や頚椎症性脊髄症の初期治療は，保存療法が第1選択となる．
- 頚椎症性神経根症は**4〜6カ月の保存療法**で症状が改善すると報告されており，予後は比較的良好である[2]．
- 頚椎症性脊髄症患者の20〜60％は時間経過とともに**症状の悪化**を認めるため，神経症状の悪化に注意しながら治療を進める[3]．

### 1) 保存療法

- 薬物療法や理学療法（装具療法，物理療法，運動療法など）が行われる．

### 2) 手術療法

- 保存療法で改善が得られない症例や重症例，運動麻痺が出現した症例には，手術療法が選択される．

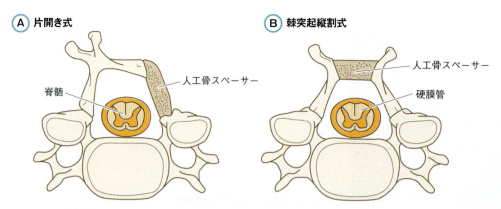

**図4● 椎弓形成術**
A）片側の椎弓に溝を作り，もう一方の椎弓を切り離す．切り離した椎弓をドアのように開き，開いた部分にスペーサーを挿入する．
B）左右の椎弓に溝を作った後に，棘突起を正中で縦割し，椎弓を左右に開く．縦割した部分にスペーサーを挿入する．
文献6より引用.

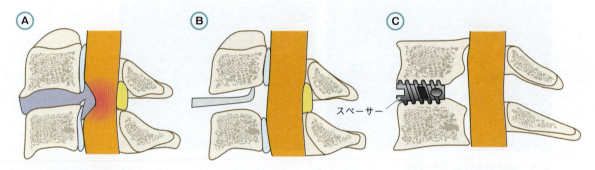

**図5● 頚椎前方固定術**
脊髄の前方からの圧迫病変に対し（A），椎間板や骨棘を切除して神経を除圧する（B）．椎体間に人工骨やスペーサーを挿入する（C）．

- 頚椎症性神経根症に対する手術療法では，疼痛の改善は術後1年後において保存療法と比べて良好であり，ADLの改善については術後6カ月までは保存療法と比べ良好だが，術後12カ月では保存療法と差がないことが報告されている[4]．
- 頚椎症性脊髄症に対する手術療法は，短期・長期的に疼痛，ADL・QOLの改善に有効である[5]．
- 代表的な手術療法には，**椎弓形成術**と**頚椎前方固定術**がある．

### A. 椎弓形成術（図4）
- 頚椎後方より進入し，椎弓に切り込みを入れ脊柱管を拡大する．多椎間の狭窄を伴う症例に用いられることが多い．
- 椎弓形成術には，片側の椎弓を切り離す**片開き式**と椎弓を正中で縦割にして観音開きにする**棘突起縦割式**がある．

### B. 頚椎前方固定術（図5）
- 頚椎前方より椎間板や骨棘，後縦靱帯などを切除し，椎体間に人工骨やスペーサーを挿入して固定する．頚椎前方固定術は，1〜2椎間の病変に対して行われる．

第7章 脊椎，脊髄

# 1. 頚椎症性神経根症，頚椎症性脊髄症

大坂祐樹

Ⓐ知識の整理　　　Ⓑリハビリテーションプログラム

## 🔵 Do!

1 神経根症状と脊髄症状を判別し，症状に適したリハビリテーションを行う
2 頚部のみでなく，脊柱や骨盤を含めた姿勢を考慮したリハビリテーションを行う
3 術後はプロトコルを順守する

## ❌ Don't!

1 神経症状を誘発するような姿勢・動作は避ける
2 頚椎固定術後は，骨癒合が得られるまでは頚椎の過度な動きを伴う動作は避けるよう指導する

## 1 情報収集

- 主治医，看護師，カルテ，画像より，以下の情報を得る.
  ①現病歴，既往歴，投薬状況を確認する.
  ②画像より，神経根や脊髄の狭窄の部位や程度を確認する.
  ③発症前の生活状況を把握する.

## 2 患者を前にまず行うこと

- 問診により，以下の情報を得る.
  ①疼痛の部位や程度，疼痛が出現する動作
  ②しびれや感覚障害の有無や程度
  ③発症後の症状や治療の経過

## 3 リハビリテーション評価

### 1) 疼痛

- 安静時痛，動作時痛の程度を，visual analogue scale（VAS）や numerical rating scale（NRS）で評価する.

### 2) 感覚

- **神経根症状**ではデルマトームに一致した感覚障害（図1）が生じるため，筆などを用いデルマトームに沿って評価する.
- 脊髄症状では，上肢のみでなく下肢・体幹にも感覚障害が生じる場合が多いことに留意する.

## 3) 筋力

- 徒手筋力検査（MMT）で評価する．
- 神経根症状では**神経根支配領域の筋力低下**（図1）が生じるため，神経髄節レベルのキーマッスルの筋力を評価する．
- 脊髄症状では，下肢・体幹の筋力低下も生じるため，下肢・体幹の筋力も評価する．
- 上肢の粗大筋力の把握のため，握力も合わせて測定する．

## 4) 深部腱反射

- 神経根症状では，**神経髄節レベルに一致した深部腱反射の低下**を認める．
- 脊髄症状では，障害髄節は低下または正常であることが多い．障害髄節以下は亢進するため，上肢のみでなく下肢の深部腱反射も評価する．

## 5) 整形外科テスト

- 頚椎症性神経根症は，Spurling testやJackson testで検査される（図6）．
- Adson test，Eden test，Wright testで胸郭出口症候群と鑑別する（第1章-3 図5参照）．
- 神経伸張テストで神経の伸張性を評価する（図7）．

⚠️ **注意** 疼痛が強い場合は，無理に圧迫や伸張を加えない．

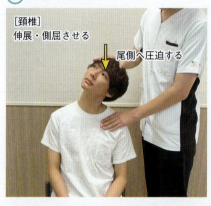
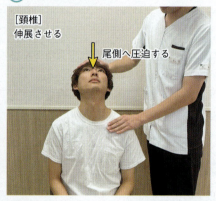

**図6** 頚椎症性神経根症に対する整形外科テスト
A) 頚椎を伸展，側屈させて，尾側へ圧迫する．B) 頚椎を伸展させて，尾側へ圧迫する．
各検査で症状が再現された場合，頚椎症性神経根症が疑われる．

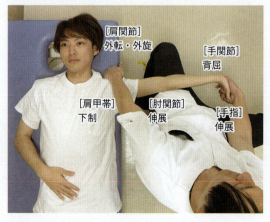

**図7** 正中神経に対する神経伸張テスト

## 6）頚部筋機能

- cranio-cervical flexion test（CCFT）やneck flexor muscle endurance test（NFME test）により頚部深層屈筋群の機能を評価する．（図8，9）

> **memo** 頚部深層屈筋群
> 頚部深層屈筋群は頭長筋，頚長筋から構成され，頚椎前面の深層に位置し，頚椎の安定性に寄与する．頚部深層屈筋群の機能不全が起こると，胸鎖乳突筋や斜角筋などの表層筋の過緊張が生じ，頚部周囲筋のインバランスや頚椎アライメント不良につながる．これらは頚部痛の原因となるため，頚部深層屈筋群の筋機能の評価が重要である．

## 7）関節可動域

- 頚椎の可動域を，自動運動と他動運動で計測する．
- 日常的な不良姿勢により，頚椎周囲筋のインバランスが生じやすい（図10）．筋のインバランスは頚椎の可動域制限にもつながるため，頚椎・肩甲帯周囲筋の筋長を検査する（図11）．

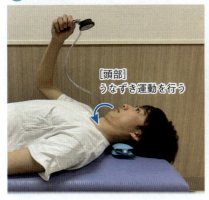
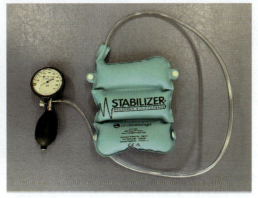

**図8 ● CCFT**
圧力フィードバック装置の圧センサーを頚部後方に置く．メモリが基準値の20 mmHgとなるよう空気量を調整する．頭部のうなずき運動を行い，目標値（22，24，26，28，30 mmHg）になるよう指示する．10秒保持できれば，次に高い圧でテストする．

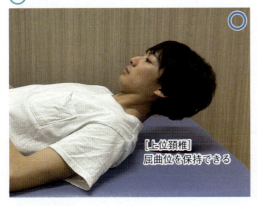
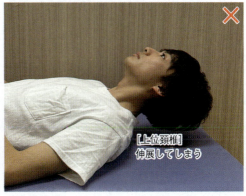

**図9 ● NFME test**
頚部深層屈筋群の機能が正常であれば，上位頚椎屈曲位で保持ができる（A）．頚部深層屈筋群の機能不全を認める場合，胸鎖乳突筋などが優位に働き，上位頚椎の伸展を認める（B）．

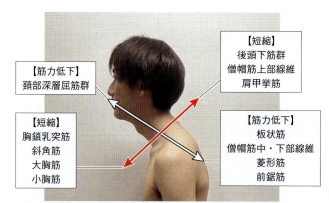

図10 ●不良姿勢に伴う筋インバランス

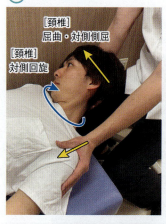 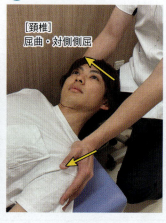 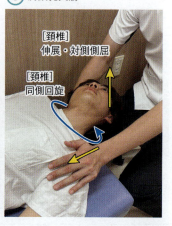

図11 ●頚部周囲筋の筋長検査
A) 頚椎屈曲，対側回旋，対側側屈位から，肩甲骨の下制を行う．
B) 頚椎屈曲，対側側屈位から，肩甲骨の下制を行う．
C) 頚椎伸展，同側回旋，対側側屈位から，肩甲骨の下制を行う．

## 8) 姿勢・アライメント
- 矢状面上での頭頚部や胸椎部のアライメントを評価する．
- 頚椎疾患患者が呈しやすい**前方頭位姿勢**では，上位頚椎は伸展位，中・下位頚椎は屈曲位となり，胸椎後弯が増大し，腰椎前弯が減少しやすい（図12）．頚椎のみでなく胸腰椎や骨盤帯のアライメントを含めて評価する．

## 9) 手指巧緻性
- grip and release testで手指の巧緻性を評価する．
- このテストでは，座位で手掌を下に向け，手指の屈曲・伸展を10秒間，できるだけ早くくり返しその回数を測定する．25回以上を正常とし，20回未満で頚椎症性脊髄症が疑われる．

## 10) 下肢機能
- 脊髄症状では下肢の筋力低下や痙性麻痺により下肢機能が低下することがあるため，頚髄症性脊髄症ではfoot tapping test（FTT）により下肢機能を評価する．
- FTTでは，座位，股・膝関節90°屈曲位で，10秒間，可能な限り速く足関節を底背屈させ，その回数を測定する．FTTは安全かつ簡便に下肢機能を評価することができ，その結果は歩行能力と関連するた

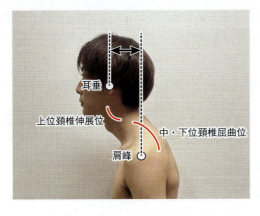

**図12 ● 前方頭位姿勢**
肩峰に対して耳垂が前方に位置する．前方頭位姿勢では，上位頸椎伸展位，中・下位頸椎屈曲位となる．

め，介入前後の効果判定に有用である．

## 11) バランス能力

- 脊髄症状では下肢の筋力低下や痙性麻痺によりバランス能力が低下する．
- 頸椎症性脊髄症ではfunctional reach testやTimed Up & Go Testによりバランス能力を評価する．

## 12) 歩行能力

- 30m歩行テストで歩行能力を評価する．30m歩行テストでは，15mの歩行路を用い，往復の時間と歩数を測定する．
- 歩行補助具の使用の有無など歩行手段を含めて評価する．

## 13) 筋緊張

- 脊髄症状では，障害髄節レベル以下の痙性麻痺が出現する．
- 四肢の筋緊張の左右差や程度をmodified Ashworth scaleにて評価する．

## 14) ADL

- Neck Disability Index（NDI）[7]やJOA Cervical Myelopathy Evaluation Questionnaire（JOACMEQ）を用いてADL制限について評価する．

> **memo** 疾患特異的ADL尺度
> - Neck Disability Index（NDI）
>   頸部痛に関連したADL制限を評価する質問票．10項目で構成される．
> - JOA Cervical Myelopathy Evaluation Questionnaire（JOACMEQ）
>   頸椎機能（4項目），上肢運動機能（3項目），下肢運動機能（5項目），膀胱機能（4項目），QOL（8項目）から構成される．複数の機能を多角的に評価できる質問票．

## 4 リハビリテーション治療の全体的な流れ

### 1) 保存療法のリハビリテーションプログラム

- 頸椎疾患に対する**頸部伸展筋群**や**頸部深層屈筋群**の**トレーニング**（**図15，16**）は，疼痛やADLの改善に有効である[8]．
- 頸椎症性神経根症に対する**神経モビライゼーション**（**図13**）は，疼痛，ADLの改善に有効である[9]．また，**椎間孔を拡大**することで，神経根症状の改善につながる（**図14**）．
- 頸椎症性脊髄症では，上肢のみでなく，下肢・体幹にも症状が出現する．出現した症状に応じて，手指巧緻性練習や下肢・体幹筋力トレーニング，バランス練習などを行う．

- 頚部へのメカニカルストレスを軽減させるために，**不良姿勢を修正する**（図17，18）．また，頚椎に過度な負担のかかる生活動作は避けるよう指導する（図19，20）．

## 2) 術後のリハビリテーションプログラム

- 頚椎術後のリハビリテーションの主な目的は，術前に低下した機能の早期改善と再発予防である．術後のリハビリテーションプログラム例を**表1**に示す．
- 椎弓形成術後には特段の動作制限はないが，頚椎の過度な動きは疼痛を助長してしまう可能性があるため，頚部の負担が比較的少ない動作を指導する．頚椎固定術後は骨癒合が得られるまでは，**頚椎の過度な動きを伴う運動や動作を避ける**よう指導する．

### A. 術後早期

- **神経学的検査**（感覚検査，筋力検査，深部腱反射）を行い，術前からの症状の変化を確認する．
- 頚椎術後は**C5麻痺**を呈する場合があるため，毎回の介入時に神経学的検査を行い，症状を確認する．
- 術後翌日より病棟にて，離床や歩行を開始する．
- 起き上がりでは，頚椎に過度な動きが生じないように，側臥位を経由して起き上がるよう指導する．
- 手術侵襲による頚部周囲の筋力低下を予防，改善するために，早期から**頚部周囲筋の等尺性収縮トレーニング**を開始する（図16）．
- 術前から習慣化している不良姿勢は頚椎周囲組織への過負荷や，疼痛の遷延・再発につながるため，**姿勢改善**に向けてアプローチする（図17，18）．
- 下肢・体幹にも脊髄症状に応じて介入する．
- 頚椎前方固定術後では，術後早期に約70％の患者で**嚥下が障害される**[10]．経過とともに改善することが多いが，食事や飲水時の飲み込みにくさなどの症状を確認しながら，**舌骨下筋群のリラクゼーション**を行う（図21）

> **memo** C5麻痺
>
> C5麻痺は，術後に三角筋や上腕二頭筋の筋力が低下する合併症である．頚椎術後のC5麻痺の発生率は6.3％と報告されており，椎弓形成術で発生率がより高い[11]．上肢の挙上が困難となり，主に整容動作が制限される．

### B. 回復期・外来リハビリテーション

- 再発予防を念頭におき，姿勢修正（図17，18）や頚部周囲筋トレーニング（図15，16）を中心としたリハビリテーションを行う．下肢・体幹の筋力低下，バランス能力低下，手指巧緻性低下が残存している場合は，急性期からのリハビリテーションを継続する．

**表1●術後のリハビリテーションプログラム例**

| 時期 | 期間 | エクササイズ | 目的 |
|---|---|---|---|
| 術後早期 | ～1週 | 離床・歩行練習（術後1日～） | ADL獲得 |
| | | 神経モビライゼーション（術後1日～） | 筋力トレーニング |
| | | 頚部周囲筋筋力トレーニング（術後3日～） | 筋力トレーニング |
| | | 下肢・体幹筋力トレーニング（術後3日～） | 神経滑走性改善 |
| | | バランス練習（術後3日～） | バランス能力改善 |
| | | 姿勢練習（術後3日～） | 疼痛の軽減，再発予防 |
| | | 手指巧緻性練習（術後3日～） | 手指巧緻性改善 |
| | 1週～退院（約2週） | 舌骨下筋群リラクゼーション | 嚥下障害の改善 |
| | | ADL指導 | ADL獲得 |
| 回復期・外来 | 2週～3カ月 | 頚部周囲筋ストレッチング | 姿勢改善 |
| | | 有酸素運動 | 心肺機能改善 |

516　整形外科リハビリテーション　第2版

- 椎弓形成術後患者の約40％に**軸性疼痛**が発生する[12]．軸性疼痛の改善に向けて，頸部周囲筋のリラクゼーション，頸椎伸展筋群のトレーニング（図16），頸部周囲筋のインバランス改善（図10），姿勢の修正（図17，18）を行う．

> **memo 軸性疼痛**
> 軸性疼痛とは，頸部から肩にかけての痛みや凝り感と定義される．そのメカニズムは明らかにされていないが，筋・筋膜，椎間板，椎間関節などが原因組織と考えられている．軸性疼痛は，頸椎カラーの装着が解除された後に増悪する場合が多く，頸椎カラーの着用期間が長いほど発生しやすい．

- 車の運転は，**頸椎固定術では頸椎カラーが外れる1カ月半を目安に，椎弓形成術後では3〜6週を目安に**本人の希望に応じて許可される．
- **頸椎術後は約1カ月で仕事に復帰している患者の割合が多い**．仕事の内容を聴取し，机や椅子の高さなど周辺環境設備の助言を行う．
- 頸椎術後患者の約75％がレクリエーションレベルのスポーツ活動に復帰している．スポーツ活動再開のタイミングは頸部機能に加えて，競技の種類やレベルなどを含めて検討する．**頸椎固定術後は2カ月，除圧術後は1カ月を目安に**競技に応じて再開を許可する．

> ⚠️ **注意** 車の運転や仕事復帰，スポーツ・レクリエーション活動の再開については，主治医を含めて多職種で判断する．

## 5 リハビリテーション治療の実際

### 1) 神経モビライゼーション
- 神経根症状を有する場合に，スライダー法による神経モビライゼーションを実施する．
- 肩関節外転・外旋位，肘関節屈曲位，手関節背屈位から，肘関節伸展，手関節掌屈を行うことで，近位方向へ神経を滑走させる（図13）．1セット20回から開始し，徐々にセット数を増やしていく．
- 頸椎屈曲，対側回旋，対側側屈位により頸椎の椎間孔を拡大させた状態で神経モビライゼーションを行うと，より大きな効果が期待できる．

### 2) 椎間孔拡大
- **頸椎の屈曲，対側回旋，対側側屈**で，椎間孔が拡大する．
- 頸椎の屈曲，対側回旋，対側側屈位での徒手的な牽引やストレッチングを行う（図14）．

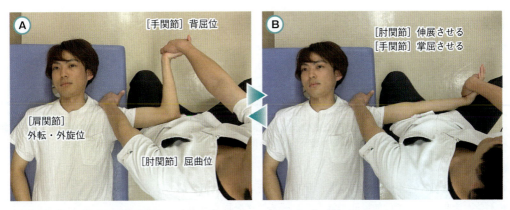

図13 ● 正中神経に対する神経モビライゼーション（スライダー法）

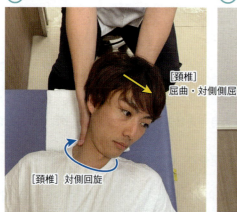
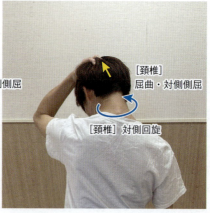

**図14● 頚椎椎間孔の拡大**
頚椎の屈曲，対側回旋，対側側屈で，椎間孔が拡大する．図は右椎間孔の拡大操作である．

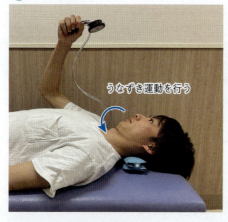
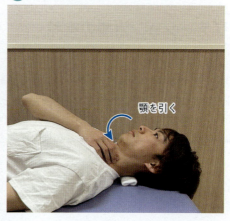

**図15● 頚部深層屈筋群（DCF）トレーニング**
A）圧センサーを20 mmHgに設定し，負荷を2 mmHgずつ上げる．目標の圧でうなずき運動が10回可能であれば，負荷を上げる．30 mmHgでのトレーニングを目標とする．
B）頚部の下にタオルを置き，顎を引き頭部のうなずき運動を行ってタオルを潰す．エクササイズ時は，胸鎖乳突筋や前斜角筋の代償運動が生じていないかを確認する．

## 3）頚部の筋力トレーニング

### A. 頚部深層屈筋群

- 頚部深層屈筋群（deep cervical flexors：DCF）トレーニングを実施する（図15）．
- DCFトレーニングでは，背臥位にて圧フィードバック装置もしくはタオルを頚部後方に置き，頭部のうなずき運動を行う．収縮10秒，休息5秒を1セットとする．

> ⚠️**注意** 頚部深層屈筋群の機能不全を認める場合，DCFトレーニング時に胸鎖乳突筋や前斜角筋による代償運動が生じやすい．代償運動が生じていないか確認しながら指導する．

### B. 頚部表層筋

- 頚椎疾患患者では不良姿勢により，頚椎伸展筋の筋力低下を認めることが多い．
- バンドを用いて，頚椎伸展筋の筋力トレーニングを行う（図16）．

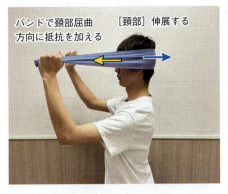

図16●頚部伸展筋トレーニング

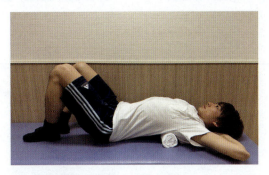

図17●胸腰椎の可動性改善（胸椎ストレッチング）
背臥位にて胸椎の下にタオルなどを置き，胸椎を伸展させる．

## 4）姿勢修正

### A. 筋インバランスを考慮した介入
- 前方頭位姿勢における頚部周囲筋の筋インバランスとして，頚部深層屈筋群の弱化，後頭下筋群，僧帽筋上部線維，肩甲挙筋の短縮，板状筋，僧帽筋中・下部線維，菱形筋，前鋸筋の弱化，胸鎖乳突筋，斜角筋群，大胸筋，小胸筋の短縮が起こる（図10）．
- 短縮筋に対するダイレクトマッサージやストレッチング，弱化筋に対する筋力トレーニングを行い，筋のインバランスを改善する．

### B. 胸腰椎の可動性改善
- 腰椎の前弯獲得，胸椎の後弯減少を目的に，ストレッチングを行う（図17，第7章-4 図19参照）．
- ストレッチングは，筋を伸張させた状態で20～30秒間保持し，これを3～5セット行う．

### C. 肩甲帯，体幹の安定化トレーニング
- 良肢位を保持するために肩甲帯や体幹の安定化トレーニングを行う（図18）．
- 胸椎後弯に伴い，肩甲帯は外転位を呈することが多いため，肩甲帯内転位での保持を意識させる．
- 鏡で視覚的にフィードバックしながら実施すると患者自身が良肢位をイメージしやすい．

## 5）下肢・体幹筋力トレーニング
- 開放運動連鎖（open kinetic chain：OKC）エクササイズから開始し，スクワットやカーフレイズ，段差昇降などの閉鎖運動連鎖（closed kinetic chain：CKC）エクササイズへと患者自身の能力に応じて，段階的に負荷を上げていく．

## 6）バランストレーニング
- 継ぎ足立位や片脚立位の保持など，患者の能力に合わせて実施する．
- 足底の感覚障害を認める場合は，目の粗い素材や凹凸のあるマットなどを使用し，足底への触圧刺激を加えながら実施する．

## 7）手指巧緻運動練習
- 手指巧緻性低下は，代表的な脊髄症状である．
- 横つまみや対立つまみなどの運動から開始し，徐々に難易度を上げていく．ペグボードなどを使用した運動も行う．
- 実際の生活場面に合わせて，箸やスプーンの使用や書字の練習なども行う．

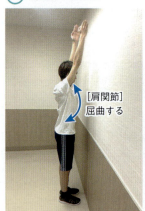 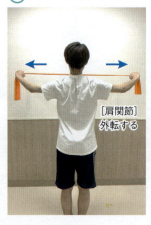 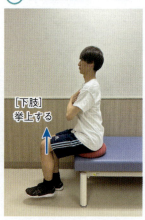

図18● 肩甲帯・体幹の安定化トレーニング
A）肩甲骨の内転・下制を意識しながら，肩関節の屈曲運動を行う．頚部・体幹の代償が生じない範囲で行う．
B）肩甲骨の内転を意識しながら，肩関節の外転運動を行う．
C）殿部に不安定板を置き，下肢の運動を行う．骨盤後傾などの代償が生じないように注意する．

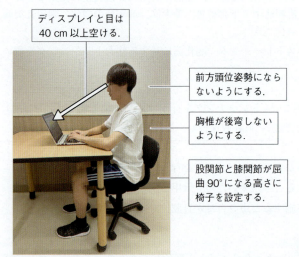

図19● デスクワーク時の環境設定

## 8）ADL指導

- 頚椎の不良アライメントは，頚部の後面筋過緊張や関節運動障害が生じ，頚部痛の原因となる．デスクワークでは，下位頚椎が屈曲位となりやすいため，机を高くするなどの環境設定を行う（図19）．また**30分に1回程度の休憩**を推奨し，長時間の作業は避けるように指導する．
- 頚部脊柱管や椎間孔が狭くなりやすい**頚椎伸展位**は，頚椎症性神経根症や頚椎症性脊髄症では症状の増悪につながる．頚椎が過度に伸展する動作は避けるよう指導する（図20）．

## 9）舌骨下筋群リラクゼーション

- 嚥下障害の改善を目的に，術創部が治癒した時期から，舌骨の挙上を制限する舌骨下筋群のリラクゼーションを開始する（図21）．

第7章 1．頚椎症性神経根症，頚椎症性脊髄症

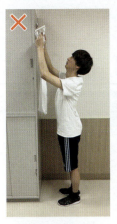
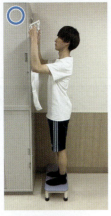
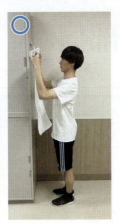
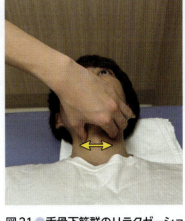

図21 ● 舌骨下筋群のリラクゼーション
舌骨を把持し，左右に動かす．

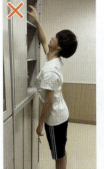
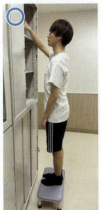

図20 ● ADL動作
頭上の作業は頚椎が伸展しやすいため，足台の使用や物品の配置変更を行うように指導する．

〈文献〉
1) 「標準整形外科学 第9版」（鳥巣岳彦，国分正一/総編集，中村利孝，他/編），p441，医学書院，2005
2) Bono CM, et al：An evidence-based clinical guideline for the diagnosis and treatment of cervical radiculopathy from degenerative disorders. Spine J, 11：64-72, 2011
3) Badhiwala JH & Wilson JR：The Natural History of Degenerative Cervical Myelopathy. Neurosurg Clin N Am, 29：21-32, 2018
4) Luyao H, et al：Management of Cervical Spondylotic Radiculopathy: A Systematic review. Global Spine J, 12：1912-1924, 2022
5) 「頚椎症性脊髄症診療ガイドライン2020 改訂第3版」（日本整形外科学会，日本脊椎脊髄病学会/監，日本整形外科学会診療ガイドライン委員会，頚椎症性脊髄症診療ガイドライン策定委員会/編），南江堂，2020
6) 「整形外科術後理学療法プログラム 第3版」（島田洋一，高橋仁美/編），pp13-16，メジカルビュー，2020
7) Nakamaru K, et al：Crosscultural adaptation, reliability, and validity of the Japanese version of the neck disability index. Spine (Phila Pa 1976), 37：E1343-E1347, 2012
8) Garzonio S, et al：Effectiveness of Specific Exercise for Deep Cervical Muscles in Nonspecific Neck Pain: A Systematic Review and Meta-Analysis. Phys Ther, 102：pzac001, 2022
9) Rafiq S, et al：Effectiveness Of Neuro Mobilisation On Pain, Range Of Motion, Muscle Endurance And Disability In Cervical Radiculopathy: A Systematic Review. J Pak Med Assoc, 73：1857-1861, 2023
10) Rihn JA, et al：What is the incidence and severity of dysphagia after anterior cervical surgery? Clin Orthop Relat Res, 469：658-665, 2011
11) Wang T, et al：Incidence of C5 nerve root palsy after cervical surgery: A meta-analysis for last decade. Medicine (Baltimore), 96：e8560, 2017
12) Wang SJ, et al：Axial pain after posterior cervical spine surgery: a systematic review. Eur Spine J, 20：185-194, 2011

第7章 脊椎，脊髄

# 2. 非特異的頸部痛

中丸宏二

**Ⓐ知識の整理** Ⓑリハビリテーションプログラム

## POINT

1. 非特異的頸部痛の定義，原因，病態を理解する
2. 頸部痛によくみられる症状パターンを理解する
3. 頸部痛の臨床ガイドラインが推奨している分類と介入方法を理解する

## 1 定義

- 頸部痛は比較的よくみられる症状で，一般人口における年間発症率は約15％といわれている．頸部痛患者の約37％において少なくとも12カ月間症状が持続していたとの報告がある[1]．
- 頸部の椎間板，靱帯，筋，椎間関節，神経根などの神経支配を受けている構造は，すべて頸部痛の原因となる可能性がある．
- 骨折，腫瘍，感染，炎症性疾患（例：関節リウマチ）などが原因で発症する頸部痛もあるが，実際には原因不明の頸部痛が大部分を占めている．このような特定の疾患や器質的異常が認められない頸部痛を **非特異的頸部痛** として分類している[2]．
- 世界保健機関（WHO）のBone and Joint Decade 2000-2010の作業部会である **Neck Pain Task Force** は，頭部・体幹・上肢への放散痛の有無にかかわらず頸部痛の領域を図1のように規定した[3]．また，頸部痛をGrade Ⅰ～Ⅳの4段階に分類しており（表1），非特異的頸部痛はGrade Ⅰ，Ⅱに含まれる．

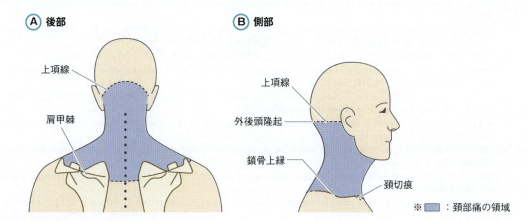

**図1●頸部痛の解剖学的領域**
文献3を参考に作成．

## 2 原因・誘因

- 非特異的頚部痛は，生活習慣に伴う不良姿勢と密接に関連している．
- 不良姿勢によって頚部構造へのストレスが増大し，神経支配を受けている組織が刺激される．
- 頭部前方位姿勢（図2）はよくみられる不良姿勢の1つであり，身体にさまざまな影響を及ぼす（表2）．

## 3 病態

- 神経支配を受けている頚椎構造のすべてが頚部痛を生じる可能性がある．
- 椎間関節，頚椎後部・前部・前外側部の筋群，環椎後頭関節・環軸関節と関連する靱帯・硬膜，椎間板と関連する靱帯，椎骨動脈などが頚部痛の発生源となり得る．

## 4 症状

- 頚部痛によくみられる症状パターンを認識することは，検査前確率を決める（どの検査がどの程度有用かを判断する）手助けとなる．また，検査・測定に優先順位をつけて患者に適した治療介入を選択することにも役立つ（図3，4）．

### 表1 ● Neck Pain Task Force による頚部痛分類

| 段階 | 定義 |
|---|---|
| Grade Ⅰ | 重大な構造的病変を示唆する徴候や症状がなく，日常生活動作には支障がないかあってもわずかである（重大な構造的病変：骨折，脱臼，頚髄損傷，感染，腫瘍，炎症性関節症も含む全身性疾患） |
| Grade Ⅱ | 重大な構造的病変を示す徴候や症状はないが，日常生活動作に重大な支障をきたす |
| Grade Ⅲ | 重大な構造的病変を示す徴候や症状はないが，深部腱反射の減弱，筋力低下，感覚異常などの神経学的所見が認められる |
| Grade Ⅳ | 重大な構造的病変を示す徴候や症状が認められる |

文献3より引用．

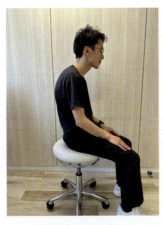

図2 ● 頭部前方位姿勢

### 表2 ● 頭部前方位姿勢の影響

- 後頭下筋群，僧帽筋上部線維，胸鎖乳突筋，前斜角筋，胸筋の短縮や過緊張
- 頚部深層屈筋，僧帽筋下部線維，前鋸筋の機能低下
- 上部頚椎，下部頚椎，上部胸椎の可動性低下
- 中部頚椎の可動性増大
- 胸椎後弯増強
- 肩甲骨の前方突出
- 横隔膜呼吸が阻害される（胸式呼吸による呼吸補助筋の過活動）
- 腰椎前弯減少，骨盤後傾位

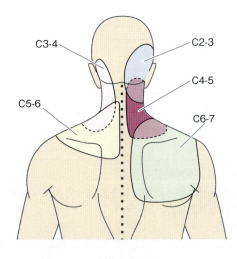

**図3● 椎間関節と椎間板からの関連痛パターン**
この図は痛みに関与する髄節を示しているが，痛みの原因となっている構造自体を示しているわけではない．髄節が同一の椎間関節と椎間板に由来する疼痛は，同じ疼痛パターンを示すことが研究で示されている．
文献4を参考に作成．

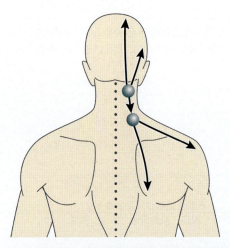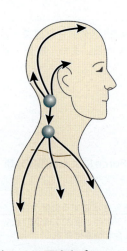

**図4● 頚椎への侵害刺激（脊髄神経，神経根以外）による関連痛パターン**
上位頚椎の痛みは下位頚椎だけでなく，後頭下・前頭部・眼窩にまで広がることがある．下位頚椎の痛みは肩関節・肩甲骨あるいは前胸部にまで広がることがある．
文献5を参考に作成．

## 5 診断学的検査

- Neck Pain Task Force は頚部痛評価について以下のように述べている[6]．
  - 信頼性，妥当性のある自己評価質問票は，頚部痛患者の管理や予後診断に有用な情報となる．
  - 画像による退行変性の所見と頚部痛との関連性はない．
- 米国理学療法士協会の整形外科部会による頚部痛の臨床ガイドラインでは，頚部痛患者を以下のカテゴリーに分類することを推奨している（グレードC，表3）[7]．
  ①可動性低下を伴う頚部痛
  ②運動協調性障害を伴う頚部痛（むち打ち関連障害を含む）
  ③頭痛を伴う頚部痛（頚椎性頭痛）
  ④放散痛を伴う頚部痛

**第7章　2. 非特異的頚部痛**

**表3 ●頚部痛の臨床ガイドラインが推奨している分類**

| | 可動性低下を伴う頚部痛 | 運動協調性障害を伴う頚部痛（むち打ち関連障害を含む） | 頭痛を伴う頚部痛（頚椎性頭痛） | 放散痛を伴う頚部痛 |
|---|---|---|---|---|
| 症状 | ● 両側/片側の頚部痛<br>● 一貫して症状が生じる頚部運動制限<br>● 肩甲帯や上肢に関連痛が生じることがある | ● 発症機序が外傷やむち打ち損傷に関連<br>● 肩甲帯や上肢への関連痛<br>● 非特異的脳震盪のさまざまな徴候や症状に関連<br>● めまい/吐き気<br>● 頭痛，集中力や記憶力の低下，混乱，機械的刺激・温熱刺激・音刺激・嗅覚刺激・光刺激に対する過敏性，感情的苦悩の増大 | ● 非持続性，片側の頚部痛に伴う頭痛（関連痛）<br>● 頚部運動，一定の肢位/姿勢で誘発・悪化する頭痛 | ● 頚部痛に伴う関連する上肢への放散痛（細いバンド状の刺すような痛み）<br>● 上肢の皮膚節における感覚異常，しびれ，筋節における筋力低下 |
| 検査所見 | ● 頚椎可動域制限<br>● 自動運動や他動運動の最終域での疼痛<br>● 頚椎分節や胸椎分節の可動制限<br>● 椎間可動性テストでの制限<br>● 頚椎，上位胸椎，頚部筋に対する誘発検査で頚部痛や関連痛が生じる<br>● 亜急性や慢性の頚部痛では，頚部・肩甲胸郭の筋力や運動制御に問題が見られることがある | ● 頭頚部屈曲テスト陽性<br>● 頚部屈筋持久力テスト陽性<br>● 圧痛計検査陽性<br>● 頚部筋の筋力や筋持久力の低下<br>● 頚部痛が最終域よりも中間域で悪化<br>● 圧痛点に筋膜トリガーポイントが含まれる<br>● 感覚運動障害には，筋活動パターンの変化，固有感覚障害，姿勢バランスまたはコントロール障害が含まれる<br>● 関連する頚椎分節への誘発検査で頚部痛および関連痛が生じる | ● 頚椎屈曲−回旋テスト陽性<br>● 上位頚椎分節に対する誘発検査で頭痛が生じる<br>● 頚椎可動域の制限<br>● 上位頚椎分節の可動制限<br>● 頚部筋の筋力や筋持久力の低下，協調性障害 | ● 神経根症に対する検査で頚部痛や関連した放散痛が誘発あるいは消失する：上肢神経可動性，スパーリングテスト，頚椎牽引，頚椎可動域の検査を含むクラスター検査が陽性 |

文献7より引用．

## 6 医学的治療

● 米国理学療法士協会の整形外科部会による頚部痛の臨床ガイドラインが推奨している介入方法を示す（表4）[7]．

**memo** C1–2の自己持続的椎間関節自然滑走法（self-SNAG）
第1頚椎と第2頚椎間の可動性を改善させる目的で行う補助ストラップを利用した自動介助運動のセルフエクササイズ[8]．

Ⓐ知識の整理　**525**

**表4 ●頚部痛の臨床ガイドラインが推奨している介入方法**

| | 可動性低下を伴う頚部痛 | 運動協調性障害を伴う頚部痛（むち打ち関連障害を含む） | 頭痛を伴う頚部痛（頚椎性頭痛） | 放散痛を伴う頚部痛 |
|---|---|---|---|---|
| 急性期 | B：胸椎マニピュレーション，頚椎関節可動域エクササイズ，肩甲胸郭・上肢の筋力強化<br>C：頚椎マニピュレーション/モビライゼーション | B：以下の内容を提供する<br>●患者教育：通常活動への早期復帰，頚椎カラーの最小限の使用<br>●疼痛軽減と可動域拡大を目的とした姿勢エクササイズ・可動性エクササイズ<br>●励まし：受傷後2〜3カ月で回復が見込まれる<br>B：緩徐な回復が予想される患者への複合的介入<br>●徒手的モビライゼーションとエクササイズの併用<br>C：慢性化リスクが低い患者に対する介入<br>●アドバイス，エクササイズ指導，教育<br>●包括的運動プログラム<br>●経皮的電気刺激（TENS） | B：監視下での頚椎自動可動域運動<br>C：C1-2の自己持続的椎間関節自然滑走法（self-SNAG） | C：モビライゼーションや安定化エクササイズ，レーザー，短期間の頚椎カラーの使用 |
| 亜急性期 | B：頚部・肩甲帯の筋持久力エクササイズ<br>C：胸椎マニピュレーション，頚椎マニピュレーション/モビライゼーション | | B：頚椎へのマニピュレーションとモビライゼーション<br>C：C1-2の自己持続的椎間関節自然滑走法（self-SNAG） | |
| 慢性期 | B：以下の複合的治療<br>●胸椎マニピュレーション，頚椎マニピュレーション/モビライゼーション<br>●頚部・肩甲胸郭部の複合的エクササイズ<br>●ドライニードリング，レーザー，機械的/徒手的間欠牽引<br>C：頚部・肩甲帯・体幹の筋持久力エクササイズ，患者教育，カウンセリング（活動的な生活の促進，認知的・情緒的要因に対処） | C：以下の内容を提供する<br>●安心させる，励まし，予後・疼痛管理に焦点を当てた患者教育と助言<br>●モビライゼーションと頚胸椎部の筋力強化，持久力・柔軟性・協調運動などの個別的・漸進的な最大下運動プログラムの組み合わせ，認知行動療法<br>●TENS | B：頚椎または頚胸椎へのマニピュレーションやモビライゼーションと肩甲帯・頚部のストレッチ，筋力強化，持久力運動の組み合わせ | B：機械的頚椎間欠牽引とストレッチング，筋力強化エクササイズ，頚椎や胸椎のモビライゼーション/マニピュレーションとの組み合わせ<br>B：職業的活動やエクササイズへの参加を促す教育やカウンセリング |

＊B：中程度の根拠に基づいた推奨，C：弱い根拠に基づいた推奨
文献7より引用.

526　整形外科リハビリテーション　第2版

### 第7章　脊椎，脊髄

# 2. 非特異的頚部痛

中丸宏二

Ⓐ知識の整理　　　　　　　Ⓑリハビリテーションプログラム

## 〇 Do!

1. まずは重篤な疾患である「レッドフラッグ」を除外する
2. 肢位別に評価を行う
3. 評価結果から頚部痛を分類し，適切な介入方法を選択する
4. 姿勢やADLが頚部痛に及ぼす影響を患者に説明し，セルフマネジメントを指導する

## ✕ Don't!

1. 姿勢や動作パターンが改善する前に頚部筋の過度な筋力強化は行わない

## 1　情報収集

● 医師や看護師，カルテ，問診票などから患者の情報（現病歴，既往歴，服薬など）を収集する.

## 2　患者を前にまず行うこと

● 問診（質問票も含む）や視診から患者の状態を大まかに把握する.
● 患者に質問する際には以下のことに注意する[9].
　①ゆっくり話すこと
　②落ち着いて話すこと
　③質問は短くすること
　④一度に1つだけ質問すること

## 3　リハビリテーション評価

### 1）主観的評価：問診

● 症状（疼痛やしびれなど）の部位，痛みの強さや質，症状の日内変動などをボディチャートに記録する.
● 重篤な病態である**レッドフラッグ**を示唆する注意すべき情報について必ず確認する.
● 現病歴，既往歴，家族歴，ADL，仕事環境，趣味などについても詳しく聴取する.

> **memo** レッドフラッグ
>
> 　脊椎由来の疼痛が悪性の病態によって生じている可能性を示す症状や徴候のこと．頚部痛患者では炎症性・全身性疾患，代謝性疾患，悪性腫瘍，骨折，椎骨脳底動脈循環不全，神経学的損傷，頚髄症，上位頚椎不安定性などに注意する.

## 2）主観的評価：自己記入式の質問票

- Neck Disability Index（NDI）やPatient-Specific Functional Scale（PSFS）などの信頼性・妥当性のある質問票を使用して患者の状態を把握する[7]。
- NDIはADLに関するものが7項目，疼痛に関するものが2項目，集中力に関するものが1項目であり，合計10項目で構成されている。
- 各項目は0〜5点，合計点数は0〜50点で評価し，点数が高いほど障害が大きいことを意味する。
- 日本語版NDIは高い信頼性・妥当性・反応性が認められており，最小可検変化量は6.8（13.6％）である[10]。
- 用意された選択肢に回答する形式の体系的な質問票では，患者に関連のない質問が含まれている場合や最も気掛かりな内容が含まれていない場合もある。このようなことから，体系的な質問票にPSFSを追加して使用することが勧められている。
- PSFSは頸部痛による影響が最も大きい活動を患者自身が回答し，それに点数をつけることができる質問票である。頸部痛によって最も影響を受けている活動を3つあげてもらい，それぞれに0〜10の間で点数をつけてもらう。0が発症前と比較して活動が全くできない状態，10は問題なく活動ができる状態を指している。
- 日本語版PSFSは高い信頼性，妥当性，反応性が認められており，最小可検変化量は0.64である[11]。

> **memo** 最小可検変化量（minimal detectable change：MDC）
>
> くり返し測定して得られた2つの測定値の変化量における測定誤差の大きさのこと。MDCを超える点数の変化は測定誤差以上の変化であると判断する。日本語版NDIを初期評価で使用した場合，2週間後の再評価で7点以上点数が減少していれば，その変化は測定誤差以上に患者の主観的アウトカムが変化したと考える。

## 3）客観的評価：身体的検査

- 効率を高めるために検査順序を系統別ではなく肢位別とする[12]。
- 身体的検査は初診時にすべてを行う必要はない。問診の結果から臨機応変に行い，症状や治療への反応によって追加・変更を行う。
- 急性期や中程度〜重度の疼痛がある場合には，身体的検査によって症状を悪化させないよう注意する。

### A. 立位

- **視診**：頭部・頸部や肩甲骨のアライメント，脊柱のカーブ，骨盤の位置などを評価する。同時に筋の発達・萎縮や緊張なども確認する。

### B. 座位

- **姿勢評価**：背もたれのない椅子での座位姿勢で下記を評価する。
  - ▸ 頭部〜脊柱〜骨盤のアライメント。
  - ▸ 肩甲骨のアライメント（挙上・下制位，上方・下方回旋位，内・外転位，翼状肩甲など）。
- **腰椎・骨盤のアライメントの影響**：最初に頸椎回旋をしてもらい，可動域や症状を確認する。次に骨盤腰椎部を中間に促通してから頸椎回旋を再評価し，姿勢の影響を確認する（図5）。
- **肩甲骨のアライメントの影響**：最初に頸椎回旋してもらい，可動域や症状を確認する。次に肩甲骨を中間位に促通してから頸椎回旋を再評価し，肩甲骨アライメントの影響を確認する（図6）。
- **肩関節外転テスト**：肩甲骨に負荷がかかると，肩甲骨のコントロールの欠如がより明らかになることがあるため，肩甲骨周囲筋群の機能・相互作用の評価を行う（図7）。患者にゆっくりと肩関節を軽度外転してもらい，自動運動時の肩甲骨の安定性を評価する。次にわずかに外転した位置で検者が軽く抵抗を加えて肩甲骨の位置を維持できるか確認する。肩甲骨の位置を保持できない場合，僧帽筋下部や前鋸筋の機能低下が示唆される。屈曲，外旋でも同様に検査する。
- **頸椎自動運動**：屈曲，伸展，側屈，回旋の自動運動可動域，異常な運動パターン，症状を確認する。通常，伸展では頭部の重心が肩を通る前額面の後方まで移動するが（図8A），頸部深層屈筋群の機能が低下していると頭部の後方移動を最小限にして頭頸部が優位に伸展する（図8B）。

528　整形外科リハビリテーション　第2版

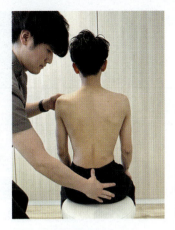

**図5 ● 腰椎・骨盤アライメントの影響**
L5棘突起を軽く押すことで骨盤中間位を促通し，頚椎の回旋可動域や症状が変化するかを確認する．

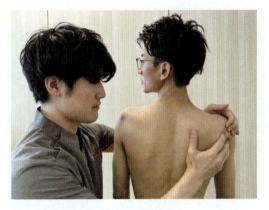

**図6 ● 肩甲骨アライメントの影響**
徒手的に肩甲骨を中間位にすることで頚椎回旋可動域や症状が変化するかを両側の肩甲骨で確認する．

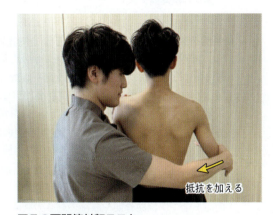

**図7 ● 肩関節外転テスト**
肩関節軽度外転位での抵抗に対する肩甲骨の安定性を評価する．

Ⓐ 正常　　　　　　　　　　Ⓑ 頭頚部伸展が優位な場合

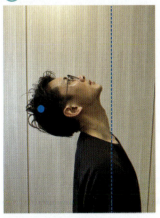 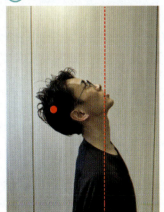

**図8 ● 頚部伸展パターン**

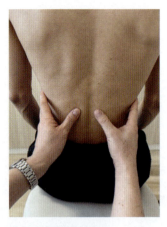

図9 ● 横隔膜テスト

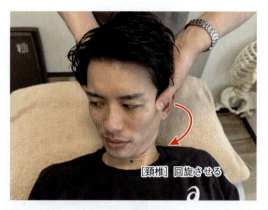

図10 ● C1/2間回旋可動域検査

- **横隔膜テスト**：頸部痛と呼吸機能不全の関連性が示されていることから[13]，横隔膜の3つの機能を評価する（呼吸機能，姿勢/安定化機能，呼吸と姿勢安定化機能の協調性，図9）[14]．
  - 呼吸機能：安静時呼吸の観察（腹部・胸郭の動き，肩甲骨の位置，頭部・脊柱・骨盤の位置，左右の対称性などを見る）と触診（下位肋骨間に示指・中指を当て，第12肋骨下部の腹部外側部に環指・小指を当てる．吸気時に肋間が広がり，腹壁が外側に動くかを確認する）を行う．
  - 姿勢/安定化機能，呼吸と姿勢安定化機能の協調性：吸気時に検者の指を外側に押し出すように患者に指示する．次に息を吸って吐いてもらい，検者の指を外側に押し出した状態を維持して呼吸を続ける．
  - 正常：下位肋骨間が広がって外側に動く．腹部が外側方向に動く．腹腔内圧を維持して呼吸ができる．座位での直立位を保持できる．代償動作（胸郭や肩甲帯の挙上，脊柱の伸展や屈曲）がない．
  - 機能不全：下位肋骨間や腹部の動きの制限．腹腔内圧や直立位を維持できない．代償動作がみられる．
- **椎骨動脈循環不全テスト**：椎骨動脈に関連した症状（めまい，バランス障害，上肢の感覚異常，吐き気，耳鳴り，意識消失のない転倒，視覚障害など）がある場合や頸椎へのマニピュレーションを検討する場合に座位と背臥位で行う．詳細なテストの方法は成書[15]を参照していただきたい．

## C. 背臥位

- **神経学的検査**：肩から遠位に症状（疼痛，しびれなどの感覚障害，力が入りにくいなど）があれば感覚，深部腱反射，筋力の検査を行う．
- **触診**：頸部～肩甲帯の軟部組織の状態を確認する．
- **他動運動検査**：頸椎屈曲位から他動的に回旋させることで上位頸椎（C1/2間）の回旋可動域を検査する（図10）．また椎間の上方滑り，下方滑りも評価する（図11, 12）．
- **神経組織の検査（ニューロダイナミクステスト）**：上肢と頸椎の神経組織に対して機械的刺激を加えた際の抵抗や可動域，筋活動，症状の変化などを確認する（図13）．検者は患者の肩甲帯を固定し，肩関節を外転させる．次に手指・手関節を伸展，前腕を回外させてから肩関節を外旋させる．最後に肘関節を伸展させて評価する．

## D. 腹臥位

- **頸椎分節の副運動検査**：椎間関節にストレスを加えて疼痛や抵抗感，筋の反応の変化を評価する（図14）．検者は頸椎棘突起や椎弓，椎間関節に対する振幅運動（手指を使用して背側から腹側に軽く押して戻す）により評価する．
- **肩甲骨の保持能力検査**[10]：肩甲骨を正常な位置に保持する筋収縮パターンを評価する（図15）．患者は上肢を体側に置き，検者が患者の肩甲骨を他動的に中間位にする．代償動作（肘挙上，肩外旋，肩甲骨下方回旋など）なしに10秒間保持できるか確認する．

第7章 2. 非特異的頸部痛

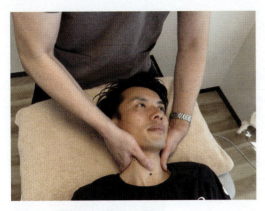

図11●椎間関節上方滑り検査
対象とする分節間に示指か中指を当て，回旋させながら上方に滑る動きを触知する．

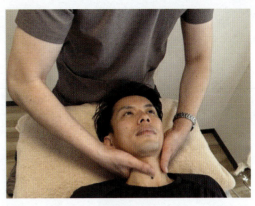

図12●椎間関節下方滑り検査
対象とする分節に示指を当て，反対側へ力を加えて同側側屈を生じさせながら下方に滑る動きを触知する．

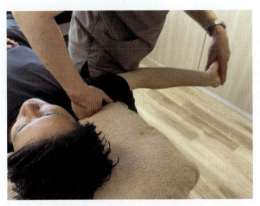

図13●ニューロダイナミクステスト

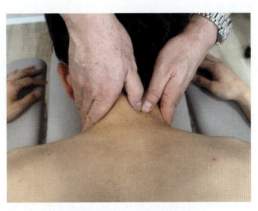

図14●椎間関節に対する副運動検査
対象とする片側の椎間関節に両母指の指腹を当て，上肢全体を使って後方から前方へ軽く押す振幅運動によって組織の状態を触知する．

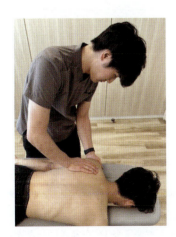

図15●肩甲骨の保持能力検査

B リハビリテーションプログラム 531

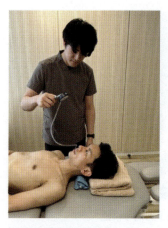 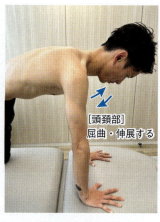 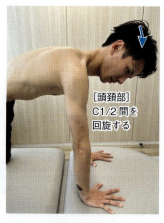

図16 ●頭頚部屈曲テスト　　図17 ●頭頚部伸展テスト　　図18 ●頭頚部回旋テスト

### E. 背臥位

- **頭頚部屈曲テスト**：頭頚部の屈曲パターンを確認する（図16）．患者は膝を立てた背臥位になり，プレッシャーバイオフィードバック装置（Chattanooga社，Stabilizer）を頚部後方に置いて，圧センサーの値が基準値の20 mmHgになるように空気を入れる．ゆっくりと頭部のうなずき動作を行ってセンサーの値が22 mmHgになるように患者に指示する．この位置を代償動作（胸鎖乳突筋の過活動など）なしに2～3秒保持できる場合には，センサーの値を2 mmHg間隔で増加させながら30 mmHgまで保持できるか確認する．頚部痛のない人は26～28 mmHgまで保持できるが，頚部痛がある人では22～24 mmHgまでしか保持できないことが多い．

### F. 四つ這い位

- **頚部伸展・回旋テスト**：後頭下伸筋群（大後頭直筋）と後頭下回旋筋群（上・下頭斜筋）の機能をテストする．患者に耳を通る運動軸をイメージしてもらい，頚椎を中間位に保ちながら狭い範囲で頭頚部を屈曲・伸展してもらう（うなずき動作，図17）．次に頚部上で頭部が狭い範囲で軸回旋するようにして頭部回旋（C1/2間回旋）を行ってもらう（図18）．

## 4　リハビリテーション治療の全体的な流れ

### 理学療法評価による分類と治療方針の決定

- 評価結果から頚部痛を以下のように分類する．
  ①可動性低下を伴う頚部痛
  ②運動協調性障害を伴う頚部痛（むち打ち関連障害を含む）
  ③頭痛を伴う頚部痛（頚椎性頭痛）
  ④放散痛を伴う頚部痛
- 治療方針は次の3つの要素を統合することが重要である．
  ①理学療法士の専門的知識・技能・経験
  ②入手可能な信頼性の高い根拠に基づく治療指針
  ③各患者の状況・価値観・ゴール
- 評価結果をもとにガイドラインが推奨している頚部痛の各分類への介入方法（表4）を参考にしながら，前述の要素を考慮して治療を選択・実施する．
- ガイドラインに含まれていない介入方法も評価結果から必要性があれば患者の状態に合わせて行うことを検討する．

第7章　2. 非特異的頚部痛

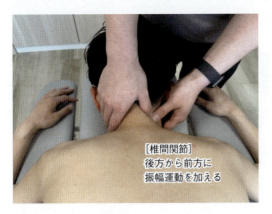

図19 ● unilateral PA

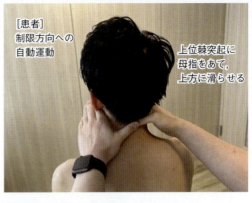

図20 ● 頚椎回旋SNAGS

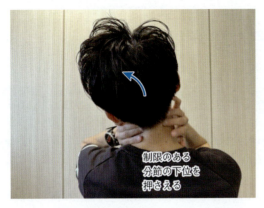

図21 ● 制限のある分節に対するセルフモビライゼーション
C4の椎弓を触診・固定し，C3/4レベルを局所的に左側屈させる．

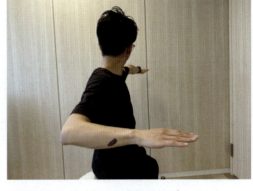

図22 ● アーチェリーエクササイズ

## 5　リハビリテーション治療の実際

- 本稿では関節機能不全，筋機能・運動機能不全に対する介入を中心に解説する[12]．

### 1）関節機能不全に対する介入

- 痛みや制限のある分節に対して，制限方向や被刺激性を考慮して手技と治療グレードを選択する．基本的には徒手療法やエクササイズは痛みが出現しない範囲で，あるいは最小限に抑えて行う．
- unilateral posterior-anterior（PA）glide：患者は腹臥位とし，片側の椎間関節に後方から前方へと緩やかな振幅運動を加える（図19）．
- sustained natural apophyseal glides（SNAGS）：患者は座位とし，制限のある分節の上位棘突起に母指を当て，上方へ滑らせながら患者に制限方向への自動運動を行ってもらう（図20）．
- 徒手療法の効果を持続させるために，自動運動によるエクササイズを患者に指導する．治療の最後に指導するのではなく，治療の一部としてエクササイズを行って介入効果を確認することで，エクササイズの効果を理解してコンプライアンスを高めることができる．患者は制限のある分節の下位を押さえた状態で制限方向への自動運動を行う（図21）．
- 頚部痛患者で制限が認められることの多い頚胸椎移行部に対する関節モビライゼーションの効果を補完する目的でアーチェリーエクササイズを行う（図22）．患者は前方を向いて顔は動かさないようにする．弓を引くイメージで左手は前方に伸ばし，右手は肘を曲げながら後ろに引く．上位胸椎の動きを感じながら，この動作を左右交互に行う．

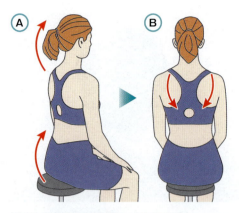

図23 ●座位姿勢改善エクササイズ
A) 骨盤を起こし，脊柱をまっすぐにする．後頭骨を少し上方に持ち上げるイメージで軽く顎を引く．
B) 肩甲骨を軽度内転させる．この姿勢を10～20秒間保持する．

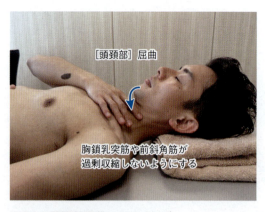

図24 ●頭頸部屈曲エクササイズ
口は閉じるが歯は離れたままの状態で，舌の前方を口蓋上部に当てる．胸鎖乳突筋や斜角筋が過剰収縮しないようにモニターしながら，ゆっくりと顎を引いて頭頸部を屈曲させて中間位に戻すことをくり返す．

## 2) 筋機能・運動機能不全に対する介入

- 座位姿勢を改善して頚椎構造への受動的な負荷を軽減するために，脊柱・骨盤の姿勢制御の再教育エクササイズを行う（図23）．
- 頭頸部屈筋群（頭長筋，頸長筋）に対する低負荷の持久力エクササイズを行うことで，直立位での機能的支持能力を改善する（図24）．患者は背臥位で胸鎖乳突筋と前斜角筋が過剰に活動しないように触れて確認しながら頭頸部屈曲運動を行う．
- 後頭下筋群・頚部伸筋群に対するエクササイズは四つ這い位で行う．下位頚椎を中間位に保った状態で頭頸部を伸展・屈曲させる（図17）．上・下頭斜筋を促通する目的で上位頚椎の回旋運動を行うが，回旋角度は40°以下とする（図18）．また，頚半棘筋や多裂筋などの深層筋を促通するために頭頸部を中間位にした状態で下位頚椎の伸展運動を行う．

## 3) 患者教育・セルフケア

- 頚部痛を軽減させるためには，機能面を改善させるだけではなく，**実際の生活場面において頚部構造にかかるストレスを軽減させる方法**を指導する必要がある．
- 現代社会においては何時間も同一姿勢で椅子に座ることが求められる場面が多いため，座位姿勢での仕事環境を整備しなければならない．
- デスクワーク，自動車の運転などで座位姿勢が長時間続く場合には，日中に少なくとも15分間隔で正しい姿勢を約10～20秒保持するように指導する（図23）．
- コンピュータを使用したデスクワークでは，頚部へのストレスを軽減するために職場環境を整える（図25）．

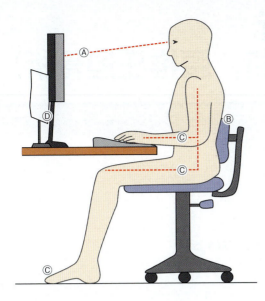

図25 ● 頸部負担を軽減する職場環境
A）パソコンの画面は，顔の正面で視線がわずかに下がる位置にする．
B）バックサポートの高さを調節する．
C）足底が床についた状態で，股関節，膝関節，肘関節が約90°になるように座面の高さ，デスクの高さを調節する．
D）文書を見ながら入力する際にはできるだけ画面に近づけるようにホルダーを利用する．

〈文献〉

1) Côté P, et al：The annual incidence and course of neck pain in the general population: a population-based cohort study. Pain, 112：267-273, 2004
2) Borghouts JAJ, et al：The clinical course and prognostic factors of non-specific neck pain: a systematic review. Pain, 77：1-13, 1998
3) Guzman J, et al：A new conceptual model of neck pain: linking onset, course, and care: the Bone and Joint Decade 2000-2010 Task Force on Neck Pain and Its Associated Disorders. J Manipulative Physiol Ther, 32：S17-S28, 2009
4) 「Physical Therapy of the Cervical and Thoracic Spine. Third ed」(Grant, R), Churchill Livingstone, Philadelphia, 2002
5) 「Medical Management of Acute and Chronic Neck Pain :An Evidence-Based Approach」(Bogduk N & McGuirk B), Elsevier, 2006
6) Haldeman S, et al：The Bone and Joint Decade 2000-2010 Task Force on Neck Pain and Its Associated Disorders: executive summary. Spine (Phila Pa 1976), 33：S5-S7, 2008
7) Blanpied PR, et al：Neck Pain: Revision 2017. J Orthop Sports Phys Ther, 47：A1-A83, 2017
8) 「マリガンのマニュアルセラピ　原著第7版」(Mulligan BR/著，藤縄 理，他/監訳)，協同医書出版社，2021
9) 「メイトランド脊椎マニピュレーション 原著第7版」(Maitland GD, 他/著，赤坂清和，他/監訳)，エルゼビア・ジャパン，2008
10) Nakamaru K, et al：Crosscultural adaptation, reliability, and validity of the Japanese version of the neck disability index. Spine (Phila Pa 1976), 37：E1343-E1347, 2012
11) Nakamaru K, et al：Reliability, validity, and responsiveness of the Japanese version of the Patient-Specific Functional Scale in patients with neck pain. Eur Spine J, 24：2816-2820, 2015
12) 「頸部障害の理学療法マネージメント」(Jull G, 他/著，新田 収，中丸宏二/監訳)，ナップ，2009
13) Dimitriadis Z, et al：Respiratory dysfunction in patients with chronic neck pain: What is the current evidence? J Bodyw Mov Ther, 20：704-714, 2016
14) 小倉秀子：欧米におけるコアトレーニング．理学療法，26：1234-1242, 2009
15) 3章 頸椎．「運動器リハビリテーションの機能評価Ⅰ 原著第7版」(Magee DJ, Manske RC/著，陶山哲夫，他/監訳)，pp136-201, エルゼビア・ジャパン，2023

第7章 脊椎，脊髄

# 3. 脊椎圧迫骨折 （胸椎圧迫骨折，腰椎圧迫骨折）

大坂祐樹

**Ⓐ知識の整理**　　　　　　**Ⓑリハビリテーションプログラム**

## POINT

1 脊椎圧迫骨折の病態を理解する

2 脊椎圧迫骨折の臨床症状と画像所見の特徴を理解する

3 脊椎圧迫骨折の医学的治療を理解する

## 1 原因・誘因

● **骨粗鬆症性の椎体骨折**（osteoporotic vertebral fracture）は，外力に対して脆弱な椎体が骨折した状態である．

● 骨粗鬆症を有する高齢者に多く，転倒による大きな外力だけでなく，咳やくしゃみなどの軽微な外力でも発生することがある．

## 2 病態

● 骨脆弱性の増大に伴い発症することが多く，骨粗鬆症に起因する骨折のなかで，**脊椎圧迫骨折の発生頻度が最も高い**[1]．

● 有病率は70歳代で25％，80歳代で43％であり，**女性の有病率は男性と比べ約2倍である**[2]．

● 脊椎圧迫骨折の好発部位としては，**胸腰椎移行部（第12胸椎，第1腰椎）で最も多く**，次いで中位胸椎（第7，8胸椎）に多い[3]．

● 椎体骨折が既存する場合，**再骨折率が約4倍**になるため，再骨折の予防の観点からも既存骨折の確認が必要である[3]．

● 一方で脊椎圧迫骨折患者の3分の2は**無症候性**であり，脊柱後弯変形が進行してから気づく場合もある．

> **memo** 骨粗鬆症
>
> 骨粗鬆症では，骨の脆弱性が増大し，骨折の危険性が増大する．二重エネルギーX線吸収測定法の結果におけるTスコアやyoung adult mean（YAM）値から診断される．Tスコアでは−2.5以下，YAM値で脆弱性骨折がある例では80％以下，脆弱性骨折がない例では70％以下が骨粗鬆症と判断される．

## 3 症状

● 脊椎圧迫骨折の主な症状は，**疼痛**と**脊柱後弯変形**である．

### 1）疼痛

● 脊椎圧迫骨折の疼痛は，急性期の**骨折による疼痛**と，慢性期の**脊柱後弯変形に伴う筋性疼痛**や**偽関節による疼痛**に分けられる．

536　整形外科リハビリテーション　第2版

第7章　3. 脊椎圧迫骨折（胸椎圧迫骨折，腰椎圧迫骨折）

- 急性期の疼痛は，**起居動作時の激しい疼痛や骨折椎体棘突起部の叩打痛**が特徴である．
- 離床が困難となるような激しい疼痛は，**約2〜4週で軽減**することが多い[4]．
- 脊柱後弯変形による疼痛は，脊柱後弯による腰背部筋の持続的収縮により生じる．主に長時間の立位や歩行により疼痛が生じる．
- 偽関節は発症後3〜6カ月以上経過しても骨が癒合していない状態であり，疼痛が遷延する要因となる．脊椎圧迫骨折後の偽関節の発生率は，約15％である[5]．

## 2）脊柱後弯変形

- 椎体の圧潰が進行することで脊柱後弯変形が起こる．骨粗鬆症を有する患者で生じやすい．
- 脊柱後弯変形が進行すると，逆流性食道炎などの消化器症状や呼吸器症状，バランス障害などの二次的な合併症が生じ，ADLやQOLの低下が顕著となる．
- 椎体の後壁が圧潰し脊柱管を圧迫することで，遅発性神経麻痺が生じることがある．

> **memo** 遅発性神経麻痺
>
> 遅発性神経麻痺は，脊椎圧迫骨折患者の約3％で生じる[6]．下肢の感覚障害や運動麻痺が出現した際は，すみやかに主治医に報告する．

## 4 診断学的検査

- X線画像やMRIの所見から診断される．
- 脊椎圧迫骨折の新鮮例ではX線画像のみで診断しにくいことがある．**急性期での診断にはMRIでの評価**が有用である．

## 1）単純X線画像

- X線画像では，椎体の変形の程度を確認する．脊椎圧迫骨折の診断基準として，半定量的評価法（semi-quantitative method：SQ法）と定量的評価法（quantitative measurement：QM法）が用いられる．
- SQ法は，骨折による椎体変形の程度を隣接椎体と比較し，椎体高または椎体面積の減少率から判定する（図1）．

| グレード | 種類 | | | 椎体高 | 椎体面積 |
| --- | --- | --- | --- | --- | --- |
| | 楔状椎 | 魚椎 | 扁平椎 | | |
| 0：正常（非骨折椎体） | 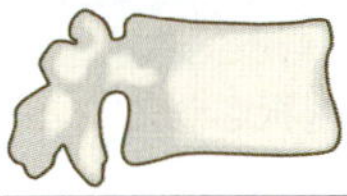 | | | — | — |
| 1：軽度の骨折 | 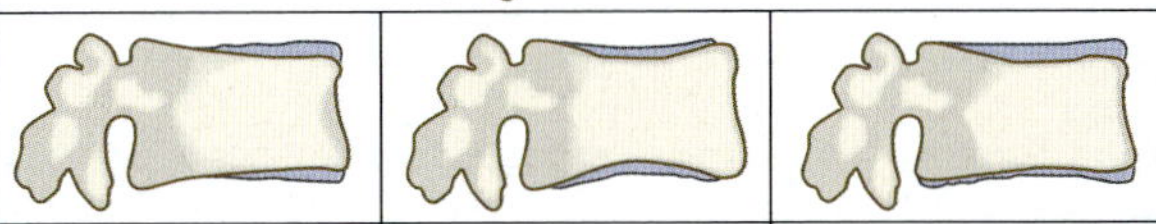 | | | 20〜25％低下 | 10〜20％減少 |
| 2：中等度の骨折 | 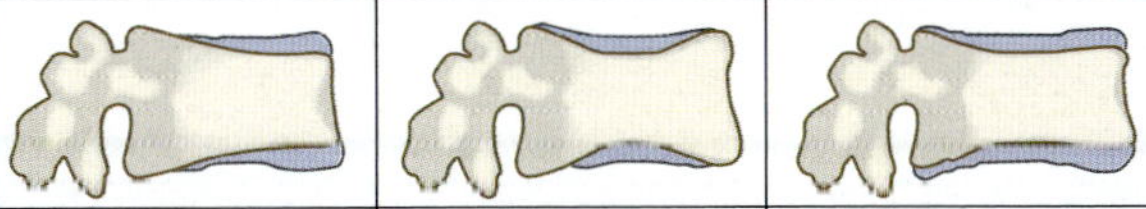 | | | 25〜40％低下 | 20〜40％減少 |
| 3：重度の骨折 | 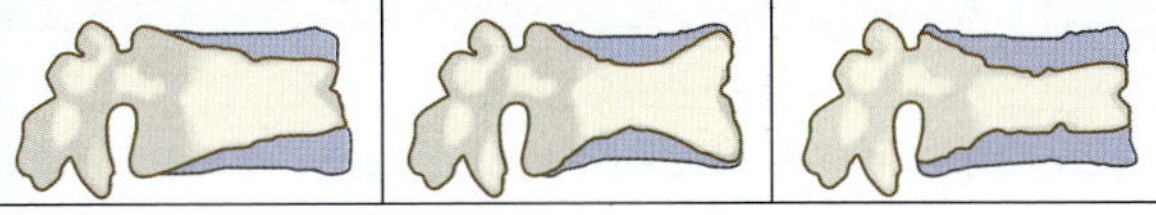 | | | 40％以上低下 | 40％以上減少 |

**図1●半定量的評価法（SQ法）**
骨折椎体の上位または下位の椎体と比較して，椎体高（前縁高，中央高，後縁高），または椎体面積の減少率から判定する．
文献7，8を参考に作成．

Ⓐ知識の整理　537

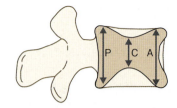

図2 ● 定量的評価法（QM法）
椎体の前縁高（A），中央高（C），後縁高（P）を計測する．
A/Pが0.75未満，またはC/A，C/Pのいずれかが0.8未満の場合，
椎体骨折と判定する．椎体の高さが全体的に減少する変形では，骨折
椎体の上位または下位の椎体と比較して，A，C，Pおのおのが20％
以上減少している場合，椎体骨折と判定する．
文献9を参考に作成．

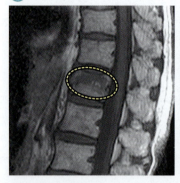
Ⓐ T1強調画像

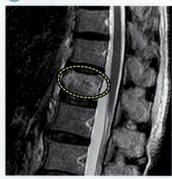
Ⓑ T2強調画像

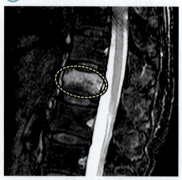
Ⓒ STIR画像

図3 ● MRI画像
新鮮椎体骨折は，MRIのT1強調画像では低信号，short T1 inversion recovery（STIR）画像では高信号を示す．T2強調画像では椎体内出血により高信号を示すが，受傷後早期では低信号を示す場合もある．

- QM法は，椎体の前縁高，中央高，後縁高を計測し，判定基準により評価する（図2）．

### 2）MRI

- MRIでは，椎体の**輝度変化**から骨折の有無を判断する（図3）．

## 5 医学的治療

- 骨折した椎体の骨癒合と疼痛の軽減を主目標に治療が行われる．
- 骨粗鬆症を有する患者が多いため，薬物療法による骨粗鬆症の治療も行われることが多い．

### 1）保存療法

- 脊椎圧迫骨折の初期治療では，保存療法が選択されることが多い．保存療法では，安静や薬物療法，装具療法，運動療法などが行われる．

> **memo** 装具療法
> 硬性コルセットや軟性コルセットが処方されることが多い．離床時の疼痛軽減，骨折部への負荷軽減，椎体圧潰の進行予防，偽関節の予防などを目的に使用される．

### 2）手術療法

- 十分な保存療法で症状が改善しない症例や脊柱変形が強い症例，神経症状を認める症例には手術療法が適応となる．
- 代表的な手術療法には，**経皮的椎体形成術（balloon kyphoplasty：BKP）や後方固定術を併用した椎体形成術**がある（図4）．
  - BKPは，椎体内でバルーンを拡大させ骨折した椎体を可及的に整復し，椎体内に骨セメントを注入する手術である．原発性骨粗鬆症による1つの椎体の骨折で，保存療法により症状が改善しない症例が

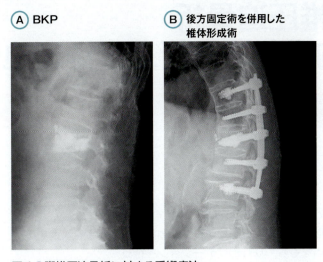

図4 ● 脊椎圧迫骨折に対する手術療法

適応となる．術後早期に疼痛やADLの改善が期待できる．
▶後方固定術を併用した椎体形成術は，椎体の後壁が損傷している症例や，高度な椎体の圧潰を認め十分な骨セメントを注入できず骨セメントのみでの支持性が不良な症例が適応となる．

第7章 脊椎，脊髄

# 3. 脊椎圧迫骨折
# （胸椎圧迫骨折，腰椎圧迫骨折）

大坂祐樹

**Ⓐ知識の整理**　　　　　　**Ⓑリハビリテーションプログラム**

## ⭕ Do!

1. 椎体に負荷がかからないADLの獲得をめざす
2. 発症からの期間や疼痛の程度を考慮し，運動療法の負荷量を決定する
3. 再発予防の視点をもち，リハビリテーションを行う
4. BKP術後は隣接椎体の骨折予防を念頭におき，リハビリテーションを進める

## ❌ Don't!

1. 体幹の過度な動きを伴う動作を避ける
2. 過度な安静を避け，廃用症候群への進行を予防する

## 1 情報収集

- 主治医，看護師，カルテ，画像より，以下の情報を得る.
  ①患者情報（現病歴，既往歴，投薬状況，骨粗鬆症の有無）.
  ②安静度と体幹コルセットの装着の有無を主治医に確認する.
  ③画像より骨折部位と程度を確認する.
  ④発症前の生活状況.

## 2 患者を前にまず行うこと

- 問診により，以下の情報を得る.
  ①疼痛の部位や程度，疼痛が出現する動作
  ②受傷起点，発症後の経過

## 3 リハビリテーション評価

### 1）疼痛

- 脊椎圧迫骨折患者は**起居動作時の疼痛**が特徴であるため，主に起居動作時の疼痛の部位や程度を確認する.
- 疼痛の程度は，visual analogue scale（VAS）やnumerical rating scale（NRS）で数値化する.
- 脊椎圧迫骨折が疑われる場合は，叩打テストで疼痛の誘発・再現を確認する（図5）. 叩打テストでは骨折が疑われる椎体の棘突起を触知し，叩打する.

540　整形外科リハビリテーション　第2版

第7章 3. 脊椎圧迫骨折（胸椎圧迫骨折, 腰椎圧迫骨折）

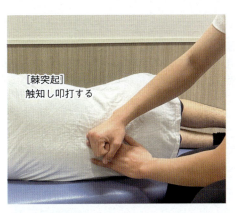

図5 ●叩打テスト

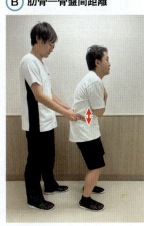

図6 ●脊柱後弯変形の簡易的な評価
A) 患者を壁際に直立させ, 壁に後頭部をつけられるか評価する. 壁に後頭部をつけられない場合は, 胸椎の椎体骨折を疑う.
B) 患者を立位にして後方から肋骨と骨盤の間に手を入れる. 2 横指未満であれば腰椎の椎体骨折を疑う.

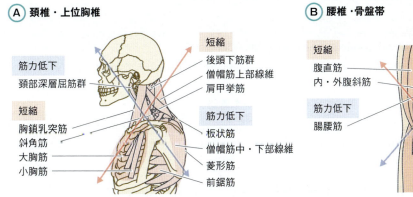

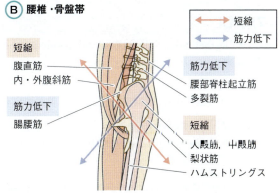

図7 ●脊椎圧迫骨折後に生じやすい筋のインバランス

- 脊柱後弯変形を有する患者では, 歩行時に腰背部痛を自覚することがある. 歩行時の疼痛の程度, 出現するまでの時間や距離を確認する.

## 2) 姿勢・動作

- 脊椎圧迫骨折を有する患者は, 胸椎後弯, 骨盤後傾, 膝屈曲, 足関節背屈の肢位を取りやすいため, 矢状面上での全身のアライメントを評価する.
- 脊柱後弯変形の程度は, **壁―後頭間距離**や**肋骨―骨盤間距離**で簡易的に確認できる (図6).

## 3) 関節可動域

- 脊椎圧迫骨折後患者では, 姿勢不良の習慣化により, 筋のインバランスが生じる (図7). 短縮しやすい筋を中心に, 筋の伸張性を確認する.
- 立位での不良姿勢に影響する膝関節や股関節, 体幹の伸展制限を確認する.

⚠ 注意 体幹の大きな動きを伴う動作は骨癒合を阻害する恐れがあるため, 体幹の最大可動域は骨癒合を確認した後に評価する.

B リハビリテーションプログラム 541

## 4）筋力

- 徒手筋力検査（MMT）で下肢筋力を評価する．
- 姿勢・アライメント不良や二次的な椎体圧迫骨折に影響しうる体幹伸展筋の筋力，筋持久力を評価する．
- 体幹伸展筋持久力は，timed loaded standing（TLS）で評価する．TLSでは，立位にて肩関節90°屈曲位とし，肘伸展位にて両手で1 kgの重錘を保持できる時間を測定する．壁に背をつけて測定する修正版TLSは，スウェイバック姿勢や脊柱後弯姿勢などの姿勢変化による代償を抑制した状態で実施できる（図8）．保持時間が長いほど筋持久力が高いことを示す．

## 5）バランス能力

- 脊椎圧迫骨折は転倒が受傷起点となることが多く，受傷前からバランス能力が低下していることが多い．
- 片脚立位保持，functional reach test，Timed Up & Go Testでバランス能力を評価する．

> **memo** 転倒発生のカットオフ値
> 片脚立位保持が5秒以下，functional reach testが18.5 cm未満，Timed Up & Go Testが13.5秒以下の高齢者では，転倒リスクが高くなる．

## 6）歩行能力

- 歩行補助具の使用を含めて歩行手段を確認する．
- 6分間歩行テストや連続歩行距離の測定を行い，運動耐容能を評価する．

## 7）ADL

- Barthel indexやfunctional independence measureを用いて評価する．
- 腰痛由来のADL制限は，Roland-Morris disability questionnaireやOswestry disability indexで評価する．
- ADL動作中に，体幹の過度な屈曲運動が生じていないかを確認する．

> **memo** 患者報告アウトカム
> - Roland-Morris disability questionnaire（RDQ）
>   腰痛と下肢痛に関連したADL制限を評価する質問紙票．24項目で構成される．
> - Oswestry disability index（ODI）
>   腰痛に関連したADL制限を評価する質問紙票．10項目で構成される．

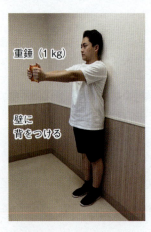

**図8●修正版 timed loaded standing**

第7章 3. 脊椎圧迫骨折（胸椎圧迫骨折，腰椎圧迫骨折）

## 4 リハビリテーション治療の全体的な流れ

- 脊椎圧迫骨折に対するリハビリテーションは，保存療法と術後に分けられる．

### 1) 保存療法のリハビリテーション

- 保存療法のリハビリテーションプログラム例を表1に示す．
- ADLの改善を主目的としたうえで，椎体の骨癒合を阻害せず，圧潰を進行させないことが求められる．二次的な脊柱後弯変形や偽関節の予防も念頭におき，リハビリテーションを進める．

#### A. 急性期（発症から2週）

- 急性期は椎体の圧潰が進行しやすい時期であるため，椎体へ過度な負荷がかからないように特に注意する．
- 深部静脈血栓症の予防のため，足関節の底背屈運動を指導する（図9）．
- 廃用性筋力低下の予防のため，体幹の動きを伴わない範囲で下肢・体幹の低負荷筋力トレーニングを開始する（図10）．
- 体幹の過度な動きを伴う動作や脊柱の不良姿勢を避ける必要性を改めて説明する．
- 脊柱の後弯が大きい患者では10〜20°程度のベッドアップを行い，骨折した椎体に離開力が加わらないようポジショニングを行う（ファーラー位）．
- 離床が許可された後に，起居動作の指導を徹底する（図11）．

> **memo** 離床の開始時期について
>
> 廃用症候群を予防するために早期離床が推奨されており，骨折した椎体の安静を保ちつつも，一定の身体活動を促す必要がある．一方で，椎体の圧潰や偽関節の予防の観点からは，安静臥床を一定期間設けた方がよいとする報告もある[10]．離床は患者の状態に応じて，主治医とともに慎重に検討する．

#### B. 亜急性期（発症から2〜4週）

- 臥床期間で下肢の廃用性筋力低下が生じやすいため，スクワットやカーフレイズなど荷重下での運動を開始する．
- 骨折した椎体の圧潰を進行させないために，低負荷での体幹伸展筋トレーニングを行う（図12）．
- 骨折部に過大な負荷をかけないためのADL指導を徹底する（図13）．

#### C. 慢性期（発症から4週以降）

- 椎体の圧潰予防を目的に，脊柱後弯姿勢を修正し，骨折部への過負荷を軽減させる．
- 高負荷での体幹伸展筋トレーニング（図14），姿勢修正エクササイズ（図16），脊柱可動域改善エクササイズ（図15）を開始する．

**表1 ● 保存療法におけるリハビリテーションプログラム例**

| 時期 | 期間 | エクササイズ | 目標 |
|---|---|---|---|
| 急性期 | 発症から2週 | 足関節底背屈運動 | 深部静脈血栓症の予防 |
| | | 下肢・体幹筋力トレーニング | 廃用性筋力低下の予防 |
| | | ADL指導 | 適切なADL動作の獲得 |
| 亜急性期 | 発症から2〜4週 | 体幹伸展筋トレーニング（低負荷） | 積極的な離床 |
| | | ADL指導 | ADLの拡大 |
| 慢性期 | 発症から4週以降 | 体幹伸展筋トレーニング（高負荷） | |
| | | 姿勢改善エクササイズ | 脊柱後弯変形の予防 |
| | | 脊柱可動域改善エクササイズ | |
| | | バランス練習 | 転倒予防 |
| | | 活動量増加 | 骨密度向上 |

**⑤ リハビリテーションプログラム** 543

- 転倒発生の要因とされる脊柱後弯姿勢を修正する（図14～16）.
- 骨密度の維持・向上のため，運動や身体活動の継続，増加を促す.

> **memo** 脊椎圧迫骨折の予防
>
> 体幹伸展筋トレーニングを継続することで，脊椎圧迫骨折の発生率が低下する[11]. また，骨に対する力学的負荷（メカニカルストレス）は骨形成を促すとされ，運動を行い，活動量を増加させることで骨密度が向上する[12]. リハビリテーション終了後も運動を継続させるように，患者の行動変容を促すことが重要である.

## 2) BKP後のリハビリテーション

- BKP後のリハビリテーションプログラム例を表2に示す.
- BKPにより術後早期に疼痛やADLが改善するが，術後6カ月以内に**隣接椎体の骨折**が29％の患者で生じるとの報告がある[13]. 要因としては，注入された骨セメントにより骨折椎体の硬性が増し，隣接椎体との力学的強度の差が生じることがあげられている. BKP後は**隣接椎体の骨折予防**を念頭におき，リハビリテーションを進める.
- 隣接椎体へのメカニカルストレスを軽減させるためには，姿勢・アライメントの修正や，過大もしくは頻回な体幹屈曲を避けるようなADL指導が必要である.
- BKP後は，**入院期**と，隣接椎体の骨折が発生しやすい術後2カ月を境に**隣接椎体骨折予防前期・後期**に分け[14]，各時期の特徴に応じたリハビリテーションを実施する.

### A. 入院期

- BKPは入院期間が2～3日程度と短いため，再発予防に向けた患者教育を行う.
- 日常生活では，重たい物を持たないことや体幹の屈曲を伴う動作を頻回に行わないよう指導する（図13）.
- 術翌日は身体機能を評価し，自宅で安全に生活できる歩行手段を検討する.

### B. 隣接椎体の骨折予防期（前期）

- 隣接椎体の骨折が発生するリスクが高い時期であるため，体幹の屈曲を伴う運動は避ける. 隣接椎体に過度な圧縮応力がかからないよう運動時は負荷量に注意し，リハビリテーションを進める.
- 体幹伸展筋トレーニング，姿勢改善エクササイズ，下肢筋力トレーニング，バランス練習を実施する.
- 体幹伸展筋トレーニングは，低負荷での運動から開始する（図12）.
- 脊柱後弯姿勢は隣接椎体に加わる負荷を増加させるため，姿勢改善エクササイズを行う（図15）.
- 転倒予防のため，下肢筋力トレーニングやバランス練習も行う.

### C. 隣接椎体の骨折予防期（後期）

- 隣接椎体の骨折が発生するリスクが減少する時期であり，積極的な運動を実施する.
- 体幹伸展筋トレーニングは，負荷量を増加させ実施する（図14）.

表2 ● BKP後のリハビリテーションプログラム例

| 時期 | 期間 | エクササイズ | 目標 |
|---|---|---|---|
| 入院期 | 術後～2日<br>（退院） | ADL指導 | 適切なADL動作の獲得 |
| | | 下肢・体幹筋力トレーニング | 廃用性筋力低下の改善 |
| 隣接椎体の<br>骨折予防期<br>（前期） | 退院～2カ月 | 体幹伸展筋トレーニング（低負荷） | 隣接椎体の骨折予防 |
| | | 姿勢改善エクササイズ | |
| | | 下肢筋力トレーニング | 転倒予防 |
| | | バランス練習 | |
| 隣接椎体の<br>骨折予防期<br>（後期） | 2カ月～ | 体幹伸展筋トレーニング（高負荷） | 脊柱後弯変形の予防 |
| | | 脊柱可動域改善エクササイズ | |
| | | 活動量増加 | 骨密度向上 |

- 脊柱可動域改善エクササイズにより脊柱後弯変形を改善させる（図15）．
- 骨密度の維持・向上のため，運動の継続や身体活動の増加を促す．

## 5 リハビリテーション治療の実際

### 1）足関節背屈運動
- 急性期の臥床期間では活動量が減少するため，下肢の静脈血がうっ滞し，深部静脈血栓症が発生しやすい．
- 深部静脈血栓症の予防を目的として，足関節背屈の自動運動を指導する（図9）．

### 2）ベッドサイドでの運動
- 急性期での臥床期間において，廃用性筋力低下を生じさせないために，下肢・体幹の筋力トレーニングを指導する（図10）．
- 骨折した椎体を圧潰させないために，体幹の動きが伴わない範囲で実施する．

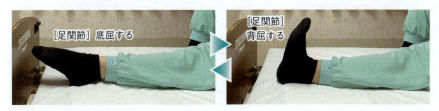

図9 ● 足関節底背屈運動

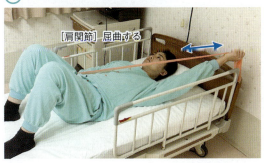
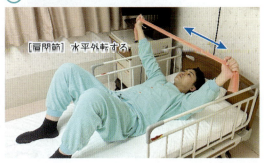
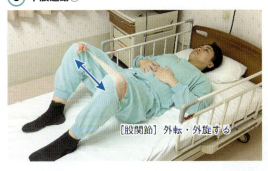
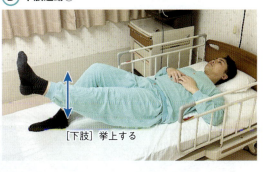

図10 ● ベッドサイドでの運動
A）バンドを使用し，肩関節屈曲運動を行う．
B）バンドを使用し，肩関節の水平外転運動を行う．
C）バンドを使用し，股関節の外転・外旋運動を行う．
D）下肢の挙上運動を行う．腰部への負荷を考慮し，対側下肢は屈曲させる．

## 3）起居動作

- 寝返り動作では，体幹が過度に回旋しないよう指導する．
- 起き上がり動作では，体幹の屈曲・回旋・側屈が起こらないように側臥位を経由して起き上がるよう指導する（図11）．

## 4）体幹伸展筋トレーニング（低負荷）

- 体幹を中間位に保持し，バンドで負荷をかけた状態で肩関節屈曲90〜120°まで挙上する（図12）．
- バンドの種類や長さで負荷量を調整し，過負荷とならないよう注意する．

⚠️**注意** 体幹屈曲位で体幹伸展筋が働くと，骨折した椎体への圧縮応力が増加するため，体幹中間位でトレーニングを行う．座位での運動では，座面を高めに設定することで体幹を正中位に保持しやすくなる．

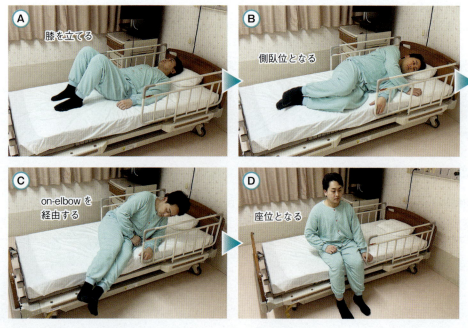

**図11** 起き上がり動作
背臥位から膝を立て（A），体幹の回旋が生じないように側臥位となる（B）．on-elbowを経由し（C），座位となる（D）．過度な体幹の動きが生じないように注意する．

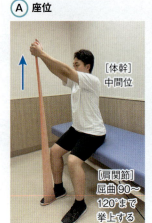
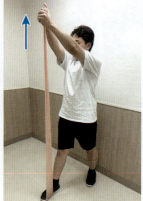

**図12** 低負荷での体幹伸展筋トレーニング

## 5) ADL指導

- 体幹屈曲による椎体の圧縮応力の増大は，保存療法では椎体の圧潰進行，BKP後では隣接椎体へのメカニカルストレスの増大につながる．一方で体幹伸展は，骨折した椎体に離開力が加わるため，保存療法では骨癒合を阻害させる要因になる．
- 日常生活では，特に**体幹の屈曲**を避けるよう指導する（図13）．
- また，長時間の座位保持は避け，不良な座位姿勢をとらないよう指導する．

## 6) 体幹伸展筋トレーニング（高負荷）

- 腹臥位で体幹伸展運動を行う．脊柱の後弯を認める場合は，胸の下にタオルを挿入する（図14A）．
- 体幹伸展筋の持久力トレーニングは，timed loaded standing（図8）と同様の肢位で実施する（図14B）．肩関節90°屈曲位，肘伸展位にて，両手で重錘を保持し，姿勢を保持する．重錘の重さを変えることで負荷量を調整する．1回につき30秒間を3～5セット行う．

## 7) 姿勢改善エクササイズ

- 腰椎伸展可動域の改善に向けて，腹臥位にて上肢でベッドを押し，腰椎伸展位を保持するエクササイズを指導する（図15A）．
- 胸椎の下にタオルを入れ，上肢を挙上するエクササイズも指導する（図15B）．
- 脊柱後弯姿勢では椎体への圧縮応力が増加するため，姿勢改善のためのエクササイズを実施する（図16）．
- 脊柱後弯姿勢では，前胸部筋が短縮しやすいため，ストレッチも併用する．

A 物を持ち上げる動作

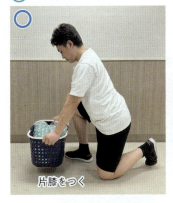
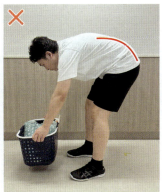

B 靴の着脱

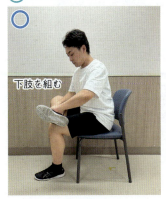
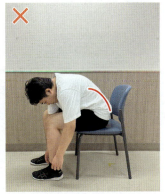

図13 ● ADL指導
A) 物を持ち上げる動作は，片膝をつき体幹が屈曲しないよう注意する．
B) 靴の着脱は，体幹が屈曲しないよう下肢を組み行う．

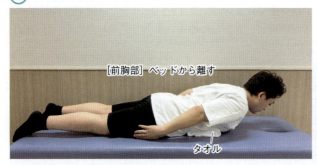
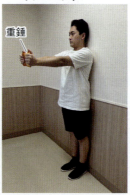

図14 ● 高負荷での体幹伸展筋トレーニング

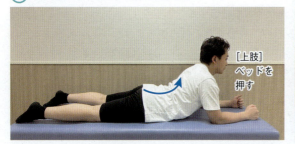
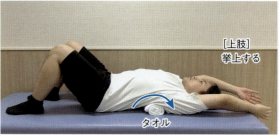

図15 ● 脊柱可動域改善エクササイズ

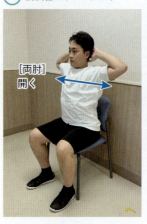
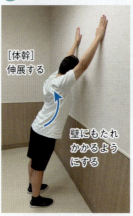
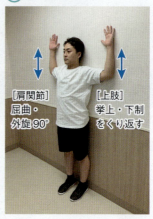

図16 ● 姿勢改善エクササイズ
A）後の後ろで手を組み，両肘を開くようにして，前胸部をストレッチする．
B）壁に両上肢をあて，もたれかかるようにしながら，体幹を伸展させる．
C）背中を壁につけ肩関節屈曲・外旋90°の状態から，上肢の挙上・下制をくり返す．

第7章　3. 脊椎圧迫骨折（胸椎圧迫骨折，腰椎圧迫骨折）

## 〈文献〉

1) Sakuma M, et al：Incidence and outcome of osteoporotic fractures in 2004 in Sado City, Niigata Prefecture, Japan. J Bone Miner Metab, 26：373-378, 2008

2) Ross PD, et al：Vertebral fracture prevalence in women in Hiroshima compared to Caucasians or Japanese in the US. Int J Epidemiol, 24：1171-1177, 1995

3) 「骨粗鬆症の予防と治療ガイドライン 2015年版」（骨粗鬆症の予防と治療ガイドライン作成委員会／編），ライフサイエンス出版，2015

4) Yang EZ, et al：Percutaneous Vertebroplasty Versus Conservative Treatment in Aged Patients With Acute Osteoporotic Vertebral Compression Fractures: A Prospective Randomized Controlled Clinical Study. Spine (Phila Pa 1976), 41：653-660, 2016

5) Yasuda H, et al：Difference of clinical course between cases with bone union and those with delayed union following osteoporotic vertebral fractures. Arch Osteoporos, 13：3, 2017

6) 種市 洋，他：骨粗鬆症性椎体圧潰（偽関節）発生のリスクファクター解析．臨床整形外科，37：437-442，2002

7) Genant HK, et al：Vertebral fracture assessment using a semiquantitative technique. J Bone Miner Res, 8：1137-1148, 1993

8) Bouxsein ML, Genant HK：International Osteoporosis Foundation. The breaking spine. 2010

9) 折茂 肇，他：原発性骨粗鬆症診断基準（1996年度版）．日本骨代謝学会誌，14：219-233，1997

10) Funayama T, et al：Therapeutic Effects of Conservative Treatment with 2-Week Bed Rest for Osteoporotic Vertebral Fractures: A Prospective Cohort Study. J Bone Joint Surg Am, 104：1785-1795, 2022

11) Sinaki M, et al：Stronger back muscles reduce the incidence of vertebral fractures: a prospective 10 year follow-up of postmenopausal women. Bone, 30：836-841, 2002

12) Kemmler W, et al：Effects of Different Types of Exercise on Bone Mineral Density in Postmenopausal Women: A Systematic Review and Meta-analysis. Calcif Tissue Int, 107：409-439, 2020

13) 高橋真治，他：Balloon Kyphoplasty 後隣接椎体骨折の臨床的意義とその予測．Journal of Spine Research, 11：811-819, 2020

14) Fribourg D, et al：Incidence of subsequent vertebral fracture after kyphoplasty. Spine (Phila Pa 1976), 29：2270-6; discussion 2277, 2004

第7章　脊椎，脊髄

# 4. 腰椎椎間板ヘルニア

古谷英孝

**Ⓐ知識の整理**　　　**Ⓑリハビリテーションプログラム**

## POINT

1. 腰椎椎間板ヘルニアの発生機序について理解する
2. 腰椎椎間板ヘルニアの病態・症状について理解する
3. 腰椎椎間板ヘルニアの画像診断について理解する
4. 腰椎椎間板ヘルニアの医学的治療について理解する

## 1 原因・誘因

- 腰椎椎間板ヘルニアは，**椎間板から髄核が脱出する**ことにより，**神経根や馬尾神経が圧迫され**症状を引き起こす疾患である．
- 腰椎椎間板ヘルニアは20～40歳代に発症しやすい．男性に多く，男女比は約2～3：1である．重労働者や喫煙者に発症しやすいと言われている[1]．有病率はおおむね1％である．
- 発生機序は，特に誘因なく**徐々に下肢に放散する痛み**を生じる場合と**急性腰痛**で発症する場合がある．急性発症の多くは，重量物挙上などが誘因である[2]．

## 2 病態

- 加齢変化による髄核の水分減少（変性）が起こった椎間板に，腰椎の運動（特に屈曲と回旋によるストレスが加わる運動）によって線維輪の部分損傷が引き起こされる．損傷が起こり脆弱になった部分から，髄核が後方に押し出されることによって神経症状を誘発する．**L4/5間，L5/S1間，L3/4間の順に好発する**．年齢が上がるとL4/5より上位腰椎のヘルニアが増加する．
- 腰椎椎間板ヘルニアは脱出のタイプによって分類される．**経後縦靱帯脱出型や遊離脱出型は自然吸収される可能性が高い**（図1）．

## 3 症状・障害

- 主な症状は，**下肢に放散する疼痛，感覚障害，痺れ，筋力低下，深部腱反射の消失**である（表1）．馬尾神経が圧迫されると**膀胱直腸障害，下肢・会陰部の異常感覚**がみられることもある．症状は**運動や労働で増悪し，安静で軽快する**傾向がある．
- 症状が徐々に生じる場合と急激に生じる場合がある．多くは急性発作として**激しい腰痛**と**下肢痛**が生じる．急性期を過ぎると腰痛が軽快し，亜急性期では神経根障害による下肢痛，放散痛，痺れが主症状となる．

第7章 4. 腰椎椎間板ヘルニア

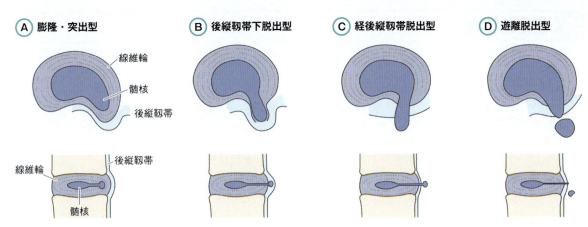

図1 ● 腰椎椎間板ヘルニアの脱出タイプ

表1 ● 腰椎椎間板ヘルニアの高位と神経症状

| ヘルニアの高位 | 神経障害 | 筋力低下（キーマッスル） | 感覚障害 | 深部腱反射 |
|---|---|---|---|---|
| L3/L4 | L4 | 大腿四頭筋 | 下腿内側 | 膝蓋腱（－） |
| L4/L5 | L5 | 前脛骨筋<br>長母指伸筋<br>長趾伸筋 | 下腿外側～母指 | 障害なし |
| L5/S1 | S1 | 下腿三頭筋<br>長母指屈筋<br>長趾屈筋 | 小趾～足底外側 | アキレス腱（－） |

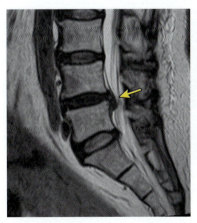 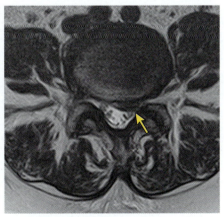

図2 ● 腰椎椎間板ヘルニアのMRI
L4/5椎間板ヘルニアによる神経圧迫が確認できる.

## 4 診断学的検査

- 画像診断ではMRIの診断精度が高く，脱出した椎間板の程度や部位を見つけることができる．MRIでは**矢状面像**と**水平面像**にて神経への圧迫部位や程度を確認する（図2）．
- MRIの検出力は高いが，椎間板ヘルニアが存在する患者の20〜40％は無症状であるため[3]，診断するうえでは**症状や理学療法所見との一致**が重要となる．
- X線検査は，腫瘍，感染，骨折などの所見を確認するスクリーニング検査として用いられる．

## 5 医学的治療

- 短期的な臨床成績は，保存療法と比較して手術療法の方が優れているが，長期成績には差がない[4]．

### 1) 保存療法

- 多くの患者は保存療法で3カ月以内に症状が軽快するため，第一に保存療法（薬物療法，運動療法など）が選択される．
- 薬物療法は，疼痛の改善を目的に非ステロイド性抗炎症薬（NSAIDs）が用いられる．症状が強い場合は，ブロック療法（硬膜外ブロック，神経根ブロック）が行われる．
- 運動療法，ストレッチング，徒手療法，患者教育は，腰痛，殿部痛，下肢痛を改善させる効果がある[5~7]．運動療法の詳細は「Ⓑリハビリテーションプログラム」を参照されたい．

### 2) 手術療法

- 運動麻痺や膀胱直腸障害を認める場合は，早期に手術療法を行う必要がある．また，保存療法を一定期間行っても改善がみこめない場合に適応となる．
- 手術療法にいたる症例は，症状や脱出形態によって異なるが，20~50％程度と幅があり，術前の症状の強さが関係している．
- 手術に至る腰椎椎間板ヘルニアは男性に多く，L4/5とL5/S1に多い．年齢は40代が多く，高齢者や若年者には少ない．
- 腰椎椎間板ヘルニアに対する手術療法は，**椎間板摘出術**が一般的である（図3）．椎間板摘出術は，脱出した椎間板を直接摘出する方法で，安定したよい治療成績が得られる．手術の方法には，肉眼で摘出する方法（open discectomy），顕微鏡を使用する方法（microscopic discectomy），内視鏡を使用する方法（microendoscopic discectomy）がある．術式間の成績には差がない．
- 術後の再手術率は，術後1年で0.6~7.4％，術後2年で8.0~10.5％，術後5年で2.4~13.4％と報告されている[1]．

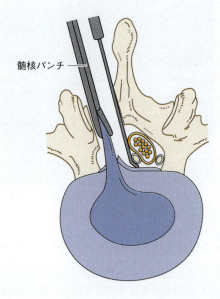

髄核パンチ

**図3●椎間板摘出術**
椎弓を部分的に切除し，圧迫されている神経根を注意深く排除して，ヘルニアを摘出する．

第7章 脊椎，脊髄

# 4. 腰椎椎間板ヘルニア

古谷英孝

Ⓐ知識の整理　　　Ⓑリハビリテーションプログラム

## ⭕ Do!

[1] 腰椎椎間板ヘルニアの受傷機序について詳細に聴取する
[2] 症状を誘発・緩和する姿勢や動作を把握する
[3] 急性期・亜急性期・慢性期に応じたプログラムを実施する
[4] 術後はプロトコルに応じたプログラムを実施する

## ❌ Don't!

[1] 症状を誘発するような姿勢，動作は行わせない
[2] 運動麻痺の有無を確認しないままトレーニングを行わない

## 1 情報収集

● 主治医，看護師，カルテ，診断画像から情報を収集する．
　①受傷機序，現病歴，合併症を確認する．
　②MRIから椎間板ヘルニアの程度や脱出タイプを確認する（Ⓐ知識の整理参照）．
　③薬物の投与の有無，量を確認する．
　④心理的，社会的問題の有無について確認する．

## 2 患者を前にまず行うこと

● 問診から患者の状態を大まかに把握する．
　①疼痛の強さ，性質，頻度，時間，疼痛の誘発・軽減因子など．
　②痺れ，脱力感，異常感覚などの有無．
　③職業（内容，労働量，現在の就業状況），スポーツなど．
　④重篤な病態であるレッドフラッグを除外する．

### memo レッドフラッグ

　脊椎由来の疼痛が悪性の病態によって生じている可能性を示す症状や徴候のこと．悪性の病態には，全身性疾患，代謝性疾患，悪性腫瘍，骨折，椎骨脳底動脈循環不全などがある．

Ⓑリハビリテーションプログラム　553

## 3 リハビリテーション評価

### 1) 疼痛・痺れ
- 症状の部位が腰部のみなのか，下肢まで放散するのか，放散する部位が大腿部前面なのか後面なのか，下腿後面まで放散するのかを確認する．疼痛・痺れの部位とその強さは**ボディーチャートを用いる**（図4）．
- 疼痛や痺れの強度は，visual analogue scale（**VAS**）やnumerical rating scale（**NRS**）にて数値化する．

### 2) 感覚検査
- 感覚障害を確認するために，筆などを用いて知覚検査を行う．**デルマトーム**（神経の支配領域）を横断するようにゆっくりと動かしていき，感覚の変化を聴取する（図5）．
- 感覚障害や疼痛・痺れが生じている領域から，どのレベルに障害が起きているかを判断する．

### 3) 筋力検査
- キーマッスル（表1）に対して，神経脱落症状を確認する．神経が伸張されない肢位において，徒手抵抗に対して十分に筋力が発揮できるかを確認する．
- キーマッスル以外にも，体幹屈曲筋・伸展筋，股関節周囲筋の筋力も合わせて評価する．体幹伸展筋群の向上は，疼痛の改善と関連している[8]．
- ローカル筋である腹横筋や多裂筋の筋機能も合わせて確認する．
  - 腹横筋の評価は**腹部の引き込み運動**にて行う．患者に腹部の引き込み運動を行わせ，触診にて**腹横筋の収縮**を確認する．検査者は上前腸骨棘より2横指内側，2横指下方の深層に触れ，腹部の引き込み運動中の深部の筋緊張の高まりを触知する．腹横筋の筋機能不全がある場合は，腹部の引き込み運動を上手に行えず，筋緊張の高まりを触知することができない（図6）．
  - 腰椎椎間板ヘルニアにおける**症状側の多裂筋**は**筋断面積が減少している**ため[9]，多裂筋の筋機能の左右差を確認する．評価する多裂筋に検査者の指を置き，多裂筋の深層を触診する．患者には触診している部分を軽く押し返すようにさせ，収縮力の左右差を評価する（図7）．

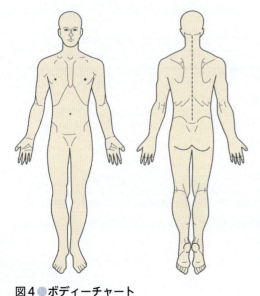

**図4● ボディーチャート**
症状，範囲に加えて，頻度，持続時間，誘発・軽減因子なども合わせて記載する．

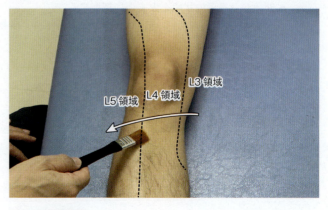

**図5● 感覚検査**

> **memo** ローカル筋とグローバル筋
>
> 体幹筋は深層にあるローカル筋と表層にあるグローバル筋に分けることができる．ローカル筋は脊椎に直接付着し，脊椎の安定性に関与する．グローバル筋は脊椎に直接付着しない多分節間を横断する表在筋であり，脊椎運動時のトルクを発生させて運動方向のコントロールに関与する．

## 4) 神経伸張テスト

### A. 下肢伸展挙上テスト（straight leg raising test：SLRT）

- 下肢伸展挙上テストは，L4/5，L5/S1の椎間板ヘルニアに有用なテストである．患者を背臥位とし，患肢を他動的に挙上させ，下肢に放散する疼痛が誘発されるかを確認する．次に，症状が出現した場合，膝関節と股関節を屈曲させ症状が軽減した場合を陽性とする．健側も同様に評価して，左右差を確認する（図8）．

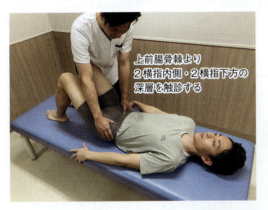

図6 ● 腹部の引き込み運動による腹横筋の筋機能評価

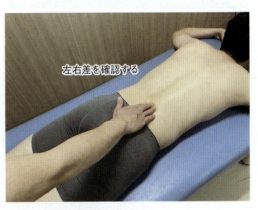

図7 ● 多裂筋の筋機能評価

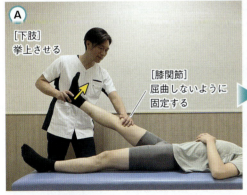

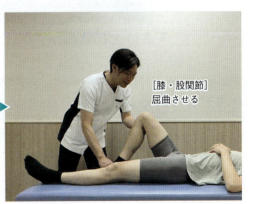

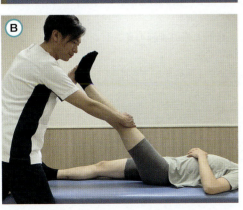

図8 ● 下肢伸展挙上テスト
A）症状が出現した後，膝関節と股関節を屈曲させ症状が軽減するかも確認する．
B）健側も同様に行い，可動域を比較する．

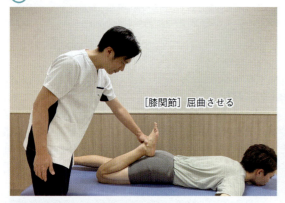
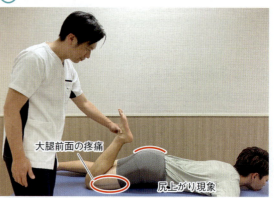

図9 ● 大腿神経伸張テスト
陽性では大腿前面の疼痛や尻上がり現象が誘発される．

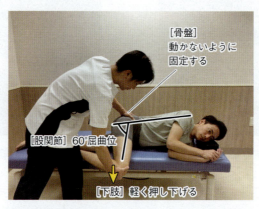

図10 ● 梨状筋テスト

- SLRTの感度は92％，特異度は28％である．対側のSLRTは特異度90％である．

### B. 大腿神経伸張テスト（femoral nerve stretch test：FNST）

- 大腿神経伸張テストはL2/3，L3/4の椎間板ヘルニアに有用なテストである．患者を腹臥位とし，膝関節を他動的に屈曲させる（図9A）．大腿前面に疼痛が出現したら陽性とする（図9B）．
- FNSTの感度は70％，特異度は88％である．

### C. 梨状筋テスト

- 足に放散する疼痛や痺れの原因には，腰椎椎間板ヘルニアの他に**梨状筋症候群**の可能性があるため鑑別が必要である．
- 梨状筋症候群は，坐骨神経が何らかの理由で硬結した梨状筋と坐骨神経のインピンジメントによって，坐骨神経痛（殿部や下肢に放散する疼痛）が生じる症候群である．
- 患者を側臥位とし，股関節を60°屈曲させ保持する．検査者は他動的に下肢を軽く押し下げ，下肢の放散痛が誘発されたら陽性とする（図10）．
- 梨状筋テストの感度は88％，特異度は83％である．

## 5）関節可動域（ROM）

- 疼痛や痺れが出現しない範囲で腰椎の可動性を評価する．
- 股関節の可動域制限は，動作時に腰椎を過度に動かす原因にもなるため，股関節の可動域も合わせて評価する．

第7章 4. 腰椎椎間板ヘルニア

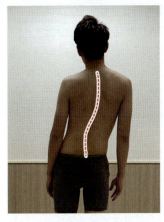

図11●疼痛を回避した際に生じる側弯姿勢

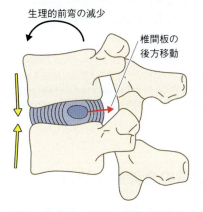

図12●腰椎の生理的前弯の減少に伴う椎間板の後方移動

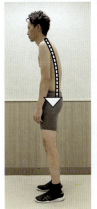

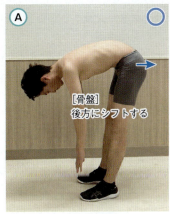

図13●腰椎の前弯が減少する姿勢
フラットバック姿勢やスウェイバック姿勢では腰椎の生理的前弯が減少する.

図14●立位体前屈動作
A) 骨盤が後方にシフトし股関節が十分に屈曲しているため,腰椎の屈曲が少ない.
B) 股関節が屈曲しておらず骨盤の前傾運動が減少し,腰椎が過度に屈曲している.

### 6) 姿勢・動作観察

- 腰椎椎間板ヘルニアは,**疼痛を回避するための側弯姿勢**(図11)や**腰椎の前弯が減少している**症例が多い[10].腰椎の前弯の減少は,**椎間板を後方に移動させ,神経への圧迫を増加させる**(図12).そのため,腰椎の生理的前弯が減少する**フラットバック姿勢**や**スウェイバック姿勢**になっていないかを確認する(図13).
- 立位体前屈動作を観察し,腰椎が過度に屈曲していないかを確認する.前屈動作時の股関節の屈曲可動域制限は骨盤の前傾運動を減少させ,腰椎の過度な屈曲運動を引き起こす(図14).腰椎の過度な屈曲運動は,椎間板を後方に移動させ,神経への圧迫を増加させる.
- 床から物を持ち上げる動作なども観察し,腰椎の過度な屈曲運動が出現していないかを確認する.

### 7) ADL評価

- 腰部椎間板ヘルニアでは,疼痛や痺れにより,仕事や日常生活動作(activities of daily living:ADL),余暇活動に障害が発生する.ADL評価票にはOswestry disability index(**ODI**),Roland-Morris disability questionnaire(**RDQ**),Japanese Orthopaedic Association Back Pain Evaluation Questionnaire

B リハビリテーションプログラム

（JOABPEQ）を用いる．これらは患者自身に質問票にて回答してもらう**患者報告アウトカム**である．

- 疼痛の程度が強い症例にはODI，軽度な症例にはRDQを用いるとより正確に評価することができる．

> **memo　疾患特異的尺度**
> - Oswestry disability index（ODI）：疼痛に関連する10項目からなる質問票．
> - Roland-Morris disability questionnaire（RDQ）：腰痛と下肢痛に関連する24項目からなる質問票．
> - Japanese Orthopaedic Association Back Pain Evaluation Questionnaire（JOABPEQ）：疼痛に関連する障害（4項目），腰椎機能障害（6項目），歩行機能障害（5項目），社会生活障害（4項目），心理的障害（7項目）の5つのドメインに分けられており，多角的に評価できる質問票．

## 4 リハビリテーション治療の全体的な流れ

- 腰椎椎間板ヘルニアに対するリハビリテーションは，**保存療法**と**術後のリハビリテーション**に分けられる．

### 1）保存療法リハビリテーションプログラム

- 保存治療のゴールは，**疼痛と身体機能の改善，症状を誘発しない姿勢・動作の獲得**である．
- 急性期，亜急性期，慢性期の各時期に合わせたリハビリテーションプログラムを実施していく．具体的な詳細は「**5 リハビリテーション治療の実際**」を参照されたい．

#### A. 急性期

- 急性期では，ヘルニア塊が直接神経を圧迫することにより生じる神経障害と炎症が生じて**強い腰痛や下肢痛**が出現する．急性期では，**症状が緩和する姿勢や動作**を把握して，ADL指導に役立てる．
- 炎症の遷延につながる機械的ストレス（腰椎屈曲運動などのヘルニア塊が直接神経を圧迫する動作や姿勢）をできるだけ回避するような運動療法を実施する．
- **腰痛が出現しにくい姿勢でのストレッチング**や（図15），**ローカル筋（腹横筋・多裂筋）トレーニング**（図16）を実施する．
- 膝伸展運動や足関節背屈運動で下肢の症状が悪化する場合，**坐骨神経が伸張されない肢位**で，坐骨神経に沿った軟部組織（梨状筋，大腿二頭筋）に対する横断マッサージを行う（図17）．

#### B. 亜急性期

- 亜急性期では，炎症による強い腰痛が軽減し，**神経根障害（下肢痛や痺れ）**が主症状となる．この時期はADL能力が向上するが，急性期と同様にヘルニア塊が直接神経を圧迫する動作や姿勢は避けながら運動療法を進めていく．
- 股関節のストレッチングに加えて，胸椎や胸郭の可動域改善を目的とした体幹ストレッチング（図18），腰椎伸展エクササイズを実施する（図19）．
- ローカル筋トレーニングに加えて，**段階的な体幹安定化エクササイズ**を実施する（図20，21）．
- 神経の滑走改善に向けた**神経モビライゼーション（スライダー）**を実施する（図22）．
- ヘルニア塊が直接神経を圧迫しにくいADLの指導（図23，24）や職場復帰・スポーツ復帰に向けたトレーニング，患者教育を実施する．

#### C. 慢性期

- 慢性期は，炎症による疼痛や下肢の症状が改善している時期であり，再発予防に向けたトレーニングや動作・姿勢指導を中心に実施する．

### 2）椎間板摘出術（LOVE法）術後リハビリテーションプログラム

- 椎間板摘出術術後のリハビリテーション例を**表2**に示す．術後のリハビリテーションの主な目的は，術前に低下した機能の早期改善と再発予防である．具体的な詳細は「**5 リハビリテーション治療の実際**」を参照されたい．

第7章　4. 腰椎椎間板ヘルニア

**表2●椎間板摘出術術後リハビリテーションプログラム（例）**

| Stage | 期間 | プログラム | 目的 |
|---|---|---|---|
| Stage I<br>（術後早期） | ～1週 | 創部のアイシング | 炎症コントロール |
| | | | 疼痛の軽減 |
| | | 下肢のストレッチング（術後1日～） | 可動域拡大 |
| | | 腰椎伸展エクササイズ（術後3日～） | |
| | | ローカル筋トレーニング（術後3日～） | 筋トレーニング |
| | | 神経モビライゼーション（術後1日～） | 神経滑走改善 |
| | | 離床・歩行（病棟ADL）（術後1日～） | ADLの獲得 |
| | | 階段・床上動作（術後3日～） | ADLの獲得 |
| | 1週～退院<br>（約2週） | 体幹の回旋・側屈ストレッチング | 可動域拡大 |
| | | 段階的な体幹安定化エクササイズ | 筋力トレーニング |
| Stage II<br>（外来リハビリテーション期） | 2週～2カ月 | 股関節・体幹を中心としたストレッチング | 可動域拡大 |
| | | 段階的な体幹安定化エクササイズ | 筋力トレーニング |
| | | 有酸素運動 | 心肺機能改善 |
| | | 軽作業の仕事復帰（術後2～3週） | 仕事復帰 |
| | | 重労働の仕事復帰（術後2～3カ月） | |
| Stage III<br>（アスレチックリハビリテーション期） | 2カ月～ | 競技復帰に向けたアスレチックリハビリテーション | スポーツ復帰 |
| | | ノンコンタクトスポーツ復帰（術後6～8週）<br>コンタクトスポーツ復帰（術後2～6カ月） | スポーツ復帰 |

## Stage I （術後早期）

- 術後翌日は，感覚検査，筋力検査，深部腱反射を行い，**術前と比較した神経学的所見の変化**を確認する．**術前より症状が悪化している場合は，すぐに医師に報告する**．
- 術後翌日より創部に対するアイシングを行う．離床・歩行などの病棟ADLを開始する．
- 下肢の柔軟性改善を目的に下肢に対するストレッチングを行う（図15）．また，神経モビライゼーション（スライダー）も疼痛に応じて実施する（図22）．
- 術後3日より，**腰椎伸展エクササイズ**を行う（図19）．腰椎椎間板ヘルニア患者は，腰椎の生理的前弯が減少している症例が多いため，腰椎伸展可動域を改善させる目的で実施する．
- 病棟ADLが獲得できたら，退院に向けて階段動作や床上動作などのADLの獲得をめざす．
- 退院時にはADL指導を行う（図23，24）

## Stage II （外来リハビリテーション期）

- 退院後，股関節・体幹を中心としてストレッチング（図15，18）や段階的な体幹安定化エクササイズ（図20，21），有酸素運動を実施する．
- 仕事復帰は軽作業であれば，**術後2～3週**より復帰し，重労働であれば，**術後2～3カ月**で復帰可能である．
- 仕事内容に応じた動作・姿勢指導を行い再発予防に努める．

## Stage III （アスレチックリハビリテーション期）

- スポーツ復帰をめざすアスリートに対して，競技復帰に向けたアスレチックリハビリテーションを行う．
- スポーツ復帰時期は，全スポーツで2～3カ月，ゴルフ4～8週，ノコンタクトスポーツ6～8週，コンタクトスポーツ2～6カ月と報告されており[2]，復帰するうえでの目安にする．
- スポーツ復帰する際に必要な身体機能は，①**スポーツ動作時に疼痛がない**，②**下肢の柔軟性が十分にあ**

Ⓑリハビリテーションプログラム　559

る，③体幹の安定性がある，④腰椎の前弯を保持することができるの4項目であり，すべてを満たしている必要がある．

## 5 リハビリテーション治療の実際

### 1) 腰痛が出現しにくい姿勢でのストレッチング

- 腰椎の生理的前弯が確保されている姿勢では腰痛や下肢症状が軽減しやすい．そのため，生理的前弯を保持した状態でのストレッチングを指導する．臥位では，腰椎にタオルなどを入れ生理的前弯を保持した状態で行う（図15A）．
- 股関節の前面筋をストレッチングする際には，立位が生理的前弯を保持しやすい（図15B）．

### 2) ローカル筋（腹横筋・多裂筋）トレーニング

- 腹部の引き込み運動にて腹横筋トレーニングを行う．腹部の引き込み運動を実施する際は，患者に「お臍が背中に近づくようにお腹をへこませてください」と指示すると理解しやすい．**患者自身が筋肉の収縮を触知しながら行えるように指導する**（図16A）．
- 側臥位にて骨盤挙上運動を行うことで，多裂筋の収縮を促す．骨盤を頭背側方向（⇒）に軽く挙上させると多裂筋が収縮しやすい．セラピストは多裂筋が収縮しているかを確認しながら，骨盤の頭背側方向への運動を誘導する（図16B）．

### 3) 神経に沿った軟部組織に対する横断マッサージ

- 坐骨神経が伸張されない肢位にて，神経の滑走を絞扼する可能性のある梨状筋や大腿二頭筋に対して横断マッサージを行う．疼痛が出現しない圧力で，筋の走行に対して横断的に短いストロークで20秒程度マッサージを行う．
- 梨状筋の横断マッサージは，側臥位にて股関節45°，膝関節90°屈曲位とし，大転子から仙骨にかけて梨状筋の筋線維に対して横断的にマッサージを行う（図17A）．
- 大腿二頭筋の横断マッサージは，大腿骨二頭筋長頭を坐骨結節から脛骨外果に向かって筋線維に対して横断的にマッサージを行う（図17B）．

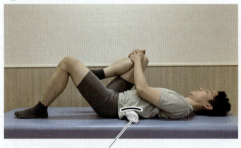
Ⓐ 大殿筋のストレッチング

タオルを入れて腰椎の前弯をつくる

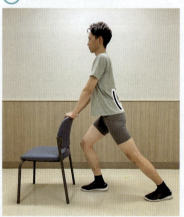
Ⓑ 大腰筋のストレッチング

**図15● 腰痛が出現しにくい姿勢でのストレッチング**
1日2～3回，1回につき30秒を3～5セットくり返す．

## 4) 体幹のストレッチング

- 腰椎へのストレスを回避するために，股関節のストレッチングに加えて，隣接関節である胸椎や胸郭の可動域改善に向けたストレッチングを行う．**腰椎の生理的な前弯を保てる範囲**，または**腰痛や下肢症状が出現しない範囲**で，体幹の側屈と回旋方向へのストレッチングを行う（図18）．過度な回旋は腰椎へのストレスになるため，注意する．

## 5) 腰椎伸展エクササイズ

- 腰椎伸展エクササイズは，腰椎伸展ROMの改善と腰椎の生理的前弯の獲得を目的に行う．
- 腹臥位からはじめ，段階的にon elbows, on handsと上肢の力を用いるようにし，**腰椎が他動的に伸展位を保持できるようにする**（図19）．on elbows, on handsで保持が可能となれば，次に伸展運動を疼痛が出現しない範囲で反復して行う．

## 6) 段階的な体幹安定化エクササイズ

- ローカル筋（腹横筋・多裂筋）の筋機能が改善してきたら，**段階的に負荷を増加させていく**．
- 腹筋群のエクササイズは，腹横筋の収縮である**腹部の引き込み運動**を行いながら，段階的な股関節の運動を実施する．腹横筋の収縮を保持しながら，各レベルの運動が10回行えるようになれば，次のレベルの運動に移行する．各レベルの姿勢を5秒間保持し，左右とも5〜10回行う．最終的に強度の高い体幹

A 腹横筋トレーニング

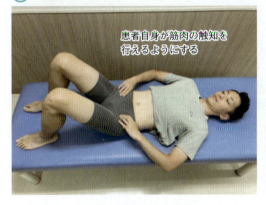

B 多裂筋トレーニング

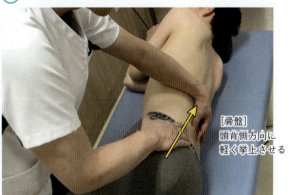

図16 ● ローカル筋（腹横筋・多裂筋）トレーニング

A 梨状筋に対する横断マッサージ

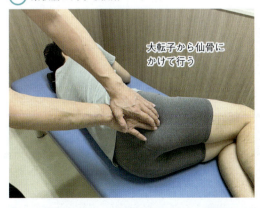

B 大腿二頭筋に対する横断マッサージ

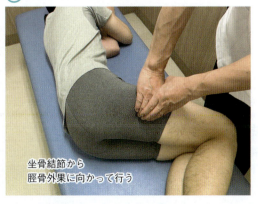

図17 ● 神経に沿った軟部組織に対する横断マッサージ（坐骨神経）
どちらも股関節45°，膝関節90°屈曲位の側臥位にて行う．

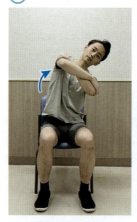
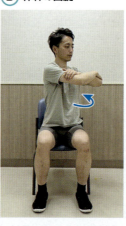

図18 ● 体幹のストレッチング
胸の前で腕を組んだ姿勢は，胸郭が広がるためより筋を伸張させやすい．1日2〜3回，1回につき30秒を3〜5セットくり返す．

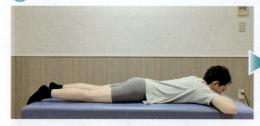
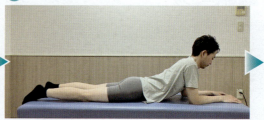
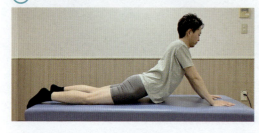

図19 ● 腰椎伸展エクササイズ

安定化エクササイズが行えるようにしていく（図20）．
- 背筋群のエクササイズは，腹臥位，四つ這い位と段階的に運動負荷を上げていく．各姿勢にて，上肢または下肢の一側を挙上し，姿勢を10秒間保持する．体幹の動揺がなく一側の挙上が保持できるようになったら，段階的に対角上下肢挙上へと移行していく．エクササイズ中は**腰椎が過伸展しないように注意する**（図21）．

## 7）神経モビライゼーション（スライダー）

- 神経モビライゼーションのスライダー法を用いて，神経の滑走を改善させる．スライダー法を行った後，**下肢症状（疼痛・筋力低下）**が軽減するかを評価する．改善すれば，**滑走性に問題がある**と判断する．
- はじめに患者は椎間孔が拡大しやすい肢位をとる．左側臥位は右の椎間孔が拡大しやすい．セラピストは，近位と遠位の神経スライダーを1回につき10〜20回程度，リズムよく反復して行う．遠位の神経スライダーは脛骨神経，総腓骨神経ともに行う．足関節を背屈させることで脛骨神経，底屈させること

第7章　4. 腰椎椎間板ヘルニア

| レベルⅠ | レベルⅡ |
|---|---|
| 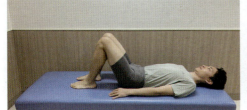 | 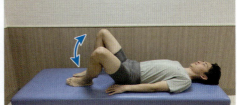 |
| 腹部の引き込み運動 | 腹部の引き込み運動を行いながら股関節開排 |
| レベルⅢ | レベルⅣ |
| 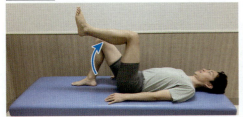 | 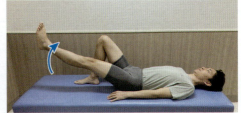 |
| 腹部の引き込み運動を行いながら片側股関節90°屈曲（膝屈曲位） | 腹部の引き込み運動を行いながら片側下肢挙上（膝伸展位） |
| レベルⅤ | レベルⅥ |
| 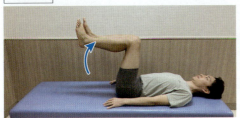 | 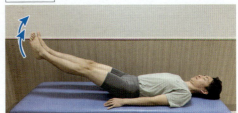 |
| 腹部の引きこみ運動を行いながら両股関節90°屈曲（膝関節屈曲位） | 腹部の引き込み運動を行いながら両股関節挙上（膝伸展位） |

図20 ● 段階的な腹筋群のエクササイズ

で総腓骨神経の滑走性を改善できる（図22）．

## 8）ADL指導

- 腰椎屈曲運動のようなヘルニア塊が直接神経を圧迫する動作を回避するADLを指導する．
- リフティング動作は，荷物にできるだけ近づき，**腰椎の生理的前弯**を意識した状態で持ち上げるように指導する．荷物の内容，重量などがわかるようにしておくことも大切である（図23）．
- 低い位置での作業においても，生理的前弯を保ちながら動作するように指導することで，腰椎椎間板が後方へ突出しづらくなる（図24）．

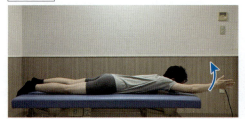
レベルⅠ
腹臥位での一側上肢の挙上

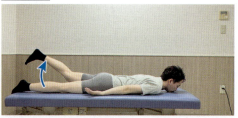
レベルⅡ
腹臥位での一側下肢の挙上

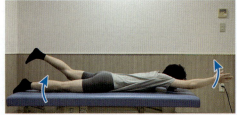
レベルⅢ
腹臥位での対角上下肢挙上

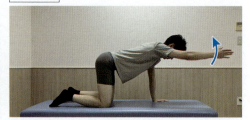
レベルⅣ
四つ這い位での一側上肢の挙上

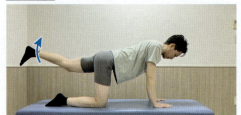
レベルⅤ
四つ這い位での一側下肢の挙上

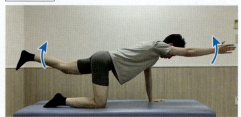
レベルⅥ
四つ這い位での対角上下肢挙上

図21 ● 段階的な背筋群のエクササイズ

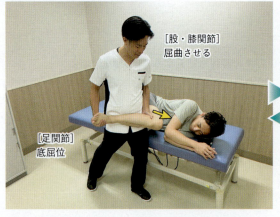
Ⓐ 近位の神経スライダー
［股・膝関節］屈曲させる
［足関節］底屈位

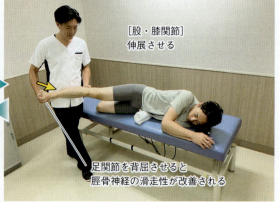
Ⓑ 遠位の神経スライダー
［股・膝関節］伸展させる
足関節を背屈させると脛骨神経の滑走性が改善される

図22 ● 神経モビライゼーション（スライダー）
A）股関節・膝関節屈曲位，足関節底屈位．
B）股関節と膝関節を伸展させながら足関節を背屈させる．
AとBをリズムよくくり返す．

第7章 4. 腰椎椎間板ヘルニア

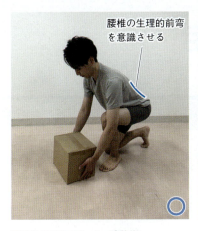
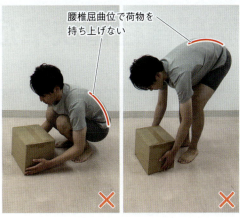

図23 ● リフティング動作

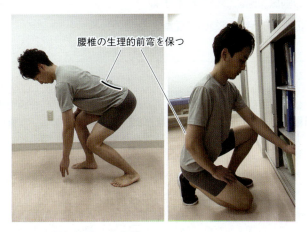

図24 ● 低い位置での作業

〈文献〉

1) 「腰椎椎間板ヘルニア診療ガイドライン」(日本整形外科学会診療ガイドライン委員会腰椎椎間板ヘルニアガイドライン策定委員会,厚生労働省医療技術評価総合研究事業「腰椎椎間板ヘルニアのガイドライン作成」班/編),南江堂,2005
2) Seidler A, et al：Occupational risk factors for symptomatic lumbar disc herniation; a case-control study. Occup Environ Med, 60：821-830, 2003
3) Borenstein DG, et al：The value of magnetic resonance imaging of the lumbar spine to predict low-back pain in asymptomatic subjects : a seven-year follow-up study. J Bone Joint Surg Am, 83：1306-1311, 2001
4) Weinstein JN, et al：Surgical vs nonoperative treatment for lumbar disk herniation: the Spine Patient Outcomes Research Trial (SPORT) observational cohort. JAMA, 296：2451-2459, 2006
5) Lee JH, et al：Nonsurgical treatments for patients with radicular pain from lumbosacral disc herniation. Spine J, 19：1478-1489, 2019
6) Hahne AJ, et al：Conservative management of lumbar disc herniation with associated radiculopathy: a systematic review. Spine (Phila Pa 1976), 35：E488-E504, 2010
7) Ahmed N, Khan Z：Comparison of Mulligans Spinal Mobilization with Limb Movement (SMWLM) and Neural Tissue Mobilization for the Treatment of Lumbar Disc Herniation: A Randomized Clinical Trial.Journal of Novel Physiotherapies, 6 (4)：1-6, 2016
8) Choi G, et al：The effect of early isolated lumbar extension exercise program for patients with herniated disc undergoing lumbar discectomy. Neurosurgery, 57：764-772; discussion 764, 2005
9) Colakoglu B & Alis D：Evaluation of lumbar multifidus muscle in patients with lumbar disc herniation: are complex quantitative MRI measurements needed? J Int Med Res, 47：3590-3600, 2019
10) Zhu Z, et al：Scoliotic posture as the initial symptom in adolescents with lumbar disc herniation: its curve pattern and natural history after lumbar discectomy. BMC Musculoskelet Disord, 12：216, 2011

第7章　脊椎，脊髄

# 5. 腰部脊柱管狭窄症

古谷英孝

**Ⓐ知識の整理**　　　Ⓑリハビリテーションプログラム

## POINT

1. 腰部脊柱管狭窄症の発生機序について理解する
2. 腰部脊柱管狭窄症の特徴（間欠性跛行・前屈姿勢での症状改善）を理解する
3. 腰部脊柱管狭窄症の画像診断について理解する
4. 腰部脊柱管狭窄症の医学的治療について理解する

## 1 原因・誘因

- 腰部脊柱管狭窄症は，腰椎部の脊柱管や椎間孔の狭小化により，脊柱管内を走行している**馬尾神経や神経根**が，周囲の組織によって**絞扼され神経症状が出現**する疾患である．変性すべり症，椎間板ヘルニアを合併することもあるため，定義について統一された見解はなく，疾患というより一定の症状を呈する症候群として取り扱われている．
- 腰部脊柱管狭窄症の原因は**加齢に伴う腰椎の退行変性**であり，**椎間板の変性**から生じる．
- 本邦の有病率は約10％であり，性別の差はなく，年齢とともに増加する．特に60歳以上に発症しやすく，70歳以上の高齢者の2人に1人が罹患の可能性がある身近な疾患である[1〜3]．

## 2 病態

- 椎間板の退行変性にともない周囲組織に変化が生じ，腰椎の退行変性が進行すると，**椎間板の退行変性による膨隆**，**椎間関節の変性（骨性肥厚や骨棘形成）**，**黄色靱帯の肥厚**，**骨性狭窄（すべり症，脊柱側弯症）** などが発生し，神経の通り道である脊柱管や椎間孔が狭小化する（図1）．
- 狭窄の好発高位はL4/L5，L3/L4，ついでL5/S1である．
- 腰部脊柱管狭窄症は神経障害の型式により3つのタイプに分類できる（図2）．

## 3 症状・障害

- 脊柱管が狭小化することで，馬尾神経や神経根，栄養血管が圧迫され，主に**疼痛や痺れ**といった神経症状が出現する．疼痛や痺れ以外に，歩行時の脱力や痺れ，排尿障害なども招く．
- 神経障害の型式に基づく3つのタイプにより出現する症状が異なる（表1）．
- 特徴的な症状は，**間欠性跛行**である．間欠性跛行は，歩行すると下肢の疼痛や痺れ，脱力などが生じて歩行継続が困難となるが，座位などの腰椎を屈曲させる姿勢にて休憩すると症状が緩和する．
- 腰部脊柱管狭窄症は**腰椎の伸展で症状が誘発**され，**腰椎の屈曲で症状が緩和**する．
- 疼痛や痺れが出現することで，日常生活動作（activities of daily living：ADL）能力の低下や生活の質（quality of life：QOL）の低下を導く．

566　整形外科リハビリテーション　第2版

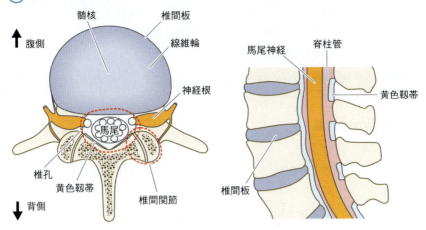

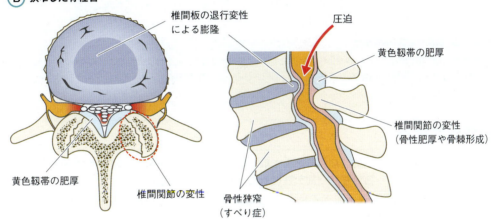

図1 ● 正常な脊柱管と狭窄した脊柱管

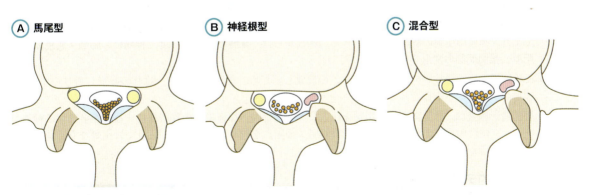

図2 ● 腰部脊柱管狭窄症の神経障害の型式
A）狭窄により馬尾神経が圧迫される．
B）狭窄により神経根が圧迫される．
C）狭窄により馬尾神経と神経根の両方が圧迫される．

表1 ● 神経障害の型式別の症状

| 神経障害部位 | 主な症状 |
|---|---|
| 馬尾型 | 両方の殿部・下肢・会陰部の異常感覚，下肢の脱力感，膀胱直腸障害 |
| 神経根型 | 片方の殿部や下肢の痛みや痺れ |
| 混合型 | 馬尾型と神経根型の両方の症状が出現 |

表2 ● 腰部脊柱管狭窄症の診断基準

1. 殿部から下肢の疼痛や痺れを有する
2. 殿部から下肢の症状は，立位や歩行の持続によって出現あるいは増悪し，前屈や座位保持で軽減する
3. 腰痛の有無は問わない
4. 臨床所見を説明できるMRIなどの画像で変性狭窄所見が存在する

4項目をすべて満たすこと.
「日本整形外科学会診療ガイドライン委員会，腰部脊柱管狭窄症診療ガイドライン策定委員会：腰部脊柱管狭窄症診療ガイドライン2021　改訂第2版，128頁，2021，南江堂」より許諾を得て転載.

---

**memo** 腰部脊柱管の横断面積

安静時と比べ腰椎伸展位で約9％減少し，屈曲位で約67％増加する[4]．これは，黄色靱帯が腰椎伸展位で前方にたわむことで脊柱管をより強く狭窄し，屈曲位にて頭尾方向に牽引されることで狭窄が緩解するからである.

---

## 4 診断学的検査

- 腰部脊柱管狭窄症は臨床的に症候群として取り扱われており，明確な診断基準はない．そのため，他覚的な検査だけでなく，臨床症状（間欠性跛行など）の把握が重要になる.
- 本邦では，「腰部脊柱管狭窄症ガイドライン2021（改訂第2版）」で提案された診断基準が用いられている（表2）[5]．また，**腰部脊柱管狭窄症診断サポートツールはスクリーニングとして有用である**（表3）[5].

### 1) 画像

- 腰部脊柱管狭窄症は画像所見だけでは診断できないため，**臨床症状や身体所見も含めて診断する**.
- 主な画像所見には**MRI**が用いられる．MRIは脊柱管における神経組織と周囲組織を把握するうえで有用であり，神経の圧迫の程度を確認できる．MRIからは，**脊髄の圧迫の程度，椎間板の膨隆，黄色靱帯の肥厚，椎間関節の変形**を確認する（図3）.
- X線画像では，脊柱管の狭窄を評価するのは難しいため，椎間板の変性，椎体の変形，椎体のすべり，腰椎アライメントを確認する.
- **脊髄造影検査**は，脊髄腔内に造影剤を注入し，脊柱管内の神経組織の狭窄部位・程度を評価する検査である．立位時の脊柱の状態や機能撮影（前屈，後屈）を行うことができ，MRIでは困難な脊柱管狭窄の**動的な評価**が可能である（図4）.

### 2) 整形外科的テスト

- Kemp test：腰椎に伸展と回旋運動を加え，回旋運動を行った方向の殿部や下肢への疼痛・痺れが確認できたら陽性とする（図5）.

---

**memo** 下肢伸展挙上テスト（SLRT）

神経根症状の誘発テストの1つであり，高齢の腰部脊柱管狭窄症患者では症状が誘発されない．SLRTは椎間板ヘルニアに使用するテストであるため，椎間板ヘルニアとの鑑別に使用する（第7章-4 図8参照）.

---

568　整形外科リハビリテーション　第2版

表3 ● 腰部脊柱管狭窄症診断サポートツール

| 評価項目 | | 判定（スコア） | |
|---|---|---|---|
| 病歴 | 年齢 | 60歳未満（0） | |
| | | 60〜70歳（1） | |
| | | 71歳以上（2） | |
| | 糖尿病の既往 | あり（0） | なし（0） |
| 問診 | 間欠跛行 | あり（3） | なし（0） |
| | 立位で下肢症状が悪化 | あり（2） | なし（0） |
| | 前屈で下肢症状が軽快 | あり（3） | なし（0） |
| 身体所見 | 前屈による症状出現 | あり（−1） | なし（0） |
| | 後屈による症状出現 | あり（1） | なし（0） |
| | ABI 0.9 | 以上（3） | 未満（0） |
| | ATR低下・消失 | あり（1） | 正常（0） |
| | SLRテスト | 陽性（−2） | 陰性（0） |

該当するものをチェックし，割り当てられたスコアを合計する（マイナス数値は減算）．
合計点数が7点以上の場合は，腰部脊柱管狭窄症である可能性が高い．
ABI：ankle brachial pressure index（足関節上腕血圧比）
ATR：Achilles tendon reflex（アキレス腱反射）
SLRテスト：straight leg raising test（下肢伸展挙上テスト）
「日本整形外科学会診療ガイドライン委員会，腰部脊柱管狭窄症診療ガイドライン策定委員会：腰部脊柱管狭窄症診療ガイドライン2021　改訂第2版，128頁，2021，南江堂」より許諾を得て転載．

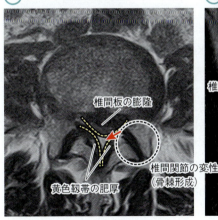

Ⓐ 第4/5腰椎（水平面）

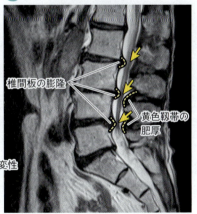

Ⓑ 第4/5腰椎（矢状面）

図3 ● 腰部脊柱管狭窄症のMRI
→：狭窄して三角形状になった脊髄．
⇒：脊髄の連続性が断たれた部位（狭窄部位）．

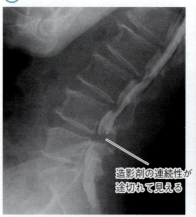
Ⓐ 腰椎伸展位

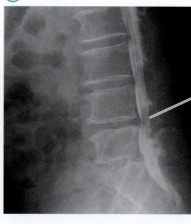
Ⓑ 腰椎屈曲位

造影剤の連続性が途切れて見える

造影剤の連続性が現れる

図4 ● 脊髄造影検査
腰椎伸展位では，脊柱管が狭くなり，造影剤の連続性が途切れて見える．腰椎屈曲位では，脊髄脊柱管が広がり，造影剤の連続性が現れる．

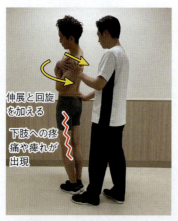

伸展と回旋を加える

下肢への疼痛や痺れが出現

図5 ● Kemp test

## 5 医学的治療

- 腰部脊柱管狭窄症の**初期治療**は，**保存療法**が選択される．保存療法で効果が認められない症例，**膀胱直腸障害や神経症状が重度な症例**には**手術療法**が選択される．

### 1) 非侵襲的治療（薬物療法・運動療法）

- 腰部脊柱管狭窄症に対する薬物療法は，**症状の改善に有効**である．
- 非ステロイド性抗炎症薬（NSAIDs）の投与は，神経根型または腰痛を有する症例の腰痛，下肢痛およびQOLの改善に有効であるが，馬尾型への投与は推奨しない．
- リマプロスト（プロスタグランジンE1）の投与は，馬尾型もしくは混合型の症例の下肢の痺れ，歩行距離，健康関連QOLスコアの改善に有効である．
- 腰部脊柱管狭窄症に対する運動療法は，**中等度の効果**があることが示されている[5]．運動療法の詳細は「Ⓑリハビリテーションプログラム」を参照されたい．

### 2) 軽度侵襲的治療

- 腰部脊柱管狭窄症に対する神経根ブロック注射は，介入1〜2週後の疼痛およびQOLの改善に有効であるが，長期的な効果は示されていない．

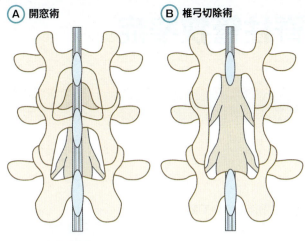

**図6● 後方除圧術**
開窓術は棘突起を残し，両側の椎弓と椎間関節を切除して除圧を行う．椎弓切除術は広範囲にわたり切除して除圧を行うため除圧が確実に行われる反面，脊椎が不安定になる可能性がある．

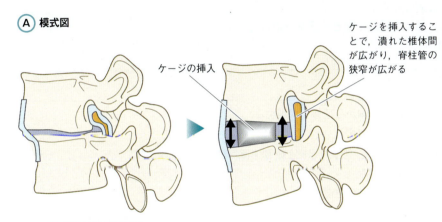
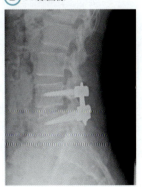

**図7● 腰椎椎体間固定術**

## 3）侵襲的治療（手術療法）

- 腰部脊柱管狭窄症の手術は多岐にわたるが，大きく分けると**後方除圧術**と**固定術**に分類される．
  - 後方除圧術には棘上・棘間靱帯を温存しない**椎弓切除術**と，棘上・棘間靱帯を温存する**開窓術**がある（図6）．保存療法と比較して術後2〜4年までの有効性が示されているが，経年悪化を認める．
  - 固定術は，椎体間に自身の骨と人工骨を混ぜ合わせたケージ（スペーサー）を挿入し，椎体間を骨癒合させる**腰椎椎体間固定術**が一般的に行われる．椎体間にケージを入れることで，潰れた椎体間が広がり，脊柱管の狭窄を広げることができる（**間接的除圧術**，図7）．椎体間を広げても脊柱管狭窄の改善が十分でない場合は，後方除圧術を加えて行う．

第7章　脊椎，脊髄

# 5. 腰部脊柱管狭窄症

古谷英孝

Ⓐ知識の整理　　　Ⓑリハビリテーションプログラム

## 〇 Do!

1 症状が誘発される姿勢や動作について把握する
2 保存療法では体幹と股関節のストレッチングと体幹筋の筋力強化が主となる
3 手術方法の違いによる術後リハビリテーションプログラムを把握する

## ✕ Don't!

1 症状が増悪する運動は避ける
2 腰椎固定術後早期は，体幹を過度に動かす運動は避ける

## 1 情報収集

● **主治医，看護師，カルテ，診断画像**から情報を収集する.
　①**受傷機序，現病歴，合併症**を確認する.
　②MRIや脊髄造影検査の結果から，狭窄の程度を確認する（Ⓐ**知識の整理**参照）.
　③薬物の投与の有無，量を確認する.
　④心理的，社会的問題の有無について確認する.

## 2 患者を前にまず行うこと

● 問診から患者の状態を大まかに把握する.
　①疼痛の強さ，性質，頻度，時間，疼痛の誘発・軽減因子など.
　②**間欠性跛行**の有無，痺れ，脱力感，異常感覚などの有無.
　③職業（内容，労働量，現在の就業状況），スポーツなど.
　④重篤な病態である**レッドフラッグ**を除外する.

## 3 リハビリテーション評価

### 1）疼痛・痺れ

● 疼痛・痺れの評価では，症状の部位，経過，出現時の様子や誘因などを問診にて聴取する. 疼痛・痺れの誘因は姿勢，体位，歩容などによって変化するため詳細に聴取し，可能な限り再現する.
● 疼痛や痺れの程度は，visual analogue scale（VAS）や numerical rating scale（NRS）で数値化する.

## 2) 感覚検査

- 感覚障害を確認するために，筆などを用いて知覚検査を行う．デルマトームを横断するようにゆっくりと動かしていき，感覚の変化を聴取する（第7章-4 図5参照）．

## 3) 筋力検査

- キーマッスルに対して，神経脱落症状を確認する（第7章-4 表1参照）．神経が伸張されない肢位において，徒手抵抗に対して十分に筋力が発揮できるかを確認する．
- ローカル筋である腹横筋や多裂筋の筋機能も合わせて確認する（第7章-4 図6，7参照）．

## 4) 関節可動域

- 脊柱管の狭窄は，腰椎を**屈曲させることで軽減する**ため，腰椎の屈曲可動域を評価する．
  ▷ 立位体前屈を行い，腰椎の弯曲の程度を評価する（図8）．立位体前屈が困難な症例には，**後方揺さぶり運動**にて，腰椎の弯曲の程度を確認する（図9）．
- 股関節の伸展可動域制限は，骨盤の後傾運動制限の原因となって腰椎を伸展させ，脊柱管の狭窄を増強させる．そのため，**股関節の伸展可動域**の評価も合わせて行う．伸展制限がある場合，原因を特定するため**腸腰筋**と**大腿直筋**の筋長検査を行う．
  ▷ **腸腰筋の筋長検査**は，背臥位にて検査する下肢とは逆の下肢の股関節を最大屈曲させて評価する．腸腰筋に筋の短縮がある場合，検査する股関節が屈曲する．ベッドから膝窩がどの程度浮いているかをテープメジャーにて測定する（第7章-6 図4A参照）．
  ▷ **大腿直筋の筋長検査**は，腹臥位にて膝を屈曲させる．大腿直筋に筋の短縮がある場合，股関節が屈曲し，殿部が挙上する**尻上がり現象**を認める（第7章-6 図4C参照）．

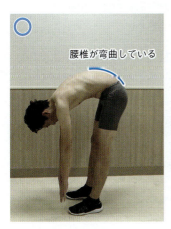 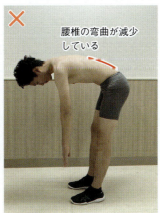

**図8 ● 立位体前屈**
腰椎の弯曲が減少している場合は，脊柱管の狭窄を増悪させる可能性がある．

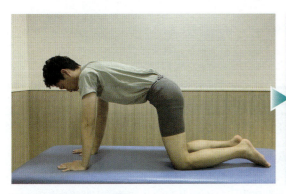 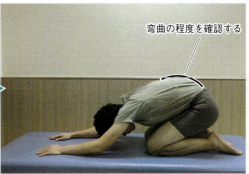

図9 ● 後方揺さぶり運動

表4 ● 年代別の1日の歩数

| | 男性 | 女性 |
|---|---|---|
| 40歳代 | 7,500歩 | 7,000歩 |
| 50歳代 | 7,500歩 | 7,000歩 |
| 60歳代 | 6,500歩 | 6,000歩 |
| 70歳代以上 | 5,000歩 | 4,000歩 |

文献7より引用.

## 5) アライメント評価

- 立位姿勢にて，腰椎の適度な前弯がないかを確認する．腰部脊柱管の横断面積は，腰椎伸展位で減少し，屈曲位で増加するため，**過度な腰椎の前弯姿勢**は症状を増悪させる危険性がある．
- 腰部脊柱管狭窄症患者は，腰椎の伸展で症状が出現しやすいため，立位姿勢では**腰椎の前弯を減少させた姿勢（腰椎後弯姿勢・スウェイバック姿勢）**をとりやすい（**第7章-4 図13**参照）．アライメント不良は二次的な筋長の異常や可動域制限を生じさせ，腰部の特定組織へのストレスとなり腰痛の原因となる．

⚠️**注意** 腰椎後弯姿勢・スウェイバック姿勢のような不良アライメントを呈しているからといって，アライメントを修正すると，症状が誘発される可能性があるため，アライメント修正は症状をみながら慎重に行う．

## 6) バランス能力

- 腰部脊柱管狭窄症は，**バランス能力が低下してしまう疾患**の1つである．そのため，片脚立位テストやファンクショナルリーチテストを用いてバランス能力を評価する．片脚立位テストの秒数が5秒以下，ファンクショナルリーチテストの結果が18.5 cm未満の高齢者は転倒の危険が高くなる．

## 7) 歩行能力（間欠性跛行）

- 歩行能力（間欠性跛行）の評価には，トレッドミルを用いて**歩行可能時間**や**歩行距離**を測定する．歩行が困難な症例には立位保持時間を測定する．症状を誘発した後，座位姿勢などで症状を緩和させた際の回復状況や再び歩行が可能となる時間も合わせて評価する．
- 6分間歩行試験も歩行距離を測定できる有用な方法である．

## 8) 身体活動量

- 腰部脊柱管狭窄症の症例は，長距離を歩くことが困難になり，身体活動量が低下する[6]．身体活動量の低下は，QOLの低下や生活習慣病の罹患率を増加させる．
- 活動量計（万歩計など）を用いて日々の活動量を測定し，同年代の健常な方と比較してどの程度活動量が低下しているかを確認する（**表4**）．

## 9) ADL評価

- 腰部脊柱管狭窄症は疼痛や痺れにより，仕事やADL，余暇活動に障害が発生する．ADLの評価方法は**第7章-4**を参照とする．

## 4 リハビリテーション治療の全体的な流れ

- 腰部脊柱管狭窄症に対するリハビリテーションは，保存療法と術後のリハビリテーションに分けられる．

## 1) 保存療法リハビリテーションプログラム

- 腰部脊柱管狭窄症に対する運動療法の効果について，運動療法は中等度の効果があることが示されている[5]．運動療法を行うことで，疼痛の緩和，身体機能，ADL能力やQOLの改善が期待できる．

第7章　5. 腰部脊柱管狭窄症

**表5●腰椎椎体間固定術術後リハビリテーションプログラム（例）**

| Stage | 期間 | プログラム | 目的 |
|---|---|---|---|
| Stage I<br>（術後早期） | 〜1週 | 創部のアイシング（術後1日〜） | 炎症コントロール<br>疼痛の軽減 |
| | | 下肢のストレッチング（術後1日〜） | 可動域拡大 |
| | | 腹横筋トレーニング（術後1日〜） | 筋力トレーニング |
| | | 神経モビライゼーション（術後1日〜） | 神経滑走改善 |
| | | 離床・サークル歩行（術後1日〜）<br>T歩行〜独歩獲得（術後3日〜） | ADLの獲得 |
| | 1週〜退院<br>（約3週） | 下肢のストレッチング | 可動域拡大 |
| | | 脊柱中間位コントロールエクササイズ（Phase1） | 筋力トレーニング |
| | | 階段昇降・床上動作練習 | ADLの獲得 |
| Stage II<br>（外来リハビリテーション・<br>コルセット着用期） | 3週〜3カ月 | 下肢のストレッチング | 可動域拡大 |
| | | 脊柱中間位コントロールエクササイズ（Phase2） | 筋力トレーニング |
| | | 有酸素運動 | 心肺機能改善 |
| | | 活動量計を用いたセルフモニタリング | 身体活動量の改善 |
| | | 軽労働への仕事復帰（術後6週〜） | 仕事復帰 |
| Stage III<br>（外来リハビリテーション・<br>コルセットオフ期） | 3カ月〜 | 腰椎不撓性によるADL制限に対するアプローチ | ADLの獲得 |
| | | 車の運転の開始（術後3カ月〜） | ADLの獲得 |
| | | 重労働への仕事復帰（術後3〜6カ月） | 仕事復帰 |
| | | スポーツ復帰（術後3カ月〜） | スポーツ復帰 |

- 脊柱管の狭窄が重度な症例を除けば手術と同等の効果が得られる可能性もあることから，運動療法は保存療法の第一選択として実施する.
- 有効性が示されている運動療法の種類は，体幹の柔軟性改善を目的とした**腰椎屈曲運動**（図11，12）および**胸椎伸展・回旋運動**[8, 9]（図14，**第7章-3 図16C** 参照），股関節周囲筋のストレッチング（図15）および**骨盤後傾運動**[8]（図13），**股関節周囲筋の筋力強化，体幹安定化エクササイズ**（core stability exercise）[8, 10]（**第7章-4 図16，20，21**参照），体重免荷トレッドミル歩行や自転車などの**有酸素運動**[11] である. 運動療法を行うことでの重篤な有害事象の報告はほとんどない. しかし，どの運動療法が最も有効なのかを検討した報告は今のところ存在しない. 具体的な詳細は「**5 リハビリテーション治療の実際（保存療法）**」を参照されたい.
- 運動療法に加えて，腰椎の過度な伸展を伴わないADLを指導する（**図17，19**）.

## 2）腰椎椎体間固定術術後リハビリテーションプログラム

- 腰椎椎体間固定術後の術後リハビリテーション例を**表5**に示す. 具体的な詳細は「**6 リハビリテーション治療の実際（腰椎椎体間固定術術後）**」を参照されたい.

### 術前指導

- **腰椎椎体間固定術**は，椎体間に自身の骨と人工骨を混ぜ合わせたケージ（スペーサー）を挿入し，椎体間を骨癒合させることを目的とした手術である. そのため，術後は骨癒合不全を発生させないように，**過度な腰椎の運動を控える**ように術前より指導する.
- 下肢の痺れは術前と比較して術後に改善するが，**残存しやすい**. そのため，手術を行うことで過度な期待を抱かないように，手術前に残存しやすい症状を説明しておくことも重要になる. 手術による改善への期待が高すぎると，術後の満足度の低下につながる.

**6 リハビリテーションプログラム**　575

## Stage I（術後早期）

- 術後翌日は，感覚検査，筋力検査，深部腱反射を行い，**術前と比較した神経学的所見の変化**を確認する．術後には，**脊髄硬膜外血種を呈しやすいため，術前より症状が悪化している場合は，すぐに医師に報告する．**

> **memo　脊髄硬膜外血腫または硬膜下血種**
>
> 手術による出血により，硬膜外腔または硬膜下腔に脊髄の機械的圧迫につながりうる血液の蓄積が生じた状態のことである．脊髄硬膜外血種により術後麻痺を呈している場合は，外科的な処置が行われる．

- 術後翌日より創部に対するアイシングを行う．離床・歩行などの病棟ADLを開始する．
  - ▷離床の際は腰椎の過度な回旋が起こらないように，**丸太のように寝返り，体幹の屈曲・回旋・側屈を伴わないように起き上がる**（図19）．
  - ▷歩行は，サークル歩行，杖歩行，独歩と段階的に進めて行く．**硬性コルセット着用下**で歩行練習を行う．
- 下肢の柔軟性改善を目的に下肢に対するストレッチングを行う（第7章-4 図15参照）．
- 術後に残存する神経根障害に対して，**神経モビライゼーション（スライダー）**を行う（第7章-4 図22参照）．
- 疼痛が発生しない程度に，腹横筋トレーニングを開始する（第7章-4 図16A参照）．
- 術後2週より，**脊柱中間位コントロールエクササイズ（Phase1）**を実施する（図20）．
- 病棟ADLを獲得したら，退院に向けて階段動作や床上動作などのADLの獲得をめざす．
- 退院時には，ADL指導を行う（図22）

## Stage II（外来リハビリテーション・コルセット着用期）

- 退院後，下肢のストレッチング（図15）や**脊柱中間位コントロールエクササイズ（Phase2，図21）**，有酸素運動を開始する．
- **身体活動量向上**にむけた介入を開始する．生活習慣病の予防や健康寿命の延長の観点から積極的な身体活動量の向上が求められる．
- デスクワークなどの軽労働であれば**術後6週頃**より医師と相談しながら開始する．

## Stage III（外来リハビリテーション・コルセットオフ期）

- 術後3カ月より，骨癒合の確認を行いコルセットオフでの生活を開始する．
- 車や自転車の運転は，**コルセットが外れる術後3カ月を目安に開始**する．
- 重労働の仕事復帰は，**術後3〜6カ月頃**より医師と相談しながら開始する．腰椎固定術後の仕事復帰率は，軽労働と比較して重労働で低いことが報告されている[12]．
- スポーツ復帰は，**術後3カ月頃**よりスポーツの種類に合わせて，医師と相談しながら開始する．腰椎固定術後のゴルフは術後6カ月頃からの復帰が多く[13]，術後1年頃には術前と同じレベルまで復帰が可能である[14]．
- 腰椎固定術後には，腰椎を固定することで**腰椎の不撓性**（柔軟性の低下）が出現し，靴下を履く，床のものを拾うなどの**腰椎の屈曲を伴うADL**が制限される．特に3椎間以上の固定を伴う固定術でADL制限が生じやすい．腰椎不撓性によるADL制限の評価には日本語版Lumbar Stiffness Disability Index（LSDI）を用いる（図10）[15]．腰椎の不撓性によるADL制限には，股関節の柔軟性を改善させ，困難な動作に対する動作練習を行う．また，術後3カ月以降は体幹の屈曲運動を行い可動域の改善をめざす（図23）．

> **memo　日本語版Lumbar Stiffness Disability Index（LSDI）**
>
> LSDIは腰椎前屈を伴うADLで構成された10項目からなる質問票で，困難の程度を5件法にて回答する．総合得点を100点に換算し，得点が高いほどADL制限があることを示す．LSDIは和式動作が反映されていないため，和式動作5項目を加えた質問票を使用するとよい（図10）．点数化する際は，和式動作以外の1から10の項目の結果を用いる．

## 3）腰椎後方除圧術術後リハビリテーションプログラム

- 腰椎後方除圧術の術後リハビリテーション例を表6に示す．

第7章　5. 腰部脊柱管狭窄症

| 日常生活動作に関する質問表 | | | | | |
|---|---|---|---|---|---|

腰の硬さやこわばりによって動作がどの程度難しくなっているか当てはまるものを選んで数字に1つ○をお付けください。（行っていない項目に関しては○をつけないで結構です）

| | 問題なく行える | 少し難しく感じる | かなり難しく感じる | 補助具やつかまる物が必要（靴ベラやベッド柵など） | 全く行えない |
|---|---|---|---|---|---|
| 1　一人で足をまげてズボンや下着をはく | 0 | 1 | 2 | 3 | 4 |
| 2　腰をかがめて靴下や靴を履く | 0 | 1 | 2 | 3 | 4 |
| 3　自動車を運転する | 0 | 1 | 2 | 3 | 4 |
| 4　トイレでお尻を拭く | 0 | 1 | 2 | 3 | 4 |
| 5　腰をかがめて床から小さな物を拾う | 0 | 1 | 2 | 3 | 4 |
| 6　ベッド（布団）に寝る、または、ベッド（布団）から起きる | 0 | 1 | 2 | 3 | 4 |
| 7　椅子に座る、または、椅子から立ち上がる | 0 | 1 | 2 | 3 | 4 |
| 8　お風呂で腰をかがめて足を洗う | 0 | 1 | 2 | 3 | 4 |
| 9　自動車に乗り込む、または、自動車からおりる | 0 | 1 | 2 | 3 | 4 |
| 10　性行為をする | 0 | 1 | 2 | 3 | 4 |
| 11　足の爪を切る | 0 | 1 | 2 | 3 | 4 |
| 12　床に座る、または床から起き上がる | 0 | 1 | 2 | 3 | 4 |
| 13　あぐらをかく | 0 | 1 | 2 | 3 | 4 |
| 14　床に寝る、または、床から起きあがる | 0 | 1 | 2 | 3 | 4 |
| 15　床を雑巾などでふく（雑巾がけ） | 0 | 1 | 2 | 3 | 4 |

**図10 ● 日本語版Lumbar Stiffness Disability Index ＋和式動作**
日本語版LSDIの10項目に和式動作5項目（11〜15）を追加した評価票.
採点方法：（1〜10項目の合計点）/10（無回答がある場合は回答設問数で除す）×25
最大得点：100（得点が高いほどADL制限があることを示す）
文献15を参考に作成.

Ⓑリハビリテーションプログラム

**表6 ●腰椎後方除圧術術後リハビリテーションプログラム（例）**

| Stage | 期間 | エクササイズ | 目的 |
|---|---|---|---|
| Stage Ⅰ<br>（術後早期） | ～1週 | 創部のアイシング（術後1日～） | 炎症コントロール<br>疼痛の軽減 |
| | | 下肢のストレッチング（術後1日～） | 可動域拡大 |
| | | ローカル筋のトレーニング（術後3日～） | 筋力トレーニング |
| | | 神経モビライゼーション（術後1日～） | 神経滑走改善 |
| | | 離床・サークル歩行（術後1日～）<br>T歩行～独歩獲得（術後3日～） | ADLの獲得 |
| | 1週～退院<br>（約2週） | 下肢・体幹のストレッチング | 可動域拡大 |
| | | 段階的な体幹安定化エクササイズ | 筋力トレーニング |
| | | 階段昇降・床上動作練習 | ADL獲得 |
| Stage Ⅱ<br>（外来リハビリテーション期） | 2週～2カ月 | 下肢・体幹のストレッチング | 可動域拡大 |
| | | 段階的な体幹安定化エクササイズ | 筋力トレーニング |
| | | 有酸素運動 | 心肺機能改善 |
| | | 車の運転の開始（術後3～6週） | ADL獲得 |
| | | 軽労働への仕事復帰（術後2週～）<br>重労働への仕事復帰（術後6週～） | 仕事復帰 |
| | | レクリエーション活動の復帰（術後4週～） | スポーツ復帰 |
| Stage Ⅲ<br>（アスレチックリハビリテーション期） | 2カ月～ | 競技復帰に向けたアスレチックリハビリテーション | スポーツ復帰 |
| | | スポーツ種目に合わせて開始（術後2カ月～） | スポーツ復帰 |

### 術前指導

- **腰椎後方除圧術**は，腰椎椎体間固定術とは異なり特に腰椎の運動制限は設けない．

- 下肢の痺れは術前と比較して術後に改善するが**残存しやすいため**，症状の回復過程を事前に説明しておく．

### Stage Ⅰ（術後早期）

- 術後翌日は，感覚検査，筋力検査，深部腱反射を行い，**術前と比較した神経学的所見の変化**を確認する．術後には，**脊髄硬膜外血腫を呈しやすいため**，**術前より症状が悪化している場合は，すぐに医師に報告する**．

- 術後翌日より創部に対するアイシングを行う．離床・歩行などの病棟ADLを開始する．

- 腰椎後方除圧術後は，必要に応じて**ダーメンコルセット**を着用する．

- 下肢，体幹に対するストレッチング（第7章-4 図15参照），術後残存する神経根障害に対する**神経モビライゼーション**（**スライダー**，第7章-4 図22参照），段階的な体幹安定化エクササイズ（第7章-4 図20，21参照）を実施する．

- 病棟ADLを獲得したら，退院に向けて階段動作や床上動作などのADLの獲得をめざす．

- 退院時のADL指導では，**ADL制限は特に設けず**，疼痛の程度に合わせた動作を行うように指導する．

### Stage Ⅱ（外来リハビリテーション期）

- 退院後，下肢，体幹に対するストレッチング（図15），段階的な体幹安定化エクササイズ（第7章-4 図20，21参照），有酸素運動を開始する．

- 車の運転や自転車の運転は，**術後3～6週頃**を目安に開始する．

- 仕事復帰は，軽労働であれば**術後2週頃**より，重労働であれば**術後6週頃**より医師と相談しながら開始する．

- レクリエーション活動（ウォーキング，ラジオ体操など）は**術後4週頃**から開始する．

578　整形外科リハビリテーション　第2版

#### Stage Ⅲ（アスレチックリハビリテーション期）
- スポーツ復帰をめざす患者に対して，競技復帰に向けたアスレチックリハビリテーションを行う．
- スポーツ復帰は**術後2カ月頃**からスポーツの種目に合わせて開始する．

## 5 リハビリテーション治療の実際（保存療法）

### 1）腰椎屈曲運動エクササイズ

- 腰部脊柱管狭窄症は，**腰椎伸展位**で狭窄が増強して**症状が増悪**し，**腰椎屈曲位**で狭窄が軽減して**症状が緩和**する．そのため，腰椎屈曲可動域を改善させて症状を緩和させることが基本となる．
- 背筋群のセルフストレッチングを指導する．背臥位で行う場合は，膝を手で押さえ，股関節が開排するように，膝を脇のあたりへ引き寄せる．腰部の筋が伸ばされていると感じるところまで膝を引き寄せ，静止する．股関節が開排していないと十分に背筋群が伸長されない．筋を伸張させた状態で20〜30秒間保持する．20〜30秒を1セットとし，3〜5セット行う（図11）．
- 背筋群のセルフストレッチングを椅子座位で行う場合は，股関節を開いてイスに座り両手を組み合わせて，地面に手がつくようにゆっくりと腰椎を屈曲させる．腰椎を丸めるように意識すると，腰部の筋肉が伸長されやすい．腰部の筋が伸ばされていると感じるところまで体幹を屈曲させる（図12）．
- 骨盤の後傾運動を指導する．骨盤を後傾させることで腰椎の屈曲運動を促す．骨盤はゆっくりと後傾させ，腰椎を丸めるように意識させると効果的である（図13）．

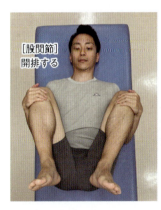
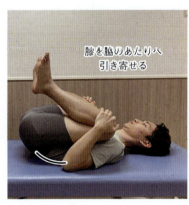

図11 ● 背筋群のストレッチング（背臥位）

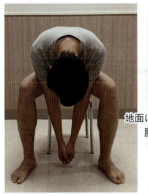
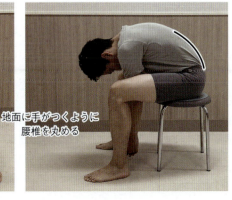

図12 ● 背筋群のストレッチング（椅子座位）

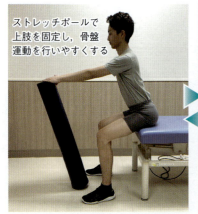
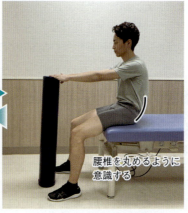

図13 ● 骨盤の後傾運動

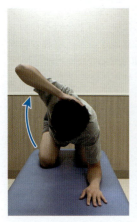
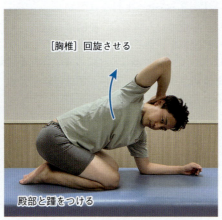

図14 ● 胸椎回旋エクササイズ

## 2) 胸椎伸展・回旋運動エクササイズ

- 胸椎の後弯姿勢は，立位時に腰椎の過度な伸展を伴いやすいため，胸椎伸展制限に対する可動域改善を目的としたエクササイズを行う．
- 壁を利用した胸椎伸展エクササイズを指導する．踵と壁の間は少しあける．背部と前腕を壁につけ，腰が反りすぎないように立つ．腹部を引き込みながら，上肢を挙上させた後，上肢をスタート肢位まで戻す．これをゆっくりと10回くり返す（第7章-3 図16C参照）．
- 胸椎回旋エクササイズを指導する．殿部を踵につけた姿勢にて手掌を後頭部におき，体幹を回旋させる．殿部を踵につけることで腰椎の回旋を抑え，胸椎の回旋運動を主とした運動を行うことができる（図14）．

## 3) 股関節周囲筋のストレッチング

- 股関節伸展可動域制限は骨盤を前傾させ，前傾に伴い腰椎は伸展位になりやすい．そのため，股関節の伸展可動域制限に対するストレッチングを実施する．腸腰筋，大腿直筋，大腿筋膜張筋などの股関節前面筋をターゲットに実施する．
- 腸腰筋のストレッチングは，伸ばす側の膝を床につけて片膝立ちになる．膝は殿部の位置より後方に位置させる．股関節の前面に筋の伸長感が感じられるまで，骨盤を前方に動かす．筋に伸長感が感じられた位置で，30秒間保持する（図15A）．
- 大腿直筋ストレッチングは，伸ばす側の膝を床につけ，片膝立ちになる．膝は殿部の位置より後方に位置させる．大腿の前面に伸長感が感じられるまで膝関節を屈曲させ，30秒間保持する．腰椎が過伸展しないように注意する（図15B）．ストレッチングは，1日2～3回，1回につき30秒を3～5セット行う．

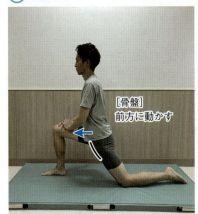
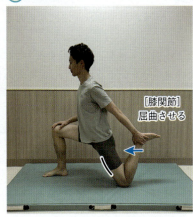

図15 ● 股関節周囲筋のストレッチング

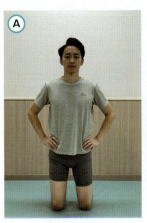
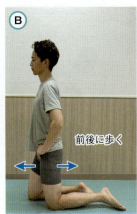
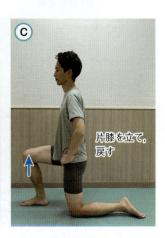

図16 ● 膝立ちでのバランスエクササイズ
A）両膝立ち姿勢となり，左右，前後にバランスを崩さないように30～60秒間，姿勢を保持する．
B）両膝立ちの姿勢で前後に歩く．左右にバランスを崩さないように，ゆっくりと歩く．
C）両膝立ちの姿勢からゆっくりと片足を持ち上げて，片膝立ち位になる．片膝立ちになったあと，両膝立ちにゆっくりと戻す．動作中は左右にバランスを崩さないように注意する．両足交互に10～20回行う．

## 4）神経モビライゼーション

- 神経根症状を有する症例には，神経モビライゼーションを実施する．
- 神経モビライゼーションは，神経に沿った軟部組織に対する**横断マッサージ**（第7章-4 図17参照）や**神経モビライゼーションのスライダー法**を実施する（第7章-4 図22参照）．神経モビライゼーションを行った後，下肢症状（疼痛・筋力低下）が軽減するかを評価する．改善すれば，滑走性に問題があると判断する．

## 5）バランス機能に対するアプローチ

- 腰部脊柱管狭窄症は，バランス能力が低下しやすい．そのため，片脚立ち，タンデム肢位での姿勢制御エクササイズ，膝立ちでのバランスエクササイズなどを実施する．
- 膝立ちでのバランスエクササイズは，腰椎を伸展しすぎないように注意する（図16）．

## 6) ADL指導・補装具

- 腰部脊柱管狭窄症は，腰椎伸展で症状が増悪するため，**腰椎が過度に伸展するようなADL**は避けるように指導する．
- 棚の上の高い物をとる際は，**台などを使用する**ように指導する（図17）．
- 歩行中は，腰椎を伸展させないように，**少し前かがみにして歩く**ように指導する．前かがみになって歩くことで，脊柱管の狭窄を回避でき症状を緩和することができる（図18）．杖やシルバーカーを利用すると腰椎屈曲位をとりやすくなり，症状を緩和することができる．
- 腰椎コルセットを着用することで歩行距離や疼痛が改善する症例には，コルセットの着用を提案する．

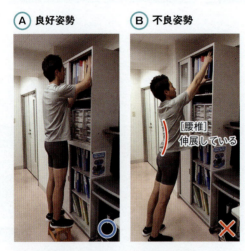

**図17 ● 棚の上の物をとる動作の指導**
台を使用して，腰椎が伸展しないようにする

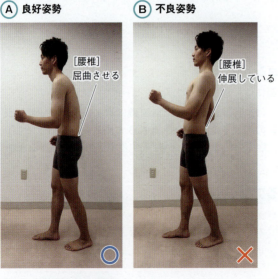

**図18 ● 歩行姿勢の指導**

## 6 リハビリテーション治療の実際（腰椎椎体間固定術術後）

### 1) 起居動作
- 寝返りは，腰椎の回旋が起こらないよう丸太のように寝返る（図19A）．
- 起き上がりは，側臥位から腰椎の屈曲・回旋・側屈が起こらないように上肢を利用して起き上がる．下腿をベッドから降ろすことで，体幹の側屈が生じにくくなる（図19B）．

### 2) 脊柱中間位コントロールエクササイズ（neutral spine control exercises）
- 腰椎椎体間固定術後は，骨癒合不全を起こさないように，過度な腰椎の動きを起こさない運動である脊柱中間位コントロールエクササイズ（neutral spine control exercises）を実施する．脊柱中間位コントロールエクササイズは体幹の可動性を伴うことなく体幹筋の筋活動を促すエクササイズである[16]．
- 術後早期では脊柱中間位コントロールエクササイズのPhase1（図20）を実施し，外来リハビリテーション期では，段階的にPhase2（図21）へと負荷を上げていく．

### 3) 退院時ADL指導
- 腰椎固定術術後患者には，腰椎の動きを制限するために，**硬性コルセットを3カ月間**着用させる．
- 靴下や靴の着脱動作は，座位にて下肢を組みながら行うと動作が行いやすい．また，動作中は腰椎屈曲（骨盤後傾）が生じないように，座面の高さを高めに調整する（図22A）．
- 体幹の屈曲によって床の物を拾う動作は，脊椎への負荷が高い動作であるため，膝をついて，なるべく物に近づきながら拾うように指導する（図22B）．

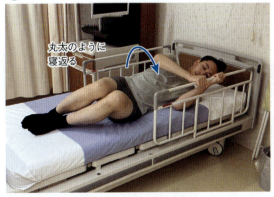
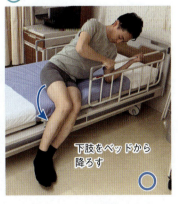
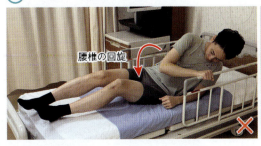
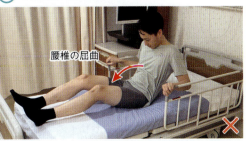

図19 ● 起居動作

A スクワット   B 股関節外転運動

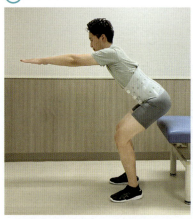
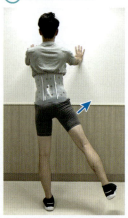

C 股関節開排運動による殿筋群トレーニング   D 四つ這い位でのトレーニング

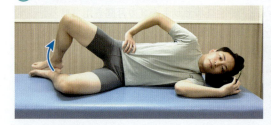
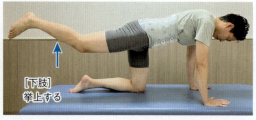

[下肢]
挙上する

**図20 ● 脊柱中間位コントロールエクササイズ（Phase1：急性期）**
A〜Dでは腰椎の過度な運動を起こさないように注意する．立位，四つ這い位のエクササイズはコルセット着用下で行うように指導する．A〜Cは10回を3〜5セットくり返す．Dは下肢を挙上した状態で10秒保持する．

A セラバンドによるトレーニング   B 体幹トレーニング

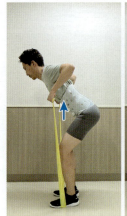
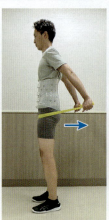
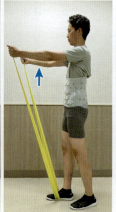
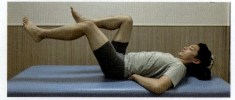

C ブリッジエクササイズ

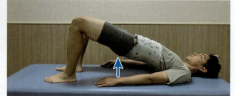

D 片脚ブリッジエクササイズ

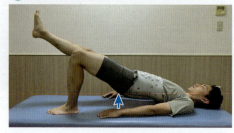

**図21 ● 脊柱中間位コントロールエクササイズ（Phase2：外来期）**
腰椎の過度な運動を起こさないように注意する．立位でのトレーニング，ブリッジエクササイズにおいてはコルセット着用下で行うように指導する．10回を3〜5セットくり返す．

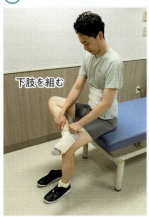
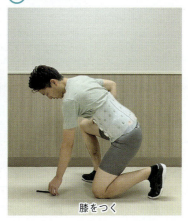

図22 ● ADL指導
術後3カ月間は腰椎の過度な屈曲が起きないように指導する．

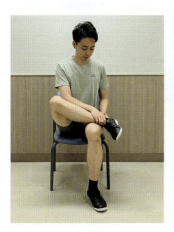
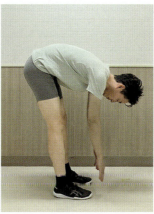
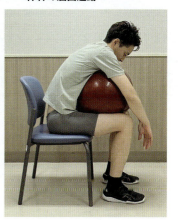

図23 ● 腰椎不撓性によるADL制限に対するアプローチ
A）ゆっくりと股関節を外旋させる運動を10回くり返す．
B）ゆっくりと手が床につくように動かす運動を10回くり返す．
C）体幹を屈曲させた状態を20〜30秒保持する．3〜5回くり返す．

## 4）身体活動量の改善

- 活動量計や歩数計を用いて，毎日の活動量（歩数など）を測り，日記などに記載してセルフモニタリングすることで，活動量の増加を図る．

## 5）腰椎不撓性によるADL制限に対するアプローチ

- 腰椎不撓性によるADL制限には，股関節屈曲の可動性を獲得することにより体幹の屈曲制限を代償させ，動作を獲得させていく．靴下やズボンの着脱，足の爪を切るなど，足元の動作には股関節屈曲に加えて**外旋可動域**が必要となる．
- 股関節の可動性に加えて，困難な動作に対する動作練習も行っていく（図23A，B）．
- 体幹の屈曲可動域の改善については，術後3カ月間以降に行っていく．腰椎を固定した部分は骨癒合して動かないため，固定椎体より上位の脊椎の柔軟性改善を目的に行う（図23C）．

〈文献〉

1) Yabuki S, et al：Prevalence of lumbar spinal stenosis, using the diagnostic support tool, and correlated factors in Japan: a population-based study. J Orthop Sci, 18：893-900, 2013

2) Ishimoto Y, et al：Prevalence of symptomatic lumbar spinal stenosis and its association with physical performance in a population-based cohort in Japan: the Wakayama Spine Study. Osteoarthritis Cartilage, 20：1103-1108, 2012

3) 山崎 健, 他：腰部脊柱管狭窄症の疫学調査 一般住民の有病率と健康関連QOL調査. Journal of Spine Research, 4：158-163, 2013

4) Sortland O, et al：Functional myelography with metrizamide in the diagnosis of lumbar spinal stenosis. Acta Radiol Suppl, 355：42-54, 1977

5) 「腰部脊柱管狭窄症診療ガイドライン2021 改訂第2版」(日本整形外科学会, 日本脊椎脊髄病学会／監, 日本整形外科学会診療ガイドライン委員会, 腰部脊柱管狭窄症診療ガイドライン策定委員会／編), 南江堂, 2021

6) Smuck M, et al：Objective measurement of function following lumbar spinal stenosis decompression reveals improved functional capacity with stagnant real-life physical activity. Spine J, 18：15-21, 2018

7) 厚生労働省健康局健康課栄養指導室：平成30年 国民健康・栄養調査報告. 2020
https://www.mhlw.go.jp/content/001066884.pdf（2024年9月閲覧）

8) Backstrom KM, et al：Lumbar spinal stenosis-diagnosis and management of the aging spine. Man Ther, 16：308-317, 2011

9) Whitman JM, et al：A comparison between two physical therapy treatment programs for patients with lumbar spinal stenosis: a randomized clinical trial. Spine（Phila Pa 1976), 31：2541-2549, 2006

10) Simotas AC, et al：Nonoperative treatment for lumbar spinal stenosis. Clinical and outcome results and a 3-year survivorship analysis. Spine（Phila Pa 1976), 25：197-203; discussions 203, 2000

11) Pua YH, et al：Treadmill walking with body weight support is no more effective than cycling when added to an exercise program for lumbar spinal stenosis: a randomised controlled trial. Aust J Physiother, 53：83-89, 2007

12) Takahashi T, et al：Surgical outcome and postoperative work status of lumbar discogenic pain following transforaminal interbody fusion. Neurol Med Chir（Tokyo), 51：101-107, 2011

13) Abla AA, et al：Return to golf after spine surgery. J Neurosurg Spine, 14：23-30, 2011

14) Shifflett GD, et al：Return to Golf After Lumbar Fusion. Sports Health, 9：280-284, 2017

15) Furuya H, et al：Construct Validity and Reliability of the Japanese Version of the Lumbar Stiffness Disability Index. Spine（Phila Pa 1976), 46：E333-E337, 2021

16) Tarnanen SP, et al：Neutral spine control exercises in rehabilitation after lumbar spine fusion. J Strength Cond Res, 28：2018-2025, 2014

第7章　脊椎，脊髄

# 6. 非特異的腰部痛

小山貴之

**Ⓐ知識の整理**　　　**Ⓑリハビリテーションプログラム**

## POINT

1. 非特異的腰部痛の症状と経過について理解する
2. 非特異的腰部痛の鑑別診断と危険徴候（レッドフラッグ），心理社会的要因（イエローフラッグ）について理解する
3. 医学的治療のガイドラインについて理解する

## 1　原因・誘因

- **非特異的腰部痛**の多くは，ADLや労働作業などにより力学的負荷が腰背部へ加わり，画像検査で判別できないレベルでの組織の疲労または微細損傷を生じることが発症原因と考えられている．
- 日常の動作により腰背部への過剰な負荷が徐々に加わるため，患者は誘因となるエピソードをはっきりと説明できず原因が特定できない場合が多い．腰背部への機械的刺激によるものだけでなく，特に慢性化すると職場でのストレスや人間関係など**心理社会的要因**で生じていることも少なくない．

## 2　病態

- 非特異的腰部痛は**特異的な病態によって疼痛が説明できない腰部痛**をいい，単に「腰痛症」を呼ばれることも多い．痛みの原因が特定の疾患や病理学的状態に基づいていないことを指している．腰部痛患者の85％以上がこの非特異的腰部痛であり[1]，リハビリテーションにおいては非常に遭遇しやすい症候でもある．
- 代表的な発症機序は，不良姿勢の継続や体幹前屈位での作業などが腰背部の筋に持続的な過緊張や疲労を生じさせて筋血流を阻害し，局所循環不良に至ることで疼痛やこわばりなどの症状を引き起こす．あるいは，椎間板や靱帯の微細損傷による侵害刺激で疼痛が生じ，反射性に筋緊張が亢進して悪循環を引き起こす．
- 筋に由来する腰部痛の場合は**筋・筋膜性腰痛**，不良姿勢が原因の場合は**姿勢性腰痛症**と呼ばれることもある．

## 3　症状・障害

- 自覚症状は腰背部（肋骨弓下縁から下殿溝の間）に局在する疼痛および筋緊張，こわばりである．椎間板炎や椎間関節炎など損傷部位が明確な場合には特定の症状パターンがあるが，非特異的腰部痛では特定の症状パターンはない．
  - ▶ 疼痛を誘発させる運動方向や疼痛の部位，症状の程度・質は，患者の生活習慣や職業で求められる作業・姿勢，心理的状態などによってさまざまである．
  - ▶ 筋・筋膜性腰痛は持続的な深部の鈍痛を訴える場合が多く，疼痛の部位をはっきりと特定できない患者が多い．

- 非特異的腰部痛を発症した患者の 80 ～ 90 ％は 6 ～ 12 週以内に自然経過で治癒するが[2, 3]，再発率は発症後 1 年以内で 60 ～ 90 ％と高い[4, 5]．
- 特異的な病態を示さない骨盤帯領域の疼痛は，**非特異的骨盤帯痛**と呼ばれる．

## 4 診断学的検査

- 非特異的腰部痛においては腰部痛は存在するが種々の検査で何も検出されないという条件が該当する．非特異的腰部痛で重要なのは，これら**器質的異常の有無について鑑別診断を行う**ことである．
- 推奨されている診断的トリアージでは，①非特異的腰部痛，②神経根症状，③特異的腰部痛のうち，患者がどれに属するかを鑑別する[6]．神経根症状は椎間板ヘルニアで認められる症状であり，障害高位に一致した感覚障害と支配筋の筋力低下，深部反射の異常がある．straight leg raising test が椎間板ヘルニアの鑑別に用いられており（図 1），メタアナリシスにおいて感度が 91 ％，特異度が 26 ％と報告されている[7]．
- レッドフラッグ（表 1）と呼ばれる危険徴候を確認する．複数の臨床ガイドラインにおいて共通して示されているレッドフラッグ[6]として，悪性腫瘍，骨折，感染に関連した項目がある．患者が該当する項目があれば，重篤な病理が存在している可能性があり，リハビリテーションの適応外となる．
    - 多くのガイドラインにおいて，画像検査は非特異的腰部痛に対して行う必要がなく，レッドフラッグが存在する場合に考慮すべきものであるとしている．
    - その他，非特異的腰部痛からは除外されるが，膀胱直腸障害やサドル麻痺を呈する馬尾症候群など，重篤な神経症状についても注意が必要である．
- イエローフラッグ（表 1）はリハビリテーションの予後不良となりうる患者を識別するための心理社会的要因である．イエローフラッグに加えて，STarT Back スクリーニングツール（図 2）[8]や Örebro musculoskeletal pain screening questionnaire などの評価ツールを用いて腰部痛の予後予測や慢性化のリスク分類を行うことで，患者の治療計画に役立てる．
- 非特異的腰部痛の患者群を一様に捉えてはいけない．**非特異的腰部痛を可能な限り細分化し，サブグループに対して適した介入を行う**ことが，治療成功のキーポイントとなる．腰部に限らず骨盤帯領域の疼痛を訴えることも多く，まずは各種理学療法評価から腰部由来か骨盤帯由来かを区別する必要がある．
- さらに，**Bリハビリテーションプログラム**の項で示す情報収集や主観的・客観的評価から得られた詳細な結果に基づいて，①運動制御の障害，②動作パターンの障害，③中枢性感作による疼痛，④骨盤帯領域の問題の有無を判断する．これに加えて，有症期間（急性：4 週未満，亜急性：4 ～ 12 週，慢性：12 週以上）や心理社会的リスクの程度（図 2）も把握し，患者の臨床パターンを細分化する．さらに，リハビリテーション評価で得られる所見から腰部痛の発生要因を特定し，治療プログラムを立案する．

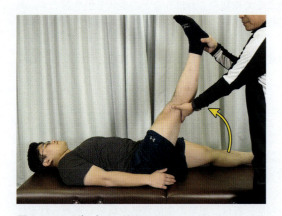

**図 1 ● straight leg raising test**
患者を背臥位とし，股関節回旋中間位，膝関節伸展位を保持しながら他動的に下肢を挙上する．疼痛や知覚異常が腰部または殿部，下肢に出現する場合に陽性とする．

**表 1 ● レッドフラッグとイエローフラッグ**

| レッドフラッグ ||
|---|---|
| 悪性腫瘍 | 悪性腫瘍の既往（がん，悪性新生物），予期しない体重減少 |
| 骨折 | 重症外傷，副腎皮質ステロイドの長期使用 |
| 感染 | 発熱，HIV |
| イエローフラッグ ||
| - 疼痛と活動が有害であるという信念・信条<br>- 最善の治療に適さない治療法の好み（例えば，能動的治療よりも受動的治療）<br>- 社会的サポートの不足 ||

文献 6 を参考に作成．

## 5 医学的治療

● 非特異的腰部痛は明らかな病変がないため，基本的に手術療法は適応とはならない．評価に基づいて細分化したサブグループに対して保存療法を4〜6週間実施し，経過を観察する．表2は複数のガイドラインにおいて共通して推奨されている治療のまとめである[6].

---

### Keele STarT Back スクリーニングツール

氏名：_____　日付：_____

**ここ2週の間**のことを考えて，次のそれぞれの質問に対するあなたの回答に（☑）を記入してください．

|  |  | そうではない 0 | そうだ 1 |
|---|---|---|---|
| 1 | ここ2週の間，**腰痛が足のほうにも広がる**ことがあった | ☐ | ☐ |
| 2 | ここ2週の間，**肩や首にも**痛みを感じることがあった | ☐ | ☐ |
| 3 | 腰痛のため，**短い距離しか歩いていない** | ☐ | ☐ |
| 4 | 最近2週間は，腰痛のため，いつもより**ゆっくり着がえをした** | ☐ | ☐ |
| 5 | 私のような体の状態の人は，体を動かし活動的であることは決して安全とはいえない | ☐ | ☐ |
| 6 | **心配事**が心に浮かぶことが多かった | ☐ | ☐ |
| 7 | **私の腰痛はひどく，決して良くならないと思う** | ☐ | ☐ |
| 8 | 以前は楽しめたことが，最近は**楽しめない** | ☐ | ☐ |

9 全般的に考えて，**ここ2週の間**に腰痛をどの程度**煩わしく**感じましたか？

| 全然 0 | 少し 0 | 中等度 0 | とても 1 | 極めて 1 |
|---|---|---|---|---|
| ☐ | ☐ | ☐ | ☐ | ☐ |

総合得点（全9質問）：_____　　領域得点（質問5-9）：_____

### 図2 ● Keele STarT Back スクリーニングツール

質問1〜4は身体的要因，質問5〜9は心理社会的要因に関連する．総合得点が3点以下を低リスク，4点以上で質問5〜9の得点が3点以下を中リスク，4点以上を高リスクと判定する．
文献8より引用．

---

### 表2 ● 推奨される腰痛症治療のまとめ

| 急性疼痛 |
|---|
| ● 患者を安心させる：腰痛が深刻な病気ではないこと，予後が良好であることを理解させる |
| ● 活動性を維持するようにアドバイスする |
| ● 薬物療法：非ステロイド系抗炎症薬（NSAIDs）の使用<br>（NSAIDsやその他の治療で改善がみられない場合）短期間の低量オピオイド使用<br>パラセタモール／アセトアミノフェンは使用を推奨するガイドラインと推奨しないガイドラインがある |
| ● ベッド安静をさせない |
| ● （他の治療で改善がみられない場合）脊椎マニピュレーション |
| **慢性疼痛** |
| ● （必要な場合）NSAIDsや抗うつ剤の使用 |
| ● 運動療法 |
| ● （心理社会的要因が存在している場合）認知行動療法 |
| ● 多角的な治療 |

文献6を参考に作成．

第7章 脊椎，脊髄

# 6. 非特異的腰部痛

小山貴之

Ⓐ知識の整理　　　Ⓑリハビリテーションプログラム

## ○ Do!

1. 問診から状態把握を行い，病態生理学的に疼痛の原因となりうる組織・構造を推測する
2. ROMや筋長，筋力，アライメント評価などの結果から機能的な問題点を抽出し，プログラムを構築する
3. 身体機能面だけでなく，心理社会的要因による影響の程度を考慮してプログラムを構築する
4. セルフエクササイズが可能な運動を中心に指導し，姿勢の改善と体幹の安定化を図る
5. 日常生活や職場作業におけるセルフケアのポイントを指導する

## ✕ Don't!

1. 過度な安静をとらせてはいけない
2. 受動的な治療は患者が依存しやすいため避ける

## 1 情報収集

- 患者の主症状の臨床パターンを把握するため，臨床推論に基づく問診を行う．
- 表3に示す内容を中心に問診を行い，病態生理学的に疼痛の原因となりうる組織・構造や炎症状態，重症度，被刺激性などを考察する．また表1のレッドフラッグやイエローフラッグに該当する項目がないかを確認する．

表3 ● 問診内容

| 問診内容 | 推論内容 |
| --- | --- |
| 有痛性動作 | 疼痛の原因となりうる組織・構造 |
| 疼痛の部位・質 | 疼痛の原因となりうる組織・構造 |
| 疼痛の程度 | 炎症の存在 |
| | 重症度 / 被刺激性 |
| 発症からの経過<br>（悪化 / 変化なし / 緩和） | 疼痛の期分け（急性期 / 亜急性期・慢性期） |
| | 予後予測 |
| | 重症度 / 被刺激性 |
| 悪化要因 / 緩和要因 | 各要因における組織・構造との関連 |
| | 重症度 / 被刺激性 |
| レッドフラッグ | 該当項目の有無 |
| イエローフラッグ | 該当項目の有無 |

590　整形外科リハビリテーション　第2版

- 患者立脚型評価として，腰部障害の程度を示す質問紙票であるOswestry disability index，心理社会的要因の程度を示すSTarT Backスクリーニングツール（図2）などに回答してもらう．患者立脚型評価は，患者の現在の状態を包括的に把握するのに役立つ．

## 2 患者を前にまず行うこと

- 非特異的腰部痛患者のリハビリテーションでは，表2にもあるようにまず予後が良好であることを説明して患者を安心させ，活動量を維持し過度な安静をとらないように指導する．
- 患者が治療に依存しないように受動的な治療は避け，日常生活や職場において自己管理できるようにアドバイスする．

## 3 リハビリテーション評価

### 1) 関節可動域（ROM）測定（図3）

- 体幹屈曲，伸展，側屈，回旋それぞれの可動性と疼痛の有無を評価する．腰椎の可動範囲のみでなく，脊柱全体がどのような運動パターンを呈するかを分節ごとに評価し，可動性の低下している分節と過可動性の分節を確認する．

### 2) 徒手筋力検査（MMT）

- 体幹および股関節周囲筋のMMTを評価し，筋長検査・徒手検査・アライメント評価と合わせて腰椎・骨盤帯の筋機能を把握する．

### 3) 筋長検査

- 姿勢や筋力，筋疲労などに影響するため，筋の短縮の有無について検査する．
- ❶腸腰筋（図4A）：背臥位で検査側と反対の股関節を最大屈曲させる．腸腰筋の短縮があると検査側の股関節が屈曲してくる．床面と膝窩との距離を測定する．
- ❷股関節回旋筋群（図4B）：腹臥位で膝関節90°屈曲位とし，股関節を他動的に回旋させる．外旋筋群の短縮があると内旋制限，内旋筋群の短縮があると外旋制限を認める．足外果と床面との距離を測定するか，傾斜計等を用いて角度を測定する．

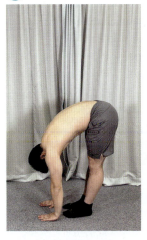 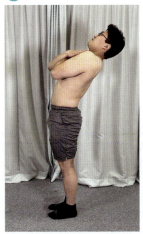 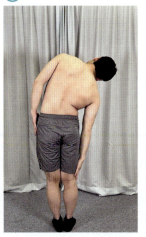 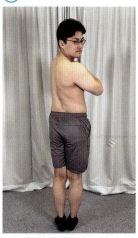

A 屈曲　B 伸展　C 側屈　D 回旋

図3 ●体幹ROM測定

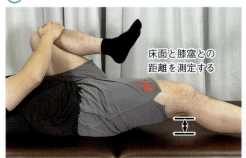
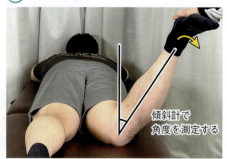
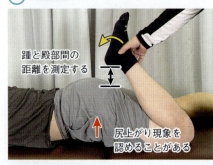
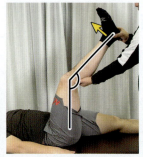
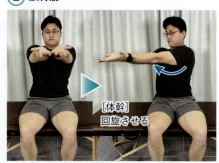

図4 ● 筋長検査

❸ **大腿直筋**（図4C）：腹臥位で膝関節を他動的に屈曲させ，踵と殿部間の距離を測定する．大腿直筋の短縮が強いと股関節が屈曲して殿部が挙上する尻上がり現象を認めることがある．

❹ **ハムストリングス**（図4D）：股関節90°屈曲位から膝関節を伸展させ，最終ROMを測定する．

❺ **広背筋**（図4E）：座位で検査側と反対へ体幹を自動的に回旋させる．次に両上肢を90°屈曲し，小指球を接するように最大外旋，内転する．広背筋の短縮があると自動的な体幹最大回旋位を保つことができず，回旋角度が減少する．

### 4）徒手検査

- 骨盤帯における関節機能不全を検出する目的で徒手検査を行う．
- ❶ **Patrick test**（第4章-3 図8A参照）：検査側の足外果を反対側の膝に置き，股関節屈曲・外転・外旋位をとる．骨盤を固定して膝内側から圧を加えた際に殿部痛または鼠径部痛が認められれば陽性とし，それぞれ仙腸関節，股関節の機能異常や病変を示唆する．**FABER**（flexion abduction external rotation）test とも呼ばれる．**仙腸関節機能障害**に対する感度は77％，特異度は100％と報告されている[9]．
- ❷ **active straight leg raising（ASLR）test**（第4章-5 図9A参照）：背臥位で膝伸展位のまま片側下肢を20 cmの高さまで挙上する．次にもう一方の下肢を同様に挙上し，「容易である」＝0，「わずかに難しい」＝1，「やや難しい」＝2，「かなり難しい」＝3，「非常に難しい」＝4，「行うことができない」＝5の6段階で自己評価しスコア化する．左右それぞれのスコアを合わせて10点満点で記録する．1～10点を陽性とし，妊婦の骨盤後部痛に対する感度は87％，特異度は94％と報告されている[10]．
  - ▶ 下肢の重量に対し骨盤帯から下部体幹にかけての負荷伝達機能が不全に陥ると陽性となり，仙腸関節不安定性や筋機能低下により下肢挙上の困難感を生じる．

### 5）アライメント

- アライメントの偏位は筋の短縮・伸張や弱化に大きく影響し，腰椎の一部の構造への過度なストレスにもつながる．特に姿勢性腰痛症ではアライメント不良が主要因となるため，重要な評価項目となる．

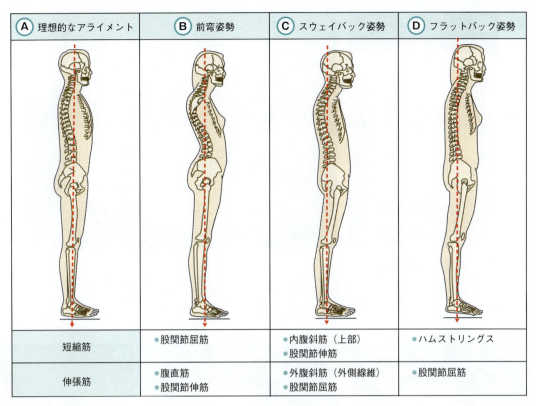

図5 ●矢状面上のアライメント

- 座位および立位での矢状面，前額面上の姿勢を観察し，それぞれ理想的なアライメントからの偏位を評価する．
  - ▶腰椎・骨盤の理想的なアライメントは，腰椎が軽度前弯し，骨盤が中間位（上前腸骨棘と恥骨結合を結ぶ線が鉛直線上にある）となる（図5A）．
  - ▶矢状面上の主なアライメント不良には，胸椎後弯と腰椎後弯，骨盤前傾が強くなる**前弯姿勢**（kyphosis-lordosis posture，図5B），骨盤が前方移動，上体が後方移動し骨盤が後傾位となる**スウェイバック姿勢**（sway-back posture，図5C），腰椎の前弯がなく平坦で骨盤が後傾位となる**フラットバック姿勢**（flat-back posture，図5D）があり，それぞれの姿勢で短縮しやすい筋と伸張されやすい筋が存在する．

## 6）呼吸パターンの評価

- 姿勢評価や筋力，関節可動域などと関連して，呼吸パターンは安静時や動作時の筋緊張に大きな影響を及ぼす．慢性非特異的腰部痛患者では，健常者よりも横隔膜の収縮力低下や呼吸筋の持久力低下，動作時の呼吸パターンの変化が認められている[11, 12]．
- 胸郭の形状（図6）と安静・最大呼吸時（図7）や動作時，エクササイズ時の呼吸パターンを評価し，上部胸式・下部胸式・横隔膜呼吸パターンの使用割合や呼吸筋の過使用の有無などを観察する．
- エコーにより呼吸時の横隔膜筋厚の変化を評価することも有用である（図8）．

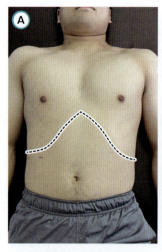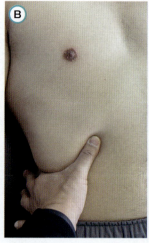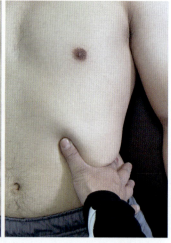

**図6 ● 胸郭の形状の評価**
A）胸骨下端と左右肋軟骨下縁で形成される肋骨弓と，第12胸椎・第11～12肋骨・肋骨弓で囲まれる胸郭下口の形状を評価する．それぞれ過度に拡張している場合，横隔膜は平坦化する．
B）肋骨下縁から第11，12肋骨に手を沿わせることで，形状が確認しやすい．

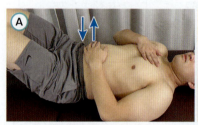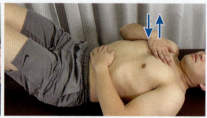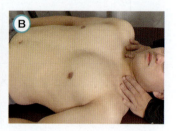

横隔膜呼吸パターン優位　　　　　上部胸式呼吸パターン優位

**図7 ● 呼吸パターンの評価**
A）上部胸郭と腹部に手を当てて，安静時・深呼吸時（最大吸気～最大呼気）の呼吸パターンを評価する．上部・下部胸式呼吸と横隔膜（腹式）呼吸パターンの使用割合や胸郭形状の変化，呼吸補助筋の動員の程度などを観察する．横隔膜呼吸パターンが優位だと上部の手は上下動せず，腹部の手が上下動する．上部胸式呼吸パターンが優位だと上部の手が上下動する．
B）上部胸式呼吸パターンで過使用となりやすい斜角筋や胸鎖乳突筋の呼吸時筋緊張を触察する．

## 7）動作パターンの評価

- 器質的病変のみられる腰椎椎間板ヘルニアや腰椎分離症では，それぞれ典型的な不良動作パターン（例：腰椎椎間板ヘルニアにおける腰部屈曲位での中腰姿勢や座位姿勢，腰椎分離症における腰部の過度な伸展や回旋動作）がみられることが多い．
- 非特異的腰部痛の場合は誘引となる動作が明確でないことが多いため，患者の生活習慣や職業，趣味活動などを詳細に分析し，普段最もとりうる姿勢や動作に不良パターンがないかを確認する必要がある．動作パターンの不良が認められた場合，以降のリハビリテーション治療のなかでエクササイズを通して改善を図る．

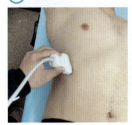
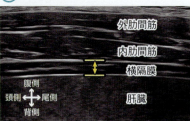
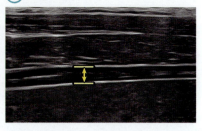
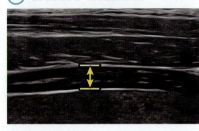
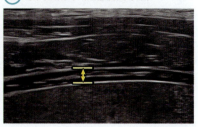

**図8● エコー画像による横隔膜収縮の評価**
A) プローブを右側前腋窩線から中腋窩線の第8〜9肋骨間に置く．
B) 胸膜と腹膜の間に横隔膜が描出される．
C) 吸気時にはドーム形状の横隔膜が下降し，横隔膜の筋厚が増大する．
D) 横隔膜呼吸パターンが優位な最大吸気では，安静呼気時（B）よりも2倍程度の筋厚となる．
E) 上部胸式呼吸パターンが優位な最大吸気では，横隔膜筋厚の増大は少ない．

## 4 リハビリテーション治療の全体の流れ

- 急性期・亜急性期と慢性期に分けて治療プログラムを立案する（表4）．非特異的腰部痛における慢性期は12週以上症状が続く場合を指す[6]．
- 患者がリハビリテーションを受けるタイミングは個々で異なるため，発症からの期間や症状の程度・質から治療内容を検討する．また表2で示した医学的治療の方針に沿って行う．

## 5 リハビリテーション

### 1) 物理療法

- 種々の物理療法は他動的な外部刺激を加えるため，患者が治療に依存しやすい．このため，物理療法は急性期・亜急性期における疼痛の緩和を目的として限定的に行い，慢性期には使用を避けるのが望ましい．

### 2) ストレッチング

- 筋長検査やROM測定で短縮の認められた筋に対してストレッチングを行う．自宅でも実施できるようにセルフストレッチングを指導する．姿勢改善のためのエクササイズと併用する．

### 3) エクササイズ

❶ 軽運動：急性期・亜急性期は安静を2日以上とらないことを原則とし，発症以前の活動性を維持してウォーキングや自転車などの軽運動を行う．

❷ 姿勢・呼吸エクササイズ（図9〜12，第4章-5 図21A参照）：評価から得られた不良姿勢や筋短縮，筋伸張・弱化などの問題に対して，ストレッチングと合わせて姿勢改善のためのエクササイズを行う．呼吸パターンの評価で得られた所見をもとに，横隔膜呼吸パターンを優位とした安静呼吸の獲得，動作時の過剰な呼吸補助筋活動の抑制を図る．

表4 ● 非特異的腰部痛のリハビリテーションの流れ

|  | 急性期 | 亜急性期 | 慢性期 |
|---|---|---|---|
| 物理療法 |  |  |  |
| 物理的電気刺激療法 | ○ | △ | 使用を避ける |
| 超音波療法 | ○ | △ | 使用を避ける |
| 温熱療法 | 使用を避ける | △ | 使用を避ける |
| ストレッチング |  |  |  |
| 腸腰筋, 大腿直筋, ハムストリングス | 適応があれば | 適応があれば | 適応があれば |
| 殿筋群, 背筋群 | 適応があれば | 適応があれば | 適応があれば |
| エクササイズ |  |  |  |
| 軽運動（ウォーキング, 自転車など） | 発症48 h後〜○ | ○ | ○ |
| 姿勢・呼吸エクササイズ | 疼痛の範囲内 | ○ | ◎ |
| モーターコントロールエクササイズ | 疼痛の範囲内 | ○ | ◎ |
| 神経筋トレーニング | 使用を避ける | ○ | ◎ |
| セルフケア |  |  |  |
| 日常生活 | ○ | ○ | ◎ |
| 職場作業 | ○ | ○ | ◎ |

A ウォールスライド

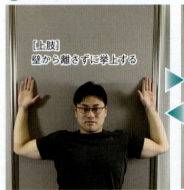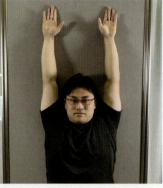

B フロアスライド

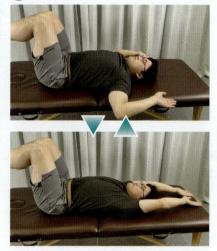

図9 ● ウォールスライド／フロアースライド
A）背中を壁につけて立ち, 上肢は外転位で壁に接する. 腰椎・骨盤を中間位に維持したまま, ゆっくりと上肢を壁から離さずに挙上し, 開始肢位まで戻す. 過度な腰椎前弯の増強や骨盤前傾が生じないように注意し, 10回反復して行う. 不良座位姿勢を認める場合には座位でも行う.
B）背臥位で行うとより難易度を低くできる.

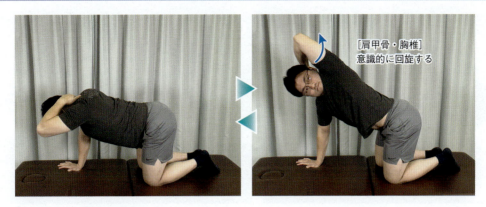

**図10 ● Tスパインローテーション**
四つ這い位にて片手を頭の後ろに当て，肘を天井へ向けていく．肩関節運動が過剰にならないように，胸背部の筋群の動員を促して肩甲骨・胸椎を意識的に回旋させる．5秒かけて挙上し，5秒かけてもとに戻す．

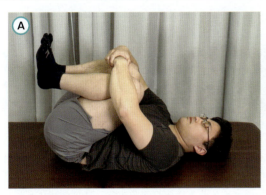
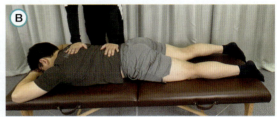
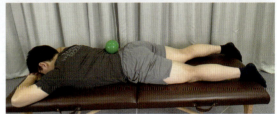

**図11 ● 横隔膜呼吸パターン**
背臥位で両膝を抱え込み，骨盤を軽度後傾させる（A）．軽く顎を引いて口を閉じ，舌を口蓋に当てたまま鼻呼吸により横隔膜呼吸を2分程度行う．努力性呼吸とならないように注意する．腹臥位で実施すると腹部の前後動を感じやすく，腰部にものや手を置くことで横隔膜呼吸を意識させることもできる（B）．

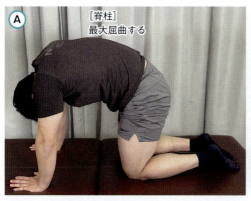
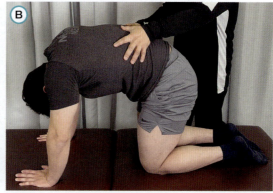

**図12 ● 四つ這い位での強制呼気**
キャット・キャメルエクササイズ（第4章-5 図21A参照）の最大屈曲位にて，強制呼気を行う（A）．呼気終末に腹筋群の収縮と下位肋骨の下制を確認する．続く吸気は上部胸式呼吸パターンを抑制して下部胸式と横隔膜呼吸による深吸気を行う．背部の下位肋骨に手を置き，肺後葉への吸気を促す（B）．

❸ **運動制御エクササイズ**：身体活動中に腰部・骨盤に加わる負荷を軽減し，安全で効率的な動作となるように運動を制御するためのエクササイズを行う．基礎的なエクササイズとして，腰椎・骨盤を中間位とした姿勢で体幹の安定性を高めるためのスタビライゼーションエクササイズがある．応用的なエクササイズとして，四肢・体幹の協調性が求められる運動課題によって運動時の姿勢制御能力を高める神経筋協調性エクササイズがある．

▶ **スタビライゼーションエクササイズ**（図13〜17）：各運動課題中に要求される体幹筋群のリクルートメントの適正化を図る．腰背部から腹壁にいたる腰部外周を囲む筋群が協働して脊柱・胸郭を支持することで，体幹の剛性が高まる．疼痛が誘発されないことを原則として，**ローカル筋**である腹横筋・内腹斜筋・多裂筋のリクルートメントを中心としたエクササイズから開始する．運動課題が安定して実施可能となれば，ローカル筋とともに外腹斜筋・腹直筋・脊柱起立筋などの**グローバル筋**を使用するエクササイズへと段階的に進める．エクササイズ中に不良姿勢や代償運動が生じないように注意する．エコー画像を用いて腹筋群（図13B）や背筋群（図17D）の活動を可視化する視覚的バイオフィードバックの有効性も示されている[13]．

▶ **神経筋協調性エクササイズ**（図18）：四肢・体幹の協調性課題を通して，腰部・骨盤への負荷の少ない動作パターンの習得を図る．姿勢の選択（例：四つ這い位から両膝立ち位，立位へ），支持基底面の変更，バランスパッドやボールなど不安定面の使用，閉眼による視覚的フィードバックの遮断，メディシンボールや重錘による重量負荷の追加など，さまざまな条件下において姿勢制御能力を高めていく．腰部を支点とした動作パターンに陥らないように注意し，股関節運動を中心とした身体操作法を身につけることで，腰部を保護することができる．

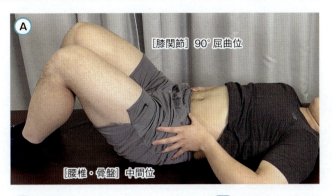

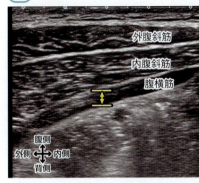
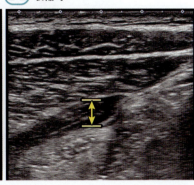
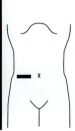

**図13● ローカル筋の収縮学習**
A）背臥位で膝関節90°屈曲位，腰椎・骨盤は中間位とする．上前腸骨棘の二横指内側を触診し，触診している指から下腹部が離れるように引き締める．最初は呼気に合わせて行い，安静呼吸中に下腹部の収縮が容易に可能となるまで練習する．呼吸評価で胸郭下口の拡張が認められる場合には，呼吸パターンの改善に取り組み適切な腹壁の形状を獲得しておく必要がある．
B）エコーを用いた側腹筋群の視覚的バイオフィードバックにより，ローカル筋の収縮感覚を学習することができる（■：プローブ位置）．

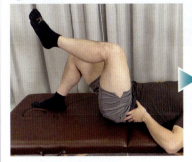
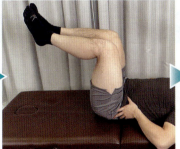
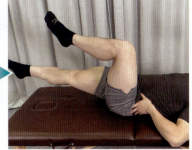

**図14● レッグリフト**
図13Aの姿勢から，腹壁の形状を維持したまま下肢をゆっくりと挙上する．運動中は腰椎・骨盤を中間位に保ち，代償運動が生じないように注意する．それぞれの肢位を5秒間保持し，左右とも5～10回くり返す．
A）膝関節屈曲位を維持して一側の股関節を90°まで屈曲する．
B）Aの終了肢位を維持してもう一側の股関節を90°まで屈曲する．
C）Bの終了肢位から一側の下肢をゆっくりと伸展する．

Ⓐ 両肘支持　　　　　　　　　　Ⓑ 肘支持なし

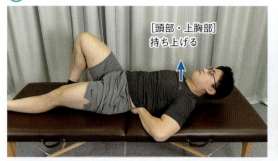
[頭部・上胸部]
持ち上げる

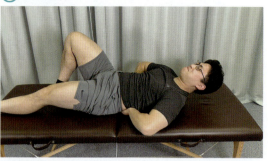

Ⓒ 片側上肢挙上

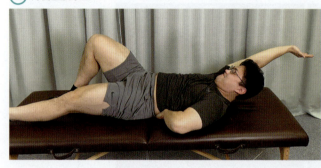

図15 ● カールアップ

背臥位で片側膝を立て，両手を腰背部に置いて腰椎・骨盤を中間位とする．軽く顎を引いた状態で，頭部と上胸部を一体にして肩甲骨下角が浮く程度まで持ち上げる．剣状突起の高位までの屈曲運動とし，腰椎は屈曲させない．5秒程度保持し，5〜10回くり返す．両肘を床面につけたままの低強度の姿勢から実施し（A），両肘を浮かす（B），挙上位で深呼吸を行う，片側上肢を挙上したまま実施する（C）といった操作により強度を高めていく．

Ⓐ 膝支持　　　　　　　　　　Ⓑ 足部支持

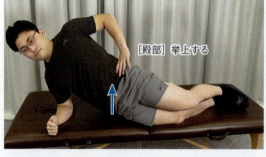
[殿部] 挙上する

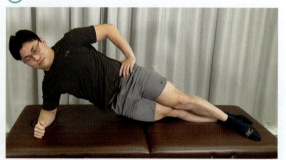

図16 ● サイドブリッジ
A）下側前腕と膝以遠で支持しながら，殿部を挙上して体幹と大腿を一直線に保持する．
B）下側前腕と足部で支持しながら殿部を挙上する．
挙上位を10秒間保持し，左右とも5〜10回くり返す．

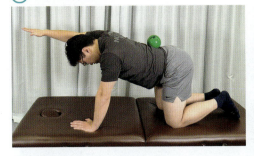
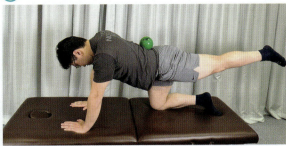
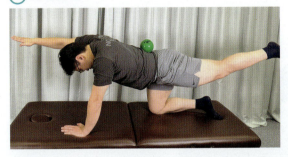
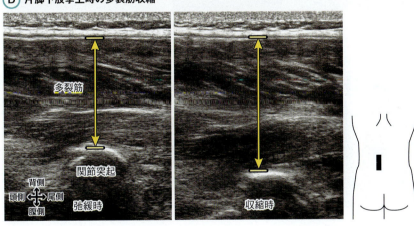

**図17● バードドッグ**
四つ這い位で片側上肢（A）または下肢（B）を挙上して保持することから開始し，安定して可能であれば対角線上下肢挙上（C）を行う．運動中は体幹を中間位に保つように指示し，腰背部にボールを置いて保持させることで，運動制御能力を高める．エコーを用いて腰背部の深層筋である多裂筋の筋厚を確認することができる（D，■：プローブ位置）．

A) 片脚ブリッジ

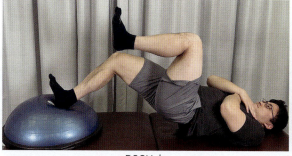
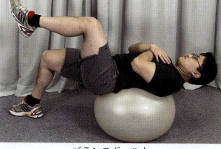

BOSU 上　　　　　　　　バランスボール上

B) 片脚デッドリフト

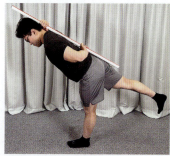

自重　　　　　メディシンボール

C) メディシンボールスロー

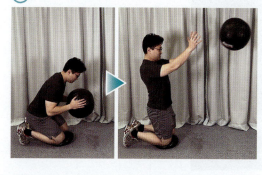

**図18● 神経筋協調性エクササイズの例**
A) BOSUやバランスボールを使用して片脚ブリッジを行う．
B) 脊柱を直線上に保ちながら，股関節運動を意識した片脚デッドリフトを行う．自重で安定して可能となったら，重錘やメディシンボールを持った状態で行う．
C) 脊柱を直線上に保ちながら，股関節の強い伸展動作によってメディシンボールを前方に投げる．

**表5● セルフケア指導のポイント**

- 腰椎の生理的前弯を維持する
- 体幹屈曲姿勢での作業を避ける
- 腰部のみを支点とした動作を避ける
- 腰部に近い位置で作業を行う
- 長時間の同一姿勢を避ける
- 頻回な反復動作を避ける

## 4) セルフケア

- 急性期から慢性期を通じて，日常生活や職場作業における腰部への負担を少なくするためのボディメカニクスを学習して自己管理できるように，表5に示すポイントを中心に指導する．

第7章　6. 非特異的腰部痛

## 〈文献〉

1) van Tulder MW, et al：Spinal radiographic findings and nonspecific low back pain. A systematic review of observational studies. Spine (Phila Pa 1976), 22：427-434, 1997

2) Coste J, et al：Clinical course and prognostic factors in acute low back pain: an inception cohort study in primary care practice. BMJ, 308：577-580, 1994

3) Bartley R：Simple low back pain.「Management of Low Back Pain in Primary Care」(Bartley R & Coffey P, eds), pp29-45, Butterworth-Heinemann, 2001

4) Von Korff M & Saunders K：The course of back pain in primary care. Spine (Phila Pa 1976), 21：2833-2837, 1996

5) Croft PR, et al：Outcome of low back pain in general practice: a prospective study. BMJ, 316：1356-1359, 1998

6) Oliveira CB, et al：Clinical practice guidelines for the management of non-specific low back pain in primary care: an updated overview. Eur Spine J, 27：2791-2803, 2018

7) Devillé WL, et al：The test of Lasègue: systematic review of the accuracy in diagnosing herniated discs. Spine (Phila Pa 1976), 25：1140-1147, 2000

8) Matsudaira K, et al：Psychometric Properties of the Japanese Version of the STarT Back Tool in Patients with Low Back Pain. PLoS One, 11：e0152019, 2016

9) Broadhurst NA & Bond MJ：Pain provocation tests for the assessment of sacroiliac joint dysfunction. J Spinal Disord, 11：341-345, 1998

10) Mens JM, et al：Reliability and validity of the active straight leg raise test in posterior pelvic pain since pregnancy. Spine (Phila Pa 1976), 26：1167-1171, 2001

11) Mohan V, et al：Respiratory characteristics of individuals with non-specific low back pain: A cross-sectional study. Nurs Health Sci, 20：224-230, 2018

12) Roussel N, et al：Altered breathing patterns during lumbopelvic motor control tests in chronic low back pain: a case-control study. Eur Spine J, 18：1066-1073, 2009

13) Sarafadeen R, et al：Effects of spinal stabilization exercise with real-time ultrasound imaging biofeedback in individuals with chronic nonspecific low back pain: a pilot study. J Exerc Rehabil, 16：293-299, 2020

第7章 脊椎，脊髄

# 7. 脊柱側弯症
## （特発性側弯症，変性側弯症）

古谷英孝

**Ⓐ知識の整理**　　　　　　**Ⓑリハビリテーションプログラム**

## POINT

1 脊柱側弯症の分類について理解する

2 特発性側弯症と変性側弯症のそれぞれの病態・症状について理解する

3 脊柱側弯症の画像診断について理解する

4 保存療法・手術療法について理解する

## 1 原因・誘因

- 側弯とは，前額面で脊柱が側方へ弯曲した状態と定義され，弯曲角度（Cobb角）10°以上が側弯症と診断される．

- 大きく機能性脊柱側弯と構築性脊柱側弯に分けられる．**機能性脊柱側弯**は，疼痛からの回避や脚長差などが原因となる椎骨自体の形状変化を伴わない単なる脊柱の側方弯曲を示す．**構築性脊柱側弯**は，脊柱の構築学的な変形を伴う側弯のことを示す．

- 構築性側弯症の発症頻度は，**特発性側弯症**が80％，**先天性側弯症**が10％，その他（**症候性側弯症**および**変性側弯症**）が10％である．

- 本稿では，構築性脊柱側弯症のなかで発生頻度の高い**特発性側弯症**と**変性側弯症**について述べる．

### 1) 特発性側弯症

- 発症年齢により乳幼児期，若年性，思春期側弯症に分類される．特に**思春期の女性**に多く，アジアでは人口の約0.4〜2.5％に発症する[1]．

- 特発性側弯の原因はいまだに明らかにされておらず，遺伝説，中枢神経説，代謝説，内分泌異常説，生体力学説など諸説あるが，特定できていない[2]．

### 2) 変性側弯症

- 成人側弯症の有病率は1〜30％とされており，**高齢**になるにつれて高率となる．男女比は1：1である[3]．

- 成人側弯症は加齢により生じた椎間板の変性に起因するとされているが，いまだ不明な点が多い．

- 変性側弯症は，発生病態や自然経過の異なる以下の2つのカテゴリーに分けられる．1つは椎間板変性をベースに中高年以降に発症する *de novo* 変性側弯症であり，もう1つは，小児期発症の側弯症に中年期以降の椎間変性が加わることで変形の進行をもたらす**二次性変性側弯症**である．

- 変性側弯症は**後弯変形**を伴うことが多い．

## 2 病態

- **胸椎は前額面上で右凸に変形しやすく，腰椎は左凸に変形しやすい**．胸椎の左凸変形，腰椎の右凸変形は稀である[4]．

- 側弯の脊椎椎体のほとんどが，**凸側に回旋を伴い，胸椎・腰椎ともに生理的弯曲が減少する**（フラットバック）[5]．側弯は脊椎が三次元（前額面，矢状面，水平面）に変形する（図1）．
- 側弯に伴い**胸郭の変形**が起きる（図2）．変形が重度な場合，呼吸機能にも影響を及ぼす．
- 側弯に伴い，**体幹筋は筋のインバランスを呈する．凸側の筋は延長し，凹側の筋は短縮する**[6]（図3）．
- 側弯症は5つに分類される（図4）．また，座位・立位時に，胸椎または腰椎セグメントの凸側に重心が変位する．胸椎カーブと腰椎カーブを有する（ダブルカーブ）患者は，カーブが大きいセグメントに重心が変位する（表1）．

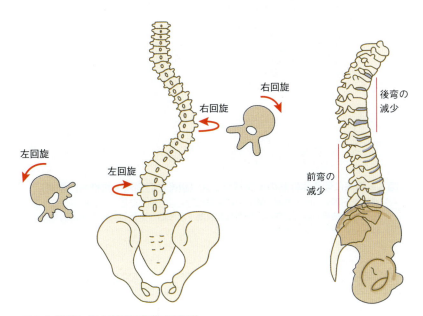

**図1 ● 側弯に伴う脊椎の三次元変形**
胸椎は正中線より右に変位すると，右回旋する．また，胸椎後弯と腰椎前弯が減少する．　腰椎は正中線より左に変位すると，左回旋する．

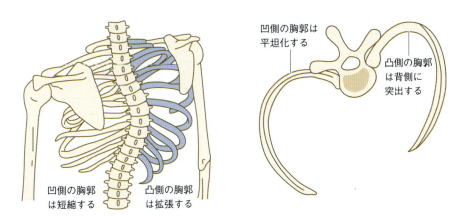

**図2 ● 側弯に伴う胸郭の変形**
前額面では凸側の胸郭は拡張し，凹側の胸郭は短縮する．水平面では凸側の胸郭は背側に突出し，凹側の胸郭は平坦化する．

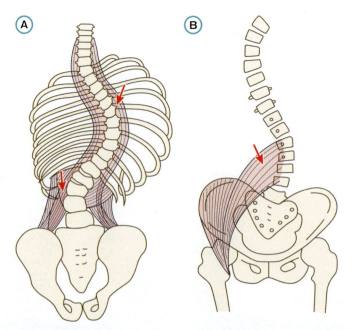

**図3● 側弯に伴う体幹筋のインバランス（腰椎左凸側弯・胸椎右凸側弯）**
A）腰椎左凸側弯では，左側の腰方形筋・腰部脊柱起立筋が延長し，右側が短縮する．
　　胸椎右凸側弯では，右側の胸部脊柱起立筋・肋間筋が延長し，左側が短縮する．
B）凹側の大腰筋が延長する．

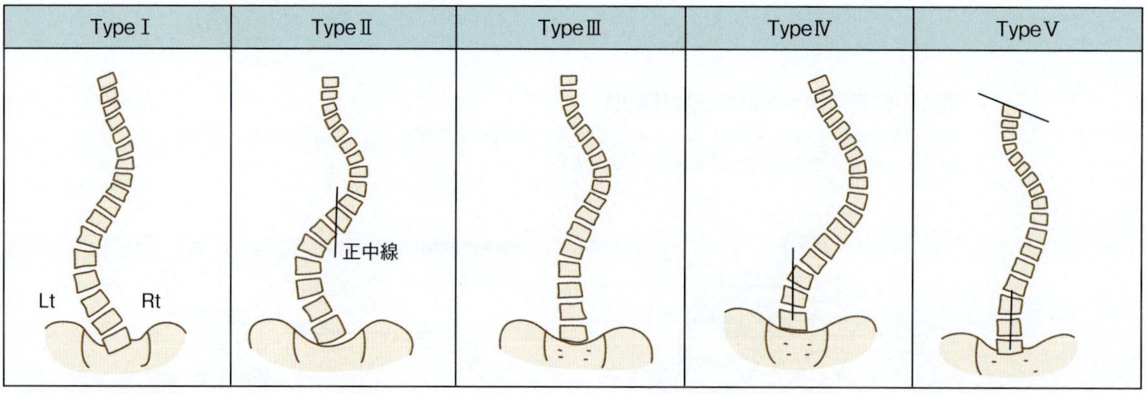

**図4● 側弯症の分類（King-Moe分類）**

**表1● 側弯症タイプによる重心の変位**

| 側弯Type | 特徴 | 重心 |
| --- | --- | --- |
| Type I | 胸椎カーブ，腰椎カーブともに正中線を超える．胸椎より腰椎カーブが大きい． | 左 |
| Type II | 胸椎カーブ，腰椎カーブともに正中線を超える．腰椎より胸椎カーブが大きい． | 右 |
| Type III | 胸椎カーブが正中線を超える． | 右 |
| Type IV | 長い胸椎カーブ，第4腰椎までカーブが至る． | 右 |
| Type V | 二重胸椎カーブ，第1胸椎の傾斜を伴う． | 右 |

## 3 症状・障害

### 1) 特発性側弯症
- **外見上の問題**が主であり，疼痛やこわばりを伴うことは稀である．
- 疼痛を伴うことがほとんどないため，**自覚症状に乏しい**のが特徴的である．
- 思春期の女性に多く発症するため，外見上の問題から**精神的なストレス**を感じやすい．
- 変形が重度になると呼吸機能にも影響を及ぼす．

### 2) 変性側弯症
- 主な症状は**腰痛**であり，長時間の立位や歩行で出現する．腰痛の原因は，背筋群の持続収縮に伴う筋内圧の上昇や椎体・椎間板変形に伴う椎間孔内外での神経根障害と考えられている．
- 椎体・椎間板変形による神経圧迫（脊柱管狭窄症）により，**下肢の疼痛や痺れ**が出現する場合がある．
- 変形が重度になると，重心位置が変位するためバランス能力が低下しやすくなる．

## 4 診断学的検査

- 画像診断では，X線検査が基本となる．X線検査では以下の項目の評価を行う．
  ① **側弯の程度**：X線上で**Cobb角**を測定する（図5）．カーブがはじまる椎体（上位終椎：椎体の上縁が最も傾斜している椎体）の上部とカーブが終わる椎体（下位終椎：椎体の下縁が最も傾斜している椎体）の下部が成す角度を測定する．
  ② **側弯のタイプ**：側弯タイプ分類（King-Moe分類）を用いて，どの側弯タイプにあたるかを判断する（図6）．側弯のタイプから**重心の変位**を予測する（表1）．
  ③ **メインカーブの評価**：胸椎と腰椎に側弯があるダブルカーブの場合，仙骨の中央から垂直線を引くと，胸椎と腰椎のどちらの変形が大きいか（メインカーブは胸椎か腰椎か）を判断しやすくなる．垂直線より最も外側に変位している椎体（頂椎）の位置から判断する（図7）．
- 変性側弯症では脊柱管狭窄症を合併していることがある．脊柱管狭窄の確認にはMRI検査が用いられる．詳細は腰部脊柱管狭窄症の項を参照されたい（第7章-5 Ⓐ知識の整理参照）．

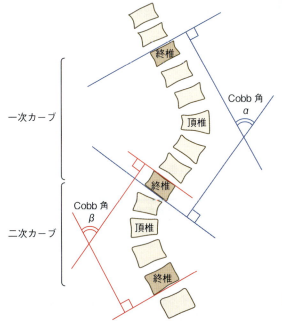

**図5 ● Cobb角の測定**
$\alpha$および$\beta$の値が10°以上ある場合に側弯症と診断される．

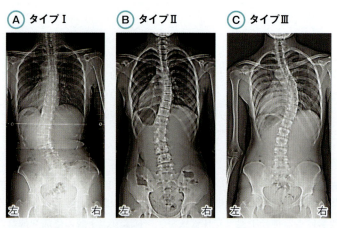

図6 ● 側弯のタイプの確認
A）タイプⅠのX線画像．胸椎カーブ，腰椎カーブともに正中線を超える．胸椎より腰椎カーブが大きい．
B）タイプⅡのX線画像．胸椎カーブ，腰椎カーブともに正中線を超える．腰椎より胸椎カーブが大きい．
C）タイプⅢのX線画像．胸椎カーブが確認できる．

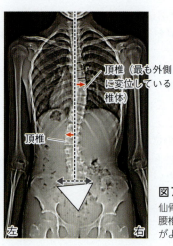

図7 ● メインカーブの評価
仙骨中央からの垂線を引き，メインカーブが胸椎と腰椎のどちらにあるかを把握する．正中線より頂椎がより離れているカーブをメインカーブとする．

## 5 医学的治療

- Cobb角が20〜45°では保存療法が適応となり，45°以上では手術療法が適応となる．

### 1）保存療法

#### A. 特発性側弯症
- 装具療法と運動療法を主に行う．保存療法の目的は，**側弯の改善および進行の防止**である．

#### B. 変性側弯症
- 薬物療法，運動療法，物理療法などを行う．保存療法の目的は**腰痛とADLの改善**である．
- 疼痛が強い場合には，ブロック注射が選択される．

### 2）手術療法

#### A. 特発性側弯症
- Cobb角が45°以上の患者，進行性の側弯症，肺機能障害を呈する患者には手術療法が選択される．主に

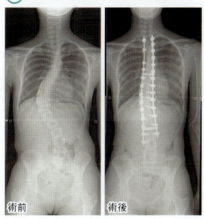 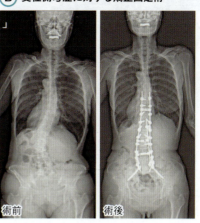

**図8 ● 脊柱矯正固定術**

脊柱矯正固定術が施行される（図8A）．
- 手術療法は**側弯の進行予防**を目的に施行され，アライメントや呼吸機能，セルフイメージ低下の改善に効果がある．

### B. 変性側弯症
- 神経症状が重度となる患者には手術療法が適応となる．手術療法は**腰痛や脊柱管狭窄症の改善**，**アライメントの改善**が目的であり，主に脊柱矯正固定術が施行される（図8B）．手術療法が適応となる患者は，腰部脊柱管狭窄症を合併している患者が多く，矯正固定術に加えて，腰部椎体間固定術や後方除圧術が施行される．詳細は腰部脊柱管狭窄症の項を参照されたい（第7章-5 Ⓐ知識の整理参照）．
- 変性側弯症に対する手術療法は，腰痛やADLの改善に効果がある．

### 第7章　脊椎，脊髄

# 7. 脊柱側弯症
# （特発性側弯症，変性側弯症）

古谷英孝

**Ⓐ知識の整理**　　**Ⓑリハビリテーションプログラム**

## ⭕ Do!

1. 特発性側弯症と変性側弯症のそれぞれの特徴に応じたリハビリテーションを実施する
2. 特発性側弯症の進行の予防には，早期発見，早期治療が重要である
3. 変性側弯症は腰痛とADLの改善が目的となる
4. 側弯修正のアプローチ手順を把握する

## ❌ Don't!

1. 側弯を増悪させるようなADL動作や運動療法は行わない
2. 脊柱矯正固定術術後の早期は，体幹を過度に動かす運動は避ける

## 1　情報収集

- **主治医，看護師，カルテ，診断画像**から情報を収集する．
  - ①**受傷機序，現病歴，合併症**を確認する．
  - ②X線検査の結果から，側弯の程度やタイプを確認する（**Ⓐ知識の整理**参照）．
  - ③特発性側弯症は，X線画像や年齢からみた**進行の予測**を医師から確認する．また，側弯に対してコンプレックスに感じやすいことから，**体形に対する精神的な影響**も把握する．
  - ④変性側弯症は，神経症状の有無，薬物などの治療方針を確認する．
  - ⑤心理的，社会的問題の有無について確認する．

## 2　患者を前にまず行うこと

- **特発性側弯症**：未成年がほとんどであり，本人よりも家族が容姿や今後の進行などについて不安を抱えていることが多い．そのため，患者本人だけでなく，家族に対する問診も合わせて行う．
- **変性側弯症**：腰痛の強さ，性質，頻度，時間，腰痛の誘発・軽減因子，間欠跛行や痺れの有無を聴取する．

## 3　リハビリテーション評価

### 1）腰痛

- 腰痛は**変性側弯症の主な症状**である．特発性側弯症では疼痛の出現は稀である．
- 腰痛の評価では，詳細な部位，経過，どのように腰痛が出現するかの誘因などを問診にて聴取する．腰痛の誘因は姿勢・体位・歩容などによって変化するため詳細に聴取し，可能な限り腰痛の出現を再現する．

610　整形外科リハビリテーション　第2版

- 疼痛の程度は，visual analogue scale（VAS）や numerical rating scale（NRS）で数値化する．

## 2) 体幹回旋角度テスト：アダムステスト

- 側弯変形を伴う患者は，体幹を前屈させて背部を後方から観察すると，**左右どちらかの膨隆**が確認できる．この膨隆は側弯に伴う脊椎の回旋により生じるものである．
- **アダムステスト**にて，**側弯変形による体幹の回旋角度**を測定する．
  ▸ アダムステストは，足部を揃えた立位をとり，両上肢90°屈曲位で両手掌を合わせる．そこから胸椎または腰椎が視線から水平になる位置まで前屈させて，体幹の回旋を測定する．測定にはScoliometerやInclinometerを用いて数値化する．角度が大きいほどCobb角が大きいことを示す（図9）．得られた数値は，治療効果の判定に用いる．
  ▸ 座位での評価では，機能的脚長差の影響を除外できる（図10）．

## 3) 体幹可動域評価

- 胸椎セグメント，腰椎セグメントまたは複合運動（サイドシフト）にて体幹可動域の左右差をチェックする．
- 胸椎右凸側弯を呈している患者は，胸椎右側屈の可動域が低下する（図11）．腰椎左凸側弯を呈している患者は，腰椎の左側屈の可動域が低下する（図12）．胸椎右凸側弯や腰椎左凸側弯を呈している患者は，左サイドシフトの可動域が低下する（図13）．

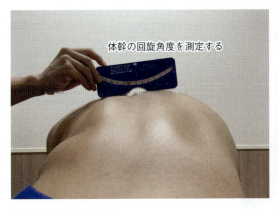
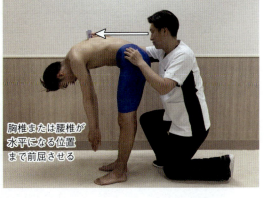

図9 ● アダムステスト

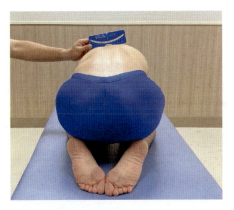

図10 ● 座位での評価

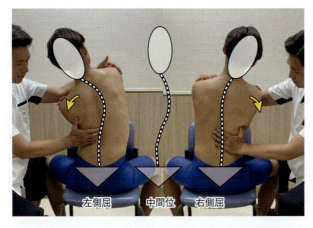

図11 ● 胸椎の可動性評価
➡：セラピストによる誘導．
腰椎が動かないようにセラピストの手で固定しながら，可動性をチェックする．

左側屈　中間位　右側屈

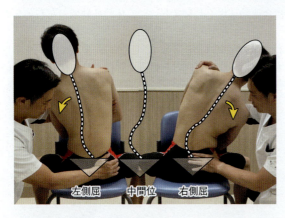

図12 ● 腰椎の可動性評価
➡：セラピストによる誘導．
殿部が浮かないようにセラピストの手で固定しながら，腰椎セグメントの可動性をチェックする．

左側屈　中間位　右側屈

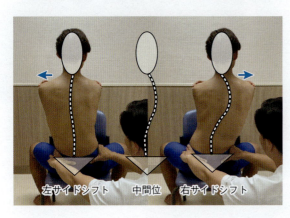

図13 ● サイドシフト
患者は両上肢を胸の前で組んだ姿勢にて，肩が水平になるよう左右にシフトする．

左サイドシフト　中間位　右サイドシフト

## 4）立位姿勢の評価

- 事前にX線にて，①側弯の程度，②側弯のタイプ，③メインカーブを確認し，どのようなアライメント異常が起こりうるかを予測する（図5～7）．
- 立位姿勢を後方から観察し，重心の左右差を評価する．X線で評価した側弯タイプと立位姿勢での重心位置が一致しているかを確認する．胸椎セグメントがメインカーブの場合，胸椎凸側下肢に重心が変位する．腰椎セグメントがメインカーブの患者は，腰椎凸側下肢に重心が変位する（図14）．
- 胸椎側弯は，胸郭の変形に連鎖して，**凸側の肩甲骨は前傾し，凹側の肩甲骨は後傾する**（図14）．
- 腰椎側弯は，側弯に連鎖して骨盤が傾斜する．骨盤傾斜に連鎖して，**挙上側の股関節は内転位，下制側の股関節は外転位**を呈する．腰椎側弯のカーブが大きい患者では，股関節の内転角度が増加することで，

第7章 7. 脊柱側弯症（特発性側弯症，変性側弯症）

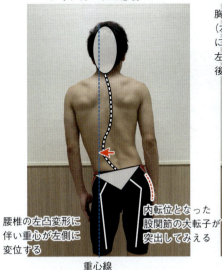
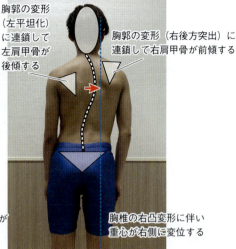

図14 ● 立位姿勢の評価

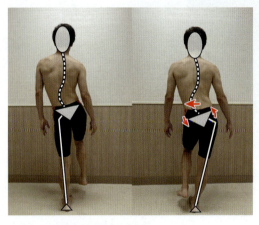

図15 ● 片脚立位姿勢の評価
腰椎左凸側側弯がメインカーブの患者の場合，右片脚立位テストではトレンデレンブルグ徴候を呈しやすい．

股関節の大転子が突出してみえる（図14）．
- 変性側弯症では後弯変形を伴うこともあるため，矢状面アライメントも合わせて評価を行う．

### 5）片脚立位姿勢の評価
- 片脚立位では，立位姿勢と比べて側弯による不良姿勢が著明に出現するため，側弯がどのような運動連鎖を生じさせているかを把握しやすい．
- 腰椎左凸側弯がメインカーブの患者は，右片脚立位テストではトレンデレンブルグ徴候を呈しやすい．また，左下肢に重心が変位しているため，左片脚立位テストではバランスがとりやすい（図15）．

### 6）座位姿勢の評価
- よい姿勢を意識した姿勢（図16A）と，日頃とっている楽な姿勢をとらせ観察する．

B リハビリテーションプログラム

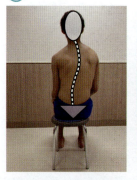
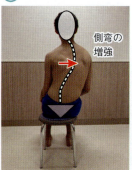

図16 ● 座位姿勢の評価

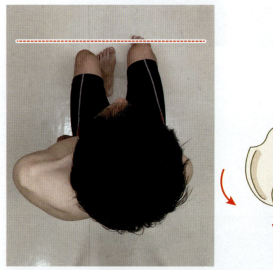
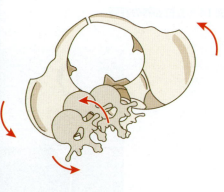

図17 ● 骨盤への運動連鎖
腰椎セグメントがメインカーブの患者では，脊椎の回旋に連鎖して，骨盤が左回旋する（→）．座位姿勢では，両側の膝の位置が揃わない（---）．

- 楽な姿勢は，側弯を増強させる（図16B）．
- 腰椎セグメントがメインカーブの患者は，腰椎の回旋が骨盤へ連鎖する（図17）．

### 7）ADL評価

- 側弯症の健康関連QOLには，日本語版Scoliosis Research Society-22（**SRS-22**）を用いる．SRS-22は身体機能，疼痛，セルフイメージ，メンタルヘルス，満足度の項目から構成された，自己記入式質問票である．
- 腰痛や下肢の神経症状が出現している患者には，SRS-22に加えて，Oswestry disability index（**ODI**）やJapanese Orthopaedic Association Back Pain Evaluation Questionnaire（**JOABPEQ**）を用いて評価する．これらは患者自身に質問票にて回答してもらう**患者報告アウトカム**である．

## 4 リハビリテーション治療の全体的な流れ

- 特発性側弯症と変性側弯症のそれぞれの特徴に応じたリハビリテーションを実施する．

## 1) 保存療法リハビリテーションプログラム

- 脊柱側弯症に対する保存療法では，脊椎が**三次元に変形**していることを念頭におき，三次元すべての方向に修正を行う．
- 側弯に伴い，体幹筋は筋のインバランスを呈する．凸側の筋は延長し，凹側の筋は短縮する（**図3**）．**延長筋には筋収縮（筋力トレーニング）**，**短縮筋にはストレッチング**を実施することで，インバランスを修正する．
- 側弯修正のアプローチ手順を**表2**に示す．①**他動運動**（ストレッチング，軟部組織モビライゼーション），②**自動介助運動**，③**自動運動**の順に進めて行く．最終的には自身で側弯を修正できるようにすることを目標とする．また，④日頃から**姿勢の修正**を行うことや，⑤**側弯を増強させないADL**を指導する．具体的な詳細は「**5 リハビリテーション治療の実際**」を参照されたい．

### A. 特発性側弯症に対する保存療法

- 特発性側弯症の保存療法は，**側弯の進行の予防および改善**が目的となる．
- 保存療法では，**運動療法**（ストレッチング，側弯修正エクササイズ，特殊な運動療法），**徒手療法**，**装具療法**などが行われる[7~9]．これらは，側弯の進行の維持，改善に効果的であることが報告されている[7~9]．また，精神的不安，セルフイメージの低下，生活の質の低下の改善にも効果的である．

### B. 変性側弯症に対する保存療法

- 変性側弯症に対する保存療法は，**腰痛の改善とADLの改善**を目的に行われる．
- 保存療法では腰痛軽減を目的としているため，薬物療法（アセトアミノフェン，非ステロイド性抗炎症薬，オピオイドなど）が処方されることが多い．
- 特発性側弯症と比較して，装具療法に対するコンプライアンスが低い患者が多く，体幹筋萎縮の危惧もあるため処方されることは少ない．
- 腰痛には運動療法の有効性が示されている．

## 2) 脊柱矯正固定術後リハビリテーションプログラム

- 特発性側弯症と変性側弯症に対する脊柱矯正固定術の術後リハビリテーション例を**表3**と**表4**に示す．

【術前指導】

- 脊柱矯正固定術は，多椎間にわたり脊椎を固定するため，**腰椎の不撓性**（柔軟性の低下）が出現し，靴下を履く，床の物を拾うなどの**腰椎の屈曲を伴うADL**が制限される．術前から腰椎の不撓性が出現することを説明しておく．
- 脊椎を多椎間にわたり固定するため，術後は過度な腰椎の運動を控えるように指導する．

### A. 特発性側弯症に対する脊柱矯正固定術術後のリハビリテーションプログラム

【Stage I（術後早期）】

- 離床の際は，離床の際に腰椎の過度な回旋が起こらないように，**丸太のように寝返り**，**体幹の屈曲・回旋・側屈**を伴わないように起き上がる（第7章-5 図19参照）．
- 特発性側弯症の術後は基本的には**コルセットを着用しない**．

### 表2 側弯修正のアプローチ手順

| アプローチ手順 | 具体的方法 |
| --- | --- |
| ①他動運動（ストレッチング）による修正 | 短縮した筋に対して，ストレッチまたは軟部組織モビライゼーションを実施する（図18，19，24，25） |
| ②自動介助運動による修正 | 自動介助運動にて側弯を修正する方向を指導する（図20A，26A） |
| ③自動運動による修正 | 自動運動にて側弯修正を行えるようにする（図20B，26B） |
| ④日常生活での姿勢の修正 | 日頃から姿勢の修正を行うよう指導する（図28，29） |
| ⑤側弯を増強させないADLの指導 | どのような姿勢が側弯を増強させるかを指導する（図31～33） |

**表3 ● 特発性側弯症に対する脊柱矯正固定術術後リハビリテーションプログラム（例）**

| Stage | 期間 | プログラム | 目的 |
|---|---|---|---|
| Stage Ⅰ（術後早期） | ～1週 | 腹横筋トレーニング（術後1日～） | 筋力トレーニング |
| | | 離床・サークル歩行（術後1日～） | ADLの獲得 |
| | | 独歩獲得（術後3日～） | |
| | 1週～退院（約2週） | 脊柱中間位コントロールエクササイズ（Phase1） | 筋力トレーニング |
| | | 階段昇降・床上動作練習 | ADL獲得 |
| Stage Ⅱ（外来リハビリテーション期） | 2週～3カ月 | 下肢のストレッチング | 可動域拡大 |
| | | 脊柱中間位コントロールエクササイズ（Phase2） | 筋力トレーニング |
| | | 自転車の運転（術後1～3カ月） | ADL獲得 |
| | | 学校への登校（術後1～3カ月） | ADL獲得 |
| Stage Ⅲ（アスレチックリハビリテーション期） | 3カ月～ | ノンコンタクトスポーツ復帰（術後3カ月～） | スポーツ復帰 |
| | | コンタクトスポーツ・コリジョンスポーツ復帰（術後6カ月～） | スポーツ復帰 |

**表4 ● 変性側弯症に対する脊柱矯正固定術術後リハビリテーションプログラム（例）**

| Stage | 期間 | プログラム | 目的 |
|---|---|---|---|
| Stage Ⅰ（術後早期） | ～2週 | 創部のアイシング（術後1日～） | 炎症コントロール |
| | | | 疼痛の軽減 |
| | | 下肢のストレッチング（術後1日～） | 可動域拡大 |
| | | 腹横筋トレーニング（術後3日～） | 筋力トレーニング |
| | | 離床・サークル歩行（術後1日～） | ADLの獲得 |
| | | T字杖歩行～独歩獲得（術後7日～） | |
| | 2週～退院（約4週） | 脊柱中間位コントロールエクササイズ（Phase1） | 筋力トレーニング |
| | | 階段昇降・床上動作練習 | ADL獲得 |
| Stage Ⅱ（外来リハビリテーション・コルセット着用期） | 4週～6カ月 | 下肢のストレッチング | 可動域拡大 |
| | | 脊柱中間位コントロールエクササイズ（Phase2） | 筋力トレーニング |
| | | 有酸素運動 | 心肺機能改善 |
| | | 軽労働への仕事復帰（術後2～3カ月） | 仕事復帰 |
| Stage Ⅲ（外来リハビリテーション・コルセットオフ期） | 6カ月～ | 車の運転の開始（術後6カ月～） | ADL獲得 |
| | | 重労働への仕事復帰（術後6カ月～） | 仕事復帰 |
| | | スポーツ復帰（術後6カ月～） | スポーツ復帰 |

- 術後に**腰痛**が出現する患者が少なくない．そのため，術後早期より**腹横筋**トレーニングから開始し（第7章-4 図16A参照），**脊柱中間位コントロールエクササイズ**（Phase1）を実施する（第7章-5 図20参照）．

**【Stage Ⅱ（外来リハビリテーション期）】**

- 退院後，下肢のストレッチングや**脊柱中間位コントロールエクササイズ**（Phase2，第7章-5 図21参照）を開始する．
- 脊柱矯正固定術後には，腰椎を固定することで腰椎の不撓性による**ADL制限**が出現するため，股関節の柔軟性を改善させておく．

616　整形外科リハビリテーション　第2版

第7章　7. 脊柱側弯症（特発性側弯症，変性側弯症）

● 学校への登校は**術後1～3カ月頃**から，症状に合わせて開始する[10].

【Stage Ⅲ（アスレチックリハビリテーション期）】

● スポーツ復帰は，ノンコンタクトスポーツは**術後3カ月頃**より，コンタクトスポーツ・コリジョンスポーツは**術後6カ月頃**より，スポーツの種類に合わせて，医師と相談しながら開始する[10, 11].

## B. 変性側弯症に対する脊柱矯正固定術術後のリハビリテーションプログラム

【Stage Ⅰ（術後早期）】

● 変性側弯症に対する脊柱矯正固定術は**多量出血，長い手術時間，大きな侵襲**により**術後の全身状態が不安定**になり，術後翌日に気分不快を訴える患者がほとんどである．術後翌日は**意識レベルやコミュニケーション能力を確認**する．

● 術後は**貧血**や**起立性低血圧**を起こしやすいため，出血量やヘモグロビン値を確認したうえで離床を進める．

● 離床の際は，腰椎の過度な回旋が起こらないように，**丸太のように寝返り**をして，起き上がる（第7章-5 図19参照）．**硬性コルセット着用下**で歩行練習を行う．

● 疼痛が発生しない程度に，下肢のストレッチングや腹横筋トレーニングを行う（第7章-4 図16A参照）.

● 術後3週より，**脊柱中間位コントロールエクササイズ**（Phase1）を実施する（第7章-5 図20参照）.

● 退院時には，ADL指導を行う（第7章-5 図22参照）

【Stage Ⅱ（外来リハビリテーション・コルセット着用期）】

● 退院後，下肢のストレッチングや**脊柱中間位コントロールエクササイズ**（Phase2）（第7章-5 図21参照），**有酸素運動**を開始する．

● 脊柱矯正固定術後には，固定に伴う腰椎の不撓性によるADL制限が出現するため，**股関節の柔軟性**を改善させておく．

● 変性側弯症術後は，デスクワークなどの軽労働であれば**術後2～3カ月頃**より医師と相談しながら開始する．

【Stage Ⅲ（外来リハビリテーション・コルセットオフ期）】

● **術後6カ月**より，コルセットオフでの生活を開始する．

● 車や自転車の運転は，コルセットが外れる**術後6カ月**を目安に開始する．

● 重労働の仕事復帰は，**術後6カ月頃**より医師と相談しながら開始する．

● スポーツ復帰は，**術後6カ月頃**よりスポーツの種類に合わせて，医師と相談しながら開始する．

● 脊柱矯正固定術後に出現する，腰椎不撓性によるADL制限の評価には日本語版Lumbar Stiffness Disability Index（**LSDI**）を用いる（第7章-5 図10参照）

## 5 リハビリテーション治療の実際

### 1）腰痛に対するアプローチ

● 腰痛は**変性側弯症の主な症状**である．特発性側弯症に出現するのは稀である．

● 筋・筋膜性の腰痛に対しては，腰痛が出現している筋に対する**軟部組織モビライゼーション**を行う．**ローカル筋（腹横筋・多裂筋）トレーニング**（第7章-4 図16参照）や**段階的な体幹安定化エクササイズ**（第7章-4 図20, 21参照）は，腰痛の改善に有効である．

### 2）胸椎右凸側弯に対するアプローチ

● 他動運動（ストレッチング）→**自動介助運動**→**自動運動**の順に進めていく．

　①他動運動（ストレッチング）：胸椎の凸側に，軟部組織が伸張しやすいようにサポートを入れる．セラピストは肩甲骨を把持し，胸椎が右側屈，左回旋する方向へ伸張を加える．腰椎に置いた手は腰椎側弯が増強しないように固定する（図18）．セルフストレッチングは，胸椎の凹側が伸張するように

Ⓑリハビリテーションプログラム　617

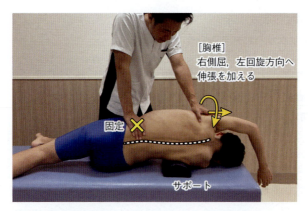

図18●胸椎右凸側弯に対するストレッチング

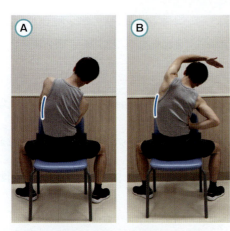

図19●胸椎右凸側弯に対するセルフストレッチング

骨盤が動かないように，開排椅子座位をとる．Bのように上肢を使用するとより伸張することができる．

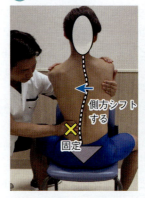
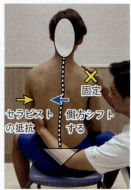

図20●胸椎右凸側弯に対するアプローチ

行う（図19）．

②**自動介助運動**：脊椎の生理的弯曲を意識した座位をとる．セラピストは腰椎を固定し，逆の手は胸椎凸側の胸郭を把持して胸椎を左回旋させながら側方にシフトする．固定している腰椎の動きが出る手前で胸椎の側方シフトを止める．他動にて動きを教え，自動介助運動にて修正できるように指導する（図20A）．

③**自動運動**：セラピストは胸椎凹側胸郭に手を置き，胸椎凸側方向に抵抗をかける．患者は抵抗に対して打ち勝つように胸椎を側方シフトさせる．シフトの際に，軽度胸椎の左回旋が起こるようにする．患者の右肩を固定すると，自動運動での修正が行いやすい（図20B）．

> ⚠️**注意** ダブルカーブの患者に対する胸椎側弯の過剰な修正は，腰椎側弯を増強させるため，セグメントごとに治療を行う（図21）．腰椎側弯の過剰な修正も，胸椎側弯を増強させる（図22）．

### 3）胸郭変形に対する呼吸エクササイズ

- 胸椎右凸側弯に連鎖して，短縮かつ平坦化した胸郭には，呼吸運動（吸気）を利用したエクササイズを行う．吸気の際に，胸郭を左後方に拡張させる（図23）．

### 4）腰椎左凸側弯に対するアプローチ

- 他動運動（ストレッチング）→自動介助運動→自動運動の順に進めて行く．

第7章　7．脊柱側弯症（特発性側弯症，変性側弯症）

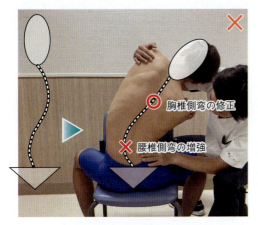

図21●胸椎右凸側弯の過剰な修正
胸椎側弯の過剰な修正は，腰椎側弯を増強させる．

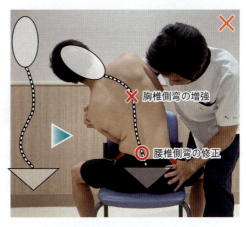

図22●腰椎左凸側弯の過剰な修正
腰椎側弯の過剰な修正は，胸椎側弯を増強させる．

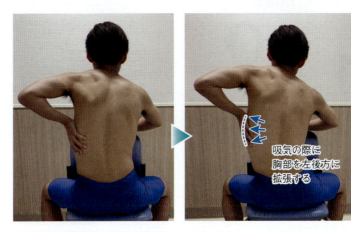

図23●胸郭変形に対する呼吸エクササイズ

①**他動運動（ストレッチング）**：腰椎凸側に，軟部組織が伸張しやすいようにサポートを入れる．セラピストは骨盤を軽度右回旋させながら長軸方向に伸張を加える（図24）．セルフストレッチングは椅子を利用し，骨盤を下げるようにして腰椎の凹側を伸ばす（図25）．

②**自動介助運動**：脊椎の生理的弯曲を意識した座位をとる．セラピストは胸椎凸側の胸郭を固定し，逆の手は腰椎凸部分を把持して腰椎を右回旋させながら側方にシフトする．固定している胸椎の動きが出る手前で腰椎の側方シフトを止める．他動にて動きを教え，自動介助運動にて修正できるように指導する（図26A）．

③**自動運動**：セラピストは腰椎凹側の骨盤に手を置き，腰椎凸側方向に抵抗をかける．患者は抵抗に対して打ち勝つように左骨盤を挙上させながら腰椎を側方にシフトさせる．シフトの際に，骨盤の軽度右回旋が起こるように動かす．患者の胸椎凹側を固定すると，自動運動での修正が行いやすい（図26B）．

## 5) 大腰筋の収縮による腰椎の側弯修正

- 凹側の大腰筋を収縮させることで，**外側に変位した椎体を正中化**させる．
- 腰椎の生理的前弯を意識した座位姿勢をとり，凹側の下肢を5秒間挙上する．ストレッチポールなどで上肢を固定しておくと，下肢を挙上した際に，体幹を正中位に保ちやすい．5秒間の収縮を10～15回くり返し実施する（図27）．

Ⓑ リハビリテーションプログラム

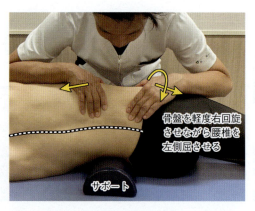

図24 ● 腰椎左凸側弯に対するストレッチング

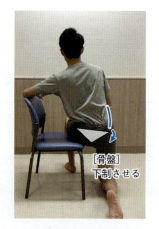

図25 ● 腰椎左凸側弯に対する
セルフストレッチング

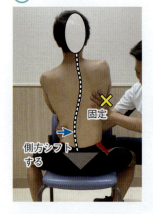
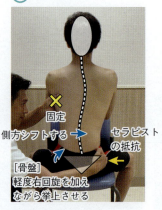

図26 ● 腰椎左凸側弯に対するアプローチ

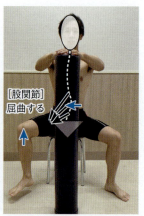
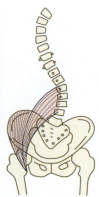

図27 ● 大腰筋の収縮による腰椎の側弯修正
　←：大腰筋の収縮方向．

## 6) 姿勢の修正

- 日頃から姿勢の修正を行えるように指導する．セラピストは患者が姿勢の修正を正確に行えるよう，鏡や動画を用いて視覚的にフィードバックする．

### ①メインカーブが胸椎右凸側弯に対する姿勢の修正

脊椎の生理的弯曲を意識させ，重心を右から中央へ移動させる．胸椎の軽度左回旋を伴う，胸椎の左方向へのシフト運動を，左肩甲骨の前傾，右肩甲骨の後傾運動とともに促し，姿勢を修正する（図28）．

### ②メインカーブが腰椎左凸側弯に対する姿勢の修正

脊椎の生理的弯曲を意識させ，重心を左から中央へ移動させる．骨盤左挙上・右下制・右回旋を促し，右股関節内転位を修正する（図29）．骨盤と重心を修正することで，腰椎左凸側弯を正中位に修正することができる．

### ③ダブルカーブの患者に対する姿勢の修正

ダブルカーブの患者に対しては，胸椎と腰椎の両椎とも同時に修正を行う．

第7章 7. 脊柱側弯症（特発性側弯症，変性側弯症）

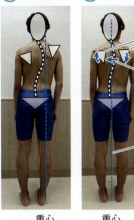

図28 ● 胸椎右凸側弯に対する姿勢の修正

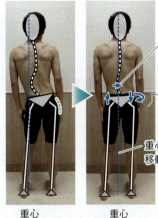

図29 ● 腰椎左凸側弯に対する姿勢の修正

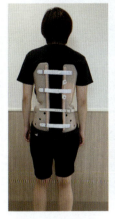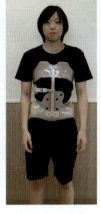

図30 ● 装具療法

## 7）装具療法

- 装具療法は**特発性側弯症の側弯の進行を予防する**のに有効である[9]（図30）．
- 入浴以外，**1日20時間以上**の装着が推奨されている．

## 8）ADL指導

- 腰椎左凸側弯の患者が椅子に座る際は，膝を揃えて骨盤の回旋を修正して座るように指導する（図17）．また，横座りの方向の変更（図31），椅子座位時の組脚の変更（右脚上組みを左脚上組みに変更）を指導する．
- 側臥位では，メインカーブの凸側を下にした姿勢がとりやすいため，メインカーブに合わせて就寝時の方法を変更するように指導する（図32）．
- ショルダーバックを持った際の姿勢を評価し，側弯が増強しない側に荷物を持たせる（図33）．また，ショルダーバックはなるべく避け，リュックを利用するように指導する．

B リハビリテーションプログラム 621

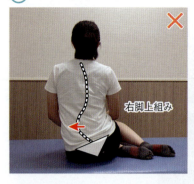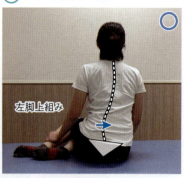

図31 ● 横座りの方向の変更

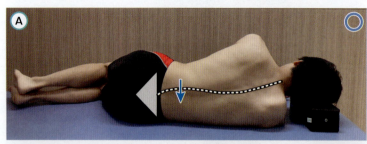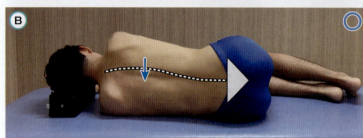

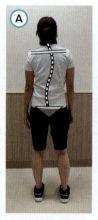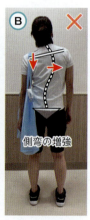

図33 ● ショルダーバックを持つ側の変更

図32 ● 就寝方法の変更
A）腰椎セグメントがメインカーブの患者には右下側臥位をとらせる．
B）胸椎セグメントがメインカーブの患者には左下側臥位をとらせる．

〈文献〉
1) Fong DY, et al：A meta-analysis of the clinical effectiveness of school scoliosis screening. Spine（Phila Pa 1976), 35：1061-1071, 2010
2) Wang WJ, et al：Top theories for the etiopathogenesis of adolescent idiopathic scoliosis. J Pediatr Orthop, 31：S14-S27, 2011
3) 「成人脊柱変形治療の最前線」（日本側彎症学会／編，種市 洋，松本守雄／責任編集），pp13-22，南江堂，2017
4) Anderson SM：Spinal curves and scoliosis. Radiol Technol, 79：44-65; quiz 66, 2007
5) Porter RW：Idiopathic scoliosis: the relation between the vertebral canal and the vertebral bodies. Spine（Phila Pa 1976), 25：1360-1366, 2000
6) Liu Y, et al：Asymmetric biomechanical characteristics of the paravertebral muscle in adolescent idiopathic scoliosis. Clin Biomech（Bristol, Avon), 65：81-86, 2019
7) Anwer S, et al：Effects of Exercise on Spinal Deformities and Quality of Life in Patients with Adolescent Idiopathic Scoliosis. Biomed Res Int, 2015：123848, 2015
8) Burger M, et al：The effectiveness of Schroth exercises in adolescents with idiopathic scoliosis: A systematic review and meta-analysis. S Afr J Physiother, 75：904, 2019
9) Zhang Y & Li X：Treatment of bracing for adolescent idiopathic scoliosis patients: a meta-analysis. Eur Spine J, 28：2012-2019, 2019
10) Sarwahi V, et al：When Do Patients Return to Physical Activities and Athletics After Scoliosis Surgery?: A Validated Patient Questionnaire Based Study. Spine（Phila Pa 1976), 43：167-171, 2018
11) Fabricant PD, et al：Return to athletic activity after posterior spinal fusion for adolescent idiopathic scoliosis: analysis of independent predictors. J Pediatr Orthop, 32：259-265, 2012

第8章　全身

# 1. 関節リウマチ

相澤純也

**Ⓐ知識の整理**　　　Ⓑリハビリテーションプログラム

## POINT

1. 進行性の全身炎症性疾患であり，再燃と寛解をくり返すことを再認識する
2. 主なX線画像所見とその原因について理解する
3. 関節内外の特徴的な症状・障害について理解する
4. 二次的障害，合併症，薬物の副作用について理解する
5. 医学的治療の概要と近年の動向について理解する

## 1 原因・誘因

- 関節リウマチ（rheumatoid arthritis：**RA**）は家族内や一卵性双生児内での発症率が高いことから，遺伝的因子に環境因子が加わって発症すると考えられている.
- 遺伝的因子や，細菌・ウイルス感染などの環境因子について研究が進んでいる.

## 2 病態

- 関節にある滑膜が増殖・重層化し，リンパ球などの炎症細胞の浸潤が認められる. この炎症性細胞や新生血管を含む増殖した滑膜組織をパンヌス（pannus）という.
- 滑膜の異常に伴い骨や軟骨が少しずつ破壊される. 進行すると滑膜組織がある滑液包や腱鞘にも炎症，変性が生じて腱の異常な伸張や断裂が起こる.
- 特徴的な病理組織像を示す肉芽組織（リウマトイド結節）を認める.

## 3 症状・障害

- RAは**滑膜に主な病変が生じる全身炎症性疾患**である.
- 再燃と寛解をくり返しながら，慢性的な経過をたどる症例が少なくない.
- 症状・症候は関節の内外に現れ（表1），関節外症候は身体機能や生命の予後に大きくかかわる.
- 活動性低下とステロイド治療の影響により骨粗鬆症を合併しやすい. これは転倒による大腿骨頚部骨折や骨盤骨折などの危険性を高める.
- 関節の初発症状は手部に生じやすく，左右対称的に認めることが多い.
- 主な症状は痛みであり，滑膜炎，骨破壊，阻血，神経障害などが関与する.

### 関節内症状・症候

#### A. 朝のこわばり

- 朝起きたときに関節がこわばり，手指などを動かしにくくなる.

**Ⓐ知識の整理**　623

表1 ● RAによる関節内外の症状・症候

| 関節内 | 関節外 |
|---|---|
| ● 朝のこわばり<br>● 痛み<br>● 関節腫脹<br>● 動揺性<br>● 可動域制限<br>● 変形 | ● 全身（発熱）<br>● 皮膚（肘，後頭部，手指のリウマトイド結節，足底胼胝）<br>● 眼症（強膜炎，角膜穿孔）<br>● 血液（貧血，白血球減少）<br>● アミロイドーシス<br>● 腎障害<br>● 呼吸器（間質性肺炎）<br>● 心臓・血管（リンパ管炎，浮腫）<br>● 神経（頚髄，頚髄神経根，正中神経の障害）<br>● 骨（骨粗鬆症）<br>● 腱，腱鞘（手指・手関節・足関節の腱鞘滑膜炎，環指・小指の伸筋腱断裂） |

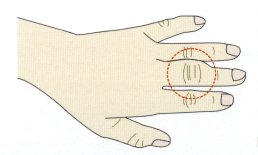

図1 ● PIP関節（中指）の紡錘状腫張

- こわばりは身体を動かして数時間が経つと和らぐことが多い．
- 朝のこわばりが持続する時間はRAの活動性を示唆する．

### B. 痛み
- 安静時（自発）痛，圧痛，運動時痛を認める．
- 痛みの程度は個人差が大きく，天候や精神的ストレスなどの影響も受ける．

### C. 腫張
- 滑膜や関節包の肥厚，滑液の貯留によって生じる．
- 手指，肘，膝関節の腫張は確認しやすく，手指の近位指節関節（PIP関節）では紡錘状の腫張を認める（図1）．
- 膝では膝窩部の滑液包炎により膝窩嚢胞を認めることがある．

### D. 動揺性
- 軟骨や骨の破壊が進むと関節周囲の関節包や靱帯が弛緩し，関節の動揺性が増す．
- 筋腱が相対的に長くなるため筋収縮による関節の安定化作用が得られにくくなる．
- 関節の動揺性は関節周囲の腱や靱帯の付着部に異常なストレスをもたらし痛みにつながる．
- ムチランス型RAでは特に動揺性が大きくなり，オペラグラスハンドを呈する（図2）．

> **memo** ムチランス型RA（arthritis mutilans）
> 関節を構成する骨端の吸収や，これによる骨欠損が重度であり関節動揺性が増悪しやすいタイプのRAを指す．破壊関節数は全身で40以上と定義されている．関節炎は比較的軽いが，関節外症状によって予後が不良なケースが多い．RA患者全体の5％前後にみられる．

### E. 可動域の異常
- 痛み，関節面の破壊，拘縮などによって関節可動域（ROM）が減少する．
- 手関節では強直に至るケースもある．
- 関節の弛緩により正常以上の過大な可動域を認める場合もある．

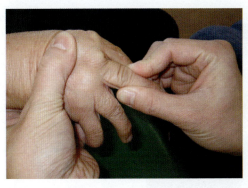 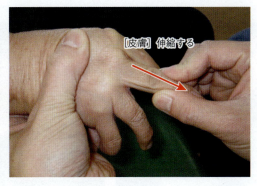

**図2 ● オペラグラスハンド（テレスコープサイン）**
ムチランス型RAによって手指の指節骨端が欠損し皮膚が伸縮する状態を指す．この徴候をテレスコープサイン（telescope sign）という．ちなみに，telescopeとは望遠鏡であり，伸縮することから命名された．

**表2 ● RAによる主な関節変形**

| 手指 | 膝関節 |
|---|---|
| ● MP関節の尺側偏位・掌側脱臼<br>● スワンネック変形<br>● ボタンホール変形<br>● オペラグラスハンド<br>● 槌指（マレットフィンガー） | ● 外反変形<br>● 脛骨後方亜脱臼 |

| | 頚椎 |
|---|---|
| | ● 環軸関節亜脱臼 |

| 足趾 |
|---|
| ● 外反母趾<br>● 開張足<br>● 槌趾（マレットトゥ）<br>● 扁平三角状変形，重複趾<br>● 中足趾節関節の背側亜脱臼 |

＊MP関節：中手指節関節

## F. 変形

- 典型的な関節変形を生じる（表2，図3〜5）．
- 手指変形の名称はその形態に由来するものが多く，**オペラグラスハンド**（図2），**スワンネック変形**，**ボタンホール変形**（図4A），**槌指**（マレットフィンガー，図4B）などがある．
- 変形の原因は関節の破壊，弛緩，脱臼や，痛みに対する筋緊張増大，不動による拘縮があげられる．
- 痛みは屈曲反射を誘発するため急性炎症期では四肢は屈曲肢位をとりやすい．

## G. 筋力の低下

- 痛みによって筋力の発揮が困難になる．
- 活動性低下や薬物の影響で廃用性筋萎縮が生じる．
- 関節の破壊や動揺性増大によって，関節軸が欠如し，筋腱が緩むために筋力の作用効率も低下する．
- 痛みや変形，腱断裂によって，握力などの四肢の遠位関節の筋力が特に低下しやすい．

# 4 診断学的検査

## 1) 画像検査

- RAの診断や病期分類ではX線画像所見が重要である（表3，図6〜8）．
- 関節造影では関節軟骨や滑膜の状態，関節周囲の滑液包との交通を確認できる．

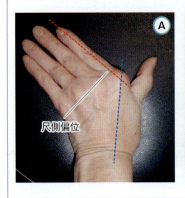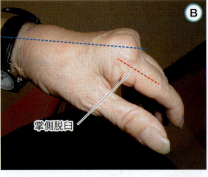

**図3 ● MP関節の尺側偏位・掌側脱臼**
A）第2〜4指の基節骨（-----）が中手骨（-----）に対して尺側に偏位している．
B）基節骨（-----）が中手骨（-----）に対して掌側に亜脱臼している．

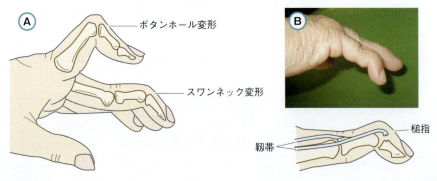

**図4 ● 手指の変形**
A）スワンネック変形は遠位指節間（DIP）関節屈曲，PIP関節過伸展．ボタンホール変形はDIP関節過伸展，PIP関節屈曲．
B）mallet（木づち）のような形状に変形した指（マレットフィンガー）．末節骨基部に付着する指伸筋腱が引き抜け，DIP関節の伸展ができなくなった状態である．drop finger，hammer fingerともいわれる．

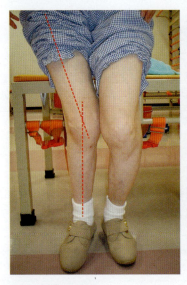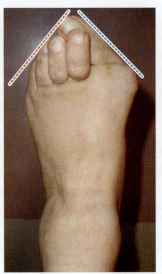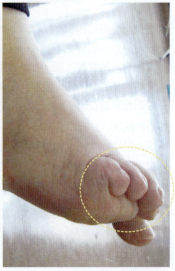

**図5 ● 下肢の変形**
A）右膝関節の外反角度（大腿脛骨角）が増大している．
B）母趾が外反，小趾が内反して足趾が三角状に変形している．
C）第2〜5趾に槌指，中足趾節関節の背側亜脱臼を認める．

表3 ● RAのX線所見とその原因

| 所見 | 原因 |
|---|---|
| ● X線透過性の低下<br>● 関節裂隙の開大<br>● 関節周囲の骨陰影減弱<br>● 骨びらん<br>● 関節の変形，アライメント異常<br>● 骨性強直 | ● 滑膜と関節周囲軟部組織の炎症，腫脹<br>● 関節液の貯留<br>● 傍関節性骨萎縮，骨粗鬆症<br>● 骨侵食<br>● 関節破壊，関節包・靱帯の弛緩，脱臼・亜脱臼<br>● 線維性，骨性癒合 |

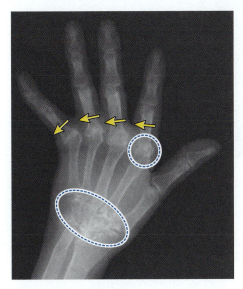

図6 ● 手のX線画像所見
MP関節面，手根中手（CM）関節面が破壊され，裂隙が消失している（◯）．第2～4指の基節骨が中手骨に対して尺側に偏位している（→）．Steinbrocker-stage Ⅲに相当．

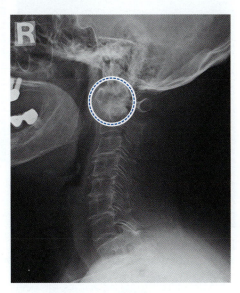

図7 ● 頭頸部のX線画像所見
軸椎（第2頸椎）に対して環椎（第1頸椎）が前方に亜脱臼している（◯）．Steinbrocker-stage Ⅲに相当．

- CTでは関節面の破壊の範囲や程度がより明らかになる．
- MRIでは滑膜，靱帯，腱を描出しやすく，ガドリニウムによる造影MRI（T1強調像）は滑膜炎の早期診断に役立つ．
- 関節エコー検査は，滑膜の炎症を直接観察することができる簡便な検査であり，近年，関節リウマチの早期診断や治療効果判定に用いられている．

## 2）血液検査

- 赤血球沈降速度（erythrocyte sedimentation rate：ESR）値亢進，C反応性タンパク（C-reactive protein：CRP）上昇を認め，血小板や好酸球が増加することがある．
- リウマトイド因子はほとんどの症例で陽性となる．
- 疾患特異性の高い自己抗体について臨床応用が進んでいる．

## 3）関節液の所見

- 淡黄緑色で混濁していることが多い．
- 粘稠度は低下し，滑膜片の浮遊を認めることがある．

## 4）診断基準

- 米国リウマチ学会（American College of Rheumatology：ACR）の基準[1]が一般的である（表4）．
- 診断早期化を目的とした日本リウマチ学会や厚生労働省の基準も使用される．

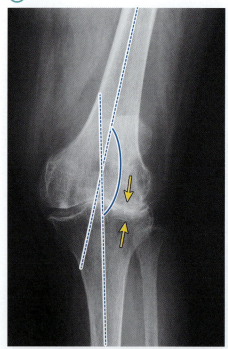
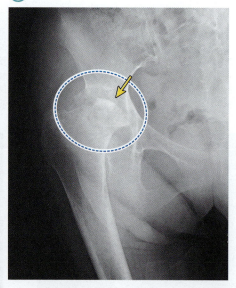

図8 ● 膝・股関節のX線画像所見（立位）
A）外側関節面の骨破壊と裂隙狭小があり（→），外反変形（大腿脛骨角減少）を認める（-----）．Steinbrocker-stage Ⅲに相当．
B）大腿骨頭の著明な破壊（→）により関節部が短縮（⸺）している．Steinbrocker-stage Ⅲに相当．

表4 ● ACRの基準（1987年）

| | |
|---|---|
| ① | 1時間以上の朝のこわばり（≧6週） |
| ② | 3関節領域以上の腫脹 |
| ③ | 手関節あるいはMP関節，またはPIP関節領域の腫脹（≧6週） |
| ④ | 対称性腫脹（≧6週） |
| ⑤ | 手・指のX線所見の変化 |
| ⑥ | 皮下結節（リウマトイド結節） |
| ⑦ | 血清リウマトイド因子陽性 |

7項目中4つを満たす症例がRAとされる．
文献2を参考に作成．

- RA病変の進行の程度はSteinbrocker-stage分類（表5）が用いられてきたが，最近ではLarsen分類，Sharp分類，VASによる痛み評価が使用される．
- RAの活動性の指標としてはLansbury活動指数が用いられる．

## 5 医学的治療

- ACRの治療ガイドラインでは，関節破壊の阻止もしくはコントロール，機能障害の阻止，痛みの緩和の3つの治療目標があげられている．
- 早期の診断，薬剤効果の定期的評価，関節破壊前の病勢鎮静化が治療のポイントとされ，治療効果判定

第8章 1. 関節リウマチ

**表5 ● Steinbrocker-stage分類**

| Stage Ⅰ (Early) | ① X線像上に骨破壊像がない |
| --- | --- |
| | 2. X線像上に骨粗鬆症はあってもよい |
| Stage Ⅱ (Moderate) | ① X線像上に骨粗鬆症がある. 軽度の軟骨下骨の骨破壊や軽度の軟骨を伴ってもよい |
| | ② ROMは制限されてもよいが, 関節変形はみられない |
| | 3. 関節周辺の筋萎縮がある |
| | 4. 結節や腱鞘炎などの関節外の軟骨組織の病変を伴ってもよい |
| Stage Ⅲ (Severe) | ① X線像上, 骨粗鬆症に加えて軟骨や骨の破壊を示す所見がある |
| | ② 亜脱臼, 尺側偏位あるいは過伸展などの関節変形がみられるが, 線維性あるいは骨性の強直はみられない |
| | 3. 高度の筋萎縮がある |
| | 4. 結節や腱鞘炎などの関節外の軟部組織の病変を伴ってもよい |
| Stage Ⅳ (Terminal) | ① 線維性あるいは骨性の強直がある |
| | 2. Stage Ⅲの基準を満たす |

数字に○で囲んである基準項目は, 特にその病期あるいは進行度に患者を分類するためには必ずなければならない項目である.
文献3より引用.

にはACRコアセットが使用される（**表6**）.

● 日本リウマチ学会によるガイドライン[4]では, 非薬物治療と外科的治療のアルゴリズムが示され, リハビリテーションの位置づけが重視されている（**図9**）.

● リハビリテーションや手術を含めた非薬物治療の意義は, 日常生活をなんとか維持する手段から, 近年では**炎症をコントロールしながら身体機能やQOLを向上させる手段**へと変わりつつある.

## 1）薬物療法

● 近年では, 病態と関連するサイトカインなどの分子を直接標的とする分子標的薬の徹底などにより多くの患者で寛解が期待できるようになった.

● 分子標的薬は, これまでの作用機序が不明, もしくは広い細胞障害性を有する従来型合成抗リウマチ薬（csDMARDs）と異なり, 高い有効性と安全性が確認されている.

● 現在用いられる分子標的薬は, 生物学的製剤とJAK阻害薬に大別され, これらを適正に使用することで, 関節破壊の少ない早期の患者であれば, 日常生活動作障害を予防し生活の質を保つことは十分可能となってきている.

● 炎症, 痛み, 関節破壊, 腫脹を軽減させる目的で, 非ステロイド性抗炎症薬（NSAIDs）, 疾患修飾性抗リウマチ薬, 生物学的製剤, ステロイドも使用される.

● ステロイド治療では骨脆弱化, 高血圧, 筋力低下などの副作用が伴い, これらはリハビリテーションを阻害する.

## 2）手術療法

● 薬物療法により疾患活動性を抑制できるようになったことで, 関節破壊の発生や進行のリスクは低減し, RA患者が関節手術を受ける頻度は減っている.

● 薬物療法の効果が十分に得られず, 重度の痛みや関節破壊, 神経症状によって著明な機能障害を認める場合は手術療法が検討される.

● 手術は除痛, 機能回復, 整容を得ることができるため重要な選択肢である.

● 手術テクニックや材料デザインの改良が進んでおり, 病態や進行度に応じて術式が選択される（**表7**）.

● 股関節や膝の人工関節置換術は関節裂隙が消失し, 痛みや可動域制限により歩行に支障がある場合に適応になる.

Ⓐ知識の整理 629

表6 ● ACRコアセット
- 圧痛関節数
- 腫脹関節痛
- 患者による疾患の評価（VAS）
- 患者による疾患活動性の全般的評価（VAS）
- 医師による疾患活動性の全般的評価（VAS）
- 患者による身体機能評価（HAQ）
- 急性期反応物質（ESRまたはCRP）

HAQ：Health Assessment Questionnaire

表7 ● RAに対する代表的な手術療法（主な対象部位）
- 関節鏡視下滑膜切除術（膝，手，肘関節）
- 切除関節形成術（中足骨，尺骨）
- 関節固定術（手，手指，足関節）
- 人工関節置換術（膝，股，肘，指関節）
- 腱移行術，腱移植術（手指伸筋腱）
- 脊髄除圧術，脊椎固定術（頸椎，環軸関節）

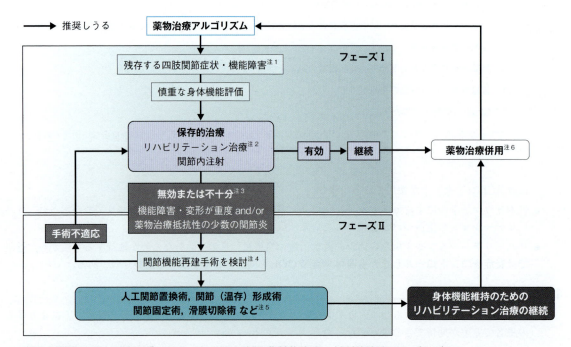

図9 ● 関節リウマチ診療ガイドライン2024改訂 非薬物治療・外科的治療アルゴリズム
注1：骨折，感染，脊髄障害，腱断裂など急性病態や緊急手術が必要な状態を除く．
注2：装具療法，生活指導を含む．
注3：適切な手術のタイミングが重要である．
注4：手術によって十分な改善が得られない，または害が利益を上回ると判断される場合，不適応とする．患者の意思・サポート体制を考慮する．
注5：有効な人工関節置換術，関節温存手術がある場合はまず考慮する．
注6：保存的治療継続中および外科的治療後も，適正な薬物治療を常に検討する．
文献4, p18より転載．

- 距腿関節裂隙の消失や足関節の変形を生じ，痛みで歩行に支障があり，投薬や装具療法で除痛が得られない場合に人工足関節置換術や足関節固定術が適応になる．
- 中足骨頭突出部の有痛性胼胝や，PIPの皮膚潰瘍などにより歩行が障害されている場合に手術が検討される．
- 母趾については関節温存が可能な手術として遠位骨切り術，骨幹部骨切り術，近位骨切り術がある．
- 上肢の手術としては人工肘関節全置換術，橈骨手根関節部分固定術，尺骨骨切り術，人工指MP関節置換術，人工肩関節全置換術，上腕骨人工骨頭置換術が推奨されている．
- 術後は，早期および遅発性の合併症を管理し，廃用症候群を予防することが重要である．
- 術後合併症には腱移行術後の再断裂，人工股関節置換術後の脱臼，人工関節のルーズニング，骨癒合不全などがある．

## 第8章　全身

# 1. 関節リウマチ

相澤純也

**Ⓐ知識の整理**　　　　**Ⓑリハビリテーションプログラム**

## ⭕ Do!

1 詳細な情報収集と評価によって炎症状態や関節構造・機能，動作の異常を把握する
2 痛みや血液炎症マーカーをみながら，運動の時間帯や内容を調整する
3 代償動作，補装具処方，生活環境整備などの代償手段によって生活の質を保つ
4 患者の価値観や生活習慣，精神・心理状態を尊重する

## ❌ Don't!

1 急性炎症期では痛みやエネルギー浪費を避ける
2 休養と運動のバランスを崩さないようにする
3 構造や機能の異常に執着しすぎずに，代償手段を含めて生活全体にアプローチする
4 受容的かつ中立的な対応を心がけ，患者の訴えに振り回されないようにする

## 1 情報収集

- RAは全身性疾患であるため，症状が強い関節だけに注目することなく**全身の問題**を捉える.
- 医学的情報として，基本的な画像・検査の所見を医師やカルテから入手し，患者が急性炎症期にあるのか，慢性炎症期にあるのかを大まかに推察しておく.
- RAの活動性や炎症の指標として，血液生化学検査から得られたCRPやESRを把握しておく.
- 全身疲労にかかわるヘモグロビンや赤血球の値も把握しておく.
- disease activity score（DAS-28）でRA活動性の推移を確認する.
- リウマチ反応テストの結果や，関節軟骨溶解酵素であるMMP-3（matrix metalloproteinase-3）のデータも活動性の推察に役立つ.
- Steinbrocker-stage分類（表5）やLarsen分類で進行度を事前に確認しておく.
- 投薬の種類と量，作用・副作用について詳細に把握しておく.
- 精神・心理面の問題はリハビリテーションに大きく影響するため，患者に対面する前にうつ状態の有無や性格の特徴などを把握できるとよい.

## 2 患者を前にまず行うこと

- まずは，患者の表情や姿勢から気分の状態や痛みの程度を推察し，バイタルサインや疲労度などの全身状態を確認する.
  - ▸患者の苦痛に対して共感的，受容的な態度を示し，患者の精神的な不安を和らげることからはじめる.
- リハビリテーションによって期待できる効果を事前に説明しておく.

**Ⓑリハビリテーションプログラム**　631

- 問診や触診によって，朝のこわばりの持続時間や，安静時痛，圧痛などを大まかに確認して，RAの活動性を推察する．
  - ▶ 朝のこわばりの持続時間については「朝，手のこわばりがなくなって普通に動かせるようになるまでどのくらい時間がかかりますか？」という聞き方がよい．
- コミュニケーションのなかで，うつ状態やコンプライアンスについても推察する．
- 評価に移る前に，RAの病態や自己対処法などに関する患者の知識や理解度を確認しておく．理解不足や誤解は，その後の評価や治療を阻害することもあるため，再度わかりやすく説明をしておく．その際，パンフレットや一般向け図書を提示すると理解が得られやすい．
- 痛みや腫張が強いときには安静と保温に努め，痛みが軽いときに適度な運動をするという大原則を確認しておく．

> **memo** リハビリテーションを拒否する患者
>
> 　患者は痛みや精神的ストレスのためにリハビリテーションに対して拒否的な態度を示すことが少なくない．このような患者は，リハビリテーションは痛みを伴うものと誤解していることが多い．まずは，痛みや炎症の状態に合わせてリハビリテーションの内容や時間を調整することや，患者の価値観や生活習慣を尊重するセラピストの姿勢を理解してもらうことからはじめる．対面初日は問診やオリエンテーションに留めておくことも多い．モチベーションが低いと決めつけたり，無理に運動療法をはじめると，その後の信頼関係を築きにくくなるため注意が必要である．

## 3 リハビリテーション評価

- RA患者では関節内外にさまざまな問題が生じるため，全身的に評価を行う．
- 二次的な障害を予測しながら評価する視点をもつ．

### 1）炎症症状

- 問診，視診，触診，計測によって痛み，腫張，熱感，発赤の程度や質をみていく．
- 痛みは精神的苦痛や機能・能力障害に関与しやすく，他関節への二次的障害を招くため，特に詳しく評価する．
  - ▶ 誘発または増強する時間帯や特定の姿勢・動作を把握し，リハビリテーションの時間や内容を提案する．
  - ▶ 軽減因子を把握することによって指導や治療のヒントが得られる．
  - ▶ 程度は100 mmの線分（VAS）上に×印をつけさせて数値化するなど，評価の項目としては，Western Ontario and McMaster Universities Osteoarthritis Index（**WOMAC**）のpain scaleが有用である（図10）．
  - ▶ McGill pain questionnaireやmultidimensional pain inventoryも数値化に使用される．
  - ▶ 炎症や損傷があると圧迫などの機械的な刺激に対する痛みの閾値が低下するため，主に関節周囲の圧痛を確認し，異常の有無や程度を判断する．
- 丁寧な視診と触診によって**骨増殖**，**滑膜増殖**，**関節液貯留**の程度もみていく．
- **手部**：個々の関節を検者の母指と示指で挟み込みながら痛みや腫張を丁寧に確認する（図11）．手指腫張の程度はリングサイズゲージで計測する．伸筋支帯の遠位部で手指伸筋腱の腱鞘炎による腫張を確認する．
- **肘関節**：正常では肘頭外側には陥凹の消失や膨隆を確認し，関節液の貯留を把握する．上腕骨内側・外側上顆部の圧痛を確認する．
- **肩関節**：肩の後方より手をあて指先で肩峰下を触知して肩峰下滑液包炎に伴う腫張を確認する．
- **膝関節**：膝蓋跳動テストで腫張の有無や程度を確認する．膝窩部の腫張（popliteal cyst, Baker cyst）の有無も確認する．
- **足関節・足部**：距腿関節，距骨下関節，中足趾節間関節を母指と示指で挟み込みながらみていく．アーチ形成に重要である横足根関節（ショパール関節），足根中足関節（リスフラン関節）は忘れずにチェックする．痛みを伴う胼胝の有無も確認しておく．

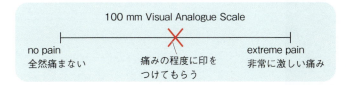

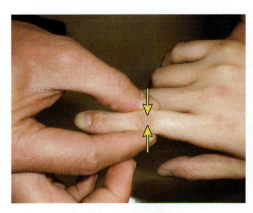 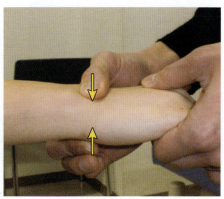

図10 ● WOMAC pain scale
文献5〜7を参考に作成.

図11 ● 手部の圧痛，腫脹の確認

- 股関節：深部にあるために，腫脹や熱感は確認しにくい.
- 下肢関節の荷重痛については，体重計を利用して痛みが生じない，もしくは許容できる荷重量を把握する（図12）．この荷重量は歩行様式や補助具を選択する際に役立つ.
- 筋は痛みへの防御反応として安静時でも持続的に収縮していることが多い．筋疲労による不快感や鈍痛を訴える患者は少なくない．触診や被動性検査によって筋の硬度や弛緩性を確認しておく.

## 2) 循環状態

- 血液循環の不良や，末梢筋内の血管密度の減少による手・足部の冷感やこわばりを確認する.
  ▶冷感やこわばりによる精神的不快感も問診しておく.
- 視診によって皮膚の色をみながら，手の背側で皮膚温度を確認する.
- 体表温度計やサーモグラフィを使用すると循環状態を客観的に評価できる.

## 3) 姿勢・アライメント

- 関節の破壊，亜脱臼，拘縮などによる特有の姿勢・アライメントを確認する（図13）.
- 痛みやそれに対する回避反応，日常生活での作業姿勢も把握する.
- よくみられる姿勢・アライメント異常を念頭におきながら，背臥位，端座位，立位における静的アライメントを評価する.
- 観察だけでなく，触知によってアライメント異常を詳細にチェックする.
- 起き上がり，立ち上がり，歩行の動作において，静的アライメントがどのように変化するかを評価する.

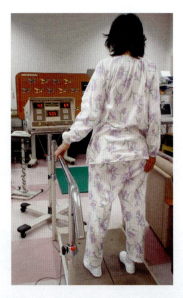

**図12 ● 下肢荷重量のチェック**
前方にあるモニターで荷重量を確認している.

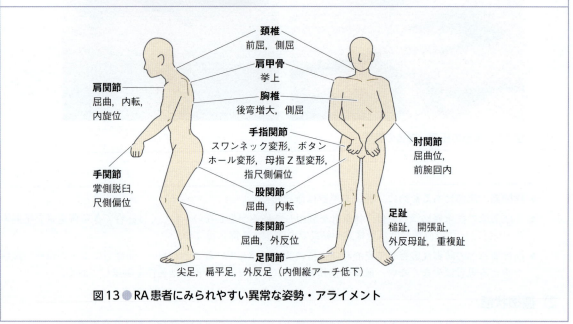

**図13 ● RA患者にみられやすい異常な姿勢・アライメント**

- 異常な姿勢やアライメントが及ぼす二次的な悪影響を考えながら分析する.
- 環軸関節の亜脱臼がある症例では, 過剰な頭部前方位や頭頸部屈曲によって痛みや神経症状が増悪しやすいため, 頭頸部のアライメント異常の程度や変化をみる.
- 立位, 歩行では片側下肢の痛みや機能障害を代償するためのアライメント異常や重心偏位を把握する.
- 主観的な評価に加え, 角度計, 傾斜計, テープメジャーなどを使用して関節の角度や身体部位の傾斜角度, 位置偏位距離を計測する.

### 4) 関節可動域 (ROM)

- 肘では伸展や回外, 肩では外転や外旋, 股関節では内旋が初期から制限されやすい.
- 骨破壊と関節周囲組織の弛緩によって運動の支点が欠如しているため, 自動運動と他動運動の可動域の差が大きくなりやすい.

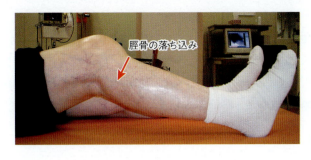
図14 ● 脛骨後方亜脱臼

- 角度計を使用して他動的および自動的な可動域を計測する．
- 自動的な可動域は実際の動作における運動範囲の推察に役立つ．
- X線所見から推察できる骨性制限との関連を考えながら評価する．
- 痛みや不快感を伴わない範囲で，関節のアライメント異常を修正して可動域を計測する．
- 環軸関節の亜脱臼がある症例では，頚部の可動域をみるときには過度の前屈による神経症状などを生じさせないように細心の注意を払う．

### 5）関節の動揺性

- 手指では伸延方向への動揺性（テレスコープサイン，図2）を確認する．
- 膝関節では，内側側副靱帯の弛緩や，外側コンパートメントの骨欠損による外反動揺（外反ストレステスト）を確認する．大腿骨に対する脛骨の前後方向への動揺や，脛骨の落ち込み（脛骨後方亜脱臼，図14）も確認する．
- 痛みや動揺性を増悪させないように注意する．
- X線所見上の骨破壊の影響を考えながら評価する．
- 下肢では，関節動揺が荷重位での支持性や動作障害に与える影響を考えておく．

### 6）筋機能

- 徒手筋力検査（MMT）とともに，筋力計による客観的な計測を行う．
- MMTにおいて，通常の計測肢位をとることができないケースでは，痛みやROMを考慮して肢位を変更する．痛みや関節への負荷を考慮して make test を用いることが望ましい．
- 握力は通常の握力計では計測しにくいため血圧計のマンシェットを握らせて計測する．
- 筋力とともに筋萎縮の程度も視診と触診でチェックしておく．
- 膝の伸展については，筋力に加えて，他動可動域と自動可動域の差（extension lag）を確認する．

> **memo** make test
> 検者が関節アームを固定して被験者に随意収縮をさせる筋力テストである．break test は，検者が四肢に外力を加え，それに抵抗させるものである．

### 7）神経症状

- 環軸関節の前方亜脱臼がある患者では脊髄症や神経根症の有無や重症度を評価する．
- 腱鞘滑膜炎や関節亜脱臼による肘部管症候や手根管症候を確認する．
- 大後頭神経痛による後頭部から上位頚椎にかけての痛みやめまい，嘔気の有無を確認する．
- 感覚障害，異常筋緊張，深部腱反射異常，運動麻痺について評価する．
- めまいを伴う患者では，片脚立位保持の時間や安定性の面から立位バランスも評価しておく．

### 8）上肢機能

- 筋力やROMなどの個々の機能とともに，上肢全体の機能・能力を評価する．

**表8 ● ACR の class 分類**

| Class I | 日常生活動作を完全にこなせる（日常の自分の身の回りの世話，職場での機能性，趣味・スポーツなどの活動性） |
|---|---|
| Class II | 日常の自分の身の回りの世話および職場での機能性は果たせるが，趣味・スポーツなどの活動性は限定される |
| Class III | 日常の身の回りの世話はできるが，職場での機能性および趣味・スポーツなどの活動性は限定される |
| Class IV | 日常の自分の身の回りの世話，職場での機能性，趣味・スポーツなどの活動性は限定される |

文献8より引用.

- 簡易上肢機能検査（simple test for evaluating hand function：STEF）は総合的な上肢機能を評価できるツールである.
  - ▶ STEF によって非罹患関節での代償能力や，二次的な機能障害を含めた上肢全体の実用性を数値化できる.
- 上肢・手指機能は Disability of the Arm, Shoulder and Hand（DASH）や Michigan Hand Outcomes Questionnaire（MHQ）でも数値化できる.

## 9）動作の能力・パターン

- まずは起居動作や立ち上がり動作などの基本動作を評価する.
- 動作の可・不可だけでなく，スピード，成功率，動作様式などをできるだけ客観的に評価する.
- 痛みや構造異常，機能障害が動作能力にどのように影響しているかを考察する.
- 二次的な障害を招くかもしれない代償性もしくは習慣性の動きを見抜く.
- Steinbrocker や ACR の class 分類（改訂）で ADL 能力を大まかに段階付けする（**表8**）.
- Health Assessment Questionnaire（**HAQ**）を用いて，自己評価による ADL の状態を数値化する（**表9**）.
- ADL 能力の自己評価尺度として WOMAC physical function scale も使用できる.
- 一般的な評価表としては機能的自立度評価表（functional independence measure：FIM）が有用である.
- 動作ごとの評価や誘導，指導の方法については**5 リハビリテーション治療の実際**で述べる.

## 10）全身持久力

- RA 患者はさまざまな関節内外症状や活動性低下により疲労しやすく，全身持久力が乏しい.
- 荷重関節への負担が比較的少ない自転車エルゴメータを使用し，心拍数，自覚的疲労度，酸素摂取量などによって評価する.
- （歩行時心拍数－安静時心拍数）÷歩行速度で求められる physiological cost index も簡便な指標として使用できる.

## 11）精神・心理的状態

- 慢性的な痛みや機能障害によって生じやすい不安やうつ状態を把握する.
- 疾患に対する理解度や，家族・職場での人間関係などの外的ストレスについても可能な範囲で聞いておく.
- 精神・心理的状態は，Minnesota Multiphasic Personality Inventory（精神症状や不適応行動，神経症傾向などを主に評価），self-rating depression scale（抑うつ状態を数分で簡単に評価），manifest anxiety scale（不安によって持続的に生じる精神・身体的な徴候を主に評価），Beck depression inventory（抑うつ状態を総合的に評価）などで数値化できる.

# 4 リハビリテーション治療の全体的な流れ

- 薬物療法は発展してきたが，難治性の RA や，すでに起こってしまった重度の関節機能障害への効果は限定的であり，リハビリテーションを含めた包括的なアプローチは不可欠である.

636　整形外科リハビリテーション　第2版

第8章 1. 関節リウマチ

## 表9 ● Health Assessment Questionnaire (HAQ)

| 各項目のADLについて，この1週間のあなたの状態を平均して右の4つから1つ選んで✓印をつけてください． | 何の困難もない（0点） | いくらか困難である（1点） | かなり困難である（2点） | できない（3点） |
|---|---|---|---|---|
| **[1] 衣類着脱および身支度** | | | | |
| A. 靴ひもを結び，ボタンかけも含め自分で身支度できますか | ☐ | ☐ | ☐ | ☐ |
| B. 自分で洗髪できますか | ☐ | ☐ | ☐ | ☐ |
| **[2] 起床** | | | | |
| C. 肘掛けのない垂直な椅子から立ち上がれますか | ☐ | ☐ | ☐ | ☐ |
| D. 就寝，起床の動作ができますか | ☐ | ☐ | ☐ | ☐ |
| **[3] 食事** | | | | |
| E. 皿の肉を切ることができますか | ☐ | ☐ | ☐ | ☐ |
| F. いっぱいに水が入っている茶碗やコップを口元まで運べますか | ☐ | ☐ | ☐ | ☐ |
| G. 新しい牛乳のパックの口を開けられますか | ☐ | ☐ | ☐ | ☐ |
| **[4] 歩行** | | | | |
| H. 戸外で平坦な地面を歩けますか | ☐ | ☐ | ☐ | ☐ |
| I. 階段を5段登れますか | ☐ | ☐ | ☐ | ☐ |
| **[5] 衛生** | | | | |
| J. 身体全体を洗い，タオルで拭くことができますか | ☐ | ☐ | ☐ | ☐ |
| K. 浴槽につかることができますか | ☐ | ☐ | ☐ | ☐ |
| L. トイレに座ったり立ったりできますか | ☐ | ☐ | ☐ | ☐ |
| **[6] 伸展** | | | | |
| M. 頭上にある5ポンドのもの（約2.3kgの砂糖袋など）に手を伸ばして，つかんで下に降ろせますか | ☐ | ☐ | ☐ | ☐ |
| N. 腰を曲げ床にある衣類を拾い上げられますか | ☐ | ☐ | ☐ | ☐ |
| **[7] 握力** | | | | |
| O. 自動車のドアを開けられますか | ☐ | ☐ | ☐ | ☐ |
| P. 広口のビンの蓋を開けられますか（すでに口が切ってあるもの） | ☐ | ☐ | ☐ | ☐ |
| Q. 蛇口の開閉ができますか | ☐ | ☐ | ☐ | ☐ |
| **[8] 活動** | | | | |
| R. 用事や，買い物で出かけることができますか | ☐ | ☐ | ☐ | ☐ |
| S. 車の乗り降りができますか | ☐ | ☐ | ☐ | ☐ |
| T. 掃除機をかけたり，庭掃除などの家事ができますか | ☐ | ☐ | ☐ | ☐ |

[1]～[8]の各カテゴリーのなかの最高点をその点数とし，最高点総和/回答したカテゴリー数を求める．障害が全くなければ0点で，障害が重度なほど点数が高くなり，最高3点となる．
文献9，10より引用．

● 治療効果の向上には，発症初期からリハビリテーションの重要性を理解させたうえで，病期に応じた介入が必要である（表10）．
● 他職種と連携しながら全身のさまざまな問題にアプローチしていく．

Ⓑ リハビリテーションプログラム 637

表10 ● RAの病期別リハビリテーションの目的と方法

| | 急性期 | 亜急性期 | 慢性期 |
|---|---|---|---|
| 目的 | ●全身状態の改善<br>●関節炎緩和<br>●関節変形の予防<br>●ROM，筋力の維持 | ●全身状態の維持，改善<br>●関節炎緩和<br>●関節変形の予防<br>●ROM，筋力の維持，改善 | ●全身状態の維持，改善<br>●ROM，筋力改善<br>●全身持久力の改善 |
| 方法 | ●全身の安静<br>●補装具，環境整備による関節局所の安静，保護<br>●愛護的他動関節運動<br>●自動関節運動<br>●非抵抗下等尺性筋収縮 | ●全身，局所の安静漸減<br>●補装具，環境整備による関節局所の保護<br>●他動，自動関節運動<br>●軽負荷抵抗運動<br>●等尺性筋収縮<br>●動作指導，練習 | ●全身調整運動<br>●補装具，環境整備による関節局所の保護<br>●愛護的伸張運動<br>●軽〜中負荷抵抗運動<br>●応用動作指導，練習 |

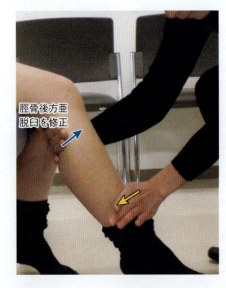

図15 ● 脛骨後方亜脱臼を修正しながらの膝伸展抵抗運動
→：下腿の動きの方向．→：抵抗の方向．

## 5 リハビリテーション治療の実際

- 主に運動療法，物理療法，補装具療法，動作指導・練習，生活環境整備がある．
- 関節への過剰な力学的ストレス（圧迫力，回旋力，剪断力，離開力）を避けることが原則である．
- 意欲やコンプライアンスを低下させる痛みや疲労，精神的不安の緩和に努め，患者の不定な訴えに対しては受容的かつ中立的な対応を心がける．

### 1）運動療法

#### A. 筋力トレーニング
- 関節の破壊や亜脱臼により関節運動の支点が欠如しているケースでは，アライメントの修正や運動の誘導・介助をしながらトレーニングを進める（図15）．
- 装具によって異常運動を抑制する．例えば，側臥位での股関節外転運動では膝関節の側方動揺を膝装具で抑える．
- 大腿四頭筋セッティングなどの等尺性筋収縮トレーニングは炎症期や術後早期でも安全かつ有効である．

#### B. 水中運動
- 水中では浮力を利用して下肢への荷重量をコントロールした状態で運動ができる（表11）．
- 静水圧，粘性などの水の特性を利用した抵抗運動を行う．器具を使用することで，抵抗としての水圧や浮力をコントロールできる（図16）．

表11 ● 水中での立位と低速度歩行における足底への荷重量（体重比）の状態

| 水位 | 立位 | 低速度の歩行 |
| --- | --- | --- |
| 第7頸椎レベル | 8〜10% | 25% |
| 剣状突起 | 28〜35% | 25〜50% |
| 上前腸骨棘 | 47〜54% | 50〜75% |

文献11より引用.

水中運動

A 歩行（前進）

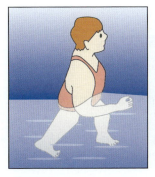

B 体幹正中位を保ちながらの上肢の交互挙上運動

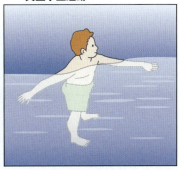

C スクワット

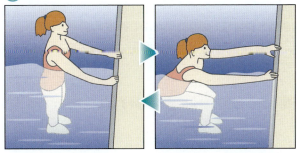

D レッグスウィング

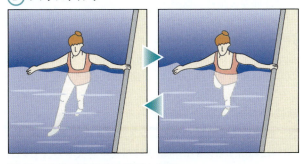

用具

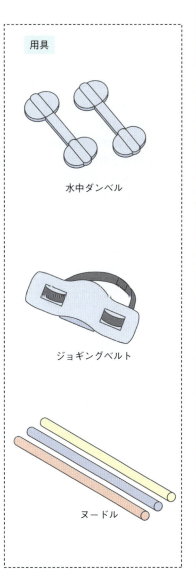

図16 ● さまざまな水中運動と用具
腰に巻くジョギングベルトや，体幹や上下肢を乗せることができるヌードルによって浮力を利用した運動が可能になる．

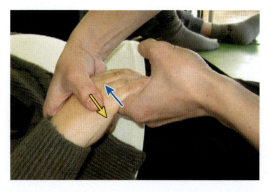

図17 ● 中手骨の掌側亜脱臼を修正しながらの伸展可動域運動
⇒：動きの方向．⇒：亜脱臼の修正．

- エネルギー消費量が大きいため過度な疲労に注意する．

**C. ROM運動**
- 痛みや不安定性を助長しないように愛護的かつ静的に関節を動かす．
- 関節を構成する骨のアライメントをできるだけ正常に戻した状態で運動させる（図17）．
- 各関節における副運動や可動域を考慮しながら運動させる．

**D. 全身調整運動**
- RA患者では活動性低下やステロイドによる代謝異常によって肥満を招きやすい．過体重は関節への荷重負荷を増大させるため，体重のコントロールが必要となる．
- 代謝を増大させて体重をコントロールするためには，最高脈拍数の60％以上の強度で20分以上持続する運動を行い，これを週2回，6週間以上継続することが推奨されている．
- 座位や背臥位で大きな筋を動員するような運動が適している．

## 2）物理療法
- 寒冷療法によって組織破壊に関与する酵素活動を抑制し，炎症性の痛みを緩和する．
- 炎症が沈静化した後は表在温熱療法を使用して，筋スパズム軽減と血管拡張作用による痛みの軽減を図る．
- 深部温熱をもたらすジアテルミー（高周波療法）は関節内にまで影響が及び，組織の障害を生じることがあるため慎重に使用する．
- レーザー療法は数週間定期的に照射すると朝のこわばりの持続時間が短縮するといわれている．

## 3）補装具療法，生活環境整備
- 装具によって**関節の変形予防**と**痛みの軽減**を図る．
  ▶ 自助具によって残存機能を代償することで動作能力を維持・改善する（図18）．
  ▶ 上肢では手指スワンネック変形防止装具（図19A），手指尺側偏位防止装具（図19B），手関節固定装具（図19C），リストサポート，支柱付肘関節装具などが適用される．
  ▶ 膝関節の内反・外反動揺に対しては伸展位で固定する側方支柱付きの簡易装具や，継手付きの装具を使用する（図20A，B）．足部に対して外反母趾矯正装具（図20C），足関節固定装具（図20D），アーチサポート（図20E）などが処方される．
  ▶ 環軸関節の亜脱臼や不安定性に対しては軟性の頚椎装具などが処方される．
  ▶ 装具を装着する際には圧迫などにより皮膚，血管，神経に過大なストレスを与えないように注意する．
- 関節への過負荷を避けて，エネルギーを効率的に利用するために生活支援用具を導入する（図21）．
- 痛みや関節破壊が重度のケースでは車椅子移動を検討する．
- 住宅の特別な設備や増改築を要するケースでは，その具体的内容や，保険による費用支給制度についてアドバイスをする．

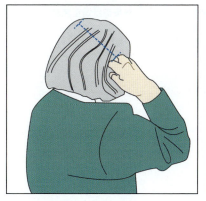
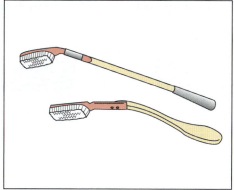

図18 ● 頭頂部に手が届かない患者への延長ブラシ

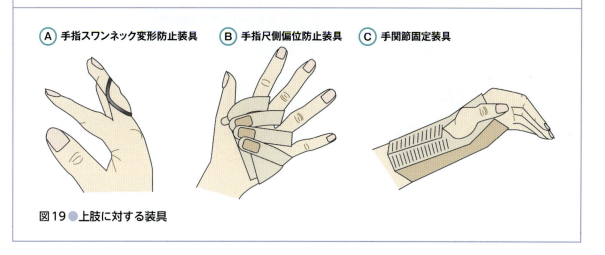

図19 ● 上肢に対する装具

## 4）動作指導・練習

- 患者は痛みを回避し，機能障害を代償する動作を経験的に習得していることが多い．このような動作の利点と問題点を把握することからはじめる．
- 関節の炎症や骨破壊による痛み，不安定性を助長せずに，できるだけ安楽な動作を獲得させるために，最適な動作方法を選ぶ．
- 患者個々の身体機能，ニーズ，生活習慣，補装具，生活環境などを包括的に捉えながら，動作の評価や指導・練習を進める．

### A. 寝返り

- 起き上がる前の動作として，また褥瘡を回避するための除圧動作として大切である．
- 環軸関節の亜脱臼がある患者や頚椎装具を使用している患者では，頭頚部の前屈や回旋が制限されるため動作が難しくなる．
- 寝返る側と反対側の下肢で床を押すことで，頭頚部や体幹の回旋を補助できる（図22）．
- 上肢関節や頚椎の問題が著明な患者では，寝返りは側臥位までに留めて腹臥位は控えさせる．

### B. 起き上がり

- 上肢に問題がある患者では下肢を上下に振ってその反動を利用したり，ベッド柵などに足部を引っかけて起き上がることが多い．体幹屈筋群が弱化している症例では起き上がりの際に頭頚部を過度に屈曲させやすい．

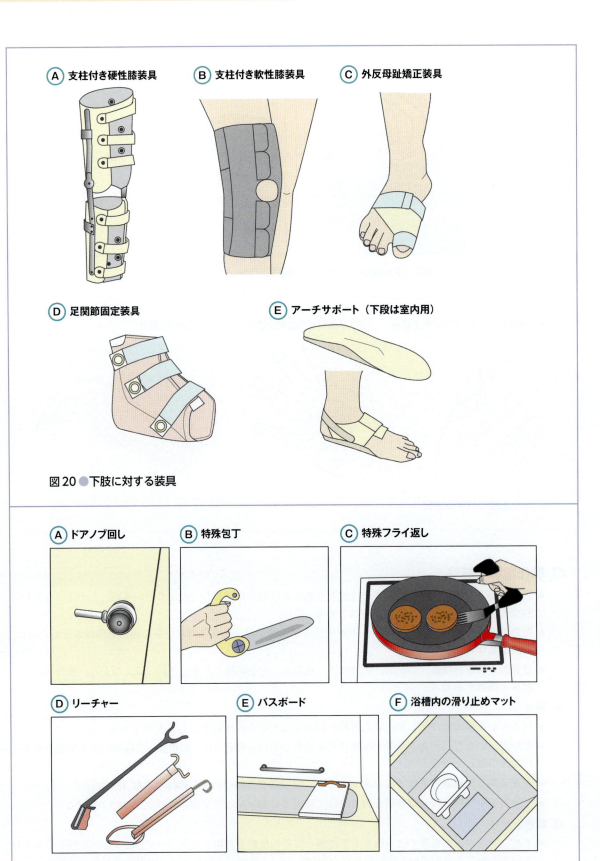

図20 下肢に対する装具

図21 生活支援用具

第8章 1. 関節リウマチ

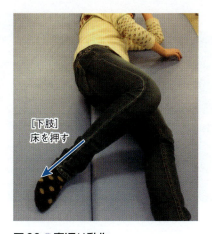

図22 ● 寝返り動作
下肢で床を押すことで，頭頸部や体幹の回旋を補助できる．

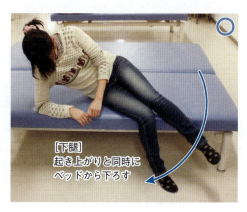

図23 ● 適切な起き上がり動作

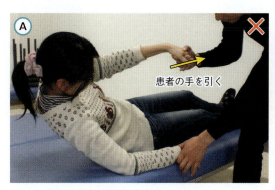

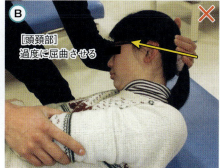

図24 ● 起き上がり動作時の誤った介助

- 体幹を回旋し，肘や前腕部でベッドを支えながら起き上がり，これと同時に下腿をベッドから下ろすように指導する（図23）．下腿をベッドの外に出し垂らすことで，体幹を起こす力が補助され，股関節の痛みや可動域制限による阻害を回避できる．
  - 下肢の反動を利用した起き上がりでは頸椎の速い屈曲運動が生じやすい．環軸関節の亜脱臼がある患者では痛みや不安定性が増悪する可能性があるため，それらを回避させる動作指導や，頸椎装具による制動を考える．
  - 手で物を引く動作や，手部で押す動作など上肢関節に過負荷がかかりやすい動作がないかを確認する．
- 介助を要する場合，治療者の手と前腕部で，頭頸部から肩甲帯を全体的に支えながら体幹を起こし，同時に一方の手で下腿をベッドから下ろす．
  - 介助の際に治療者の手で患者の手を引いたり（図24A），頭部を押し上げて頭頸部を過度に屈曲させてはならない（図24B）．
  - 高さ調節やギャッジアップが可能なベッドを使用して患者や介助者の負担軽減を図る．
- 頸椎や上肢関節の障害が重度の場合には電動ベッドが必要となるため，保険の申請方法を事前に確認しておく．

### C. 立ち上がり動作

- 体幹の過度な前傾，手指背側でベッドを押す動作，肘部での支持，上肢体幹の反動を利用した重心前方移動などの代償動作を認めやすい．
  - 代償動作によって二次的な障害を生じることが予測される場合には動作パターンを変更する．

B リハビリテーションプログラム 643

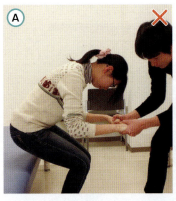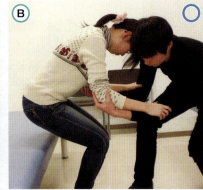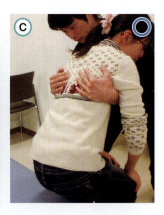

**図25 ● 立ち上がり動作時の介助方法**
A）患者の手を直接つかみ，引くような介助は避ける．
B）患者に近い位置で，上腕部，肘部，前腕部を広く支持した介助を行う．
C）患者の胸部，腋窩部，背部を広く支持した介助は，上肢に負荷をかけられない症例に有用である．

**表12 ● RA患者の歩行を制限する因子**

- 関節運動の円滑さの低下
- toe-off時の股関節伸展，足関節底屈の不足
- 重心偏位
- 体幹側屈の増大
- 下肢関節の荷重痛
- 易疲労性
- 足底と床のクリアランスの不足
- 急な膝折れ

> 反動を利用した体幹前傾は頸椎に過負荷がかかりやすいため，最小限に留める．
> 手指の変形増悪や伸筋腱断裂などにつながる手部への過大な荷重を避ける．
> 座面の高さは座位で足底が床につき，殿部の挙上がしやすいように設定する．マットなどによる補高も考える．上肢支持物の配置や高さも調節する．

- 誘導・介助では胸郭や腋窩部に過度の圧迫力や摩擦力を与えないように配慮する．患者と適切な位置関係を保ち，前腕部と手掌で患者の前腕や腋窩部を広く支える（図25）．
- 殿部を座面に急に下ろすと胸腰椎に圧迫ストレスがかかるため，ゆっくりと座るように指導する．
- 重量が軽いイスでは動作時に動いて転倒する可能性があるため重いものを選ぶ．
- 移乗時の方向転換でピボットターンを多用すると，膝関節に大きな軸回旋が生じ，関節や周囲組織に過負荷がかかる．立位姿勢を安定させたうえで，ピボットターンを避けて，交互にステップしながら方向転換するように指導する．スリッパなどの履物がずれないようにゴムをつけるなどの工夫をする．
- 近年の人工股関節置換術では，筋，関節包，筋腱付着部，靱帯の温存により股関節の脱臼の危険性は低くなってきているが，基本的には脱臼しやすい屈曲・内転・内旋位や，過度の屈曲を回避するように指導する．

### D. 平地歩行

- さまざまな問題が歩行を制限する（表12）．
- 疼痛回避やアライメント異常による跛行を分析し，他の関節への二次的な障害について推察する．
- 痛みをみながら10m歩行速度，Timed Up & Go Test，連続歩行可能距離を計測する．
- Timed Up & Go Test（第4章-3参照）は日常生活の活動性と関連するため，RAによる痛みや機能障害が活動性に与える影響を推察するうえで役立つ．
- 頸椎の障害により下方を見ることができない患者では転倒予防の注意喚起，障害物の排除，照明の調整を行う．

第8章 1. 関節リウマチ

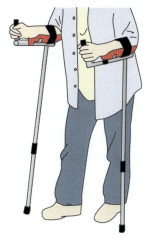
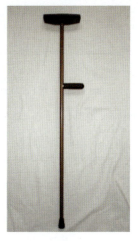

図26● プラットフォーム杖とリウマチ用杖

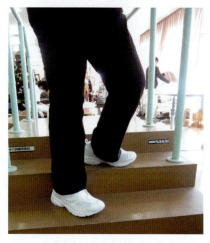

図27● 横向きでの階段降り（2足1段）

- 徒手で介助する場合には，手部ではなく腋窩や前腕部を支える．
- 上肢関節への負荷を考慮して杖の使用は基本的には勧めない．
- 下肢関節の保護を優先する場合は歩行器，プラットフォーム杖，リウマチ用杖，手押し車などを用いる．いずれも手部への過負荷を避けるために，把持部は太くする．
  ▸ 歩行器は，バランスが不良なケースでは全輪フリー型ではなく，後輪固定型とする．
  ▸ プラットフォーム杖やリウマチ用杖は前腕部で荷重でき，支持基底面が広がるため，手部への負荷を減らし，バランスが安定しやすい（図26）．

### E. 階段昇降

- 下肢関節への過負荷を考慮して，基本的に階段昇降は控えさせ，同一階での居住を勧める．
- 手すりを把持した**横向きでの2足1段昇降**は，下肢への荷重負荷が比較的少なく，膝関節屈曲や足関節背屈の可動域制限を代償できる（図27）．
- 昇段は比較的痛みが軽く支持性が高い下肢からとし，降段は横向きや後ろ向きを勧める．
- 横向きでの降段降りで膝関節の内反もしくは外反の動揺性が大きいケースでは膝装具を検討する．
- 頸椎障害があると後ろ向きでの降段時に後方を目視することが困難であるため，踏み外すことがないように練習する．階段の端を確認しやすいように色テープを貼るなどの工夫をする．
- 介助では昇段時は後方に，降段時は前方につき，骨盤部や腋窩を支持して安全性を確保する．
- 手すりは可能であれば両側に取り付け，高さは肘関節の可動域を考慮して決定する．
- ニーズ，機能予後，経済負担などを考慮して昇降機の設置も検討する．

### F. 傾斜地歩行

- 歩幅を小さくすることで膝や足部への負荷を軽減させる．
- 足関節の背屈角度の不足により足底が十分に接地できず安定性が悪い患者では，横向きや蛇行での昇降を指導する．
- 膝関節の側方動揺性に対する装具を検討する．

〈文献〉
1) American College of Rheumatology Subcommittee on Rheumatoid Arthritis Guidelines：Guidelines for the management of rheumatoid arthritis: 2002 Update. Arthritis Rheum, 46：328-346, 2002
2) Arnett FC, et al：The American Rheumatism Association 1987 revised criteria for the classification of rheumatoid arthritis. Arthritis Rheum, 31：315-324, 1988
3) Steinbrocker O, et al：Therapeutic criteria in rheumatoid arthritis. J Am Med Assoc, 140：659-662, 1949

4) 「日本リウマチ学会 関節リウマチ診療ガイドライン2024改訂」（日本リウマチ学会/編），診断と治療社，2024

5) McConnell S, et al：The Western Ontario and McMaster Universities Osteoarthritis Index（WOMAC）：a review of its utility and measurement properties. Arthritis Rheum, 45：453-461, 2001

6) Hashimoto H, et al：Validation of a Japanese patient-derived outcome scale for assessing total knee arthroplasty: comparison with Western Ontario and McMaster Universities osteoarthritis index（WOMAC）. J Orthop Sci, 8：288-293, 2003

7) Bellamy N, et al：Validation study of WOMAC: a health status instrument for measuring clinically important patient relevant outcomes to antirheumatic drug therapy in patients with osteoarthritis of the hip or knee. J Rheumatol, 15：1833-1840, 1988

8) Hochberg MC, et al：The American College of Rheumatology 1991 revised criteria for the classification of global functional status in rheumatoid arthritis. Arthritis Rheum, 35：498-502, 1992

9) Fries JF, et al：Measurement of patient outcome in arthritis. Arthritis Rheum, 23：137-145, 1980

10) Matsuda Y, et al：Validation of a Japanese version of the Stanford Health Assessment Questionnaire in 3,763 patients with rheumatoid arthritis. Arthritis Rheum, 49：784-788, 2003

11) Irion JM : Aquatic properties and therapeutic interventions.「Aquatic exercise for rehabilitation and training」（Brody L & Geigle P, eds）, Human kinetics, 2009

# 索引

# Index

## 数　字

| | |
|---|---|
| 2点識別覚 | 176 |
| 30 m歩行テスト | 515 |
| 3DCT | 32, 36 |
| 6 mホップテスト | 330 |

## 欧　文

### A

| | |
|---|---|
| A1プーリー | 237, 242, 247, 248 |
| Adson test | 512 |
| AHI | 279 |
| AO分類 | 122, 252, 254 |
| apprehension test | 40, 80 |
| ASLR（active straight leg raising）test | 315, 316, 592 |

### B

| | |
|---|---|
| balance error scoring system | 445, 488 |
| balloon kyphoplasty | 538 |
| Bankart & Bristow法 | 37, 38 |
| Bankart修復術 | 37 |
| Bankart病変 | 34, 35 |
| Barthel index | 263 |
| Baumann角 | 123 |
| belly-press test | 41 |
| BI | 263 |
| bipolar型 | 268 |
| BKP | 538 |
| bony Bankart病変 | 35 |
| Bristow法 | 37 |
| BTB | 327 |
| Bモード | 31 |

### C

| | |
|---|---|
| C5麻痺 | 516 |
| carrying angle | 123 |
| catching | 309 |
| ceiling effect | 28 |
| CE角 | 279 |
| chair test | 136 |
| CKC | 292 |

### C (続き)

| | |
|---|---|
| CKCUES | 43 |
| clicking | 309 |
| closed kinetic chain upper extremity stability test | 43 |
| Cobb角 | 604 |
| Colles骨折 | 182, 183 |
| complex regional pain syndrome | 183 |
| Craig test | 372 |
| cranio-cervical flexion test | 513 |
| Crank test | 80 |
| Cronbach's alpha | 27 |
| cross-body stretch | 47 |
| cross-table lateral view | 257 |
| CRPS type-1 | 183, 184, 187 |
| CT | 32 |
| CubTS | 169 |

### D

| | |
|---|---|
| DASHスコア | 56, 190, 202, 214, 245, 636 |
| DCFトレーニング | 518 |
| Disabilities of the Arm, Shoulder and Hand | 56 |
| DISI変形 | 198 |
| double crush syndrome | 209, 212 |
| DRUJ ballottement | 224 |

### E

| | |
|---|---|
| ECRB | 134 |
| ECU腱鞘炎 | **222** |
| Eden test | 512 |
| Ely test | 285 |
| empty can test | 41 |
| Evans分類 | 254 |
| extension lag | 344 |

### F

| | |
|---|---|
| FABER test | 285, 592 |
| FADIR test | 285 |
| FAI | 309 |
| fat pad sign | 121 |
| FDS test | 211 |
| femoroacetabular impingement | 309 |
| FIM | 263 |
| floor effect | 28 |
| foot lift test | 488 |
| foot posture index | 444, 460 |
| foot tapping test | 514 |
| foveaサイン | 224 |
| FPI-6 | 471 |
| Freezing phase | 92 |

### F (続き)

| | |
|---|---|
| Froment徴候 | 172 |
| Frozen phase | 92 |
| frozen shoulder | 91 |
| FTT | 514 |
| full can test | 41 |
| functional independence measure | 263 |

### G

| | |
|---|---|
| Garden分類 | 252 |
| Gartlandの分類 | 122 |
| Gaucher症 | 296 |
| Gerdy結節 | 410 |
| Gillet test | 315, 316, 321 |
| giving way | 309, 324 |
| grip and release test | 514 |

### H

| | |
|---|---|
| HAGL損傷 | 34, 35 |
| half sitting exercise | 346, 347 |
| Harris hip score | 284, 312 |
| Hartofilakidis分類 | 280 |
| Hawkins test | 80 |
| Herbert分類 | 196, 197 |
| Hill-Sachs病変 | 34, 35 |
| hip spine syndrome | 292 |
| Hoffa sign | 384 |
| Hohl分類 | 422 |
| hoop stress | 338 |
| HTO | 353 |
| humeral avulsion of glenohumeral ligament損傷 | 34 |
| hyper angulation | 158 |

### I

| | |
|---|---|
| ICC | 22, 28 |
| Inclinometer | 611 |
| internal consistency | 27 |
| inter-rater reliability | 22 |
| intraclass correlation coefficients | 22 |
| intra-rater reliability | 22 |
| ISD | 67 |

### J

| | |
|---|---|
| Jackson test | 512 |
| Japanese Orthopaedic Association Back Pain Evaluation Questionnaire | 557, 614 |
| JHEQ | 263, 285, 312 |
| JKOM | 358 |
| JOABPEQ | 558, 614 |

JOA Cervical Myelopathy Evaluation Questionnaire ···· 515
JOA hip score ···· 284, 312
Jupiter の成績評価基準 ···· 123

## K

kappa coefficient ···· 22
Kellgren-Lawrence 分類 ···· 352
Kemp test ···· 568
King-Moe 分類 ···· 606, 607
knee dominant スクワット ···· 318
KOOS ···· 358

## L

Lansbury 活動指数 ···· 628
lateral squat ···· 348
Lauge-Hansen 分類 ···· 431, 432
leg extension ···· 346
leg-heel alignment ···· 444
lift-off test ···· 41
limb symmetry index ···· 386
load and shift test ···· 83
locking ···· 309
LSDI ···· 617
LSI ···· 386

## M

Mayo Wrist Score ···· 231
McGowan の分類 ···· 172
McMurray test ···· 341, 342
MDC ···· 528
minimal detectable change ···· 528
modified cross-body horizontal adduction stretch ···· 47
modified drop squat ···· 348
modified Thomas test ···· 346
MPFL 再建 ···· 369
MPFL 損傷 ···· 367
myelopathy hand ···· 508

## N

navicular drop test ···· 460
NDI ···· 515, 528
Neck Disability Index ···· 515, 528
neck flexor muscle endurance test ···· 513
Neer の分類 ···· 52
Noble compression test ···· 411
NRS ···· 56, 94, 285, 312, 554, 572, 611
numerical rating scale ···· 56, 94, 285, 312, 572, 611

## O

Ober test ···· 285, 313, 413
O'Brien's test ···· 80
ODI ···· 557, 614
OKC ···· 292
OMAS ···· 436
open question ···· 20
Osborne 靱帯 ···· 169
Osgood-Schlatter 病 ···· 381
Oswestry disability index ···· 542, 557, 591, 614

## P

pain-free grip strength test ···· 139
painful arc ···· 81
Palmer 分類 ···· 221
pannus ···· 623
passive patellar tilt test ···· 372
patella apprehension test ···· 372
Patient-Specific Functional Scale ···· 528
Patrick test ···· 592
Pauwels 分類 ···· 252
PEACE & LOVE ···· 474
pelvic mobility test ···· 315, 316, 321
PET ···· 33
PFBT ···· 471
Phalen test ···· 210
piano key サイン ···· 224
PIR ···· 393
plantar flexion break test ···· 474
popping ···· 325
post isometric relax ···· 393
pronation test ···· 211
PSFS ···· 528

## Q

Q-angle ···· 372
QT ···· 327
Quinnell 分類 ···· 238, 239

## R

RDQ ···· 557
reactive strength index ···· 386
relocation test ···· 40
Roland-Morris disability question- naire ···· 542, 557
RSI ···· 386
RSLR（resisted straight leg raising） test ···· 315, 316

## S

scapula Y 像 ···· 36
Schatzker 分類 ···· 422, 423
SCKC ···· 292
Scoliometer ···· 611
Scoliosis Research Society-22 ···· 614
secondary cleft sign ···· 310
Segond 骨折 ···· 326
Seinsheimer 分類 ···· 255
Semmes-Weinstein monofilament test ···· 176
SF-36 ···· 285, 312
shake hand ···· 223
Sharp 角 ···· 279
shrug sign ···· 41, 95
Sinding-Larsen-Johansson 病 ···· 381
sleeper stretch ···· 47, 99
sliding hip screw ···· 258
Smith 骨折 ···· 182, 183
SNAC wrist ···· 198
SNAGS ···· 533
Spurling test ···· 512
SRS-22 ···· 614
ST ···· 327
star excursion balance test ···· 445, 480
STarT Back スクリーニングツール ···· 588
Steinbrocker-stage 分類 ···· 628
stooping ex ···· 58, 60, 96
stork test ···· 315, 316, 321
straight leg raising test ···· 588
Struthers' arcade ···· 169
sulcus sign ···· 40
superior cleft sign ···· 310
sustained natural apophyseal glides ···· 533

## T

TENDINS-A ···· 470
TENS ···· 96
test-retest reliability ···· 27
THA ···· 281
Thawing phase ···· 92
THA 後脱臼 ···· 281
The Olerud-Molander Ankle Score ···· 436
The Victorian Institute of Sport Assessment Scale for Patellar Tendinopathy questionnaire ···· 381
Thomas test ···· 285

# Index

| | |
|---|---|
| Thomasテスト変法 | 346 |
| Thomsen test | 136 |
| thumb spica cast | 200, 203 |
| timed loaded standing | 542 |
| Timed Up & Go Test | 287, 357 |
| Tinel徴候 | 170, 211 |
| TKA | 354 |
| total hip arthroplasty | 281 |
| Tスパインローテーション | 597 |

## U

| | |
|---|---|
| UCL | 147 |
| UKA | 354 |
| ulnar nerve mobility test | 171 |
| ulnar plus variance | 221, 227, 229, 232 |
| ulnar variance | 184, 186, 224 |
| ulnocarpal stress | 223 |
| unilateral PA（posterior-anterior）glide | 533 |
| unipolar型 | 268 |

## V

| | |
|---|---|
| VAS | 56, 94, 285, 312, 554, 572, 611 |
| VISA-Aスコア | 470 |
| VISA-P | 381 |
| visual analogue scale | 56, 94, 285, 312, 554, 572, 611 |
| Volkmann拘縮 | 124 |

## W

| | |
|---|---|
| wall angels ex | 48 |
| Wartenberg徴候 | 172 |
| WBLT | 471 |
| winging | 42 |
| wiping ex | 58, 61, 96 |
| WOSI（Western Ontario Shoulder Instability Index） | 42 |
| Wright test | 512 |

# 和　文

## あ行

| | |
|---|---|
| アイヒホッフテスト | 239 |
| 赤堀の分類 | 172 |
| アキレス腱 | 465 |
| アキレス腱周囲炎 | 467 |
| アキレス腱付着部障害 | 467 |
| 朝のこわばり | 623 |
| 足関節果部骨折 | 430 |
| 足関節捻挫 | 479 |
| 足関節の不安定感 | 485 |

| | |
|---|---|
| 足関節背屈可動域 | 481 |
| 足関節背屈制限 | 435, 436 |
| 足内在筋トレーニング | 437 |
| アスレチックリハビリテーション | 559 |
| アダムステスト | 611 |
| アライメント | 490 |
| アライメント異常 | 481 |
| アライメント評価 | 487 |
| イエローフラッグ | 588 |
| 異所性骨化 | 112 |
| 一次性股関節症 | 278 |
| インプラントの周囲骨折 | 271 |
| インプラントのゆるみ | 282 |
| ウィンドラス検査 | 496 |
| ウォールスライド | 596 |
| 内がえしテスト | 483, 484 |
| 運動学的要因 | 366 |
| 運動課題の難易度 | 317 |
| 運動恐怖 | 482 |
| 運動制御エクササイズ | 598 |
| 運動麻痺 | 552 |
| 運動療法 | 615 |
| 運動療法の進め方 | 322 |
| エコー | 467 |
| エコー検査 | 30 |
| エネルギー貯蔵・放出動作 | 469, 477 |
| 遠位橈尺関節 | 224, 227, 228, 229, 230 |
| 演繹的手法 | 17 |
| 炎症 | 488 |
| 遠心性エクササイズ | 475 |
| 円板状半月板 | 339, 342, 344 |
| 横隔膜筋厚 | 593 |
| 横隔膜呼吸パターン | 597 |
| 横断マッサージ | 560 |
| オーバーユース障害 | 343, 410 |
| 奥津テスト | 210 |
| オッズ | 26 |
| オペラグラスハンド | 624 |

## か行

| | |
|---|---|
| カーフレイズ | 474 |
| カールアップ | 600 |
| 回外制限因子 | 132 |
| 回旋動作 | 373 |
| 回旋筋腱板ex | 59, 63, 96 |
| 回旋筋腱板レジスタンスex | 47, 58, 59, 63 |
| 開窓術 | 571 |
| 外側大腿皮神経 | 272 |
| 外側脱臼 | 365 |

| | |
|---|---|
| 回内制限因子 | 131 |
| 外反アライメント | 178 |
| 開放性運動連鎖 | 292 |
| 過外転症候群 | 68 |
| 核医学検査 | 33 |
| 拡散型圧力波治療 | 461 |
| 下肢伸展挙上テスト | 555 |
| 荷重位での足関節背屈 | 473 |
| 荷重伝達機能 | 339 |
| 荷重分散 | 338 |
| 荷重量 | 443 |
| 過伸展型損傷 | 102, 103 |
| 鷲足 | 397 |
| 加速期 | 77 |
| 片脚立ち | 581 |
| 片脚デッドリフト | 602 |
| 片脚ブリッジ | 602 |
| 片脚ホップテスト | 330 |
| 片脚立位テスト | 574 |
| 課題達成型リハビリテーション | 343 |
| 肩外旋固定 | 44 |
| 肩関節周囲炎 | 91 |
| 滑液包 | 397 |
| カッティング | 377 |
| カッティング動作 | 319 |
| カッパ係数 | 22 |
| カラードプラ法 | 31 |
| 寛解期 | 92 |
| 間欠性跛行 | 566, 572 |
| 寛骨臼形成不全 | 278 |
| 患者主観的評価 | 445 |
| 患者報告アウトカム | 558, 614 |
| 患者立脚型アウトカム | 26 |
| 患者立脚型評価 | 358 |
| 関節可動域 | 444 |
| 関節可動域制限 | 297 |
| 関節鏡視下手術 | 93 |
| 間接的除圧術 | 571 |
| 関節内圧減圧法 | 93 |
| 関節不安定性 | 481 |
| 関節包外骨折 | 250 |
| 関節包内骨折 | 250 |
| 関節モビライゼーション | 448 |
| 感染 | 271, 272 |
| 感度 | 22, 23 |
| キーマッスル | 554, 573 |
| 黄色靱帯の肥厚 | 566 |
| 機械的症状 | 341, 344 |
| 基準関連妥当性 | 23 |
| 機能解剖学的要因 | 365 |
| 機能性脊柱側弯 | 604 |

| | | | | | |
|---|---|---|---|---|---|
| 逆Phalen test | 210 | 減速期 | 77 | 三角巾 | 55 |
| 脚長差 | 261 | 腱板機能 | 85 | 軸性疼痛 | 517 |
| 客観的評価 | 528 | 腱板機能低下 | 78 | 自己記入式の質問票 | 528 |
| 級内相関係数 | 22 | 肩峰下インピンジメント | 76 | 示指過伸展テスト | 210 |
| 胸郭可動性 | 87 | 肩峰骨頭間距離 | 84 | システマティックレビュー | 26 |
| 胸郭出口症候群 | 65 | 腱傍組織 | 466 | 姿勢制御能力 | 347, 348 |
| 胸郭の変形 | 605 | コアスタビリティ | 313, 315 | 姿勢性腰痛症 | 587 |
| 鏡視下Bankart修復術 | 37 | 高位脛骨骨切り術 | 353 | 姿勢の修正 | 620 |
| 距骨下関節 | 473 | 後外側脱臼 | 102, 103 | 姿勢バランス | 482, 486 |
| 距腿関節 | 437 | 後期コッキング期 | 77 | 持続伸張装具 | 132 |
| 起立性低血圧 | 617 | 拘縮期 | 92 | 指椎間距離 | 56, 95 |
| 筋・筋膜性腰痛 | 587 | 剛性 | 475 | 膝蓋下脂肪体 | 346, 384 |
| 筋長検査 | 591 | 構成概念妥当性 | 23, 28 | 膝蓋腱炎 | 379 |
| 筋のインバランス | 605, 615 | 硬性コルセット | 576, 617 | 膝蓋腱症 | 379 |
| 筋力強化 | 491 | 厚生労働省特発性大腿骨頭壊死症 | | 膝蓋腱障害 | 379 |
| 筋力低下 | 297 | 調査研究班による診断基準 | 297 | 膝蓋骨圧迫テスト | 372 |
| 屈曲制限因子 | 131 | 後足部 | 486 | 膝蓋骨異常可動性テスト | 371 |
| クライオキネティクス | 127 | 叩打テスト | 540 | 膝蓋骨高位 | 368 |
| クライオストレッチング | 319, 320 | 構築性脊柱側弯 | 604 | 膝蓋骨自動伸展テスト | 372 |
| クリニカルパス | 269 | 後方除圧術 | 571, 609 | 膝蓋骨脱臼 | 365 |
| クリニカルリーズニング | 16 | 後方進入路 | 272 | 膝蓋骨のモビライゼーション | 374 |
| グローバル筋 | 555, 598 | 後方脱臼 | 283 | 膝蓋大腿関節 | 368 |
| クロスモーション | 319 | 後方揺さぶり運動 | 573 | 疾患特異的評価尺度 | 27 |
| クロンバックα係数 | 27 | 絞扼性障害 | 71 | 斜角筋症候群 | 68 |
| 経後縦靱帯脱出型 | 550 | 股関節深層筋 | 313, 314 | 尺側グリップ | 141 |
| 脛骨高原骨折 | 421 | 呼吸エクササイズ | 618 | 尺側手根伸筋 | |
| 脛骨粗面の外方偏位 | 368 | 呼吸パターン | 593 | 224, 226, 227, 230, 232, 233, 234 | |
| 脛骨天蓋骨折 | 430 | 五十肩 | 91 | 尺側側副靱帯 | 147 |
| 脛骨疲労骨折 | 455 | 骨切り術 | 299 | 尺側部痛 183, 187, 192, 195, 221 | |
| 頚椎前方固定術 | 510 | 骨髄病変 | 351 | 尺骨突き上げ症候群 | 222 |
| 脛腓関節 | 435 | 骨性狭窄 | 566 | ジャンパー膝 | 379 |
| 経皮的椎体形成術 | 538 | 骨折 | 281 | ジャンプ | 376 |
| 経皮的電気神経刺激 | 96 | 骨粗鬆症 | 536 | 就寝時のポジショニング | 58, 61 |
| 頚部骨折 | 250 | 骨頭骨折 | 250 | 収束的妥当性 | 23 |
| 頚部深層屈筋群 | 513 | 骨盤後傾運動 | 575 | 主観的評価 | 527, 528 |
| 頚部深層屈筋群トレーニング | | 骨癒合 | 55, 268 | 手術療法 | 368 |
| | 515, 518 | 骨癒合不全 | 575 | 術後骨折 | 282 |
| 頚肋 | 65 | 固定術 | 571 | 術中臼蓋骨折 | 282 |
| 頚肋症候群 | 68 | 混合型 | 567 | 術中大腿骨骨折 | 282 |
| 外科頚骨折 | 53 | コンパートメント症候群 | 422, 430 | シュラッグサイン | 41, 95 |
| 結帯動作 | 92, 95 | **さ行** | | 衝撃吸収 | 338 |
| 結髪 | 92, 95 | | | 衝撃制御 | 348 |
| 減圧症 | 296 | サーフェス | 498 | 衝撃制御能力 | 348 |
| 肩甲胸郭関節機能 | 112 | 再構築 | 340 | 小結節骨折 | 53 |
| 肩甲骨可動性 | 87 | 最小可検変化量 | 28, 528 | 症候性大腿骨頭壊死 | 296, 300 |
| 肩甲骨周囲筋ex | 47 | 再テスト信頼性 | 27 | 症候性肺血栓塞栓症 | 281 |
| 肩甲骨周囲筋機能 | 85 | サイドプランクex | 49 | 踵腓靱帯 | 480 |
| 肩甲骨スタビリティex 58, 59, 63, 97 | | サイドブリッジ | 600 | 踵部脂肪体 | 496, 499 |
| 検査後確率 | 25, 26 | 再発性捻挫 | 479 | 静脈血栓塞栓症 | 281 |
| 検査前確率 | 25 | 再発予防 | 370, 491 | 上腕骨外側上顆炎 | 134 |
| 検者間信頼性 | 22 | サルコペニア | 260 | 上腕骨近位部骨折 | 52 |
| 検者内信頼性 | 22 | 猿手変形 | 214 | ショートフットエクササイズ | 503 |

# Index

初回脱臼 ……………………… 370
ショパール関節 ………………… 473
尻上がり現象 …………………… 573
神経筋協調性エクササイズ ……… 598
神経筋コントロールエクササイズ
……………………………… 322
神経根 …………………… 550, 566
神経根型 ………………………… 567
神経根症状 ……………………… 507
神経支配領域 …………………… 507
神経障害 ………………… 281, 282
神経伸張テスト ………………… 512
神経脱落症状 …………………… 554
神経モビライゼーション
……………… 559, 562, 576, 581
人工股関節全置換術 …… 280, 299
人工骨頭挿入術 ………………… 299
人工骨頭置換術 ………………… 54
人工膝関節全置換術 …………… 354
人工膝関節単顆置換術 ………… 354
人工膝関節置換術 ……………… 353
深層筋機能改善運動 …………… 321
身体活動量 ……………………… 574
身体的検査 ……………………… 528
伸展型骨折 ……………………… 120
伸展制限因子 …………………… 131
深部感染 ………………………… 281
深部静脈血栓症 ………… 261, 281
心理的因子 ……………………… 485
診療報酬 ………………………… 205
髄内釘 …………………………… 258
髄内釘固定術 …………………… 54
スウェイバック姿勢 …… 557, 593
スクイーズテスト ……… 483, 484
スクワット ……………… 322, 375
スタビライゼーションエクササイズ
……………………………… 598
スプリットスクワット ………… 347
滑り・転がり運動 ……………… 428
スポーツ復帰 …………………… 378
スライダー法 …………………… 562
スワンネック変形 ……………… 625
正中神経 ………… 210, 214, 218
正中神経圧迫テスト …………… 210
生理的弯曲 ……………………… 605
脊髄硬膜外血腫 ………………… 576
脊髄症状 ………………………… 508
脊髄造影検査 …………………… 568
脊柱管 …………………………… 566
脊柱矯正固定術 ………………… 609
脊柱中間位コントロールエクササイズ
……………… 576, 583, 616

セルフケア ……………………… 602
セルフモニタリング …………… 585
前距腓靱帯 ……………………… 480
前十字靱帯 ……………………… 324
前足部 …………………………… 486
前方進入路 ……………………… 272
前方脱臼 ………………………… 283
前方頭位姿勢 …………………… 514
前方引き出しテスト … 326, 483, 484
前弯姿勢 ………………………… 593
造影 MRI ………………………… 36
早期コッキング期 ……………… 77
装具固定期 ……………………… 56
装具療法 ………………… 608, 615
走行動作 ………………………… 376
足趾屈曲機能 …………… 313, 314
足底感覚 ………………………… 487
足部アライメント ……………… 465
足部内側縦アーチ ……… 454, 461
側弯症の分類 …………………… 606
側弯タイプ分類 ………………… 607
側弯のタイプ …………………… 612
側弯の程度 ……………………… 612
鼠径部関連鼠径部痛 …………… 308
側屈動作 ………………………… 373

## た行

ダーツスロー動作 ……… 204, 205
ダーメンコルセット …………… 578
体外衝撃波 ……………… 392, 401
体外衝撃波療法 ………………… 496
体幹安定化エクササイズ
……………… 559, 575, 617
体幹伸展筋トレーニング … 546, 547
大結節骨折 ……………………… 53
大腿骨寛骨臼インピンジメント … 309
大腿骨頭 ………………………… 300
大腿四頭筋セッティング … 344, 374
大腿四頭筋力 …………………… 428
大腿神経伸張テスト …………… 556
大腿直筋の筋長検査 …………… 573
脱臼 ……………………… 268, 281
脱臼素因 ………………………… 367
脱臼予防 ………………………… 275
妥当性 …………………………… 22
多裂筋収縮 ……………………… 601
段階的な体幹安定化エクササイズ
……………………………… 561
単純 X 線検査 …………………… 29
タンデム肢位 …………………… 581
短橈側手根伸筋 ………………… 134
単独損傷 ………………………… 342

恥骨関連鼠径部痛 ……………… 309
致死性肺血栓塞栓症 …………… 281
遅発性神経麻痺 ………………… 537
肘部管症候群 …………………… 169
長母指屈筋 ……………………… 188
長母指伸筋 ……………………… 188
腸腰筋関連鼠径部痛 …………… 308
腸腰筋の筋長検査 ……………… 573
直達外力 ………………………… 439
椎間関節の変性 ………………… 566
椎間孔 …………………………… 566
椎間板摘出術 …………………… 552
椎間板の退行変性による膨隆 … 566
椎間板ヘルニア ………………… 588
椎弓形成術 ……………………… 510
椎弓切除術 ……………………… 571
ツイスティング ………………… 377
槌指 ……………………………… 625
低栄養 …………………………… 260
テーピング ……………… 233, 246
デッドリフト …………………… 322
デュシェンヌ徴候 ……… 285, 302
デュシェンヌ跛行 ……… 278, 287
デュプイトラン拘縮 …………… 236
デルマトーム …………… 554, 573
テレスコープサイン …………… 635
転子下骨折 ……………………… 250
転子部骨折 ……………………… 250
天井効果 ………………………… 28
投球障害肩 ……………………… 76
投球障害肘 ……………………… 147
凍結肩 …………………………… 91
橈骨手根関節 …………………… 193
動作指導 ………………………… 276
等尺性筋力 ex …………… 58, 61
等尺性収縮 ……………………… 474
橈側グリップ …………………… 141
等速性膝筋力 …………………… 377
疼痛痙縮期 ……………………… 92
動的モビライゼーション ……… 178
頭部前方位姿勢 ………………… 523
頭部前方偏位姿勢 ……………… 71
特異度 …………………… 22, 23
等尺性収縮後弛緩 ……………… 393
特発性骨壊死 …………………… 340
特発性側弯症 …………………… 604
特発性大腿骨頭壊死 …… 296, 300
徒手療法 ………………………… 615
凸の法則 ………………………… 292
トップダウン思考 ……………… 18
トモシンセシス ………………… 30

651

| | | | |
|---|---|---|---|
| トリプルホップテスト | 330 | 膝関節周囲筋トレーニング | 375 |
| トレーニング | 617 | 膝崩れ | 324 |
| トレンデレンブルグ徴候 | | 肘外反制動機能低下 | 147 |
| | 285, 302, 613 | 肘屈曲テスト | 171 |
| トレンデレンブルグ跛行 | 278, 287 | 肘下がり | 157 |

## な行

| | |
|---|---|
| 内固定材料 | 258 |
| 内側広筋 | 366, 416 |
| 内側膝蓋大腿靭帯 | 365 |
| 内側側副靭帯 | 397 |
| 内的整合性 | 27 |
| 内転筋関連鼡径部痛 | 308 |
| 内容妥当性 | 23, 28 |
| 中指伸展テスト | 136 |
| 軟骨損傷 | 343 |
| 軟部組織モビライゼーション | |
| | 448, 615, 617 |
| 肉芽組織 | 623 |
| 二次性股関節症 | 278 |
| 日本語版 Lower extremity functional scale | 312 |
| 日本語版 LSDI（Lumbar Stiffness Disability Index） | 576, 617 |
| 日本語版 Quick DASH | 56, 95 |
| 日本整形外科学会股関節機能判定基準 | |
| | 284, 312 |
| 日本整形外科学会股関節疾患評価質問票 | 285, 312 |
| ノモグラム | 26 |

## は行

| | |
|---|---|
| バードドッグ | 601 |
| バイオメカニクス的要因 | 366 |
| 背屈荷重 | 202, 207, 208 |
| 背屈可動域 | 486, 489 |
| 剥離骨折 | 439 |
| バストバンド | 55 |
| バックハンドストローク | 134 |
| 馬尾型 | 567 |
| 馬尾神経 | 550, 566 |
| パラテノン | 466 |
| バランスエクササイズの難易度 | 322 |
| バランストレーニング | 376, 492 |
| 半月板逸脱 | 340 |
| パンヌス | 623 |
| 反復性脱臼 | 368 |
| 半閉鎖性運動連鎖 | 292 |
| ヒールスライド | 362 |
| 腓骨筋群の促通 | 492 |
| 腓骨筋腱脱臼 | 442 |
| 腓骨神経麻痺 | 261, 262, 272 |
| 膝関節可動域 | 375 |

| | |
|---|---|
| 非特異的頚部痛 | 522 |
| 非特異的腰痛 | 587 |
| 皮膚モビライゼーション | 130 |
| ピボッティング | 377 |
| ピボットシフトテスト | 326 |
| 表面的妥当性 | 23 |
| ファンクショナルリーチテスト | 574 |
| 不安定障害 | 370 |
| フィンケルシュタインテスト | 239 |
| フォーク状変形 | 121 |
| フォロースルー期 | 77 |
| 負荷耐用能 | 470 |
| 複合性局所疼痛症候群 | 183 |
| 腹部の引き込み運動 | 554, 560 |
| ブシャール結節 | 236 |
| プッシュアップ ex | 49 |
| プライオメトリックトレーニング | |
| | 390, 476, 477 |
| フラットバック | 605 |
| フラットバック姿勢 | 557, 593 |
| プランク ex | 49 |
| プレート固定術 | 54 |
| フロアースライド | 596 |
| プローブ | 31 |
| 閉鎖性運動連鎖 | 292 |
| ベーラー角 | 440 |
| 変形性膝関節症 | 351 |
| 変性 | 466 |
| 変性側弯症 | 604 |
| 変性断裂 | 340, 342 |
| 片側仙骨前屈運動（nutation）誘導エクササイズ | 321 |
| 弁別的妥当性 | 23 |
| 包括的評価尺度 | 26 |
| 膀胱直腸障害 | 552 |
| 棒体操 | 59, 61 |
| 母趾外転筋 | 499 |
| ポジショニング指導 | 130 |
| ボタンホール変形 | 625 |
| ボディーチャート | 554 |

## ま行

| | |
|---|---|
| 末梢循環還流 | 127 |
| 末梢神経損傷 | 56 |
| マレットフィンガー | 625 |
| 慢性足関節不安定症 | 479 |
| メインカーブ | 607, 612 |

| | |
|---|---|
| メディシンボールスロー | 602 |
| モーメント | 318 |
| モビライゼーション | 344, 489, 490 |
| 問診 | 527 |

## や行

| | |
|---|---|
| 夜間痛 | 92 |
| 有酸素運動 | 575 |
| 有痛性分離膝蓋骨 | 381 |
| 尤度比 | 22, 24 |
| 遊離脱出型 | 550 |
| 床効果 | 28 |
| 床反力 | 318 |
| 指交叉テスト | 172 |
| ゆるみ | 281 |
| 腰椎屈曲運動 | 575, 579 |
| 腰椎伸展エクササイズ | 559, 561 |
| 腰椎椎間板ヘルニア | 550 |
| 腰椎椎体間固定術 | 571 |
| 腰椎の不撓性 | 576, 585, 615 |
| 腰部脊柱管狭窄症 | 566 |
| 腰部脊柱管狭窄症診断サポートツール | |
| | 568 |
| 腰椎椎体間固定術 | 609 |
| 四つ這い位協調運動 | 323 |

## ら行

| | |
|---|---|
| ラックマンテスト | 326 |
| ラポール | 263 |
| ランジ | 318, 373 |
| リウマトイド結節 | 623 |
| 梨状筋症候群 | 556 |
| 梨状筋テスト | 556 |
| 理想的なスクワット | 318 |
| 理想的な脊柱アライメント | 316, 317 |
| リフティング動作 | 563 |
| リングダウンアーチファクト | 155 |
| 臨床ガイドライン | 525 |
| レッグリフト | 599 |
| レッドフラッグ | 527, 553, 588 |
| ローカル筋 | 555, 598, 617 |
| 肋鎖症候群 | 68 |
| ロッキング | 339, 341, 344 |

## わ

| | |
|---|---|
| ワインドアップ期 | 77 |
| 弯曲角度 | 604 |

● 監修

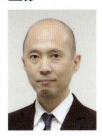

## 神野哲也（Tetsuya Jinno）
獨協医科大学埼玉医療センター整形外科 主任教授

1990年東京医科歯科大学医学部医学科卒業，同年より東京医科歯科大学医学部附属病院および関連病院整形外科・麻酔科勤務．1996年～98年米国Case Western Reserve University整形外科客員研究員．2000年東京医科歯科大学学位（医学博士）取得．2016年東京医科歯科大学整形外科准教授・リハビリテーション科部長，2018年より現職．
［役職］日本整形外科学会 代議員，日本股関節学会 理事，日本小児整形外科学会 理事，日本人工関節学会 評議員，日本関節病学会 評議員，日本急性期リハビリテーション医学会 代議員，日本リハビリテーション医学教育推進機構 学術理事，The Journal of Arthroplasty 編集委員

● 編集

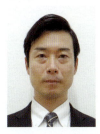

## 相澤純也（Jun-ya Aizawa）
順天堂大学
保健医療学部理学療法学科・大学院保健医療学研究科理学療法学専攻 教授

1999年東京都立医療技術短期大学理学療法学科卒業，2001年学位授与機構過程修了［学士（保健衛生学）］，2005年東京都立保健科学大学大学院保健科学研究科修了［修士（理学療法学）］，2012年東京医科歯科大学大学院医歯学総合研究科修了［博士（医学）］．1999年東京医科歯科大学医学部附属病院理学療法部理学療法士，2012年東京医科歯科大学医学部附属病院スポーツ医学診療センター理学療法技師長，2020年順天堂大学保健医療学部理学療法学科先任准教授を経て2024年より現職．
［役職］日本スポーツ理学療法学会 理事長，日本オリンピック委員会 強化スタッフ（医科学），日本スケート連盟医事委員会 部会員，スポーツ庁 スポーツ審議会健康スポーツ部会 委員，令和5,6年度Sport in Lifeプロジェクト有識者会議委員・検討委員会座長，日本スポーツ医学検定機構 理事，日本理学療法士協会スポーツ理学療法業務推進部会 部員
［資格］専門理学療法士（運動器，スポーツ）

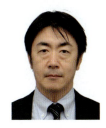

## 中丸宏二（Koji Nakamaru）
日本電気株式会社（NEC）ヘルスケア・ライフサイエンス事業部門 ライフスタイルサポート統括部　シニアプロフェッショナル
株式会社NECライベックス カラダケア事業推進室 シニアエキスパート
東京都立大学大学院人間健康科学研究科 客員研究員

1994年 中央大学商学部商業貿易学科卒業．同年よりKansas State University（kinesiology学科）留学．1995年 University of Tulsa（athletic training学科）留学，1999年 東京都立医療技術短期大学理学療法学科卒業，2004年 東京都立保健科学大学大学院保健科学研究科修了［修士（理学療法学）］，2018年 首都大学東京大学院人間健康科学研究科［博士（学術）］．
［役職］日本理学療法士協会スポーツ理学療法業務推進部会 部会員，スポーツ庁委託事業 令和5,6年度Sport in Life推進プロジェクト研究実行委員会，日本スポーツ理学療法学会 財務委員，日本スポーツ理学療法学会 評議員，日本筋骨格系徒手理学療法研究会 評議員
［資格］専門理学療法士（運動器，スポーツ）

**ビジュアル実践リハ**

# 整形外科リハビリテーション　第2版
疾患ごとに最適なリハの手技と根拠がわかる

| | |
|---|---|
| 2012年 6月 1日　第1版第1刷発行 | |
| 2022年 2月15日　第1版第9刷発行 | 監　修　神野哲也 |
| 2025年 1月 1日　第2版第1刷発行 | 編　集　相澤純也，中丸宏二 |
| | 発行人　一戸裕子 |
| | 発行所　株式会社 羊 土 社 |
| | 〒101-0052 |
| | 東京都千代田区神田小川町2-5-1 |
| | TEL　03（5282）1211 |
| | FAX　03（5282）1212 |
| ©YODOSHA CO., LTD. 2024 | E-mail　eigyo@yodosha.co.jp |
| 　Printed in Japan | URL　www.yodosha.co.jp/ |
| ISBN978-4-7581-1005-1 | 印刷所　三美印刷株式会社 |

本書に掲載する著作物の複製権，上映権，譲渡権，公衆送信権（送信可能化権を含む）は（株）羊土社が保有します.
本書を無断で複製する行為（コピー，スキャン，デジタルデータ化など）は，著作権法上での限られた例外（「私的使用のための複製」など）を除き禁じられています. 研究活動，診療を含み業務上使用する目的で上記の行為を行うことは大学，病院，企業などにおける内部的な利用であっても，私的使用には該当せず，違法です. また私的使用のためであっても，代行業者等の第三者に依頼して上記の行為を行うことは違法となります.

JCOPY ＜（社）出版者著作権管理機構 委託出版物＞
本書の無断複写は著作権法上での例外を除き禁じられています. 複写される場合は，そのつど事前に，（社）出版者著作権管理機構（TEL 03-5244-5088，FAX 03-5244-5089，e-mail：info@jcopy.or.jp）の許諾を得てください.

乱丁，落丁，印刷の不具合はお取り替えいたします. 小社までご連絡ください.

# 羊土社のオススメ書籍

ビジュアル実践リハ
## 脳・神経系リハビリテーション　第2版
疾患ごとに最適なリハの手技と根拠がわかる

潮見泰藏／編

脳・神経系疾患のリハを幅広く解説した実践書の第2版!疾患ごとに知識と手技の2部構成で解説.臨床経過に応じたリハの流れがよくわかり,現場ですぐに役立ちます!

■ 定価6,600円(本体6,000円+税10%)　■ B5判　■ 416頁　■ ISBN 978-4-7581-1001-3

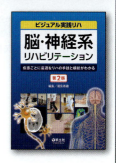

ビジュアル実践リハ
## 呼吸・心臓リハビリテーション　第3版
疾患ごとに最適なリハの手技と根拠がわかる

居村茂幸／監,高橋哲也,間瀬教史／著

呼吸・心臓リハが1冊で学べる好評書の第3版!疾患ごとに知識と手技の2部構成で解説.ガイドラインに準じてアップデートされた,現場で即戦力となる実践書です!

■ 定価5,500円(本体5,000円+税10%)　■ B5判　■ 264頁　■ ISBN 978-4-7581-1002-0

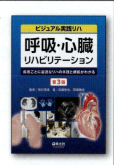

## いつできる？何ができる？
## 整形外科疾患のトレーニングメソッド
機能解剖とチャートから学ぶ適切な介入の選択と実践

山田高士／監,中宿伸哉／編

整形外科疾患に必要なトレーニングについて,フローと方法を豊富な写真とチャートで解説.適切なタイミングでの治療介入ができるようになる1冊.

■ 定価7,480円(本体6,800円+税10%)　■ B5判　■ 432頁　■ ISBN 978-4-7581-1000-6

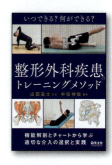

PT・OTビジュアルテキスト
## スポーツ理学療法学
治療の流れと手技の基礎

赤坂清和／編

スポーツ理学療法ならではの考え方がわかる! 受傷〜競技復帰までの流れが一望できる概要図とわかりやすい解説で,基礎知識が身につく.実践のイメージがつかめる症例も紹介

■ 定価5,940円(本体5,400円+税10%)　■ B5判　■ 256頁　■ ISBN 978-4-7581-1435-6

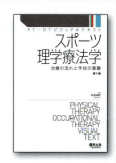

発行　羊土社 YODOSHA　〒101-0052 東京都千代田区神田小川町2-5-1　TEL 03(5282)1211　FAX 03(5282)1212
E-mail : eigyo@yodosha.co.jp
URL : www.yodosha.co.jp/
ご注文は最寄りの書店,または小社営業部まで

# 羊土社のオススメ書籍

## 脊椎保存療法のリハビリテーション
豊富な画像とイラストで「何をすればいいのか?」がわかる!

河重俊一郎／編

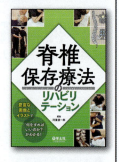

豊富な画像・イラストと症例で、疾患・症状別の評価、目標設定、実際のリハビリテーションがまとめて学べる!多様な患者に対する適切な介入がわかる!できるようになる!

■ 定価6,160円(本体5,600円+税10%)　■ B5判　■ 357頁　■ ISBN 978-4-7581-1004-4

## 臨床の疑問に答える 軟部組織の障害と理学療法
解剖と病態の理解に基づく評価と治療

坂　雅之, 大路駿介／編

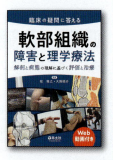

「どのように障害部位を特定するか?」などの疑問に答える形で、軟部組織の解剖や病態から機能評価、適切な治療までわかりやすく解説.臨床ですぐに役立つ実践書!

■ 定価6,820円(本体6,200円+税10%)　■ B5判　■ 277頁　■ ISBN 978-4-7581-0265-0

## 姿勢と動作の評価からつなげる ストレッチングとエクササイズ
動画と画像で学ぶ段階的な治療介入

澤渡知宏, 三木貴弘／編

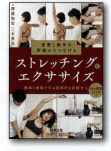

症状に合わせてどの方法を・どの順番で行うべきかがわかる! 豊富な画像と206本の動画でビジュアルに解説しているので正しい手技が学べます.すべてのセラピストにお勧め.

■ 定価7,700円(本体7,000円+税10%)　■ B5判　■ 284頁　■ ISBN 978-4-7581-0259-9

## 機能解剖と運動療法

工藤慎太郎／編

自分の治療に自信がもてない、よりよい理学療法を身につけたい理学療法士におすすめ!
豊富な画像とイラストで機能解剖を学びながら108の運動療法が身につく

■ 定価7,150円(本体6,500円+税10%)　■ B5判　■ 261頁　■ ISBN 978-4-7581-0257-5

---

**発行　羊土社 YODOSHA**

〒101-0052 東京都千代田区神田小川町2-5-1　TEL 03(5282)1211　FAX 03(5282)1212
E-mail : eigyo@yodosha.co.jp
URL : www.yodosha.co.jp/

ご注文は最寄りの書店、または小社営業部まで